Dr. med. Thomas Haug
Chefarzt Unfallchirurgie, D-Arzt
CTN-St. Franziskus-Hospital
Robert-Koch-Straße 55
59227 Ahlen

D1697650

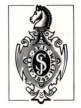

R. Rahmanzadeh   A. Meißner (Hrsg.)

Unfall- und Wiederherstellungschirurgie des Schultergürtels

11. Steglitzer Unfalltagung

Mit 160 Abbildungen in 224 Einzeldarstellungen
und 85 Tabellen

Springer-Verlag
Berlin Heidelberg New York
London Paris Tokyo
Hong Kong Barcelona
Budapest

Professor Dr. R. Rahmanzadeh
Priv.-Doz. Dr. A. Meißner

Universitätsklinikum Steglitz
Chirurgische Klinik und Poliklinik
Abteilung für Unfall- und
Wiederherstellungschirurgie
Hindenburgdamm 30
W-1000 Berlin 45, Bundesrepublik Deutschland

ISBN 3-540-56185-4 Springer-Verlag Berlin Heidelberg New York

Die Deutsche Bibliothek – CIP-Einheitsaufnahme
Unfall- und Wiederherstellungschirurgie des Schultergürtels:
mit 85 Tabellen/11. Steglitzer Unfalltagung. R. Rahmanzadeh;
A. Meissner (Hrsg.) – Berlin; Heidelberg; New York;
London; Paris; Tokyo; Hong Kong; Barcelona; Budapest:
Springer, 1993
 ISBN 3-540-56185-4
NE: Rahmanzadeh, Rahim [Hrsg.]; Steglitzer Unfalltagung ⟨11, 1992⟩

Dieses Werk ist urheberrechtlich geschützt. Die dadurch begründeten Rechte, insbesondere die der Übersetzung, des Nachdrucks, des Vortrags, der Entnahme von Abbildungen und Tabellen, der Funksendung, der Mikroverfilmung oder der Vervielfältigung auf anderen Wegen und der Speicherung in Datenverarbeitungsanlagen, bleiben, auch bei nur auszugsweiser Verwertung, vorbehalten. Eine Vervielfältigung dieses Werkes oder von Teilen dieses Werkes ist auch im Einzelfall nur in den Grenzen der gesetzlichen Bestimmungen des Urheberrechtsgesetzes der Bundesrepublik Deutschland vom 9. September 1965 in der jeweils gültigen Fassung zulässig. Sie ist grundsätzlich vergütungspflichtig. Zuwiderhandlungen unterliegen den Strafbestimmungen des Urheberrechtsgesetzes.

© Springer-Verlag Berlin Heidelberg 1993
Printed in Germany

Die Wiedergabe von Gebrauchsnamen, Handelsnamen, Warenbezeichnungen usw. in diesem Werk berechtigt auch ohne besondere Kennzeichnung nicht zu der Annahme, daß solche Namen im Sinne der Warenzeichen- und Markenschutz-Gesetzgebung als frei zu betrachten wären und daher von jedermann benutzt werden dürften.

Produkthaftung: Für Angaben über Dosierungsanweisungen und Applikationsformen kann vom Verlag keine Gewähr übernommen werden. Derartige Angaben müssen vom jeweiligen Anwender im Einzelfall anhand anderer Literaturstellen auf ihre Richtigkeit überprüft werden.

Satz: K+V Fotosatz GmbH, Beerfelden
24/3130-5 4 3 2 1 0 – Gedruckt auf säurefreiem Papier

Inhaltsverzeichnis

Teil I
Frakturen von Klavikula und Skapula

Indikationen zur konservativ-funktionellen und operativen Therapie
von Frakturen am Schultergürtel 3
H. Tscherne, M. Blauth und W. Kasperczyk

Spätergebnisse nach konservativer und operativer Therapie
von Klavikulafrakturen 34
A. Meißner, G. Klemm und R. Rahmanzadeh

Frakturen der lateralen Klavikula und ihre Differentialtherapie 37
J. Henkel, C. Dahlen, M. Baumgart und L. Gotzen

Skapulafrakturen – Klassifikation, Therapie und Resultate 43
E. Euler, R. Medele, P. Habermeyer und L. Schweiberer

Ergebnisse nach operativer und konservativer Behandlung
von Skapulafrakturen 50
C. Würtenberger, A. Meißner, R. Rahmanzadeh und E. Minkley

Der Schulterblattbruch – eine Bagatellverletzung? 56
W. Knopp, J. Buchholz, K. Neumann und G. Muhr

Teil II
Frakturen am proximalen Humerus

Stellenwert der Radialisläsion bei der Operationsindikation
der Humerusschaftfraktur 61
E. E. Scheller, A. Meißner und R. Rahmanzadeh

Langzeitergebnisse nach konservativ behandelter
subkapitaler Humerusfraktur 65
R.-K. Homayoun, E. E. Scheller, A. Meißner und R. Rahmanzadeh

Subkapitale und Humeruskopffrakturen – operative Versorgung
unter besonderer Berücksichtigung von Minimalosteosynthesen 71
K. Weise, W. Vosberg, I. Braun und A. Meunier

Ergebnisse nach operativer Therapie
von Humeruskopfluxationsfrakturen 80
U. Warthold, A. Meißner, R. Rahmanzadeh und M. Etmer

Die Wiederherstellung der Hebelarme bei Humeruskopffrakturen
und ihr Einfluß auf das funktionelle Ergebnis 86
F. W. Thielemann, P. Zimmermann und U. Holz

Die operative Behandlung der Viersegmentfrakturen
des Oberarmkopfes – Technik und Langzeitergebnisse 93
H. Resch, H. Thöni, M. Lener und P. Seykora

Die elastische Federnagelung in der operativen Therapie
der proximalen Humerusfraktur – Möglichkeiten und Grenzen 100
M. Lehmann und P. Kirschner

Behandlungsmethoden bei Oberarmkopffrakturen
mit Schaftbeteiligung 104
M. N. Magin, R. Grass und A. Wentzensen

Die isolierte Fraktur des Tuberculum majus –
Therapie bei frischer und veralteter Verletzung 110
W.-D. v. Issendorf, A.-Ch. Grzimek und J. Ahlers

Behandlung pathologischer Frakturen an Schultergürtel
und Humerus 115
A. Meißner, E. E. Scheller, C. Würtenberger und J. Rödig

Nachbehandlung am Schultergelenk 120
H. Dölle, H. Rudolph und V. Studtmann

Teil III
Verletzungen des Sternoklavikular- und Akromioklavikulargelenkes

Die Luxation des Sternoklavikulargelenkes –
Diagnostik und Therapie 127
A. Kotter, W. Braun und A. Rüter

Die Wertigkeit der Sonographie bei Verletzungen
des Schultereckgelenkes 135
M. Loew und H. Cotta

Sollte die Schultereckgelenksprengung Typ III operativ
versorgt werden? 143
M. Hahn, K. Neumann, J. Richter und B. Stratmann

Spätergebnisse nach konservativ behandelter
Schultereckgelenksprengung 147
M. Loew, M. Schiltenwolf und D. Sadhegian

Zur Behandlung der akromioklavikulären Luxation 154
H. Henger, B. Rudtke und F. Struck

Die operative Rekonstruktion der AC-Gelenkluxation 156
M. Pfahler, A. Krödel und H. J. Refior

Die Aalener Rüsselplatte – ein Erfahrungsbericht über 5 Jahre 161
Th. Moehrke, F. Hahn und M. Mittag-Bonsch

Langzeitergebnisse nach Schultereckgelenkstabilisierung
mit der Balser-Platte 167
H.-J. Kock, J. Hanke, C. Jürgens und K. P. Schmit-Neuerburg

Rekonstruktion der kompletten Schultereckgelenksprengung Tossy III
mit resorbierbaren PDS-Bändern – Behandlungsprinzipien und
Ergebnisse 174
H. C. Dahlen, J. Henkel und L. Gotzen

Vergleichende Bewertung diverser Stabilisierungsverfahren
bei Luxationen des AC-Gelenkes 182
C. Voigt und R. Rahmanzadeh

Teil IV
Rotatorenmanschettenläsionen und Impingementsyndrom

Diagnostik, Therapie und Nachbehandlung
von Rotatorenmanschettenverletzungen – aktuelle Ergebnisse 195
A. Reichelt

Moderne bildgebende Verfahren in der Diagnostik
der periartikulären Strukturen des Schultergelenkes –
Sonographie, Kernspintomographie, CT-Arthrographie 204
W. Konermann und U. Cordes

Sportbedingte Verletzungen und Verletzungsfolgen am Schultergelenk
– eine sonographische Querschnittsstudie 210
H. Mellerowicz, E. Stelling, A. Schniedermann und S. Ludewig

Histologie der Rotatorenmanschette 216
H. Schmelzeisen

Operative und nicht-operative Behandlung
der Rotatorenmanschettenruptur –
Ergebnisse einer prospektiven Studie 218
C. Oberbillig und P. Kirschner

Konservative und operative Therapie
der Rotatorenmanschettenrupturen – Vergleich der Ergebnisse 224
D. Lazovic, C. J. Wirth und N. Wülker

Ergebnisse nach operativer Versorgung großer veralteter tendinöser
und osteotendinöser Rotatorenmanschettenrupturen 229
P. Reeg, A. Kirgis und W. Noack

Isokinetische Kraftmessung vor und nach Naht
der Rotatorenmanschette – eine prospektive klinische Studie 236
B. Kabelka, M. Todd, E. Schmitt und E. Hille

Die Sonographie der operierten Rotatorenmanschette 244
M. Wildner, A. S. Terreri und P. Schlepckow

Impingement der Schulter – Indikation und Ergebnisse
der Akromioplastik nach Neer 247
M. Wiedemann, M. Uhl und A. Rüter

Technik und Ergebnisse der arthroskopischen
subakromialen Dekompression 258
N. P. Südkamp, Ph. Lobenhoffer, S. Hübner, A. Tempka,
R. Hoffmann, N. P. Haas und H. Tscherne

Teil V
Frische und habituelle Schulterluxationen

Diagnostik, Therapie und Nachbehandlung von frischen
und habituellen Schulterluxationen 275
H. Resch

Welche Röntgeneinstellungen sind bei Verdacht auf Schulterluxation
notwendig? 282
L. Rudig, J. Ahlers und G. Ritter

Stellenwert der Sonographie bei der Schulterluxation – Korrelation
mit der CT-Arthrographie und der Magnetresonanztomographie
(MRT) 287
U. Cordes, W. Konermann und Th. Vestring

Arthroskopie nach der Schulterluxation – Befunde und
Konsequenzen 292
M. Hofmeister, H. Hempfling und J. Probst

Zur Prophylaxe der posttraumatisch rezidivierenden Schulterluxation 300
M. Nossek und K. Tittel

Der Langzeitverlauf nach Schulterluxation 303
C. Voigt, R. Rahmanzadeh und M. Neudecker

Zur Behandlung des großen Humeruskopfdefektes
bei hinterer Schulterluxation 310
J. Ahlers, L. Rudig und G. Ritter

Die verhakte hintere Schulterluxation – Therapie und Ergebnisse ... 313
P. Keppler, U. Holz und F. W. Thielemann

Arthroskopische Verfahren bei der vorderen Schulterinstabilität 323
P. Habermeyer

Differenzierte Diagnostik und Therapie
bei der chronischen Schultergelenkinstabilität 329
W. Vosberg, K. Weise, R. Braunschweig und W. Tittl

Die Behandlung der akuten und chronischen vorderen
Schulterinstabilität: Arthroskopische Operationstechnik nach Caspari 336
N. P. Südkamp, Ph. Lobenhoffer, A. Tempka, R. Hoffmann,
N. P. Haas und H. Tscherne

Therapie der rezidivierenden und habituellen Schulterluxation
mit der J-Spanplastik 344
K. Golser, H. Resch, G. Sperner und H. Thöni

Operative Behandlung der habituellen Schulterluxation
mit der von Mittelmeier modifizierten Technik nach Eden-Lange 351
T. Siebel, P. Lanta, J. Heisel und E. Schmitt

Rotationsosteotomie nach Weber – Indikation, Technik, Ergebnisse . 362
I. Hoellen, G. Hehl, P. Grünler und S. Grenzner

Indikation und Technik der modifizierten Operation nach Bankart
unter Verwendung des Mitek-Titan-Ankers 372
H. Georgousis, R. T. Müller und W. A. Wallace

CT-Arthrographie der Schulter nach operativer Versorgung
ventraler Instabilitäten 378
K.-F. Kreitner, M. Lehmann, H. Schild und P. Kirschner

Teil VI
Verschiedenes

Langzeitergebnisse nach operativ und konservativ behandelten
Bizepssehnenrupturen 387
S. Zimmer-Amrhein, A. Meißner, R. Rahmanzadeh und C. Niemann

Posttraumatische Schulterarthrodese – eine Kapitulation? 393
S. Mackowski, A. Dávid und O. Russe

Funktionelle Ergebnisse nach Alloarthroplastik des Schultergelenkes . 399
J. Rödig, A. Meißner und R. Rahmanzadeh

Die Schulterendoprothese – Indikation und Ergebnisse 404
Th. Pfeifer und Th. Tiling

Traumatische Schultergürtelzerreißung (Forequarter Lesion) 409
E. Scola, M. Holch und P. Schandelmaier

Behandlungskonzept der Gefäßplexusläsion des Schultergürtels 416
M. Potulski, Ch. Braun, I. Marzi und V. Bühren

Der 1320-nm-Neodymium: YAG-Laser
bei periarthroskopischen Eingriffen am Schultergelenk 420
H. Rudolph, V. Studtmann und K.-D. Luitjens

Ortsständige Muskellappenplastiken zur Sanierung
von Weichteildefekten und Knochenweichteilinfekten an der Schulter   424
J.E. Müller, F. Maurer und S. Weller

Der bakterielle Schulterinfekt – Ätiologie, Diagnostik und Therapie   429
G. Giebel, T. Kossmann und O. Trentz

Sachverzeichnis 439

Liste der Beitragsautoren

Die Adressen der Autoren werden am jeweiligen Kapitelbeginn genannt.

Ahlers, J. 110, 282, 310
Baumgart, M. 37
Blauth, M. 3
Braun, Ch. 416
Braun, I. 71
Braun, W. 127
Braunschweig, R. 329
Buchholz, J. 56
Bühren, V. 416
Cordes, U. 204, 287
Cotta, H. 135
Dahlen, C. 37, 174
Dávid, A. 393
Dölle, H. 120
Etmer, M. 80
Euler, E. 43
Georgousis, H. 372
Giebel, G. 429
Golser, K. 344
Gotzen, L. 37, 174
Grass, R. 104
Grenzner, S. 362
Grünler, P. 362
Grzimek, A.-Ch. 110
Haas, N. P. 258, 336
Habermeyer, P. 43, 323
Hahn, F. 161
Hahn, M. 143
Hanke, J. 167
Hehl, G. 362
Heisel, J. 351
Hempfling, H. 292
Henger, H. 154
Henkel, J. 37, 174
Hille, E. 236
Hoellen, I. 362
Hoffmann, R. 258, 336
Hofmeister, M. 292
Holch, M. 409
Holz, U. 86, 313
Homayoun, R.-K. 65
Hübner, S. 258
Issendorff, W.-D. 110
Jürgens, C. 167
Kabelka, B. 236
Kasperczyk, W. 3
Keppler, P. 313
Kirgis, A. 229
Kirschner, P. 100, 218, 378
Klemm, G. 34
Knopp, W. 56
Kock, H.-J. 167
Konermann, W. 204, 287
Kossmann, T. 429
Kotter, A. 127
Kreitner, K,-F. 378
Krödel, A. 156
Lanta, P. 351
Lazovic, D. 224
Lehmann, M. 100, 378
Lener, M. 93
Lobenhoffer, Ph. 258, 336
Loew, M. 135, 147
Ludewig, S. 210
Luitjens, K.-D. 420
Mackowski, S. 393
Magin, M. N. 104
Marzi, I. 416
Maurer, F. 424
Medele, R. 43
Meißner, A. 34, 50, 387, 399 61, 65, 80, 115
Mellerowicz, H. 210
Meunier, A. 71
Minkley, E. 50
Mittag-Bonsch, M. 161
Moehrke, Th. 161
Müller, J. E. 424
Müller, R. T. 372
Muhr, G. 56
Neudecker, M. 303
Neumann, K. 56, 143
Niemann, C. 387
Noak, W. 229
Nossek, M. 300
Oberbillig, C. 218
Pfahler, M. 156
Pfeifer, Th. 404
Potulski, M. 416
Probst, J. 292
Rahmanzadeh, R. 34, 50, 61, 65, 80, 182, 303, 387, 399
Reeg, P. 229

Refior, H. J. 156
Reichelt, A. 195
Resch, H. 93, 275, 344
Richter, J. 143
Ritter, G. 282, 310
Rödig, J. 115, 399
Rudig, L. 282, 310
Rudolph, H. 120, 420
Rudtke, B. 154
Rüter, A. 127, 247
Russe, O. 393
Sadhegian, D. 147
Schandelmaier, P. 409
Scheller, E. E. 61, 65, 115
Schild, H. 378
Schiltenwolf, M. 147
Schlepckow, P. 244
Schmelzeisen, H. 216
Schmit-Neuerburg, K. P. 167

Schmitt, E. 236, 351
Schniedermann, A. 210
Schweiberer, L. 43
Scola, E. 409
Seykora, P. 93
Siebel, T. 351
Sperner, G. 344
Stelling, E. 210
Stratmann, B. 143
Struck, F. 154
Studtmann, V. 120, 420
Südkamp, N. P. 258, 336
Tempka, A. 258, 336
Terreri, A. S. 244
Thielemann, F. W. 86, 313
Thöni, H. 93, 344
Tiling, Th. 404
Tittel, K. 300

Tittl, W. 329
Todd, M. 236
Trentz, O. 429
Tscherne, H. 3, 258, 336
Uhl, M. 247
Vestring, Th. 287
Voigt, C. 182, 303
Vosberg, W. 71, 329
Wallace, W. A. 372
Warthold, U. 80
Weise, K. 71, 329
Weller, S. 424
Wentzensen, A. 104
Wiedemann, M. 247
Wildner, M. 244
Wirth, C. J. 224
Wülker, N. 224
Würtenberger, C. 50, 115
Zimmer-Amrhein, S. 387
Zimmermann, P. 86

Teil I
Frakturen von Klavikula und Skapula

Indikationen zur konservativ-funktionellen und operativen Therapie von Frakturen am Schultergürtel

H. Tscherne, M. Blauth und W. Kasperczyk

Im folgenden Beitrag werden die Frakturen im Bereich des Schultergürtels aufgeteilt in solche des proximalen Humerus, des Schlüsselbeins und des Schulterblatts. In jedem Abschnitt möchten wir gesondert auf die oft nicht einfache Grenzziehung zwischen der Indikation zur konservativen oder operativen Behandlung eingehen.

Weiterentwicklungen bei der Implantatwahl und der operativen Technik sollen besonders berücksichtigt werden.

Frakturen des proximalen Humerus

Die proximalen Oberarmfrakturen sind eine sehr inhomogene Gruppe, denen lediglich die anatomische Lokalisation gemeinsam ist. Hinsichtlich des Schweregrades unterscheiden sie sich jedoch erheblich. Der Schweregrad der Fraktur wird einmal bestimmt durch das Risiko der Kopfnekrose und zum anderen durch die Behandlungsschwierigkeit. Die Klassifikation nach Neer [20] basiert auf diesen Erfahrungen (Tabelle 1). Mit dem Grad der Dislokation und der Zahl der Fragmente nimmt der Schweregrad der Fraktur zu. Die Neer-Klassifikation ist weit verbreitet und international anerkannt. Die vorliegende Darstellung orientiert sich ebenfalls an dieser Einteilung. Neben der Frakturmorpho-

Tabelle 1. Neer-Klassifikation der proximalen Oberarmfrakturen

- Nicht-dislozierte Frakturen (<10 mm, $<45°$)
- Dislozierte Frakturen
  2 Fragmente
  3 Fragmente
  4 Fragmente
- Luxationsfrakturen

Unfallchirurgische Klinik der Medizinischen Hochschule, Kostanty-Gutschow-Str. 8, W-3000 Hannover 61, Bundesrepublik Deutschland

logie ist in der klinischen Praxis v. a. das Ausmaß der Instabilität von Bedeutung. Diese ergibt sich aus der sorgfältigen klinischen und radiologischen Untersuchung.

Diagnostik

Die einwirkende Gewalt muß zunächst durch eine gründliche Anamnese abgeschätzt werden. Die klinische Untersuchung umfaßt sowohl den Weichteilstatus – meist liegt eine erhebliche Schwellung vor – als auch die Schmerzhaftigkeit bei aktiven und passiven Bewegungen. Große Bedeutung kommt außerdem einer sorgfältigen Überprüfung des neurovaskulären Status, besonders der Funktion von A. und N. axillaris zu. Gesamtzustand und Erwartungshaltung des Patienten fließen ebenfalls in das weitere Behandlungskonzept ein.

Im Rahmen der radiologischen Untersuchung sollte die Schulter stets in 2 Ebenen geröngt werden. Die Darstellung der axialen Ebene ist dabei häufig wegen der Schulterschmerzen problematisch. Hier hat sich die transskapuläre („Y")Projektion bewährt [23]. Passive Bewegungen der betroffenen Schulter unter Bildwandlerkontrolle stellen immer dann einen festen Bestandteil des Untersuchungsgangs dar, wenn Zweifel über die Stabilität oder Instabilität einer Verletzung bestehen.

Therapeutisches Vorgehen und Nachuntersuchungsergebnisse

Ein klares Therapiekonzept vermindert nach Diagnosestellung Komplikationen (Abb. 1). In einem Vierjahreszeitraum wurden an unserer Klinik 84 instabile Frakturen operativ behandelt (Tabelle 2).

Nach Neer [20] sind rund 80% der Frakturen als stabil einzuschätzen. Die häufigste *instabile* Fraktur ist der 2-Fragmentbruch des Collum chirurgicum. Das Risiko der Kopfnekrose ist hier gering. Vielmehr gilt es, bei der Behand-

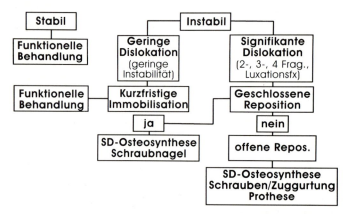

Abb. 1. Behandlungsstrategie bei proximalen Oberarmfrakturen

Tabelle 2. Operativ versorgte, instabile Oberarmfrakturen in einem Vierjahreszeitraum (1. 1. 1988 – 31. 12. 1991; n = 84)

Frakturtyp	n

• 2-Fragmentbrüche
    Fraktur collum chirurgicum: n = 48
    Fraktur tuberculum minus: n = 2
	50

• 3-Fragmentbrüche (alle = Collum chirurgicum + Tuberculum majus)	10
• 4-Fragmentbrüche	15
• Luxationsbrüche	9

lung Kontrakturen, Pseudarthosen und Fehlstellungen zu vermeiden. Als Alternative zur häufig angewendeten geschlossenen Reposition und Spickdrahtosteosynthese sowie der Plattenosteosynthese wurde in der Unfallchirurgischen Klinik der Medizinischen Hochschule Hannover der *Verriegelungsschraubnagel* entwickelt (Fa. Synthes GmbH). Es handelt sich um ein intramedulläres Implantat, das einer langen 6,5-mm-Spongiosaschraube mit kurzem Gewinde entspricht und am distalen Ende eine Verriegelung mit einer 3,5-mm-Kleinfragmentkortikalisschraube erlaubt (Abb. 2). Der Nagel wird nach *geschlossener Reposition und Impaktion* der Fraktur von distal, etwa 2 cm oberhalb der Fossa olecrani, unter Bildwandlerkontrolle eingebracht und an seinem unteren Ende verriegelt. Die Impaktion der Fraktur durch Stauchung des Humerus stellt einen wesentlichen Bestandteil des operativen Vorgehens dar, da der Nagel selbst keine Zugwirkung auf das proximale Fragment ausüben kann.

Das Implantat wurde in unserer Klinik im o. g. Zeitraum in 37 Fällen verwendet (Abb. 3 und 4). Die Patienten waren im Durchschnitt 64,4 Jahre alt. 20 Patienten konnten 1 Jahr postoperativ nachuntersucht werden. Alle Frakturen waren verheilt. Die Schulter eines Patienten mußten wir nach instabiler Versorgung vorübergehend in einem Gilchrist-Verband immobilisieren. Bei 2 Nägeln war es in der Anfangszeit zu einem Bruch in Höhe der distalen Verriegelung gekommen. Durch technische Änderungen konnte dies in der Folgezeit vermieden werden. Nach dem Neer-Score lag in 19 Fällen ein zufriedenstellendes Ergebnis (exzellent: n = 12, befriedigend: n = 7) vor.

Die Problemfraktur der proximalen Oberarmfrakturen ist zweifellos die 4-Fragmentabduktionsfraktur, deren Erscheinungsbild an ein Eis im Hörnchen erinnert (Abb. 5). Bei diesem Bruch besteht ein hohes Risiko der Kopfnekrose. Nach konservativer Behandlung wurde vorwiegend über schlechte Ergebnisse berichtet [17, 28]. Bei der operativen Behandlung schnitt die Plattenosteosynthese ebenfalls schlecht ab [16, 22]. Die sog. Minimalosteosynthese mit Bohrdrähten und Cerclage zeigte ohne Aufrichtung der impaktierten Fragmente in 7 von 10 Fällen gleichfalls schlechte Ergebnisse [27]. In unserer Klinik wird folgendes Vorgehen praktiziert (Abb. 6). Nach vorsichtigem Anheben des impaktierten Kopffragmentes wird der entstandene Defekt mit allogener Spongiosa

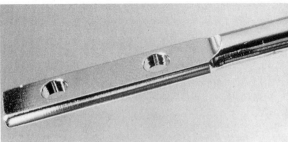

Abb. 2a, b. Der Verriegelungsschraubnagel. Set und distale Verriegelung im Detail

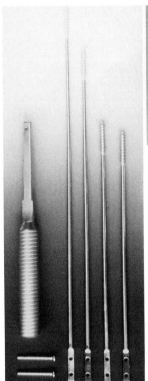

Abb. 3. Fall 1: 2-Fragmentfraktur (Collum chirurgicum) mit Verriegelungsschraubnagel versorgt
▼

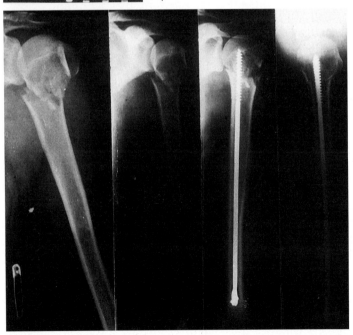

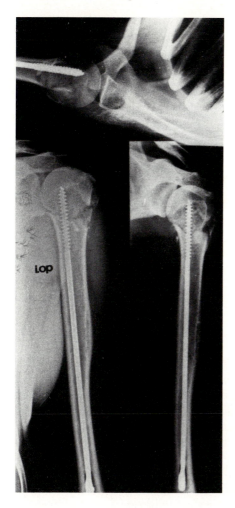

Abb. 4. Fall 2: 2-Fragmentfraktur (Collum chirurgicum) mit Verriegelungsschraubnagel versorgt

aufgefüllt. Es folgt die Abstützung und Stabilisierung des Kopffragmentes mittels Stellschrauben. Die Osteosynthese wird vervollständigt durch Zugschrauben zur Retention der Tuberkula, wenn nötig in Kombination mit Spickdrähten und Cerclagen. Es resultiert ein stabiler Frakturblock, der eine uneingeschränkte funktionelle Nachbehandlung ermöglicht (Abb. 7 und 8).

In einem Vierjahreszeitraum wurden an der MHH 8 solcher Abduktionsfrakturen in der genannten Weise versorgt. Das Durchschnittsalter der Patienten betrug 47,8 Jahre (31–62 Jahre). Die Nachuntersuchungszeit betrug im Mittel 23,8 Monate (12–42 Monate), mindestens jedoch 12 Monate. Eine Patientin erlitt primär eine untere Plexusläsion, Gefäßschäden wurden nicht beobachtet. An Zusatzeingriffen mußten 2 Narkosemobilisationen durchgeführt werden. Die Funktionsbeurteilung nach dem Constant-Score [5] mit maximal 100 erreichbaren Punkten erbrachte eine mittlere Punktzahl von 88,8 Punkten.

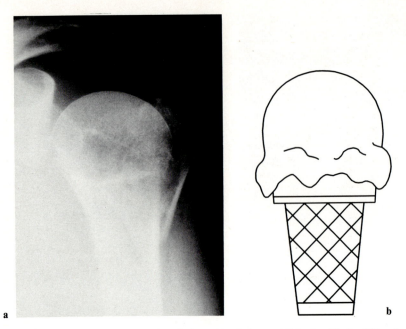

Abb. 5a, b. 4-Fragmentabduktionsfraktur, Erscheinungsbild wie „Eis im Hörnchen"

Humeruskopfnekrosen wurden nicht festgestellt. Obwohl es sich um geringe Fallzahlen und einen noch kurzen Nachuntersuchungszeitraum handelt, sehen wir in diesen Ergebnissen eine Bestätigung, die anatomische Rekonstruktion des Humeruskopfes anzustreben. Auch andere Autoren [13], die früher dafür eintraten, die Impaktion zu belassen, befürworten in neueren Arbeiten die Wiederherstellung des Humeruskopfes [14]. Die Ergebnisse, die mit dieser anspruchsvollen Operationstechnik erzielt werden können, hängen nicht zuletzt auch von einer atraumatischen Operationsweise ab.

Proximale Oberarmfrakturen sind in jeder Altersgruppe anzutreffen, im fortgeschrittenen Alter ist jedoch eine besonders hohe Inzidenz festzustellen. Alter und Inaktivität eines Patienten sind jedoch keineswegs gleichbedeutend mit einer niedrigen Erwartungshaltung. Das therapeutische Vorgehen sollte daher stets eine maximale Wiederherstellung der Schulterfunktion zum Ziele haben.

Frakturen der Klavikula

Unfallmechanismus und Einteilung

Brüche des Schlüsselbeins können als Folge eines indirekten Traumas – hier überwiegt der Verkehrsunfall als Ursache –, aber auch durch indirekte Gewalt-

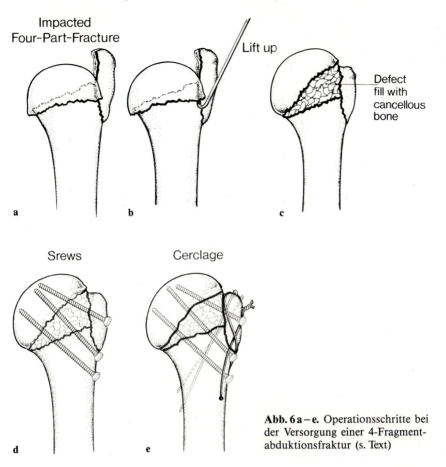

Abb. 6a–e. Operationsschritte bei der Versorgung einer 4-Fragmentabduktionsfraktur (s. Text)

einwirkung nach einem Anprall auf die seitliche Schulter oder einem Sturz auf den abduzierten Arm und Stauchung der Klavikula zwischen Akromion und Sternum entstehen. Offene Verletzungen sind selten. Am häufigsten findet man Quer- und Schrägbrüche, die mit einem Biegungskeil kombiniert sein können. Mehrfragmentfrakturen kommen im eigenen Krankengut in etwa 10% der Fälle vor. Die typische Dislokation entsteht durch den nach kranial gerichteten Zug des M. sternocleidomastoideus am inneren Fragment sowie durch das vom Gewicht des Armes nach kaudal verschobene äußere Bruchstück. Klavikulafrakturen teilt man in *Brüche des mittleren* (80% der Fälle), *lateralen* (15%) und *medialen* (5%) *Drittels* ein. Die Häufigkeitsangaben stammen aus einer Sammelstatistik von 208 eigenen und 432 Fällen aus der Literatur.

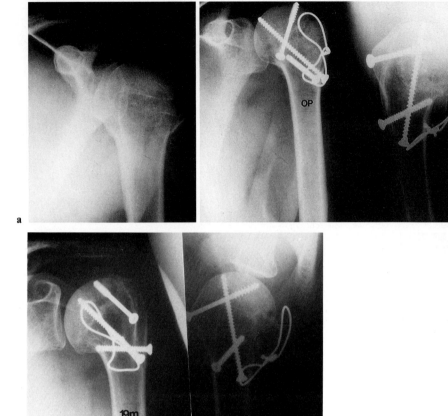

Abb. 7a–c. Fall 3: 4-Fragmentabduktionsfraktur, 19 Monate postoperativ

Diagnostik

Vor allem bei dislozierten Frakturen ergibt sich die Diagnose meist schon nach der klinischen Untersuchung. Auf mögliche neurovaskuläre Zusatzverletzungen muß dabei besonders geachtet werden. *Standardröntgenaufnahmen im a.p.- und kaudokranialen Strahlengang* (Tangentialaufnahme) bestätigen den Verdacht. Läsionen im distalen und proximalen Drittel erfordern zur Abklärung einer möglichen Gelenkbeteiligung im Einzelfall *konventionelle Schichtaufnahmen* oder ein *Computertomogramm*. Besonders bei Pseudarthrosen bringt die *transthorakale Aufnahme* Knickbildungen gut zur Darstellung. Auf einer *Panoramaaufnahme* erkennt man bei Pseudarthrosen oder fehlverheilten Frakturen das genaue Ausmaß der relativen Schulterverkürzung im Seitenvergleich. Mit *Funktions- und Belastungsaufnahmen* weist man ligamentäre Zusatzverletzungen nach.

Indikationen zur Therapie von Frakturen am Schultergürtel   11

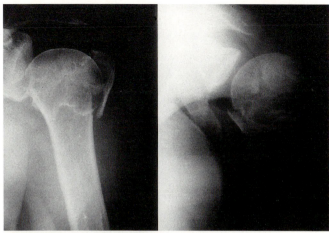

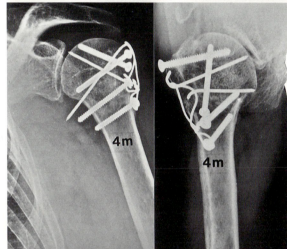

Abb. 8a–c. Fall 4: 4-Fragmentabduktionsfraktur, 42 Monate postoperativ

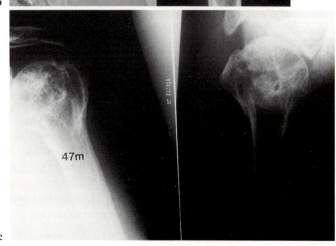

Frakturen des mittleren Drittels

Konservative Therapie

Schlüsselbeinbrüche stellen eine *Domäne der geschlossenen Behandlung* dar. Die überwiegende Mehrzahl heilt ohne spezielle Maßnahmen, durch einfache Lagerung oder mit Hilfe redressierender Verbände aus. Der *Rucksackverband*, den es auch in konfektionierter Form gibt, hat sich zu diesem Zweck gut bewährt und muß durchschnittlich 3 Wochen getragen werden. Bei Kindern bis 6 Jahren reichen 2 Wochen aus. In größeren Nachuntersuchungsserien mußten jedoch bei etwa 15% der geschlossen behandelten Patienten radiologisch und kosmetisch unbefriedigende Ergebnisse – z.B. eine Verkürzung der Schulter um mehr als 15 mm oder ein Achsenfehler über 20° – festgestellt werden. Anhaltende Beschwerden oder wesentliche Einschränkungen der Schulterfunktion sind dagegen auch bei diesen fehlverheilten Brüchen selten. Meist konnte eine *inkonsequente konservative Behandlung* mit ungenügender Reposition und mangelhafter Ruhigstellung für die schlechten Resultate verantwortlich gemacht werden. Die Reposition der Klavikulafraktur (Bruchspaltanästhesie!) durch Extension der angehobenen Schulter nach lateral und dorsal über ein Hypomochlion zwischen den Schulterblättern – z.B. das Knie des Arztes – und durch direkten Druck auf die Fragmente muß daher sorgfältig erfolgen und ebenso wie die spätere Retention radiologisch kontrolliert werden. Der Verband muß in den ersten Wochen mehrfach täglich nachgezogen werden. Falls erforderlich, kann nach 1 Woche nachreponiert werden. Die *Pseudarthroserate* nach geschlossener Behandlung liegt bei Röntgennachuntersuchungen in 2 Ebenen bei bis zu 5%, wobei jedoch nur ein Teil der Patienten mit einem Falschgelenk über Beschwerden klagt. Im eigenen Krankengut war bei 171 frischen und primär mit Rucksackverband behandelten Patienten nur in 2 Fällen bei verzögerter Frakturheilung eine Osteosynthese erforderlich (1,1%). Die meisten Klavikulapseudarthrosen entstehen nach erfolglosen operativen Eingriffen! Von 21 Pseudarthrosen waren 17 Patienten von anderen Kliniken überwiesen worden, 10 davon nach Voroperationen [3].

Im Rahmen der erwähnten Studie aus der eigenen Klinik wurden von 184 konservativ versorgten Patienten 134 nachuntersucht. 21 klagten über Wetterfühligkeit, 8 über gelegentliche Schmerzen und 4 über eine rasche Ermüdbarkeit der betroffenen Extremität. Nur 10 Patienten wiesen eine eingeschränkte Schulterfunktion auf. 4mal wurde das Ergebnis subjektiv als schlecht und 12mal objektiv als unbefriedigend eingestuft. Radiologisch fand sich in 88 von 134 Fällen eine Verkürzung, die 40mal 0,5–1 cm betrug, 28mal um 1 cm und bei 14 Patienten 1,5 cm. Nur 6mal mußte eine Verkürzung bis zu 2 cm festgestellt werden. Ein Zusammenhang zwischen Klavikulaverkürzung und Entwicklung einer Skoliose konnte nicht nachvollzogen werden.

Bei Patienten mit erheblicher, auch klinisch deutlich sichtbarer Verkürzung kann es jedoch, besonders wenn es sich um körperlich arbeitende Menschen handelt, zu therapieresistenten Beschwerden auf der betroffenen Seite kommen. Hier muß gelegentlich die Indikation zur Verlängerungsosteotomie gestellt werden (Abb. 9).

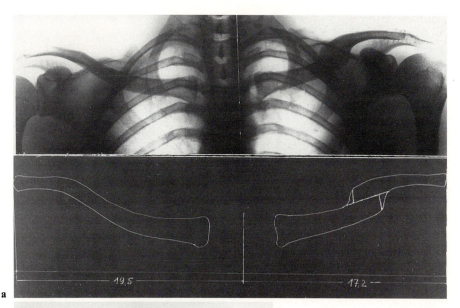

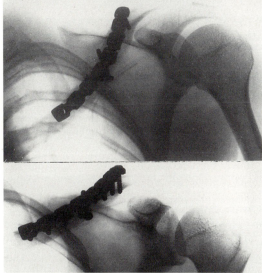

Abb. 9 a, b. Mit einer Verkürzung von 2,3 cm verheilte Klavikulafraktur links. Inspektorisch massive Schulterverkürzung auf der betroffenen Seite. **a** Belastungsabhängige Beschwerden, **b** Verlängernde Korrekturosteotomie und Stabilisierung mit Rekonstruktionsplatte

Operative Therapie

Indikationen. Bei der guten Heilungstendenz einer frischen Klavikulafraktur muß die Indikation zur primär operativen Therapie mit außerordentlicher Zurückhaltung gestellt werden (s. o.). Bei folgenden Verletzungen ist ein offenes Vorgehen angezeigt [2]:

- Bei *extrem stark dislozierten Frakturen* dann, wenn durch konservative Maßnahmen über 1–2 Wochen kein annähernder Kontakt der Fragmente

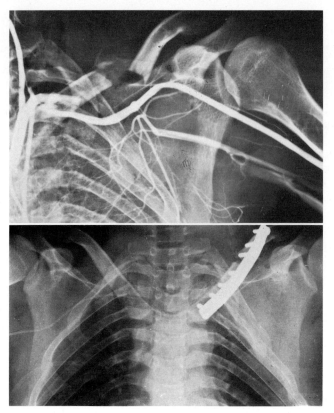

Abb. 10. Zweitgradig offene Klavikulafraktur mit Ruptur der A. subclavia, Rippenserienfrakturen und Hämatopneumothorax links. Plattenosteosynthese und primäre Gefäßnaht

erreicht oder gehalten werden konnte. Das gilt auch für Verkürzungen über 1,5 – 2 cm.
- Bei zweit- und drittgradig *offenen* Verletzungen.
- Bei *Begleitläsionen* von Gefäßen und Nerven (selten!), die nicht mit neurovaskulären Störungen durch einen zu eng anliegenden Rucksackverband verwechselt werden dürfen. Eine Objektivierung durch Angiographie und exakte neurologische Untersuchung ist dabei unerläßlich (Abb. 10).
- Bei *drohender Perforation* der Haut durch Frakturfragmente. Wenn es sich nur um kleine Knochensplitter handelt, können diese evtl. über eine Stichinzision entfernt werden.
- Bei *pathologischen* Frakturen.
- Bei instabilen Brüchen des Collum chirurgicum scapulae in Kombination mit einer Klavikulafraktur (s. dort).

Technik. Bei allen von ventral ausgeführten Operationen bevorzugen wir die „*beach chair*"-*Position* des Patienten. Das obere Teil des Operationstisches wird um 40–50° aufgerichtet, so daß Oberkörper und Kopf entsprechend höher zu liegen kommen. Diese Maßnahme reduziert den venösen Druck und damit den intraoperativen Blutverlust im Operationsgebiet. Der Kopf wird auf einer angesetzten „neurochirurgischen" Stütze gelagert. Der Hautschnitt erfolgt *direkt über der Fraktur* und verläuft – wenn möglich – *sagittal* in den Spaltlinien der Haut. Die bei diesem Zugang entstehenden Narben sind i. allg. weniger störend als die bei Inzision parallel zur Klavikula. Alternativ muß jedoch, etwa bei langverlaufenden, schrägen oder spiralförmigen Frakturen, *paraklavikulär* vorgegangen werden. Da das Osteosynthesematerial nicht unter der Inzision liegen soll, liegt diese Schnittführung etwas *kranial des Schlüsselbeins.*

Für die Osteosynthese an der Klavikula gilt in besonderem Maße die Forderung nach *absoluter Stabilität der Montage.* Um dieses Ziel zu erreichen, müssen *geeignete Implantate* angewandt werden. Das Schlüsselbein geht bei jeder Bewegung des Armes mit und im Bereich einer Fraktur können dabei erhebliche Scher- und Torsionskräfte auftreten. Die lange Zeit geübte Behandlung mit intramedullären Kraftträgern wie Rushpins, Marknägeln und dicken Kirschner-Drähten führte besonders wegen der mangelhaften Rotationsstabilität zu unbefriedigenden Resultaten. Die *Druckplattenosteosynthese* hat sich daher als Verfahren der Wahl durchgesetzt und muß – wenn immer möglich – mit einer oder mehreren *Zugschrauben* kombiniert werden. Die Platte muß besonders *genau angepaßt* und das *dynamische Kompressionsprinzip* angewendet werden. Grundsätzlich sollte immer dann, wenn Anatomie und Frakturlokalisation es zulassen, der *stabileren 3,5-mm-DC-Platte* vor der Rekonstruktionsplatte der Vorzug gegeben werden. Die Platte kann an der Diaphyse kranial oder ventral liegen, die Anpassung an die Krümmungen der Klavikula ist bei der vorderen Lage schwieriger. In jedem Hauptfragment müssen mindestens 6 kortikale Gewinde fassen, d. h. man benötigt eine Länge von 6–8 Löchern. Die 3,5-mm-Kortikalisschraube eignet sich hervorragend; bei gutem Halt ist das Risiko einer Aufsplitterung der Fragmente sehr gering, außerdem trägt der flache Schraubenkopf nur wenig auf.

Bis zum Abschluß der Wundheilung trägt der Patient einen Gilchrist-Verband. Er wird ab dem 2. postoperativen Tag zur Physiotherapie angehalten. Eine zunehmende Belastung des betroffenen Armes kann nach 6 Wochen erfolgen. Die Implantate werden frühestens nach 1 Jahr entfernt.

Laterale Klavikulafraktur

Einleitung

Die lateralen Klavikulafrakturen nehmen hinsichtlich der Pseudarthrosehäufigkeit eine Sonderstellung ein. So findet man in der Literatur Angaben zwischen 25 und 40%. Jäger u. Breitner [12] legten eine therapiebezogene Einteilung der lateralen Klavikulafraktur vor, bei der die instabilen Brüche in solche mit Zerreißung der Pars conoidea des Lig. coracoclaviculare vom proximalen Klavikulafragment (Typ IIa) und solche mit erhaltender Pars conoidea, aber

Abriß der Pars trapezoidea vom lateralen Klavikulafragment (Typ IIb) aufgeteilt werden. Die letzte Untergruppe soll nach Untersuchungen von Brunner et al. [4] weniger instabil sein als die erstere. Beim Typ I liegt der Bruch lateral des Lig. coracoclaviculare, hier liegt eine stabile Verletzung vor. Beim Typ III bricht das Schlüsselbein medial des Lig. coracaoclaviculare, aber noch im lateralen Drittel. Typ IV kommt nur bei Kindern vor und beschreibt die „Pseudoluxation" des distalen Klavikulaendes aus seinem Periostschlauch heraus.

Entscheidend für die weitere Therapie ist die Frage, ob es sich bei einer lateralen Schlüsselbeinfraktur um eine stabile oder instabile Verletzung handelt. Klinisch-radiologisch ist die Unterscheidung in Jäger-Breitner-Typen IIa und IIb in den meisten Fällen weder möglich noch bedeutsam. Eine Aussage über die Bänderbeteiligung kann u. U. erst nach gehaltenen Aufnahmen getroffen werden. Als Kriterien für ein instabile Situation dient neben der Frakturlokalisation v. a. das Ausmaß der primären Dislokation [4].

Konservative Therapie

Konservativ behandelt werden können alle stabilen Bruchformen, also besonders Typ-I-Verletzungen mit keiner oder nur geringer Dislokation. In diesen Fällen benutzen wir einen konfektionierten Gilchrist-Verband, den der Verletzte für längstens 3 Wochen trägt. Eisapplikation und Antiphlogistika ergänzen die Ruhigstellung. Während dieser Zeit beginnt der Patient bereits mit Pendelübungen. Röntgenkontrollen sind bei Beschwerdefreiheit nicht erforderlich.

Wenig dislozierte Typ-II-Brüche (bis ca. eine halbe Schaftbreite) kann man mit einem redressierenden Verband nach erfolgreicher Reposition und Retention (engmaschige Röntgenkontrollen!) ausbehandeln. Die Ruhigstellungsdauer beträgt 4 Wochen. Die Bandage darf wegen der Gefahr des Repositionsverlustes während dieser Zeit nicht abgenommen werden. Ein Rucksackverband ist für diese Verletzungen nicht geeignet, da er die Diastase der Fragmente vergrößern kann. Auch bei stärker dislozierten Typ-II-Verletzungen kann in Bruchspaltanästhesie ein geschlossener Repositions- und Retentionsversuch unternommen werden. In der Regel ist eine annähernd exakte Reposition jedoch nicht möglich und eine erfolgreiche Retention außerordentlich schwierig, so daß diese Frakturen meist der Operation zugeführt werden müssen (s. u.).

Typ-III-Frakturen nach Jäger u. Breitner [12] unterscheiden sich hinsichtlich ihrer Therapie und Prognose nicht von den Klavikulafrakturen des mittleren Drittels.

Operative Therapie

Operationsindikationen:
- Typ-I-Verletzungen: Bei ausreichend großem disloziertem Fragment besonders bei Beteiligung des AC-Gelenkes kann eine Operationsindikation vorliegen.
- Dislozierte Typ-II-Verletzungen wegen des hohen Pseudarthroserisikos.
- Typ-IV-Verletzungen: Hier ist eine geschlossene Reposition nicht möglich.

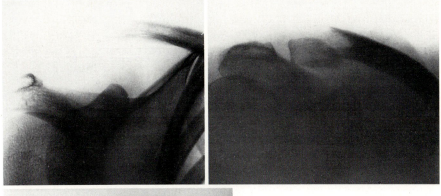
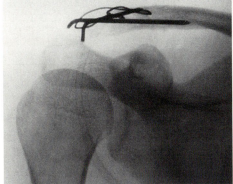

Abb. 11. Instabile Typ-IIa-Verletzung der lateralen Klavikula (**a**). Geschlossen unbefriedigende Reposition und Retention durch Muskel- und Periostinterposition (**b**). Offene Reposition und Osteosynthese mit extraartikulären Spickdrähten und Cerclage (**c**)

Der Zugang verläuft senkrecht vom Hinterrand der Klavikula bis knapp medial der Spitze des Processus coracoideus. Auf der Muskelfaszie wird soweit wie nötig nach medial und lateral präpariert. Das Periost wird, wenn es nicht zerrissen ist, in Längsrichtung inzidiert und mit der anhängigen Muskulatur nach kranial und kaudal abgeschoben.

Da es sich meist auch bei den Typ-II-Verletzungen um kleine laterale Fragmente handelt, kommt in den häufigsten Fällen eine Zuggurtungsosteosynthese mit 2 Spickdrähten und einer achterförmigen Cerclage zur Anwendung (Abb. 11). Alternativ kann auch, besonders wenn es sich um Mehrfragmentfrakturen handelt, mit einer Drittelrohrplatte, einer 3,5-mm-DC-Platte oder T-Platte aus dem Kleinfragmentinstrumentarium stabilisiert werden. Das Akromioklavikulargelenk sollte nur bei ganz lateralen Brüchen und Sprengung des Gelenkes mit Spickdrähten überbrückt werden. Bei spiralig verlaufenden, ausgedehnten Verletzungen können auch einmal atypische Kombinationen aus Zugschrauben und Zuggurtung vorteilhaft sein (Abb. 12).

Ein Gilchrist-Verband muß für 3 Wochen getragen werden, frühzeitig beginnt der Patient mit Pendelübungen und isometrischer Muskelanspannung. Nach Abnahme des Gilchrist-Verbandes kann mit aktiver Krankengymnastik begonnen werden. Die Metallentfernung muß bei Überbrückung des AC-Gelenkes nach 6–8 Wochen, sonst nach frühestens $1\frac{1}{2}$–2 Jahren erfolgen.

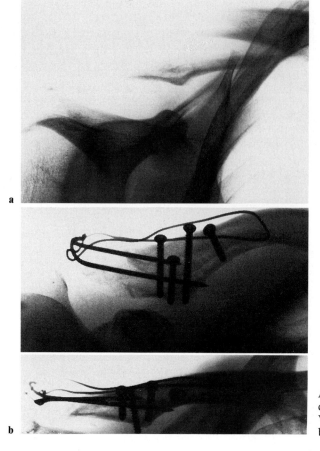

Abb. 12a, b. Spiralfraktur der lateralen Klavikula. Versorgung mit Zugschrauben und Zuggurtung

Mediale Klavikulafraktur

Frakturen der medialen Klavikula sind selten, entsprechend gering sind die Erfahrungen mit dieser Verletzung. Eine operative Versorgung kommt in der Regel nur dann in Betracht, wenn gleichzeitig eine hintere Luxation des Sternoklavikulargelenkes vorliegt. Zur Versorgung sollten vorzugsweise Plättchen verwendet werden.

Thorakoskapuläre Dissoziation

Die thorakoskapuläre Dissoziation, also eine Dislokation des thorakoskapulären Gelenkes, entsteht vorwiegend bei Rasanztraumen und ist in der Regel mit einer Klavikulafraktur sowie einer Sprengung des Akromio- oder Sternoklavikulargelenks kombiniert. Weitere klinische und radiologische Zeichen sind eine massive Weichteilschwellung der Schulter, die Seitverschiebung des Schulterblatts, eine ausgeprägte neurovaskuläre Läsion – Ausriß des Plexus brachialis und Abriß der Gefäße bei intaktem Weichteilmantel – sowie unterschiedliche Frakturen der betroffenen oberen Extremität. Es handelt sich immer, v. a. aufgrund der oft unterschätzten Blutverluste in die Schulterweichteile, um eine lebensbedrohliche Verletzung.

Der Gefäßschaden muß angiographisch lokalisiert und chirurgisch revidiert werden. Bei der häufig sehr langen Ischämiezeit, hoffnungsloser Prognose der Plexusläsion, begleitenden Frakturen und Weichteilverletzungen des Armes (Kompartmentsyndrom!) sowie erheblichen Komplikationsmöglichkeiten im weiteren Heilungsverlauf halten wir entsprechend eigener Erfahrungen an 17 Fällen eine primäre Schultergelenkarthrodese und distale Oberarmamputation für die Therapie der Wahl. Ein prothetisch versorgter Arm ist für den Patienten wertvoller als eine funktionslos herabhängende Extremität.

Frakturen der Skapula

Das Schulterblatt ist in die Muskelschlingen der Schultergürtelmuskulatur eingebettet. Seine freie Verschieblichkeit ist Voraussetzung für Bewegungen im Schulterbereich und wird normalerweise durch das lockere Bindegewebe zwischen den Mm. subscapularis und serratus anterior, dem sog. „Schulterblatt-Thorax-Gelenk", gewährleistet [30].

Die zahlreichen Muskelursprünge und -ansätze, die große Beweglichkeit und die Lage auf dem elastischen und federnden Brustkorb erklären einmal, daß es nur *sehr selten zu knöchernen Verletzungen der Skapula* kommt. So fand Rowe [24] unter 1603 Frakturen und Luxation des Schultergürtels nur 54 (3,4%) Skapulafrakturen, Ideberg [10] zählte unter 408 solcher Verletzungen 28 (6,9%) Schulterblattbrüche. Zum anderen muß jedoch bei Brüchen des Schulterblatts von einem *erheblichen Trauma* ausgegangen und sorgfältig auf die in *bis zu 80% vorhandenen Begleitverletzungen*, v. a. an Klavikula, Humerus, Rippen und Thoraxorganen (Lungenkontusion, Pneumothorax, Hautemphysem etc.) sowie der Wirbelsäule, geachtet werden. Armstrong u. van der Spuy [1] fanden in einer prospektiven Studie, daß nur 8 von 64 Skapulafrakturen Einzelverletzungen waren. Thompson et al. [28] listeten die Begleitverletzungen von 56 mehrfachverletzten Patienten mit 58 Skapulafrakturen auf: In 53,6% fanden sie Rippenfrakturen und Lungenkontusionen, in 26,8% Schlüsselbeinbrüche, in 12,7% eine Plexus-brachialis-Läsion sowie Gefäßverletzungen in 10,7% der Fälle. Wegen der Häufigkeit und Schwere der Zusatzverletzungen werden Skapulafrakturen anfangs oft übersehen. Ein entsprechendes Verletzungsmuster muß daher immer an einen Bruch des Schulterblatts denken lassen. Eine genaue Diagnostik und entsprechende Versorgung kann selbstverständlich nur bei stabilem Gesamtzustand des Patienten erfolgen (s. u.).

Diagnostik

Bei Frakturen des Schulterblatts findet man klinisch in den meisten Fällen eine der Läsion entsprechende Druckschmerzhaftigkeit sowie eine schmerzhaft eingeschränkte Beweglichkeit. Vor allem bei Brüchen des Skapulakörpers kann durch ein ausgedehntes intramuskuläres und unter der Haut nicht sichtbares Hämatom (Mm. infraspinatus, supraspinatus und subscapularis) eine *„Pseudoruptur der Rotatorenmanschette"* entstehen. Besonders die Abduktion wird vom Patienten vermieden. Schwellung und Hämatom sind in diesen Fällen jedoch wesentlich ausgeprägter als bei der *echten Rotatorenmanschettenruptur,* die, besonders bei dislozierten Frakturen des Akromions, ebenfalls eine mögliche Begleitverletzung darstellt. Eine Ultraschalluntersuchung führt oft zur richtigen Diagnose. Nach *Läsionen von A. axillaris und Plexus brachialis* muß sorgfältig gefahndet werden. Eine Verletzung des N. suprascapularis läßt sich kurze Zeit nach dem Trauma nur schwer nachweisen.

Häufig können Skapulafrakturen – bei entsprechender Aufmerksamkeit – bereits auf der a.-p.-Übersichtsaufnahme des Thorax nachgewiesen oder zumindest vermutet werden. Der genaueren Abklärung dienen gut zentrierte Schulteraufnahmen in verschiedenen Projektionen. Das Glenohumeralgelenk und die Skapula liegen weder genau in der Transversal- noch in der Sagittalebene. Daher werden Röntgenaufnahmen in 2 Ebenen am besten so angefertigt, daß der Zentralstrahl vertikal und parallel zur Skapulaebene gerichtet ist (*„Traumaserie"* nach Neer [21]). Das kann bei stehendem, sitzendem oder liegendem Patienten geschehen, ohne daß der Arm z. B. aus einer Schlinge herausgenommen werden muß. Bei der „echten" a.-p.-Aufnahme verläuft die Ebene des Zentralstrahles um 40° gegenüber der Sagittalebene geneigt von medial nach lateral. Die Articulatio humeri kann frei eingesehen werden, vorderer und hinterer Pfannenrand überlagern sich. Bei der zur Skapula seitlichen Aufnahme verläuft der Röntgenstrahl von dorsal nach ventral, ebenfalls um 40° nach außen geneigt. Man erhält eine sternförmige Aufnahme der Skapula, auf der Abbrüche der Fortsätze und Luxationen des Humeruskopfes besonders gut zu erkennen sind. Erwähnenswert erscheint dabei, daß ein *Os acromiale* eine Fraktur vortäuschen kann (in 60% beidseitig).

Zusätzliche Aufnahmen können erforderlich werden, besonders wichtig ist dabei die *axilläre Aufnahme:* Bei nur wenig abduziertem Arm wird die Platte über das Glenohumeralgelenk gehalten und von der Hüfte aus geröntgt. Der Patient hält den Arm dabei z. B. an einem Infusionsständer. Besonders gut werden auf dieser Aufnahme Pfannenrandabbrüche, Glenoidfrakturen und hintere Luxationen nachgewiesen. In Zweifelsfällen sollte man sich nicht scheuen, die betroffene Schulter zu durchleuchten. Bei diesem Verfahren ist nicht nur die Projektion frei wählbar, auch das Problem der Stabilität oder Instabilität einer Verletzung sowie mögliche Funktionsbehinderungen können abgeklärt werden.

Die Frage einer Gelenkbeteiligung mit oder ohne Inkongruenz kann man am besten mit Hilfe eines *Computertomogramms* der Schulter im Seitenvergleich klären. Diese Untersuchung gehört heute bei der präoperativen Planung einer Frakturversorgung zum Standard.

Einteilung (Tabelle 3)

Skapulafrakturen lassen sich entsprechend dem AO-Schema und nach aufsteigendem Schweregrad folgendermaßen in 3 große Gruppen klassifizieren [26]: In *Gruppe A* werden die extraartikulären ein- oder mehrfragmentären Korpusfrakturen, sowie isolierte Brüche der Schulterblattfortsätze, nämlich der Spina, des Akromions und des Processus coracoideus zusammengefaßt. *Gruppe B* enthält die Frakturen des Collum anatomicum und chirurgicum sowie Kombinationsverletzungen aus Brüchen des Collum chirurgicum mit begleitender Klavikula- und Spinafraktur. In *Gruppe C* findet man die Gelenkfrakturen.

Für diese prognostisch und therapeutisch wichtigste Gruppe wurden verschiedene Unterteilungsversuche unternommen. Etwa jede 10. Skapulafraktur geht mit einer solchen Beteiligung der Gelenkfläche einher. Ideberg [10] schlug nach einer Analyse von 200 Glenoidfrakturen, die in 25 Krankenhäusern be-

Tabelle 3. Einteilung der Skapulafrakturen (mod. nach [6] und [10])

A	Korpusfrakturen und Fortsatzfrakturen	A1	Frakturen des Corpus scapulae einschließlich der Spina scapulae	A1.1 A1.2 A1.3	Einfache Fx Mehrfragmentäre Fx Trümmerfrakturen
		A2	Frakturen des Akromion	A2.1 A2.2	Einfache Fx Mehrfragmentäre Fx
		A3	Frakturen des Processus coracoideus	A3.1 A3.2	Undislozierte Fx Dislozierte Fx
B	Kollumfrakturen	B1	Frakturen des Collum anatomicum	B1.1 B1.2	Undislozierte Fx Dislozierte Fx
		B2	Frakturen des Collum chirurgicum	B2.1 B2.2 B2.3	Undislozierte, stabile Fx Undislozierte, potentiell instabile Fx mit zusätzlicher Klavikulafraktur Dislozierte Fx
C	Glenoidfrakturen	C1	Abbrüche oder Abrißfrakturen des Pfannenrandes		
		C2	Frakturen der Cavitas glenoidalis	C2.1 C2.2 C2.3	Kaudaler Typ Kranialer Typ mit Processus coracoideus Trümmerfrakturen
		C3	Kombinationsfraktur mit Kollum- und/oder Korpusfraktur	C3.1 C3.2 C3.3	Querfrakturen Glenoid- mit Kollumfrakturen Trümmerfrakturen der gesamten Skapula

handelt worden waren, eine Einteilung in 5 Typen vor. In der oben angesprochenen Klassifikation werden lediglich 3 weitere Untertypisierungen der Frakturen mit Gelenkbeteiligung vorgenommen.

Bei der Untergruppe C1 oder dem Typ I nach Ideberg handelt es sich um den Abbruch eines unterschiedlich großen Pfannenrandfragmentes, dessen genaue Form nur auf 2 rechtwinklig zueinander stehenden Röntgenaufnahmen bestimmt werden kann. Diese Läsionen unterscheiden sich sowohl vom Entstehungsmechanismus als auch von der operativen Versorgung her grundsätzlich von den restlichen Glenoidfrakturen. Von 130 Typ-I-Verletzungen in dem von Ideberg zusammengestellten Krankengut entstand etwa die Hälfte in der als typisch geltenden Kombination mit einer Schulterluxation (68 Patienten), der Rest ohne ein solches Ereignis. Besonders Patienten mit einem Luxationsereignis sind in hohem Maße prädestiniert, rezidivierende Subluxationen oder Verrenkungen zu erleiden. Aus der Größe des abgerissenen Fragmentes können keine prognostischen Aussagen gewonnen werden.

Größere Brüche der Fossa glenoidalis (C2-Frakturen) entstehen durch eine massive zentrale Impaktion des Humeruskopfes, z.B. nach einem Sturz auf den ausgestreckten Arm. Der Typ II nach Ideberg bezeichnet eine quer oder schräg durch das Glenoid verlaufende Fraktur mit Dislokation eines dreieckförmigen kaudalen Pfannenanteils durch den Zug des Caput longum des M. triceps. Typ-III-Frakturen sind oft mit Brüchen des Akromions und der Klavikula sowie AC-Gelenksprengungen kombiniert. Die Bruchlinie verläuft schräg durch Glenoid und Skapulahals bis etwa in die Mitte des oberen Schulterblattrandes. Das große Fragment schließt auch den Processus coracoideus ein. Durch Rotation kann eine Inkongruenz im Gelenk entstehen.

C3-Verletzungen kommen durch eine Kombination von Glenoidfrakturen mit Brüchen des Schulterblatts oder des Collum scapulae zustande. Ideberg beschrieb einen Typ IV mit einer horizontal durch Glenoid, Hals und Schulterblattkörper verlaufenden „Spaltung" der Skapula. Diese Verletzungen weisen zwar oft eine erhebliche Diastase der Fragmente auf, besitzen jedoch bei entsprechender Versorgung eine gute Prognose. Beim Typ V ist die eben beschriebene Verletzung mit einer senkrecht durch den Skapulahals ziehenden Bruchlinie kombiniert. Aus dieser Unterteilung ergeben sich jedoch nach unserer Meinung keine wesentlichen therapeutischen oder prognostischen Konsequenzen. Anders sieht es bei den Trümmerfrakturen mit Gelenkbeteiligung aus, die eine eigene Untergruppe bilden. Häufig ist bei diesen komplexen Läsionen auch zusätzlich die Klavikula gebrochen.

Therapie

Frakturen des Skapulakörpers und unverschobene Hals- und Pfannenbrüche zeichnen sich durch eine gute Prognose bei konservativer Behandlung aus [9, 12]. Die Diskussion über die richtige Behandlungsmethode ist v.a. bei den instabilen Schulterblatthalsbrüchen und bei den dislozierten intraartikulären Skapulafrakturen jedoch noch nicht abgeschlossen, zu selten sind diese Verletzungen und zu ungenau auch die Angaben über die Untergruppen und Nachuntersuchungskriterien im jeweiligen Krankengut.

Im amerikanischen und skandinavischen Schrifttum überwiegt die Einstellung, Skapulafrakturen grundsätzlich konservativ zu behandeln. Eine Wiederherstellung der anatomischen Position der Fragmente sei nicht erforderlich, da auch erheblich dislozierte Frakturen zu guten funktionellen Ergebnissen ausheilten [11, 19, 32]. McGahan et al. [19] fanden z. B. bei 137 (121 Patienten) durchweg konservativ behandelten Skapulafrakturen keinen Zusammenhang zwischen Schmerzen oder eingeschränkter Beweglichkeit und dem Typ der Fraktur. Die Patienten waren auf Dauer allenfalls von ihren neurologischen Zusatzverletzungen beeinträchtigt. Zdravkovic u. Damholt [32] untersuchten 28 von 40 Patienten mit schwer dislozierten oder zertrümmerten Skapulafrakturen nach durchschnittlich 9 Jahren und fanden 19 beschwerdefreie Patienten, eine normale Kraft in allen Fällen und nur 6mal eine leichte Bewegungseinschränkung.

Demgegenüber wird von einigen Autoren jedoch auch am Schultergelenk bei Brüchen der Cavitas glenoidalis, die in aller Regel geschlossen nicht exakt zu reponieren sind, die Gefahr einer Inkongruenzarthrose gesehen. Ein disloziertes laterales Fragment und eine damit verbundene stärkere Angulation oder Verschiebung der Gelenkfläche bei Skapulahalsfrakturen prädisponieren zu einer Subluxation oder Luxation des Schultergelenkes und führen außerdem häufig zu einer Störung des muskulären Gleichgewichts [7, 15, 18, 31]. Die negativen Folgen einer längerfristigen Ruhigstellung des Schultergelenkes sind hinreichend bekannt. Hartnäckige schmerzhafte Schultersteifen, Nervenstörungen und Deformitäten des Schultergürtels können die Folge sein. Wilber u. Evans [31] berichteten über 52 Skapulafrakturen bei 40 Patienten, von denen 39 konservativ behandelt wurden. 30 Patienten mit Körper-, Hals- und Spinafrakturen waren nach 1 Jahr bei freier Beweglichkeit völlig beschwerdefrei. 6 nachuntersuchte Patienten von 10 mit Glenoid-, Akromion- und Korakoidfrakturen hatten weniger gute Ergebnisse mit Bewegungseinschränkungen und Schmerzen. In der schon erwähnten prospektiven Studie über 64 konservativ behandelte Skapulafrakturen hatten etwa 50% der Patienten mit Skapulahals- und Glenoidbrüchen nach 6 Monaten eine deutlich eingeschränkte und schmerzhafte Beweglichkeit der betroffenen Schulter [1].

Frakturen des Skapulakörpers

Oft stehen in der ersten Woche nach dem Unfall die Begleitverletzungen ganz im Vordergrund und die Skapulafraktur kommt so unbehandelt zur Ausheilung. Auch in allen anderen Fällen erfolgt die Behandlung selbst bei größerer Diastase bis auf ganz seltene Ausnahmen *konservativ-funktionell*. Der breite Muskelmantel dient dabei der „natürlichen" Retention. Eine Ruhigstellung für einige Tage in einer Armschlinge verbunden mit einer antiphlogistischen Therapie und Eiskühlung der betroffenen Schulter wird als angenehm empfunden und läßt die Schmerzen schneller abklingen. Mit Pendelübungen soll so früh wie möglich begonnen werden. Nach 10–14 Tagen kann der Patient die Schulter, schmerzabhängig, wieder voll benutzen.

Eine *Operationsindikation* kann in seltenen Fällen gegeben sein, wenn sich ein Fragment des lateralen Skapularandes in das Schultergelenk eingebohrt hat. Komplikationen sind selten: Manchmal erfordert ein Weichteilimpingement zwischen Skapula und Wirbelsäule sowie Skapula und Rippen durch in Fehlstellung verheilte Fragmente oder überschießende Kallusbildung ein sekundäres operatives Eingreifen.

Frakturen der Skapulafortsätze

Processus acromialis. Diese Verletzungen entstehen am häufigsten durch einen direkten Schlag auf die Schulter von oben. Aber auch der indirekte Unfallmechanismus über den nach oben gestoßenen Humeruskopf kommt vor. Oft handelt es sich auch um Zusatzverletzungen bei Kombinationsfrakturen der Schulter. Brüche ohne wesentliche Dislokation werden symptomatisch behandelt. Dislozierte Frakturen müssen gehoben und mit Spickdrähten oder Schrauben fixiert werden, um einem subakromialen Impingement und Veränderungen im AC-Gelenk vorzubeugen. Frische Rotatorenmanschettenrupturen sollten bei dieser Gelegenheit ebenfalls operativ versorgt werden. Das gilt auch für mögliche Verletzungen der korakoakromialen und korakoklavikulären Bänder, die sorgfältig genäht werden müssen.

Processus coracoideus. Der Processus coracoideus kann durch Bandzug bei einem Schlag auf die Spitze der Schulter, durch Muskelzug oder direkt durch den Humeruskopf abbrechen. Mitverletzungen des Plexus brachialis und des N. supraspinatus sind möglich. Das Fragment disloziert primär oder sekundär nach distal und kann durch den ständigen Muskelzug nicht wieder knöchern heilen. Die Refixation des Processus coracoideus sollte man bei schwer körperlich Arbeitenden sowie bei Sportlern erwägen. Dabei können dann auch die korakoklavikulären Bänder überprüft und ggf. genäht werden.

Spina scapulae. Isolierte Frakturen der Spina scapulae sind sehr selten, meist liegt eine Kombination mit einer Korpusfraktur vor. Die Behandlung erfolgt konservativ.

Frakturen des Skapulahalses

Diese Frakturen entstehen normalerweise indirekt durch einen Schlag auf die Schulter und sind nicht selten impaktiert. Besonders *Frakturen des Collum anatomicum* sind durch den Zug des M. trizeps am Tuberculum infraglenoidale häufig nach distal und lateral disloziert. Bei den *Brüchen des Collum chirurgicum* hängt das Ausmaß der Instabilität von einer möglichen Mitverletzung der Klavikula, des Korakoids sowie der korakoklavikulären und akromioklavikulären Bänder ab [8, 18]. Bei einer Fraktur der Skapulafortsätze und/oder einer Ruptur der Bänder kann das Gelenkfragment durch das Gewicht des Armes und durch Muskelzug nach vorne und unten dislozieren. Eine mögliche Bandläsion dürfte jedoch bei unverschobenen Fragmenten schwer nachzuweisen sein.

Stabile, impaktierte und wenig dislozierte Brüche des Collum scapulae werden in der oben beschriebenen Weise konservativ behandelt. Bei stark dislozierten Schulterblatthalsbrüchen muß jedoch durch eine Operation die richtige Lage der Gelenkfläche wiederhergestellt werden. Die Stabilisierung erfolgt mit Zugschrauben durch Spina und Corpus scapulae sowie eine kurze Drittelrohrabstützplatte mit 3,5-mm-Kortikalisschraube am oberen Margo lateralis scapulae (Abb. 13).

Frakturen des Collum chirurgicum in Kombination mit Verletzungen des Korakoids oder des mittleren Anteils der Klavikula können auch bei geringer Dislokation instabil sein (s. o.). Diese neuerdings auch als „floating shoulder" bezeichnete Verletzungskombination wurde von Herscovici et al. [9] in 11 Fäl-

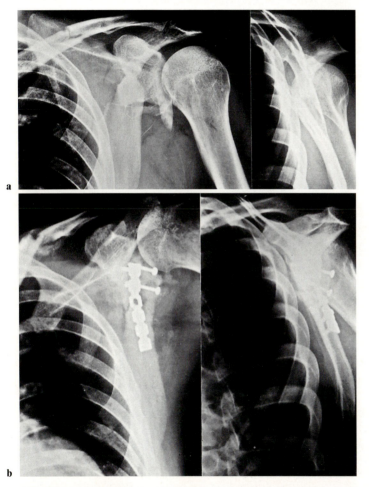

Abb. 13 a, b. Hochgradig instabile, dislozierte Skapulahalsfraktur (Collum chirurgicum) mit Trümmerzone und Frakturen von Spina und Klavikula („floating shoulder"). Versorgung von dorsal mit 2 Zugschrauben und Rekonstruktionsplatte

len beobachtet (s. Abb. 13). Hier kann es bei intakten korakoklavikulären und -akromialen Bändern und unwesentlich dislozierter Kollumfraktur genügen, die Fraktur des Schlüsselbeins zu versorgen und die Skapulahalsfraktur so in einen stabilen Bruch umzuwandeln (Abb. 14). Die oben zitierten Autoren fanden bei 7 auf diese Weise versorgten Patienten exzellente Ergebnisse bei der Nachuntersuchung. 2 wegen schwerer Zusatzverletzungen konservativ behan-

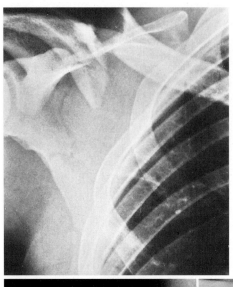

a

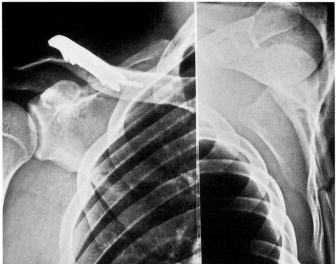

b

Abb. 14a, b. Weitgehend unverschobene Skapulahals- und -blattfraktur, potentiell instabil durch die Kombination mit einer Klavikulafraktur. Stabilisierung durch Verplattung des Schlüsselbeinbruches

delte Patienten hatten ein gutes und ein schlechtes Resultat. Eindrucksvoll konnte ein „Absinken" der betroffenen Schulter bei beiden Nichtoperierten nachgewiesen werden.

Frakturen des Glenoids

Wir führen bei den *post luxationem entstandenen CI-Verletzungen* i. allg. eine *operative Refixation* des Pfannenfragmentes meist über einen ventralen Zugang durch, um einer möglichen Reluxation der Schulter vorzubeugen. Nach anatomischer Reposition wird das Fragment je nach Größe mit PDS-Stiften, transossären Nähten oder einer 3,5-mm-Kortikaliszugschraube fixiert. Der *sorgfältigen Rekonstruktion oder Raffung mitverletzter Kapsel- und Sehnenanteile* kommt selbstverständlich größte Bedeutung zu. Pfannenrandabbrüche nach einem anderen Unfallmechanismus führen nur äußerst selten zu nachfolgenden Schulterluxationen, was einerseits die Bedeutung der Weichteilläsion unterstreicht und andererseits eine operative Intervention in diesen Fällen nur ausnahmsweise als gerechtfertigt erscheinen läßt.

Dislozierte C2-Gelenkfrakturen werden in der Regel von dorsal nach offener Reposition mit 1 oder 2 3,5-mm-Kortikaliszugschrauben fixiert. Zusätzlich bringen wir entlang des Margo lateralis scapulae eine 2-Lochabstützplatte im Sinne einer Antigleitplatte mit 2 kurzen Schrauben an. Diese Methode ist der früher üblichen Osteosynthese mit einer längeren Platte wegen des geringeren Weichteiltraumas überlegen und führt ebenfalls zu einer sicheren, übungsstabilen Retention (Abb. 15).

Auch bei den C3-Verletzungen stellt die übungsstabile Wiederherstellung der Gelenkfläche das wichtigste Ziel der Operation dar (Abb. 16). Die Fixierung der Bruchstücke erfolgt je nach Situation durch Schrauben und Abstütz- oder Rekonstruktionsplatten. Kombinationsbrüche der Skapula findet man fast nur bei polytraumatisierten Patienten mit schweren Begleitverletzungen, die einer frühzeitigen operativen Versorgung meist im Wege stehen. Die sekundäre Rekonstruktion stellt hohe Anforderungen an den Operateur, sollte jedoch besonders bei dislozierten Frakturen des Glenoids angestrebt werden und nur die Wiederherstellung der Gelenkpfanne zum Ziel haben, um den iatrogenen Weichteilschaden so gering wie möglich zu halten.

Zugänge zum Schulterblatt

Ventraler Zugang

Der vordere Zugang eignet sich zur Versorgung von Frakturen des Korakoids und des vorderen und unteren Pfannenrandes. Dabei wird im Sulcus deltoideopectoralis eingegangen, indem man die als Leitstruktur dienende V. cephalica nach lateral weghält. Der sehnige Anteil des M. subscapularis wird etwa 1 cm proximal seines Ansatzes am Tuberculum minus durchtrennt und der Muskel nach medial abgeschoben. Nach Eröffnung der Gelenkkapsel erhält man einen

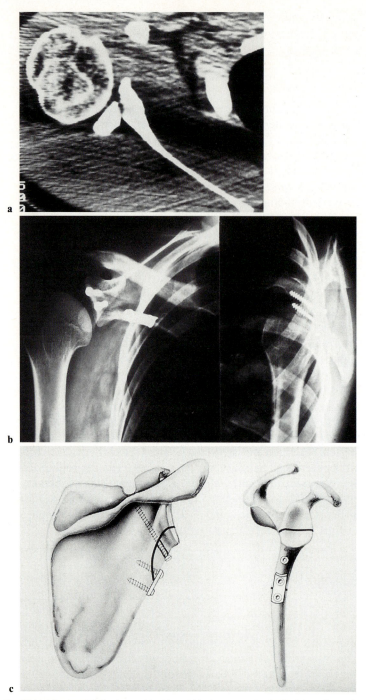

Abb. 15 a–c. Dislozierte C2-Glenoidfrakturen mit dreieckförmigem kaudalem Fragment. Stabilisierung mit Zugschrauben und kleiner Abstützplatte

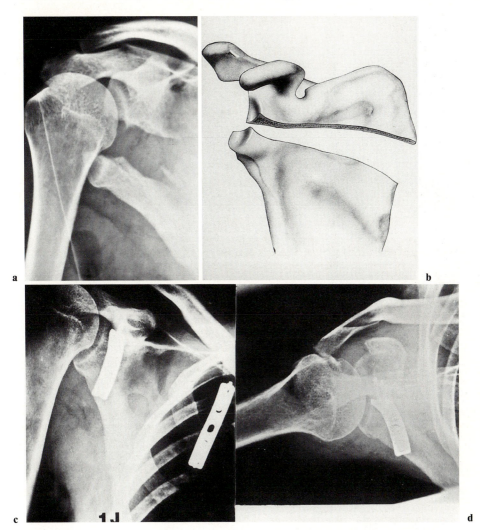

Abb. 16 a–d

guten Einblick in das Schultergelenk. Falls zur besseren Darstellung des Pfannenrandes erforderlich, muß die Korakoidspitze mit ihren Sehnenansätzen osteotomiert werden.

Dorsaler Zugang

Von den dorsalen Zugängen aus lassen sich Glenoid- und Skapulahalsfrakturen versorgen. Bei einfachen Brüchen genügt der laterale Zugang mit einem Hautschnitt vom Akromion zum Angulus inferior scapulae (Abb. 17). Nach dem Ablösen der Pars spinalis des M. deltoideus und eines Teils der Pars acro-

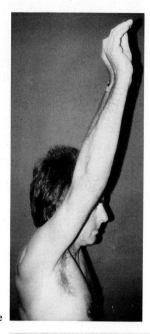

Abb. 16 a–e. C3-Fraktur. Versorgung über den erweiterten Zugang mit 2 Platten, Röntgenkontrolle nach 12 Monaten; nur endgradig eingeschränkte Schulterfunktion

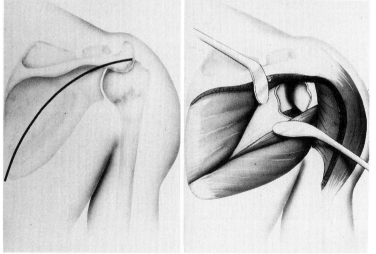

Abb. 17 a, b. Lateraler dorsaler Standardzugang zum Glenoid

mialis kann schonend zwischen den darunter liegenden Mm. infraspinatus und teres minor eingegangen werden. Die danach oft schwierig zu identifizierende Schicht zwischen M. infraspinatus und M. teres minor kann man an der unterschiedlichen Verlaufsrichtung der Muskelfasern erkennen: Die des Teres minor verlaufen steiler. Nach stumpfer Präparation erreichen wir die hintere Schultergelenkkapsel und nach Spaltung derselben parallel zum Labrum glenoidale den hinteren Rand der Schulterpfanne und den Skapulahals. Unterhalb des M. teres minor besteht Gefahr für den N. axillaris und die A. circumflexa humeri posterior. Eine Erweiterung dieses Zugangs ist nach Durchtrennung der Mm. infraspinatus und teres minor etwa 2 cm von ihrem Ansatz entfernt möglich. Diese Muskeln können mit Haltfäden nach medial-kranial weggehalten werden.

In aller Regel reichen die beschriebenen Zugangsmöglichkeiten für die Versorgung der meisten operationspflichtigen Verletzungen aus. Kombinationsverletzungen und Trümmerfrakturen erfordern gelegentlich eine ausgedehntere Darstellung der Skapula über den Zugang nach Judet [15]. Die Schnittführung verläuft vom Akromion entlang der Spina scapulae und der Margo medialis bis zum Angulus inferior. Nun kann der M. infraspinatus an seinem Ursprung abgelöst und nach lateral weggeklappt werden. Dabei muß man die Vasa und den N. suprascapularis, die nach ihrem Durchtritt durch die Incisura scapulae in den Muskel einstrahlen, sorgfältig schonen. Dasselbe gilt natürlich auch für den N. axillaris, der den M. teres minor versorgt. Bei Bedarf kann der Schnitt nach vorne säbelhiebförmig über die Spina bis zum Processus coracoideus erweitert werden.

Eigenes Krankengut und Nachuntersuchung

In der Unfallchirurgischen Klinik der Medizinischen Hochschule Hannover wurden von 1975–1991 29 Skapulafrakturen operativ behandelt. Es handelte sich dabei um 3 Korakoidfrakturen, einmal kombiniert mit einer AC-Sprengung, 4 Skapulahalsbrüche, 1 Akromionfraktur, 2 Glenoidrandabbrüche nach Luxationen des Schultergelenkes, sowie 19 weitere Glenoidfrakturen. Die zuletzt genannten Verletzungen waren in 3 Fällen mit einem Bruch des lateralen Skapularandes kombiniert, in je 1 Fall mit einer Akromionfraktur, einer Halsfraktur sowie einer Korakoidfraktur und in 4 Fällen mit einem Bruch des Schulterblattkörpers.

Unter den *Unfallursachen* dominiert eindeutig der Verkehrsunfall; nimmt man verunglückte Fußgänger dazu, entstanden 85% der Schulterblattbrüche auf der Straße.

Das Durchschnittsalter der operierten Patienten betrug 33 Jahre. Bei einer Nachuntersuchung konnten insgesamt 21 Patienten – davon 17 nach Brüchen des Glenoids – persönlich erfaßt werden. Der Nachuntersuchungszeitraum betrug durchschnittlich 41 Monate.

Wir verwendeten den Schulterscore nach Neer, bei dem insgesamt 90 Punkte erreicht werden können. Bei den Schmerzen kamen unsere Patienten durchschnittlich auf 31,5 von 35 möglichen Punkten, Bewegungen des täglichen Lebens konnten sie fast normal ausführen (9 von 10 möglichen Punkten), die Stabilität wurde mit 8,5 von 10 Punkten bewertet und die grobe Kraft war mit 7,5 von 10 Punkten leicht vermindert. Das gilt auch für die Beweglichkeit, bei der 21 von 25 Punkten erreicht wurden. Die Gesamtpunktzahl betrug 81 von 90.

Dabei wiesen 6 der 21 nachuntersuchten Patienten eine durchschnittliche Gesamtpunktzahl zwischen 70 und 80, sowie 12 eine Punktzahl zwischen 80 und 90 auf.

Zusammenfassung

Für die konservativ-funktionelle Behandlung der insgesamt seltenen Skapulafrakturen eignen sich die Korpusfrakturen, undislozierte oder wenig verschobene Fortsatzfrakturen, impaktierte Halsfrakturen sowie undislozierte Glenoidfrakturen. Operativ angegangen werden sollten dislozierte Fortsatzfrakturen besonders bei Schwerarbeitern und Sportlern, Pfannenrandabbrüche nach Schulterluxationen, instabile Kollumfrakturen sowie dislozierte Glenoidfrakturen. Die Versorgung erfolgt bis auf die Pfannenrandabbrüche und die Fortsatzfrakturen von dorsal, nach Möglichkeit mit Schrauben und kurzen Antigleitplättchen. Die Prognose kann bei frühzeitiger, übungsstabiler Osteosynthese als gut bezeichnet werden.

Literatur

1. Armstrong CP, Van der Spuy J (1984) The fractured scapula: Importance and management based on a series of 62 patients. Injury 15:324–329
2. Blauth M, Südkamp NP, Haas N (1991) Knöcherne Verletzungen von Schlüsselbein und Schulterblatt. In: Hertel P (Hrsg) Breitner Chirurgische Operationslehre. 2. Aufl., Bd X. Traumatologie 3, Schulter und obere Extremität. Urban & Schwarzenberg, München, S 1–24
3. Blömer J, Muhr G, Tscherne H (1977) Ergebnisse konservativ und operativ behandelter Schlüsselbeinbrüche. Unfallheilkunde 80:237–242
4. Brunner U, Habermeyer P, Schweiberer L (1992) Die Sonderstellung der lateralen Klavikulafraktur. Orthopäde 21:163–171
5. Constant CR (1991) Schulterfunktionsbeurteilung. Orthopäde 20:289–294
6. Euler E, Habermeyer P, Kohler W, Schweiberer L (1992) Skapulafrakturen – Klassifikation und Differentialtherapie. Orthopäde 21:158–162
7. Ganz R, Noesberger B (1976) Die Behandlung der Scapula-Frakturen. Hefte Unfallheilkd 126:59–62
8. Hardegger F (1984) Die Behandlung von Schulterblattbrüchen. Unfallheilkunde 87:58–66
9. Herscovici D, Fiennes AGTW, Allgöwer M, Rüedi TP (1992) The floating shoulder: ipsilateral clavicle and scapular neck fractures. J Bone Joint Surg [Br] 74:362–364
10. Ideberg R (1984) Fractures of the scapula involving the glenoid fossa. In: Bateman JE, Welsh RP (eds) Surgery of the shoulder. Mosby, St Louis Toronto London, pp 63–66
11. Imatani RJ (1975) Fractures of the scapula: A review of 53 fractures. J Trauma 15:473–478
12. Jäger M, Breitner S (1984) Therapiebezogene Klassifikation der lateralen Claviculafraktur. Unfallheilkunde 87:467–473
13. Jakob RP, Ganz R (1981) Proximale Humerusfrakturen. Helv Chir Acta 48:595–610
14. Jakob RP, Miniaci A, Anson PS, Jaberg H, Osterwalder A, Ganz R (1991) Four-part valgus impacted fractures of the proximal humerus. J Bone Joint Surg [Br] 73:295–298

15. Judet R (1964) Traitement chirurgical des fractures de l'omoplate. Acta Orthop Belg 30:673
16. Kristiansen B, Christensen SW (1986) Plate fixation of proximal humerus fractures. Acta Orthop Scand 57:320–323
17. Leyshon RL (1984) Closed treatment of fractures of the proximal humerus. Acta Orthop Scand 55:48–51
18. Magerl F (1974) Osteosynthesen im Bereich der Schulter. Pertuberkuläre Humerusfrakturen, Skapulafrakturen. Helv Chir Acta 41:225–232
19. McGahan JP, Rab GT, Dublin A (1980) Fractures of the scapula. J Trauma 20:880–883
20. Neer CS (1970) Displaced proximal humeral fractures. J Bone Joint Surg [Am] 52:1077–1089
21. Neer CS II (1984) Fractures about the shoulder. In: Rockwood CA, Green DP (eds) Fractures in adults. Lippincott, Philadelphia, pp 675–721
22. Paavolainen P, Björkenheim JM, Slatis P, Paukku P (1983) Operative treatment of severe proximal humeral fractures. Acta Orthop Scand 54:374–379
23. Rosenthal H, Galanski M (1988) Projektionen in der konventionellen Schultergelenksdiagnostik. Radiologe 28:54–60
24. Rowe CR (1963) Fractures of the scapula. Surg Clin North Am 43:1565–1571
25. Rüedi T, Euler E, Habermeyer P (1990) Skapulafrakturen. In: Habermeyer P, Krueger P, Schweiberer L (Hrsg) Schulterchirurgie. Urban & Schwarzenberg, München, S 213–220
26. Siebler G, Walz H, Kuner EH (1989) Minimalosteosynthese von Oberarmkopffrakturen. Unfallchirurg 92:169–174
27. Svend-Hansen H (1974) Displaced proximal humerus fractures. Acta Orthop Scand 45:359–364
28. Thompson DA, Flynn TC, Miller PW, Fischer RP (1985) The significance of scapula fractures. J Trauma 25:974–977
29. Tillmann B, Töndury G (1987) Obere Extremität. In: Leonhardt H, Tillmann B, Töndury G, Zilles K (Hrsg) Anatomie des Menschen (Rauber/Kopsch), Bd I: Bewegungsapparat. Thieme, Stuttgart New York, S 309–443
30. Tscherne H, Christ M (1976) Konservative und operative Therapie der Schulterblattbrüche. Hefte Unfallheilkd 126:52–57
31. Wilber MC, Evans EB (1977) Fractures of the scapula. J Bone Joint Surg [Am] 59:358–362
32. Zdravkovic D, Damholt VV (1974) Comminuted and severely displaced fractures of the scapula. Acta Orthop Scand 45:60–65

Spätergebnisse nach konservativer und operativer Therapie von Klavikulafrakturen

A. Meißner, G. Klemm und R. Rahmanzadeh

Einleitung

Die Heilungstendenz von Klavikulafrakturen ist gut, ebenso wie die erreichbare Beschwerdefreiheit und die Funktionsergebnisse. Wegen der guten Prognose sind die Klavikulafrakturen die Domäne der konservativen Therapie. Unabhängig von der Art der konservativen Therapie (Verband oder funktionelle Therapie) heilen ca. 98% der Schlüsselbeinbrüche mit gutem Ergebnis aus [1, 2].

Fragestellung

Anhand der Spätergebnisse nach konservativer und operativer Therapie sollen die Ursachen für verbliebene Beschwerden oder unbefriedigende Resultate analysiert werden.

Patienten und Methodik

Von 1979–1990 wurden in der Abteilung für Unfall- und Wiederherstellungschirurgie im Klinikum Steglitz insgesamt 74 Klavikulafrakturen operativ und 215 konservativ behandelt. Von diesen Patienten sind 38% weiblich und 62% männlich im Alter von 2–71 Jahren. Von diesen wurden nach durchschnittlich 8 Jahren 30 operativ und 30 konservativ behandelte Patienten klinisch und radiologisch untersucht und nach dem Neer-Score ausgewertet [3].

Zur Klavikulafraktur führten überwiegend Verkehrsunfälle (45%) vor Sportunfällen und Arbeitsunfällen. Am häufigsten waren die Klavikulafrakturen im mittleren Schaftdrittel lokalisiert, gefolgt von den lateralen Klavikulafrakturen. Am seltensten waren Klavikulafrakturen im medialen Sechstel.

Abt. für Unfall- und Wiederherstellungschirurgie, Klinikum Steglitz der FU Berlin, Hindenburgdamm 30, W-1000 Berlin 45, Bundesrepublik Deutschland

Die Indikation zur Operation wurde gestellt bei zweit- und drittgradig offenen Klavikulafrakturen, lateralen Klavikulafrakturen (Typ II nach Neer) mit starker Dislokation und Ruptur des Lig. coracoclaviculare, bei Luxationsfrakturen am AC-Gelenk bzw. Sternoklavikulargelenk, extrem dislozierten Frakturen, die konservativ nicht reponierbar waren, Klavikulafrakturen mit Nerven- und Gefäßbeteiligung, sowie bei drohender Hautperforation und bei pathologischen Frakturen, sowie sekundär zur Therapie schmerzhafter Pseudarthrosen nach gescheiterter konservativer Therapie.

Die konservative Therapie wurde in typischer Weise mit Rucksackverband durchgeführt bzw. bei polytraumatisierten Patienten durch Lagerung und bei wenig dislozierten Frakturen durch einwöchige Ruhigstellung im Desault-Verband und anschließender funktioneller Weiterbehandlung. Die operative Stabilisierung der Fraktur erfolgte mit kleiner DC- oder Rekonstruktionsplatte für die Frakturen der Klavikuladiaphyse und mit der AC-Gelenkplatte nach Rahmanzadeh für die lateralen Klavikulafrakturen.

An Komplikationen nach operativer Therapie traten auf: 2 Plexusirritationen, die konservativ ausheilten, je eine Platten- bzw. Schraubenlockerung bei ausgeprägter Osteoporose der Klavikula und ein Plattenbruch bei ausheilender Fraktur ohne Pseudarthrosenentwicklung.

Nachuntersuchungsergebnisse

Die 30 konservativ behandelten Patienten zeigten in 97% sehr gute und gute Ergebnisse, d.h. die Patienten hatten fast ausnahmslos keine oder keine nennenswerten Beschwerden, die Funktion des betroffenen Schultergelenks entsprach überwiegend der gesunden Gegenseite oder ergab nur eine unwesentliche Bewegungseinschränkung von unter 10% Minderung der Gesamtbeweglichkeit.

Von den 30 operativ behandelten Patienten wiesen 23 keine Beschwerden und nur 7 Beschwerden auf. Kein Patient mit Beschwerden zeigte radiologisch eine Ausheilung in Verkürzung. Dagegen konnte bei 30% der beschwerdefreien Patienten eine Verkürzung der ausgeheilten Klavikula im Vergleich zur Gegenseite (von 3–20 mm, im Durchschnitt 12 mm) gefunden werden. Umgekehrt wiesen eine Verlängerung der Klavikula 33% der beschwerdefreien Patienten auf (mit Werten von 2–15 mm, im Durchschnitt 9 mm), jedoch 71% der Patienten mit Beschwerden (mit einer Verlängerung von 3–33 mm, im Durchschnitt 12 mm). Eine Verringerung des korakoklavikulären Abstandes (zwischen 1 und 6, im Durchschnitt 3 mm) hatten 57% der beschwerdefreien Patienten gegenüber 43% der Patienten mit Beschwerden (mit einer Verringerung des korakoklavikulären Abstandes zwischen ebenfalls 1 und 6 mm, durchschnittlich 2 mm).

Somit lassen sich Spätbeschwerden nicht auf eine Verkürzung der Klavikula oder eine Verringerung des korakoklavikulären Abstandes zurückführen, lediglich eine Verlängerung der Klavikula konnte häufiger gefunden werden.

Einschränkungen der Gesamtbeweglichkeit des Schultergelenks lagen im Vergleich zur gesunden Gegenseite bei 43% der Patienten im Spätergebnis vor. Sie schwankten zwischen 1 und 31% (mit einem Durchschnitt von 12% und einem Median von 3%), bezogen auf die Patienten mit Bewegungseinschränkung. Die Analyse der Bewegungseinschränkung für einzelne Bewegungsrichtungen zeigte am häufigsten, daß die Außenrotation eingeschränkt war, vor der Adduktion und der Abduktion sowie der Anteversion. Das Ausmaß der Beweglichkeitseinschränkungen für die unterschiedlichen Richtungen war in etwa gleich.

Von den Patienten mit Bewegungseinschränkungen wiesen 54% eine Verkürzung (im Durchschnitt 8 mm) auf gegenüber 24% derjenigen ohne Bewegungseinschränkung (mit einem Durchschnitt von 19 mm). Von den Patienten mit Bewegungseinschränkung wiesen 46% eine Verlängerung (durchschnittlich von 10 mm) auf gegenüber 41% der Patienten ohne Bewegungseinschränkung (mit durchschnittlich 19 mm Verlängerung). Eine Bewegungseinschränkung wiesen 33% der Patienten mit einer Minderung des korakoklavikulären Abstands (von durchschnittlich 4 mm) auf, gegenüber 32% ohne Bewegungseinschränkung (durchschnittlich von 2 mm).

Insgesamt beurteilt, läßt sich kein Zusammenhang zwischen Verkürzung bzw. Verlängerung der Klavikula oder Verminderung des korakoklavikulären Abstands zu den Bewegungseinschränkungen feststellen.

Schlußfolgerungen

Da die Fehlheilungen der Klavikulafrakturen in Verkürzung oder Verlängerung bzw. unter Änderung des korakoklavikulären Abstandes keine Auswirkungen auf das Funktionsergebnis haben und lediglich die Klavikulaverlängerung fraglich zu Spätbeschwerden führt, sollte die Operationsindikation nach geschlossenen Klavikulafrakturen nur in begründeten Ausnahmefällen gestellt werden, d.h. bei drohender Hautperforation, sekundärer Plexusläsion und sehr instabilen lateralen Klavikulafrakturen.

Literatur

1. Blömer J, Muhr G, Tscherne H (1977) Ergebnisse konservativ und operativ behandelter Schlüsselbeinbrüche. Unfallheilkunde 80:237
2. Knarse W, Meißner A, Rahmanzadeh R (1992) Ursachen und Behandlung von Klavikulapseudarthrosen. In: Rahmanzadeh R, Meißner A (Hrsg) Störungen der Frakturheilung. Springer, Berlin Heidelberg New York Tokyo, S 325–330
3. Neer CS (1970) Diplaced proximal humerus fractures. J Bone Joint Surg [Am] 52/6:1077–1103

Frakturen der lateralen Klavikula und ihre Differentialtherapie

J. Henkel, C. Dahlen, M. Baumgart und L. Gotzen

Einleitung

Der Schlüsselbeinbruch ist eine der häufigsten Frakturen. Die weitaus größte Zahl ist konservativ zu behandeln. Am häufigsten sind nach Literaturangaben Frakturen im mittleren Klavikuladrittel (80%) [3, 4, 9]. Nur 10–15% der Frakturen betreffen das äußere Schlüsselbeinende. Die Pseudarthroserate aller Frakturen der Klavikula liegt bei 1–3%. Betrachtet man allein die Frakturen des äußeren Klavikulaendes, so liegt nach Neer die Pseudarthroserate dieser Frakturen bei etwa 30% [9]. Durch die enge anatomische Verbindung zum Schultereckgelenk ergeben sich biomechanische Besonderheiten, die bei der Therapie der lateralen Klavikulafrakturen berücksichtigt werden müssen [1, 2, 7, 10].

Unfallmechanismus

Die lateralen Klavikulafrakturen entstehen wie auch die Verletzung des Schultereckgelenkes durch direkte Gewalteinwirkung auf die Schulter. Typische Verletzungsursache ist der Fahrradsturz direkt auf die betroffene Schulter. Die Kraft wirkt dabei sowohl auf die hintere und obere Seite der Schulter, als auch auf die vordere und obere Seite [2, 5, 11]. Etwa 1/3 der nachuntersuchten Patienten gab diesen Unfallmechanismus an.

Einteilung der Frakturen

Bei der klassischen Einteilung der Klavikulafrakturen nach Allmann werden Frakturen im mittleren, distalen und proximalen Drittel unterschieden. Sie ba-

---

Unfallchirurgische Klinik, Philipps-Universität, Baldingerstr., W-3550 Marburg/Lahn, Bundesrepublik Deutschland

siert auf der Häufigkeit der Frakturen. Neer erkannte als erster die Bedeutung des verletzten Bandapparates als Ursache für die hohe Pseudarthroserate bei konservativer Behandlung der lateralen Klavikulafraktur. Daher teilte er die lateralen Klavikulafrakturen in stabile und instabile Bruchformen [9]. Typ-I-Frakturen sind stabile Frakturen und zeigen keine Dislokation im AC-Gelenk, sie liegen lateral der intakten Ligg. coracoclavicularia (75%). Typ-II-Frakturen weisen einen verletzten korakoklavikulären Bandapparat auf, wobei der mediale Anteil des Lig. coracoclaviculare vom proximalen Klavikulafragment abgelöst ist. Der Muskelzug auf das proximale Fragment zieht dieses nach hinten und oben, während das distale Fragment aufgrund des Gewichtes des Arms nach vorne und unten wandert. Die Typ-III-Frakturen entsprechen denen des Typs I, weisen aber aufgrund der Mitbeteiligung des AC-Gelenkes später häufig schmerzhafte AC-Gelenkarthrosen auf.

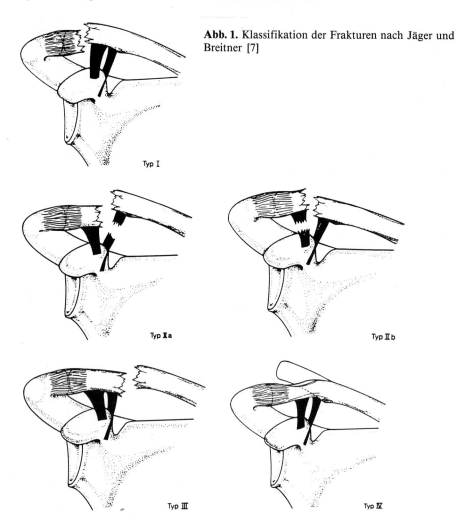

Abb. 1. Klassifikation der Frakturen nach Jäger und Breitner [7]

Bezogen auf die Therapie modifizierten Jäger u. Breitner [7] (Abb. 1) die Neer-Klassifikation. Danach sind Frakturen des Typs I solche mit intaktem Bandapparat. Typ-II-Frakturen weisen einen verletzten Bandapparat auf (Typ II a: Ruptur oder Ablösung der Pars conoidea, Typ II b: Ruptur oder Ablösung der Pars trapezoidea). Frakturen medial des intakten Bandapparates, aber noch im äußeren Drittel gelegen, sind Frakturen des Typs III. Eine Sonderform im Kindesalter stellt die Pseudoluxation (oder Typ IV) dar, wobei es zu einem Ausriß des lateralen Klavikulaendes aus dem Periostschlauch kommt.

Diagnostik

Unerläßlich sind Röntgenaufnahmen der Klavikula in 2 Ebenen. Wenn in diesen Aufnahmen eine Instabilität des AC- bzw. des CC-Bandapparates noch nicht eindeutig nachgewiesen werden kann, erfolgt routinemäßig eine Panoramaaufnahme des Schultergürtels unter Belastung mit 10 kg. Hierbei müssen die Gewichte angehangen werden, um ein reflektorisches Gegenspannen und damit einen falsch-negativen Röntgenbefund zu vermeiden. Die Aufnahme sollte nach einigen Tagen erfolgen, wenn weitgehende Schmerzfreiheit besteht.

Therapie

Anhand von 39 nachuntersuchten Patienten sollen nun die Therapierichtlinien dargestellt werden (Abb. 2). Insgesamt wurden 19 der 39 Fälle konservativ behandelt.

Für 4 Wochen wurde ein Rucksackverband angelegt. Konservativ behandelt wurden die Frakturen des Typs I nach Jäger und Breitner (n = 8), des Typs II b nach Jäger und Breitner (n = 1) und des Typs III nach Jäger und Breitner (n = 4). Darüber hinaus wurden 3 Patienten mit Frakturen des Typs II a nach Jäger und Breitner wegen zu hohen Alters und nicht vertretbarem Narkoserisiko konservativ behandelt.

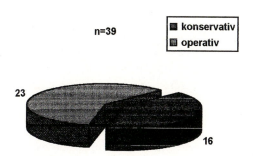

Abb. 2. Verteilung operative und konservative Therapie

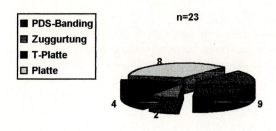

Abb. 3. Operative Therapie der lateralen Klavikulafrakturen

Operativ behandelt wurden 23 von 39 Patienten (Abb. 3). Es handelte sich hierbei um Frakturen des Typs IIa nach Jäger und Breitner. Diese Frakturen sind instabil und ergeben unter konservativer Behandlung eine hohe Rate an Pseudarthrosen.

Wenn es aufgrund der Frakturmorphologie möglich war, wurde eine Plattenosteosynthese durchgeführt. Voraussetzung hierfür war die feste Verankerung der Platte im distalen Fragment mit mindestens 3 Schrauben. War das distale Fragment zu klein und nicht sicher zu fassen, so wurde neben der Rekonstruktion der verletzten Bänder eine Augmentation des Bandapparates mit PDS-Cerclagen durchgeführt. Dabei wurde der CC-Bandapparat mittels einer PDS-Cerclage um den Processus coracoideus stabilisiert, der AC-Bandapparat wurde mittels einer x- und einer u-förmigen PDS-Cerclage stabilisiert, so daß horizontale und vertikale Instabilität verhindert wurden. Die gleiche Technik verwenden wir zur Versorgung der Schultereckgelenksprengung Typ Tossy III. 2mal wurde eine Zuggurtungsosteosynthese verwandt.

Postoperativ wurde für 3 Wochen ein Gilchrist-Verband angelegt. Bei den Zuggurtungsosteosynthesen erfolgte die Ruhigstellung im Stärkebindendesault für 3 Wochen, um Implantatbruch bzw. Implantatdislokation zu vermeiden.

Eigene Ergebnisse

Unter den oben genannten Therapierichtlinien fanden wir bei 20 von 39 Patienten gute bis sehr gute Ergebnisse. In 11 Fällen waren die Ergebnisse befriedigend und in 8 Fällen mußte das Behandlungsergebnis als schlecht eingestuft werden. Unter die Fälle mit schlechtem Behandlungsergebnis fallen auch die 3 Patienten, die bei einer Typ-IIa-Fraktur konservativ behandelt werden mußten.

Als gutes bzw. sehr gutes Ergebnis wurde ein volles und uneingeschränktes Bewegungsausmaß, keine Schmerzen und die subjektive Zufriedenheit mit dem Behandlungsergebnis gewertet. Als befriedigend galt ein Behandlungsergebnis mit endgradiger Bewegungseinschränkung um 10°, Schmerzen lediglich unter starker Belastung und ein insgesamt jedoch zufriedenstellendes Behandlungsergebnis. Als schlecht bewertet wurden Behandlungsergebnisse mit einer Bewegungseinschränkung von mehr als 10°, mit häufigeren und stärkeren Schmerzen und Patienten, die mit dem Behandlungsergebnis nicht zufrieden waren.

In diese Gruppe fallen auch ein Patient mit Instabilität nach Zuggurtungsosteosynthese, sowie 2 Patienten mit Ausbildung einer Pseudarthrose nach konservativer Behandlung einer Typ-II-Fraktur nach Jäger und Breitner.

Diskussion

Frakturen des lateralen Klavikulaendes weisen eine Sonderstellung bezüglich der Behandlung und ihrer Heilungstendenz auf. Nur unter Kenntnis der Stabilität des CC- und AC-Bandapparates ist eine erfolgversprechende Therapie möglich. Die Panoramaaufnahme des Schultergürtels unter Belastung (10 kg) erlaubt die definitive Beurteilung der Bandstabilität. Frakturen mit erhaltenem Bandapparat, d. h. ohne größere Dislokation, können problemlos konservativ behandelt werden.

Ein instabiler Bandapparat mit erheblicher Dislokation der Fragmentenden unter Gewichtsbelastung erfordert die operative Therapie. Neben den in der Literatur geschilderten Verfahren, wie Zuggurtung, Plattenosteosynthese oder Bosworth-Schraube [1, 2, 6, 8, 10], stellen wir ein neues operatives Verfahren vor, welches ursprünglich zur Therapie der Schultereckgelenksprengung Typ Tossy III entwickelt wurde. Wir verwenden eine Plattenosteosynthese (DC-Platte, T-Platte) zur Stabilisierung der lateralen Klavikulafrakturen, wenn das distale Fragment sicher und fest (mindestens 3 Schrauben) gefaßt werden kann. Oftmals ist das distale Fragment jedoch so klein oder zertrümmert, daß eine feste Verankerung der Schrauben unmöglich ist. In diesen Fällen hat sich gezeigt, daß die Stabilisierung des AC- und CC-Bandapparates über PDS-Cerclagen eine sehr gute Alternative darstellt. Die bei der Zuggurtung geschilderten Komplikationen, wie z. B. Pinwanderung, sind bei dieser Methode ausgeschlossen. Die gefundenen Ergebnisse waren durchwegs gut bis sehr gut. Es traten keine Komplikationen auf.

Der lateralen Klavikulafraktur kommt aufgrund der Anatomie und der Biomechanik ein besonderer Stellenwert bei der Behandlung zu. Unter Kenntnis der Therapieprinzipien können auch diese Frakturen mit einem guten Ergebnis behandelt werden.

Zusammenfassung

Bei Brüchen der lateralen Klavikula muß zwischen reinen Frakturen und solchen mit ligamentären Begleitverletzungen unterschieden werden.

Die Frakturen ohne Begleitverletzungen, d. h. mit erhaltenem korakoklavikulärem (CC)- und akromioklavikulärem (AC)-Bandapparat, heilen konservativ problemlos aus. Bei Verletzungen mit einer ligamentären Instabilität führen wir die operative Versorgung (T-Platte, PDS-Banding) durch, da diese Frakturen gehäuft Pseudarthrosen ausbilden oder in Fehlstellungen mit konsekutiver

Tabelle 1. Daten zum Patientengut und zur Nachuntersuchung

Alter der Patienten	Zwischen 13 und 78 Jahren
Begleitverletzungen	9
Komplikationen	7
Dauer der stationären Behandlung	6 Tage (2 – 22)
Nachuntersuchungszeitraum	5 Monate bis 7,5 Jahre
Dauer der Arbeitsunfähigkeit	48 Tage
Geschlechtsverteilung	30 männlich / 9 weiblich
Betroffene Seite	Rechts 14, links 25

Arthrose im AC-Gelenk ausheilen. Anhand der eigenen Ergebnisse werden die unterschiedlichen Therapieverfahren dargestellt. Es fanden sich 50% gute bis sehr gute Ergebnisse bei insgesamt 39 nachuntersuchten Patienten (Tabelle 1). Befriedigende Ergebnisse waren bei 30% der nachuntersuchten Patienten zu finden. Der Nachuntersuchungszeitraum lag zwischen 5 Monaten und 7,5 Jahren.

Literatur

1. Ballmer FT, Gerber C (1991) Coracoclavicular screw fixation for unstable fractures of the distal clavicle. A report of five cases. J Bone Joint Surg [Br] 73:291
2. Brunner U, Habermeyer P, Schweiberer L (1992) Die Sonderstellung der lateralen Klavikulafraktur. Orthopäde 21:163
3. Craig EV (1990) Fractures of the clavicle. In: Rockwood CA, Matsen FA (eds) The shoulder, vol 1. Saunders, Philadelphia, pp 367 – 412
4. DePlama AF (1983) Fractures and fracture-dislocations of the shoulder girdle. In: DePlama AF (ed) Surgery of the shoulder. Lippincott, Philadelphia, pp 348 – 362
5. Frobenius H, Betzel A (1987) Verletzungen und deren Ursache bei Fahrradunfällen. Unfallchirurgie 13:135
6. Hackstock H, Hackstock H (1988) Zur operativen Behandlung von Schlüsselbeinbrüchen. Unfallchirurg 91:64
7. Jäger M, Breitner S (1984) Therapiebezogene Klassifikation der lateralen Claviculafraktur. Unfallheilkunde 87:467
8. Lindenmaier HL, Kuner EH, Becker B (1991) Die Osteosynthese der Clavicula. Indikation, Operationstechnik, Ergebnisse. Chirurg 62:409
9. Neer CS (ed) (1990) Fractures of the clavicle. In: Shoulder reconstruction. Saunders, Philadelphia, pp 403 – 412
10. Poigenfurst J, Baumgarten, Hofmann U, Hofmann J (1991) Unstabile Bruchformen am äußeren Schlüsselbeinende und Grundsätze der Behandlung. Unfallchirurgie 17:131
11. Stanley D, Trowbridge EA, Norris SH (1988) The mechanism of clavicular fracture. A clinical and biomechanical analysis. J Bone Joint Surg [Br] 70:461

Skapulafrakturen – Klassifikation, Therapie und Resultate

E. Euler, R. Medele, P. Habermeyer und L. Schweiberer

Einteilung

Skapulafrakturen lassen sich grundsätzlich in intra- und extraartikuläre Brüche unterteilen. Es liegt jedoch nahe, weiter zu differenzieren. So erfolgt die Einteilung nach Habermeyer [1] in 3 Gruppen. Gruppe A umfaßt Korpus- und Fortsatzfrakturen, Gruppe B Kollumfrakturen und Gruppe C Gelenkfrakturen. Diese Einteilung ermöglicht es, eine Einschätzung hinsichtlich der zu erwartenden Funktionseinbuße zu geben. Außerdem ist eine weitere Unterteilung der Gruppe erforderlich, aus deren (aufsteigender) Reihenfolge der Schweregrad der Verletzung hervorgeht. Diese modifizierte Einteilung [2] ist aus Tabelle 1 ersichtlich.

Indikationsstellung

Korpus- und Fortsatzfrakturen

Korpusfrakturen brauchen in der Regel nicht operativ versorgt zu werden. Sowohl einfache als auch mehrfragmentäre Brüche sind meist nicht oder nur gering disloziert. Außerdem bietet der umgebende Weichteilmantel eine gute Stabilisierung. Das gleiche gilt für Fortsatzbrüche, sofern sie nicht zu stark disloziert sind. So kann das Akromion durch Zug des M. deltoideus weit nach kaudal gezogen werden, wodurch der Muskel an Funktionalität verliert. Außerdem entsteht dann häufig ein knöchernes Impingementsyndrom. Ähnliches gilt für die Spinafrakturen. Die Therapie der Wahl ist eine Plattenosteosynthese (schmale AO-DCP-Platte).

Der Processus coracoideus kann durch Zug der Mm. coracobrachialis, pectoralis minor und Caput breve des M. biceps ebenfalls dislozieren. Dies birgt die Gefahr der Pseudarthrose. Die Versorgung solcher Frakturen erfolgt üblicherweise durch Schrauben- oder Zuggurtungsosteosynthese [3].

Chirurgische Klinik und Poliklinik, Klinikum Innenstadt, Ludwig-Maximilians-Universität, Nußbaumstraße 20, W-8000 München 2, Bundesrepublik Deutschland

Tabelle 1. Einteilung der Skapulafrakturen (Abb. 1)

Korpus- und Fortsatzfrakturen (Gruppe A)
1 Skapulablatt, einfach und mehrfragmentär
2 Spina
3 Processus coracoideus
4 Akromion

Kollumfrakturen (Gruppe B)
1 Collum anatomicum
2 Collum chirurgicum
3 Collum chirurgicum mit
  a) Klavikula- und Akromionfraktur
  b) Ruptur der Ligg. coracoclaviculare und coracoacromiale

Gelenkfrakturen (Gruppe C)
1 Pfannenrandabbrüche
2 Fossa-glenoidalis-Frakturen
  a) mit unterem Pfannenfragment
  b) mit horizontaler Skapulaspaltung
  c) mit korakoglenoidaler Blockbildung
  d) Trümmerfrakturen
3 Kombinationsfrakturen mit Kollum- bzw. Korpusfrakturen

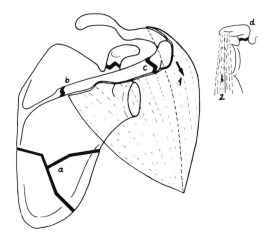

Abb. 1. Skapulafrakturen. *a* Skapulablatt, einfach und mehrfragmentär, *b* Spina, *c* Processus coracoideus, *d* Akromion, *1* M. deltoideus, *2* M. biceps (Caput breve) und M. coracobrachialis

Kollumfrakturen

Collum-anatomicum-Frakturen sind bei einer Einstauchung meist stabil, so daß diese konservativ versorgt werden können. Lediglich die Medialisierung der Gelenkfläche kann infolge des dann relativ weit ausladenden Akromions Beeinträchtigungen im Sinne eines Impingements verursachen. Kommt es jedoch durch Zug des Caput longum des M. triceps zur Fragmentabkippung nach distal und lateral, ist die operative Reposition und Rekonstruktion der Gelenkebene erforderlich.

Collum-chirurgicum-Frakturen können zur Läsion des N. suprascapularis führen, was eine frühzeitige Neurolyse erforderlich macht. Zur entsprechenden Diagnostik ist ein EMG der Mm. supraspinatus und infraspinatus nötig, da der Nerv kein sensibles Innervationsgebiet besitzt. Unterbleibt die Neurolyse, so resultiert daraus ein Incisura-scapulae-Syndrom [4]. Die Fraktur an sich ist in der Regel instabil und bei entsprechender Dislokation operationsbedürftig. Je nachdem, ob zusätzlich Akromion und Klavikula frakturiert oder die Ligg. coracoclaviculare und coracoacromiale rupturiert sind, muß die operative Therapie erfolgen: Im ersten Falle besteht meist nur eine geringe Dislokation, so daß eine Plattenosteosynthese der Klavikula den Bruch stabilisiert („rettende Klavikulafraktur"). In letzterem Falle besteht eine höhergradige Dislokation. Hier muß mit einer Abstützplatte fixiert werden. Meist kommt hier eine Drittelrohrplatte zur Anwendung, bei ausgedehnten Frakturen auch eine Rekonstruktionsplatte.

Gelenkfrakturen

Knöcherne Bankart-Läsion. Bei vorderer oder hinterer Schulterluxation kann es zum Abbruch eines ventrokaudalen oder dorsalen Pfannenrandfragmentes (Abb. 2a) kommen. Hier sollte eine Osteosynthese mit Zugschraube(n) erfolgen, um eine Reluxation zu verhindern.

Des weiteren unterscheiden wir in Anlehnung an Ideberg [5–7] 3 Arten der Glenoidfrakturen. Bei einer C2a-Fraktur besteht ein unteres Pfannenfragment ähnlich der Bankart-Läsion, bei einem C2b-Bruch (Abb. 2b) verläuft der Frakturspalt quer durch die Skapula, was einer Spaltung entspricht, und bei einer C2c-Fraktur (Abb. 2c) geht der Spalt von der Gelenkpfanne bis zur Akromionbasis bzw. in die Incisura scapulae mit resultierender korakoglenoidaler Blockbildung. In jedem Falle ist die operative Wiederherstellung der Gelenkfläche zur Vermeidung einer Inkongruenzarthrose angezeigt.

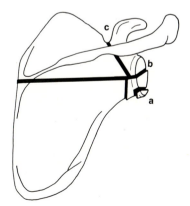

Abb. 2. Gelenkfrakturen. *a* Pfannenrandabbrüche, *b* Fossa-glenoidalis-Frakturen, *c* korakoglenoidale Blockbildung

Material und Methode

Patientengut

Insgesamt wurden im Zeitraum von 1984–1989 im Klinikum Innenstadt der LMU München 97 Patienten mit 153 Frakturen der Skapula versorgt [2]. Davon waren 73 Frakturen der Gruppe A zugehörig, 31 der Gruppe B und 62 der Gruppe C. 78 Patienten wurden einer konservativen Therapie zugeführt, 19 Patienten hingegen operiert. Unter den Operierten fanden sich v. a. solche mit Gelenkbeteiligung (15 Gruppe-C-Frakturen) sowie je 2 Fälle mit Kollumfraktur bzw. dislozierten Fortsatzbrüchen.

Aus diesem Gesamtkollektiv kamen insgesamt 19 Patienten zu einer Nachuntersuchung [8]. Hiervon waren 9 Patienten konservativ und 10 Patienten operativ (52% aller Operierten) versorgt worden. Aus Tabelle 2 geht hervor, in welche Klassen sie eingeteilt werden konnten und welche Therapie sie erhielten.

Untersuchungsmethoden

Untersucht wurde anhand der Schulterfunktionsbeurteilung nach Constant [9] sowie des Nachuntersuchungsschemas von Neer [10].

In der *Schulterfunktionsbeurteilung nach Constant* wurden beide Schultern untersucht und miteinander verglichen. Die Untersuchung umfaßte 4 große Bereiche: Schmerzempfindung (15% der Bewertung), Beeinträchtigung im Alltag

Tabelle 2. Nachuntersuchte Skapulafrakturen [9]

Patient	Gruppe A	Gruppe B	Gruppe C	Therapie
1	4			konservativ
2	3		1	operativ
3	1			konservativ
4			2c	konservativ
5			1	konservativ
6	14	2	2	operativ
7	1	2		konservativ
8		2		konservativ
9	123		2	operativ
10		2		konservativ
11			1	operativ
12			1	konservativ
13	13	2	2a, 2b	operativ
14			2	operativ
15			2c	konservativ
16			2c	operativ
17	12		2b, 2c	operativ
18			2c	operativ
19	12			konservativ

(20% der Bewertung), aktive Bewegungsprüfung (40% der Bewertung) und Kraftprüfung (25% der Bewertung). Die Bewertung erfolgte mit maximal 100 Punkten für eine völlige Restitutio ad integrum.

In Modifikation des Verfahrens [8] bildeten wir den Quotienten aus betroffener und nicht betroffener Schulter, so daß letztlich ein Wert zwischen 0 und 1 entstand. Der Vorteil liegt im Wesentlichen darin, daß vor dem Unfall schon bestehende, d. h. altersabhängige, inhärente Schäden der Schultern, die ja nicht in Zusammenhang mit der Verletzung stehen, nicht in das Ergebnis eingehen.

Das *Neer-Untersuchungsschema* wurde nur auf die verletzte Seite angewandt und gliedert sich ebenfalls in 4 große Bereiche: Schmerzempfindung (35% der Bewertung), Funktionalität (30% der Bewertung), Bewegungsprüfung (25% der Bewertung) und röntgenologischer Befund (10% der Bewertung). Auch hier beträgt die Maximalpunktzahl 100. Wir bezogen die jeweils tatsächlich erreichte Punktzahl auf die entsprechende Maximalpunktzahl, wodurch wir ebenfalls Werte zwischen 0 und 1 erhielten. Auf diese Weise ist das Ergebnis der Untersuchung mit dem der Schulterfunktionsbeurteilung nach Constant vergleichbar, was uns als Plausibilitätskontrolle diente [8].

Ergebnisse

Zum einen haben wir alle zur Nachuntersuchung erschienenen operierten Patienten mit den konservativ versorgten verglichen, zum anderen wollten wir speziell bei den schwerwiegenden Gruppe-C-Frakturen, bei denen wir häufig die Indikation zur Operation gesehen haben, feststellen, inwieweit die Resultate von den konservativ betreuten Patienten differierten.

Die Einteilung unseres Kollektivs erfolgte in die 3 Gruppen A, B und C. Ferner wurden kombinierte Brüche unter der jeweils schwerwiegendsten Fraktur subsumiert.

Zur statistischen Bearbeitung haben wir den Mann-Whitney-Wilcoxon-Test für unverbundene Stichproben (U-Test) angewendet. Im Gesamtkollektiv läßt sich kein signifikanter Unterschied zwischen den Behandlungsergebnissen nach konservativer und operativer Therapie nachweisen. Auch im Kollektiv mit

Tabelle 3. Behandlungsergebnisse

	Untersuchung nach Neer	Schulterfunktionsbeurteilung nach Constant
Alle Patienten	0,83	0,83
Bei operativer Therapie	0,78	0,75
Bei konservativer Therapie	0,88	0,90
Patienten mit C-Fraktur	0,84	0,89
Bei operativer Therapie	0,82	0,82
Bei konservativer Therapie	0,89	0,95

den Gruppe-C-Frakturen bestehen keine signifikanten Unterschiede. Die genauen Ergebnisse sind in Tabelle 3 anhand der arithmetischen Mittel dargestellt. Dies ist zwar statistisch wenig aussagekräftig, kann aber sehr wohl Tendenzen aufzeigen.

Diskussion

Obwohl wir keine signifikanten Unterschiede zwischen operativer und konservativer Therapie nachweisen konnten, können wir das Nachuntersuchungsergebnis interpretieren. Dies bedeutet, daß – obwohl die konservative Therapie nur bei den einfacheren Bruchformen angewandt wurde – die Therapieerfolge denjenigen der operativen Behandlung höhergradiger, d. h. wesentlich schwerwiegenderer Frakturen nicht überlegen waren.

Daher sollte bei entsprechender Indikation die Operation zur Erziehung eines bestmöglichen Resultates erfolgen.

Zusammenfassung

Die Einteilung der Skapulafrakturen nach Habermeyer in Korpus- und Fortsatzfrakturen (Gruppe A), Kollumfrakturen (Gruppe B) sowie Gelenkfrakturen (Gruppe C) wird vorgestellt. Es war möglich, alle 97 an unserer Klinik behandelten Patienten mit 153 Frakturen danach zu klassifizieren. Die Nachuntersuchung von insgesamt 19 Patienten ergab, daß operativ versorgte Fälle bei gravierenden Brüchen des Schulterblattes ähnlich gute Ergebnisse zeigten, wie weitaus weniger schwerwiegende Frakturen nach konservativer Therapie.

Literatur

1. Rüedi Th, Euler E, Habermeyer P (1990) Skapulafrakturen. In: Habermeyer P, Krueger P, Schweiberer L (Hrsg) Schulterchirurgie. Urban & Schwarzenberg, München Wien Baltimore, S 213–220
2. Euler E, Habermeyer P, Kohler W, Schweiberer L (1992) Skapulafrakturen-Klassifikation und Differentialtherapie. Orthopäde 21:158–162
3. Hardegger F (1984) Die Behandlung von Schulterblattbrüchen. Unfallheilkunde 87:58–66
4. Habermeyer P, Rapaport D, Wiedemann E, Wilhelm K (1990) Das Incisura scapulae-Syndrom. Handchir Mikrochir Plast Chir 22:120–124
5. Butters KP (1990) The scapula. In: Rockwood CA, Matsen FA (eds) The shoulder. Saunders, Philadelphia, pp 335–366
6. Ideberg R (1984) Fractures of the scapula involving the glenoid fossa. In: Bateman JE, Welsh RP (eds) Surgery of the shoulder. Decker, New York Basel, pp 63–66

7. Ideberg R (1987) Unusual glenoid fractures: a report on 92 cases. Acta Orthop Scand 58:191–192
8. Medele R (in Vorbereitung) Ergebnisse konservativ und operativ behandelter Skapulafrakturen. Dissertation, LMU München
9. Constant CR (1991) Schulterfunktionsbeurteilung. Orthopäde 20:289–294
10. Neer CS (1970) Displaced proximal humeral fractures, part I: Classification and evaluation. J Bone Joint Surg [Am] 52:1077–1089

Ergebnisse nach operativer und konservativer Behandlung von Skapulafrakturen

C. Würtenberger, A. Meißner, R. Rahmanzadeh und E. Minkley

Einleitung

Skapulafrakturen entstehen durch beträchtliche Gewalteinwirkung bei Rasanztraumen oder durch indirekte Krafteinleitung nach Sturz auf den Arm oder die Schulter. Zusätzliche Verletzungen des Schultergürtels, der Thoraxorgane, des Schädels und der Extremitäten sind häufig [4, 5].

Fragestellung

Im Zusammenhang mit Literaturangaben sollten durch eine klinische und radiologische Nachuntersuchung die Faktoren bestimmt werden, die maßgeblich zu schlechten bzw. guten Behandlungsergebnissen führen.

Patienten und Methodik

Von 1978–1991 wurden an unserer Klinik 68 Patienten mit einer Skapulafraktur behandelt:

53 Männer und 15 Frauen mit einer Altersspanne zwischen 15 und 86, durchschnittlich 41,5 Jahren (Abb. 1). Dabei war bei 38 Patienten die linke und bei 30 die rechte Skapula gebrochen.

Die Einteilung erfolgte in isolierte Fortsatz-, Korpus-, Kollum- und Glenoidfrakturen sowie komplexe Trümmerfrakturen.

22 Patienten erlitten rein extraartikuläre Korpusfrakturen, davon 4 Trümmerbrüche; bei 30 fand sich eine Kollumfraktur, davon 16 Trümmerbrüche. 16mal existierte eine Glenoidfraktur, davon 5 mit Zertrümmerung der Cavitas glenoidalis (Abb. 2). Isolierte Frakturen des Processus coracoideus oder des Akromions wurden nicht beobachtet.

Abt. für Unfall- und Wiederherstellungschirurgie, Klinikum Steglitz der FU Berlin, Hindenburgdamm 30, W-1000 Berlin 45, Bundesrepublik Deutschland

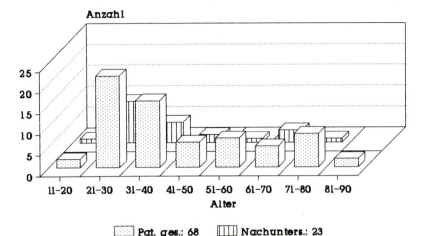

Abb. 1. Altersverteilung unterteilt in Gesamt- und Nachuntersuchungskollektiv bei Skapulafrakturen (n = 68)

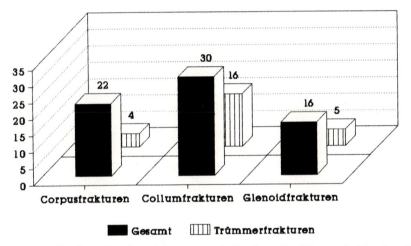

Abb. 2. Einteilung der Skapulafrakturen mit Zuteilung der Trümmerbrüche (n = 68)

Die beschriebenen Skapulafrakturen ereigneten sich bei 48 (71%) Verkehrsunfällen, 6 (9%) Leiter- oder Gerüststürzen am Arbeitsplatz, 3 (4%) Abstürzen aus großer Höhe in suizidaler Absicht und 11 (16%) häuslichen Unfällen.

Das Ausmaß der Begleitverletzungen spiegelt die starke Gewalteinwirkung wider, die für eine knöcherne Verletzung der muskulär sehr gut geschützten Skapula notwendig ist.

Eine isolierte Skapulafraktur bestand bei 17 (25%) Patienten; 34 (50%) Verletzte zeigten 1 bzw. 2 Begleitverletzungen; die restlichen 17 (25%) erlitten zwischen 3 und 6 zusätzliche Verletzungen im Rahmen eines Polytraumas.

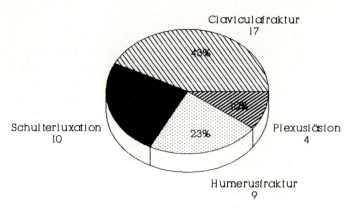

Abb. 3. Lokale Begleitverletzungen bei Skapulafrakturen (n = 68)

Als lokale Begleitverletzungen fanden sich 10 (24%) ipsilaterale Schulterluxationen, 17 (43%) Klavikulafrakturen der verletzten Seite, 9 (23%) gleichseitige Humerusbrüche und 4 (10%) obere Plexusläsionen (Abb. 3). Sonstige Begleitverletzungen waren bei 16 (25%) Patienten ein Schädel-Hirn-Trauma mit Extremitätenverletzungen, 21 (34%) begleitende Rippenfrakturen mit 12 malignen ipsilateralen Lungenkontusionen und Hämatopneumothorax, 11 (17%) stumpfe Bauchtraumen mit Beckenfrakturen und 3 (5%) Wirbelsäulenfrakturen.

Insgesamt 52 Patienten konnten konservativ behandelt werden, bei 16 war wegen erheblicher Dislokation der Fragmente eine Operationsindikation gegeben.

Die konservative Behandlung beinhaltet eine Ruhigstellung im Desault-Verband für 5–7 Tage. Danach erfolgt intensive krankengymnastische Übungsbehandlung unter analgetischer Medikation. Bei nicht wesentlich dislozierten Skapulafrakturen beginnen wir bereits am 4. Tag mit isometrischen Spannungsübungen und leichter passiver Bewegungstherapie.

Die operative Stabilisierung erfolgte individuell von einem dorsalen Zugang bei den komplexen Korpus/Kollum-Trümmerfrakturen mit Dislokation des Glenoids durch 1/3-Rohrplatten oder Zugschrauben, von einem ventralen Zugang bei Frakturen und Randbrüchen der Cavitas glenoidalis durch Reposition und Zugschraubenosteosynthese.

Infektionen, Nachblutungen oder Nervenläsionen nach operativer Therapie wurden nicht beobachtet. Bis auf eine Materiallockerung, die zur Reosteosynthese zwang, sind nach operativer Therapie keine Komplikationen aufgetreten.

Ergebnisse

Von den 68 Patienten konnten 23 (33,8%) klinisch und radiologisch nachuntersucht werden; 17 Patienten wurden konservativ und 6 operativ behandelt.

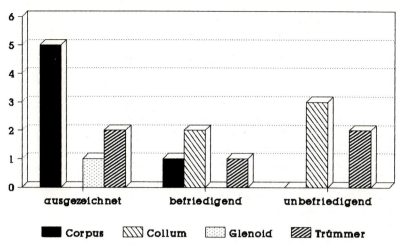

Abb. 4. Ergebnisse entsprechend der Lokalisation bei konservativ behandelten Patienten (n = 17)

Von den konservativ behandelten Patienten konnten 17 nachuntersucht werden, davon hatten 7 extraartikuläre Korpusfrakturen, 6 Skapulahalsfrakturen, wobei in 2 Fällen eine begleitende Klavikulafraktur bemerkt wurde, die jedoch keinen wesentlichen Stabilitätsverlust bedeutete. Ein Patient mit Glenoidfraktur sowie 3 Patienten mit Skapulatrümmerbrüchen im Rahmen eines Polytraumas wurden konservativ behandelt.

Die klinische Auswertung erfolgte nach dem Neer-Score [3]. 8 Patienten hatten ausgezeichnete Ergebnisse (5 Korpus-, 1 Glenoid- und 2 Trümmerfrakturen), 4 befriedigende Resultate (1 Korpus-, 2 Kollum- und 1 Trümmerfraktur) und 5 Patienten waren mit dem Ergebnis unzufrieden (3 Kollum- und 2 Trümmerfrakturen, Abb. 4).

Die operativ behandelten Patienten zeigten 3 ausgezeichnete, 2 befriedigende und einmal ein schlechtes Nachuntersuchungsergebnis, welches auf eine gleichzeitig bestehende rheumatoide Arthritis zurückzuführen ist (Tabelle 1).

Obwohl bei insgesamt 17 Patienten eine gleichzeitige und gleichseitige Fraktur der Klavikula vorlag, ist diese konservativ behandelt worden. Ein in der Literatur beschriebenes Verfahren, in dem bei einer Skapula- und gleichzeitigen Klavikulafraktur nur die Klavikula osteosynthetisch fixiert wird und damit die Stabilität im Schultergürtel bis zur definitiven Heilung erreicht wird, ist an unserer Klinik nicht durchgeführt worden [1]. Ebenso wird auf eine zusätzliche Naht der korakoklavikulären oder akromioklavikulären Bänder verzichtet.

Trotz des kleinen Kollektivs zeigen die Ergebnisse nach einem durchschnittlichen Follow up von 7,3 Jahren eine tendenzielle Abhängigkeit zwischen Lebensalter und Frakturtyp in bezug auf die posttraumatischen Beschwerden.

Beschwerdefrei waren alle Patienten mit Korpusfrakturen, während bei den Kollumfrakturen auch bei den jüngeren Patienten zu 33% Beschwerden auftraten. Bei den Glenoid- und Trümmerfrakturen mit Beteiligung der Gelenkfläche

Tabelle 1. Operativ behandelte Skapulafrakturen. Ergebnisse von 6 operierten, nachuntersuchten Patienten (Neer-Score)

Frakturtyp	Osteosyntheseverfahren	Ergebnisse nach Neer
Kollum	3 Drittelrohrplatten	ausgezeichnet (98)
Kollum	3 Drittelrohrplatten	ausgezeichnet (93)
Trümmer	2 Drittelrohrplatten	ausgezeichnet (92)
Trümmer	1 Drittelrohrplatte 1 T-Platte und Zugschraube	befriedigend (82)
Glenoid	Verschraubung	befriedigend (81)
Trümmer	2 Drittelrohrplatten	schlecht (51)

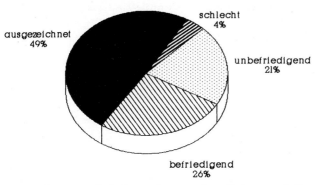

Abb. 5. Gesamtergebnis der nachuntersuchten Patienten mit Skapulafrakturen (Neer-Score, n = 23)

klagten insbesondere ältere Patienten über hartnäckige Beschwerden mit Bewegungseinschränkung.

Zusammenfassend sind unsere Ergebnisse in bezug auf die verbleibenden Schmerzen, auf die Funktion, auf das Bewegungsausmaß der Schulter und auf die anatomische Rekonstruktion in 49% ausgezeichnet, in 26% befriedigend, in 21% nicht befriedigend und in 4% Versager (Abb. 5).

Schlußfolgerungen

Skapulafrakturen sind auch weiterhin eine Domäne der konservativen Knochenbruchbehandlung. Der frühen und konsequenten Übungsbehandlung kommt dabei eine entscheidende Bedeutung zu [2]. Die maßgeblichen Faktoren, die zu schlechten bzw. guten Behandlungsergebnissen führen, ergeben sich aus der Bruchlokalisation (extraartikulär − intraartikulär), aus der Instabilität und aus eventuellen Stufenbildungen der Gelenkflächen.

Die Indikation zur operativen Stabilisierung besteht u. E. bei instabilen Mehrfragmentfrakturen, die zu rezidivierenden Luxationen und Subluxationen des Humeruskopfes, zu einem Impingementsyndrom oder zu einer Inkongruenzomarthrose wegen Stufenbildung in der glenoidalen Gelenkfläche führen würden.

Literatur

1. Habermeyer P, Krueger P, Schweiberer L (1990) Schulterchirurgie. Urban & Schwarzenberg, München
2. Mommsen U, Jungbluth KH (1982) Konservative Therapie und Behandlungsergebnisse der Scapulafrakturen. Hefte Unfallheilkd 160:100–104
3. Neer CS (1970) Displaced proximal humeral fractures, part I: Classification and evaluation. J Bone Joint Surg [Am] 52A:1077–1089
4. Rowe CR (1963) Fractures of the scapula. Surg Clin North Am 43:1565–1569
5. Tscherne H, Christ M (1976) Konservative und operative Therapie der Schulterblattbrüche. Hefte Unfallheilkd 126:52–59

Der Schulterblattbruch — eine Bagatellverletzung?

W. Knopp, J. Buchholz, K. Neumann und G. Muhr

Schulterblattbrüche gehören aufgrund ihrer geschützten Lage durch den kräftigen Muskelmantel zu den seltenen Verletzungen — sie werden meist nur durch erhebliche, direkte Gewalteinwirkung verursacht. Lediglich ca. 1—3% aller knöchernen Verletzungen betreffen das Schulterblatt. Ist eine Fraktur des Schulterblattes als Wurzel des Armes nun eine Bagatellverletzung?

Patientenkollektiv

Im Zeitraum von 1977—1991 wurden im Bergmannsheil 124 Patienten mit 128 Schulterblattbrüchen behandelt. Nahezu 2/3 der Patienten konnten in 2 Nachuntersuchungsserien bei einem durchschnittlichen Nachuntersuchungszeitraum von nahezu 3 Jahren kontrolliert werden. Die Aufteilung der Bruchlokalisation zeigte eine überwiegende Lokalisation im Korpus- und Kollumbereich. Sofern mehrere Anteile der Skapula betroffen waren, wurde die Einteilung entsprechend der wesentlichsten Frakturform vorgenommen. Schulterluxationen mit knöchernen Pfannenrandverletzungen wurden nicht miteinbezogen. Brüche des Akromions oder des Processus coracoideus waren seltener. Die Häufigkeit der Begleitverletzungen zeigt, daß der Schulterblattbruch eher im Hintergrund stand und die Verletzung benachbarter Skelettanteile vorrangig war. Die konservative Behandlung stand bei diesen Schulterblattbrüchen im Vordergrund.

Behandlungsergebnisse

Die Behandlungsergebnisse wurden nach dem funktionellen Resultat beurteilt, wobei die Kriterien von Müller-Färber [2] verwandt wurden.
    Die Brüche des Schulterblattkörpers bleiben eine Domäne der konservativen Behandlung, die guten bis sehr guten Ergebnisse sprechen dafür. Fehlstellun-

---

Chirurgische Klinik und Poliklinik der BG-Krankenanstalten Bochum, Universitätsklinik Gilsingstr. 14, W-4630 Bochum, Bundesrepublik Deutschland

gen mit Stufenbildung oder Deformierungen waren nur von geringem Ausmaß und beeinflußten nicht das Behandlungsergebnis. Die Prognose ist letztendlich durch die Begleitverletzung limitiert.

Die konservativ funktionelle Behandlung führte auch bei Brüchen des Kollums überwiegend zu guten Ergebnissen. Allerdings zeigte sich bei nahezu 1/3 der Patienten nur ein befriedigendes Resultat, 4 dieser Patienten zeigten erhebliche Fehlstellungen der Schulterpfanne.

Bei Beteiligung des Glenoids zeigten sich in der Mehrzahl gute Ergebnisse. Ausgeprägtere Fehlstellungen oder Stufenbildungen lagen mit einer Ausnahme in dieser Gruppe nicht vor, in 4 Fällen bestanden mäßige arthrotische Veränderungen, die jedoch das funktionelle Ergebnis nicht beeinträchtigten.

Brüche des Akromions heilten nach operativer Stabilisierung ohne Stufenbildung und zeigten bei der Nachuntersuchung keine wesentlichen Funktionseinschränkungen.

Die Brüche des Processus coracoideus verheilten in 3 Fällen nach konservativer und operativer Therapie, in einem Fall bestand nach konservativer Therapie noch eine straffe Pseudarthrose – unabhängig davon erlangten alle 4 Patienten eine weitgehend uneingeschränkte Bewegungsfunktion.

Klinische Schlußfolgerung

Schulterblattbrüche sind selten, aber sicher keine Bagatellverletzungen, auch wenn die begleitenden Verletzungen häufig im Vordergrund stehen.

Böhler [1] und Russe [3], die präzise Anweisungen zur konservativ funktionellen Behandlung bei allen Schulterblattbrüchen erstellten, erreichten gute bis ausgezeichnete Resultate. Die ausschließlich konservative Behandlung ist bei dislozierten Brüchen beim heutigen Stand der operativen Bruchbehandlung sicher nicht mehr ausreichend.

Welche Fehlstellungen sind jedoch akzeptabel und welche Fehlstellungen sind besser operativ zu behandeln?

Brüche des Schulterblattkörpers sind aufgrund des umgebenden Muskelmantels gut geschient, so daß die funktionell-konservative Behandlung auch bei dislozierten Brüchen ausreicht.

Instabile Brüche des Kollums oder Kollumbrüche mit Dislokation des Glenoids sind Indikationen zur operativen Stabilisierung, da bei disloziert verheilten Brüchen subakromiale Beschwerden und eine Abduktionsschwäche des Armes zu erwarten sind. Die Scherkrafteinwirkung des Deltoideus wird bei verdrehtem Glenoid nur noch in geringerem Ausmaß durch die Rotatorenmanschette kompensiert. Der operative Aufwand ist durch die frühe und weitgehend vollständige Wiederherstellung der Schulterfunktion gerechtfertigt.

Brüche des Glenoids sind bei geringer Stufenbildung oder ausschließlicher Fragmentdiastase konservativ funktionell zu behandeln. Bei Stufenbildungen über 10 mm sind bei konservativer Behandlung Bewegungseinschränkungen zu erwarten.

Brüche des Processus coracoideus sind nur bei Fragmentdiastase einer operativen Behandlung zuzuführen, eine straffe Pseudarthrose nach konservativer Behandlung kann mit völliger Beschwerdefreiheit einhergehen.

Brüche des Akromions sind selbst bei geringer Diastase operativ zu behandeln, da die Kallusbildung bei konservativer Behandlung zu einem subakromialen Impingement führt.

Die Prognose des Schulterblattbruches ist bei adäquater Indikationsstellung zur konservativen und operativen Behandlung gut und wird dann im wesentlichen von begleitenden Verletzungen des Schultergürtels bestimmt.

Literatur

1. Böhler L (Hrsg) (1977) Schulterblattbrüche. In: Die Technik der Knochenbruchbehandlung, I. Bd, 12. 13. Aufl. Maudrich, Wien München Bern
2. Müller-Färber J (1976) Die Skapulafrakturen. Konservative oder operative Behandlung. Unfallheilkunde 79:295
3. Russe F (1975) Behandlungsergebnisse bei Schulterblattbrüchen. Hefte Unfallheilkd 126:115

Teil II
**Frakturen
am proximalen Humerus**

Stellenwert der Radialisläsion bei der Operationsindikation der Humerusschaftfraktur

E. E. Scheller, A. Meißner und R. Rahmanzadeh

Einleitung

Bei der Versorgung von Humerusschaftfrakturen steht unumstritten die konservative Behandlung an erster Stelle [1, 3, 5]. Liegen lokale oder frakturferne Zusatzverletzungen vor, wird die Regelbehandlung unterbrochen und eine operative Therapie durchgeführt [2, 4, 6]. Hierzu zählen der Radialisschaden, Pseudarthrosenbildung, offene Frakturen sowie Gefäßverletzungen. Bei den mit Oberarmschaftfrakturen einhergehenden Weichteilverletzungen stehen Läsionen des N. radialis an erster Stelle. Begründet ist dies mit dem anatomisch radiären Verlauf des N. radialis im proximalen und mittleren Drittel des Humerusschaftes. Nicht nur Lorenz Böhler, sondern auch G. Muhr sehen die Indikationsstellung zur operativen Versorgung einer Humerusschaftfraktur sehr kritisch. Der iatrogene Radialisschaden, Infektionsgefahr sowie erhöhte Pseudarthroserate stehen in der Literatur als häufigste Risiken einer operativen Behandlung [2, 6, 9]. Aufgrund einer retrospektiven Analyse soll der Frage nachgegangen werden, welchen Stellenwert die primäre sowie sekundäre Radialisschädigung bei der Indikation zur operativen Therapie einer Humerusschaftfraktur einnimmt. Das therapeutische Vorgehen bei vorliegender Radialisläsion ist nach wie vor umstritten. Unter Berücksichtigung der intraoperativen Befunde, der postoperativen neurologischen Remission sowie der entsprechenden Langzeitergebnisse soll die Frage des Operationszeitpunktes kritisch überprüft werden. Verschiedene Autoren berichten von den unterschiedlichsten Ursachen der Schädigung; neben Hämatom, Quetschung und Traktionsschaden sind Durchspießung bzw. Durchtrennung sowie Einscheidung durch Bindegewebe oder Kallus als Ursache einer Schädigung des N. radialis anzusehen.

Abt. für Unfall- und Wiederherstellungschirurgie, Klinikum Steglitz der FU Berlin, Hindenburgdamm 30, W-1000 Berlin 45, Bundesrepublik Deutschland

Material und Methode

Innerhalb von 12 Jahren sind in unserer Klinik 231 Patienten mit einer Humerusschaftfraktur behandelt worden; 59% konservativ, 41% operativ. Es handelte sich um mehr Männer als Frauen, wobei das weibliche Geschlecht das höhere Durchschnittsalter bot. Als Unfallursache lagen in mehr als 90% Verkehrsunfälle und häusliche Stürze vor. Die Frakturtypen sind der AO-Klassifikation zugeordnet. A1–A3-Frakturen wurden überwiegend konservativ behandelt, C1–C3-Frakturen operativ. Unfallbedingte Radialisparesen nehmen von A nach C hin deutlich zu. In der Literatur wird die Häufigkeit einer Radialisparese bei Oberarmschaftbrüchen mit 9–21% angegeben, wobei der primäre vom sekundären Radialisschaden unterschieden werden muß. In unserem Patientenkollektiv finden wir in 13% eine primäre Radialisschädigung, in 5% eine sekundäre (Tabelle 1). Die iatrogenen Radialisschäden liegen in unserem Kollektiv bei 2%. Nastkolb et al. [7] geben eine deutlich höhere Anzahl an; hierbei handelte es sich aber um eine AO-Sammelstudie (u. a. 2 Kliniken mit jeweils 29 und 18%). 25 Patienten mit primärem Radialisschaden wurden operiert, 5 konservativ behandelt. Der durchschnittliche Operationszeitpunkt liegt bei 2,5 Tagen nach dem Trauma. In fast 80% der Fälle liegt intraoperativ ein Traktionsschaden, Quetschung oder Hämatom vor, nur bei 8% finden wir eine Durchtrennung oder Durchspießung des N. radialis. In 16% der Fälle war der Nerv intraoperativ unauffällig (Tabelle 2). Alle Patienten mit sekundärem Ra-

Tabelle 1. Häufigkeit (%) der unfallbedingten Radialisparesen

	Primärer Radialisschaden (%)	Sekundärer Radialisschaden (%)
Nast-Kolb et al. [6, 7]	11	–
Kwasny u. Maier [3]	9	2
Rommens et al. [9]	21	13
R. Povacz u. P. Povacz [8]	9	–
Rahmanzadeh	13	5

Tabelle 2. Intraoperativer Befund bei primären Radialisschäden (n = 25)

	%
Traktionsschaden	36
Quetschung	25
Hämatom	16
Unauffällig	16
Durchtrennung	8

Tabelle 3. Intraoperativer Befund bei sekundären Radialisschäden (n = 12)

	%
Kallus mit Bindegewebe	66
Traktionsschaden	25
Unauffällig	9

dialisschaden wurden im Durchschnitt nach 7,4 Tagen operiert. Nur 9% zeigen intraoperativ einen unauffälligen Befund am N. radialis, ansonsten Traktionsschaden sowie Veränderung durch Kallus und bindegewebige Umscheidung (Tabelle 3).

Ergebnisse

Mehr als 80% der Patienten mit Radialisschädigungen konnten nachuntersucht werden. 22 operierte Patienten mit primärer Radialisschädigung wurden nach 4 Wochen und im Durchschnitt nach 4,2 Jahren nachuntersucht. Nur 12% zeigten in der ersten Zeit komplette neurologische Remission, dagegen aber 66% der operierten Patienten mit sekundärer Radialisschädigung (Tabelle 4). Trotz Operation und Revision haben mehr als 20% der Patienten mit primärem Radialisschaden langfristig nur eine Verbesserung oder sogar einen unveränderten neurologischen Befund. Fast alle operierten Patienten mit sekundärem Radialisschaden zeigten nach im Durchschnitt 4 Jahren eine komplette Remission und verbesserte Symptomatik (Tabelle 4). Alle Patienten mit postoperativ aufgetretenem Radialisschaden haben langfristig ein schlechtes Ergebnis, nur 20% zeigten nach im Durchschnitt 1,8 Jahren eine komplette Remission der neurologischen Symptomatik. Eine komplette Remission in der Gruppe der konservativ behandelten Patienten fanden wir auch nach 1,2 Jahren nicht.

Tabelle 4. Rückbildung der neurologischen Ausfälle bei Patienten mit primären (n = 22) und sekundären (n = 8) Radialisschäden

	4 Wochen nach		ca. 4 Jahre nach	
	primärem Radialisschaden (%)	sekundärem Radialisschaden (%)	primärem Radialisschaden (%)	sekundärem Radialisschaden (%)
Komplette Remission	12	66	80	91
Verbesserung	56	25	16	9
Unverändert	32	9	4	0

Zusammenfassung

Zusammenfassend läßt sich sagen, daß aufgrund der Befunde die Operationsindikation der primären Radialisschädigung bei Humerusschaftfrakturen unter besonderer Berücksichtigung der intraoperativen Befunde sowie der Langzeitergebnisse empfehlenswert ist. Da der sekundäre Radialisschaden schon sehr früh postoperativ in einem hohen Prozentsatz eine komplette Remission zeigt, sehen wir hierbei die absolute Operationsindikation. Die Vorteile bei der Entscheidung zur Operation stehen gegenüber den Nachteilen deutlich im Vordergrund: Möglichkeit der Nervenrevision, spätere Umscheidung des Nervs durch Narben oder Kallusgewebe führt zu irreversiblen Paresen, Frakturversorgung mit stabiler Osteosynthese, postoperative Sofortmobilisation, bei exakter Operationstechnik geringes Infektionsrisiko und geringe Pseudarthroserate, langfristig Radialisinterposition oder Radialisersatzplastik möglich.

Literatur

1. Kayser M, Muhr G, Eckenkamp A (1986) Funktionelle Behandlung der Humerusfraktur nach Sarmiento. Unfallchirurg 89:253–258
2. Kwasny O, Maier R, Scharf W (1990) Die operative Versorgung von Humerusschaftfrakturen. Akt Traumatol 20:87–92
3. Kwasny O, Maier R (1991) Die Bedeutung von Nervenschäden bei der Oberarmfraktur. Unfallchirurg 94:461–467
4. Leutenegger A, Bereiter M, Endrizzi D, Pnedi Th (1989) Plattenosteosynthese bei Humerusschaftfrakturen. Helv Chir Acta 56:245–248
5. Maier R, Kwasny O, Scharf W (1990) Behandlungsrichtlinien bei Oberarmschaftfrakturen mit primärer Radialisläsion. Hefte Unfallheilkd 211:131–134
6. Nast-Kolb D, Schweiberer L, Retz A, Wilker D, Habermeyer P (1985) Die operative Versorgung der Humerusschaftfraktur. Unfallchirurg 88:500–504
7. Nast-Kolb D, Kruefel WT, Schweiberer L (1991) Die Behandlung der Oberarmschaftfraktur. Unfallchirurg 94:447–454
8. Povacz R, Povacz P (1990) Die Behandlung der Oberarmschaftfraktur mit Radialislähmung. Hefte Unfallheilkd 211:135–138
9. Rommens RM, Vansteenkiste F, Stappaerts KM, Bros LO (1989) Indikationen, Gefahren und Ergebnisse der operativen Behandlung von Oberarmschaftfrakturen. Unfallchirurg 92:565–570

Langzeitergebnisse nach konservativ behandelter subkapitaler Humerusfraktur

R.-K. Homayoun, E. E. Scheller, A. Meißner und R. Rahmanzadeh

Einleitung

Subkapitale Humerusfrakturen machen nach Kristiansen et al. [12] etwa 5% aller Frakturen des Erwachsenen aus. Dabei handelt es sich in 60–85% der Fälle um nicht oder nur minimal dislozierte Brüche vom Typ I nach Neer [16], die unter konservativer Behandlung mit kurzfristiger Ruhigstellung und anschließender frühfunktioneller Therapie in der Regel mit gutem Ergebnis ausheilen. Bei den dislozierten 2-Fragmentbrüchen des Collum anatomicum sowie des Tuberculum majus und bei den dislozierten 3- und 4-Fragmentfrakturen mit oder ohne Luxation wird die operative Versorgung empfohlen [3, 7, 8, 17, 22, 23]. Umstritten ist dagegen das Vorgehen bei den dislozierten 2-Fragmentbrüchen am chirurgischen Hals. Diese müssen zunächst reponiert werden. Während Eberle u. Glinz [4], Lusser et al. [13] und Imhoff et al. [9] die operative Stabilisierung nur bei instabilen Frakturen mit Verschiebung des Humerusschaftes um mehr als eine Schaftbreite empfehlen, fordern Tscherne u. Wippermann [24] die operative Frakturbehandlung bei allen dislozierten proximalen Oberarmbrüchen, unabhängig vom Lebensalter des Verletzten.

Fragestellung

Die vorliegende Arbeit soll klären, wo die Grenze der konservativen Behandlung bei dislozierten subkapitalen Humerusfrakturen liegt und bei welcher Fehlstellung nach erfolgter Reposition die Indikation zur Operation gestellt werden sollte.

Abt. für Unfall- und Wiederherstellungschirurgie, Klinikum Steglitz der FU Berlin, Hindenburgdamm 30, W-1000 Berlin 45

Material und Methode

Von 1982–1991 sind in der Abteilung für Unfall- und Wiederherstellungschirurgie des Universitätsklinikums Steglitz 930 Patienten mit einer subkapitalen Humerusfraktur konservativ behandelt worden. Bei 195 Patienten können die Langzeitergebnisse der konservativen Behandlung durchschnittlich 5,7 Jahre nach dem Unfall dargestellt werden. Die Nachuntersuchung ist nach den objektiven Kriterien von Neer [16, 17] durchgeführt worden, um Vergleiche mit den Behandlungsergebnissen anderer Autoren zu ermöglichen.

Bei dem nachuntersuchten Kollektiv handelt es sich in 71% um Frauen und in 29% um Männer. Am Unfalltag hat das Durchschnittsalter der Frauen 67 Jahre und das der Männer 52 Jahre betragen. In nahezu der Hälfte der Fälle handelte es sich um Unfälle im Straßenverkehr, gefolgt von häuslichen Unfällen, Sportunfällen, Arbeitsunfällen und Stürzen aus internistischer Ursache. 65% der Patienten hatten eine nicht oder nur gering dislozierte Fraktur vom Typ Neer I, 5% der Patienten eine eingestauchte 2-Fragmentfraktur am chirurgischen Hals vom Typ Neer IIIA mit einem Achsenknick von mehr als 45°, 15% der Patienten eine 2-Segmentfraktur am chirurgischen Hals vom Typ Neer IIIB oder C. 13,5% dieser Patienten hatten eine Fraktur mit einer Schaftdislokation von mehr als 1,0 cm vom Typ Neer IIIB und 1,5% eine subkapitale Mehrfragmentfraktur des Schaftes. 3- und 4-Segmentfrakturen vom Typ Neer IV und Luxationsfrakturen waren seltener (jeweils 6–9%). Sie wurden bei Kontraindikation gegen eine Operation (gravierende internistische Erkrankungen, schlechte Weichteilverhältnisse, Ablehnung der Operation durch den Patienten) konservativ behandelt.

Alle konservativ behandelten Frakturen sind in einem Desault-Verband für durchschnittlich 5 Tage ruhiggestellt worden. Es erfolgte eine frühfunktionelle Nachbehandlung: Pendelübungen mit dem verletzten Arm (Gewicht von 500 g bis 2 kg), ab 3. Woche Schürzen- und Nackengriff sowie Rotationsübungen. Kletterübungen mit den Händen zum Erreichen der Abduktion und Elevation rundeten das Programm ab. Ließ sich das Repositionsergebnis im Desault-Verband oder nach Beginn der funktionellen Behandlungen nicht halten, erfolgte die operative Stabilisierung.

Ergebnisse

Die minimal dislozierten Frakturen vom Typ Neer I zeigten in 96% der Fälle ein sehr gutes bis befriedigendes Ergebnis (Abb. 1).

Bei den Frakturen vom Typ Neer IIIA mit Einstauchungswinkel über 45° fanden wir in 89% der Fälle ein sehr gutes bis befriedigendes Ergebnis. Bei den Frakturen vom Typ Neer IIIB und C war das funktionelle Ergebnis nach Neer jedoch in mehr als der Hälfte der Fälle unbefriedigend bis schlecht (Abb. 2).

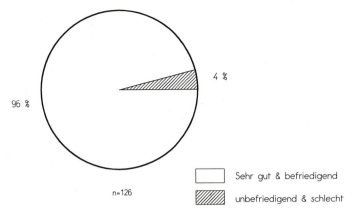

Abb. 1. Langzeitergebnisse der konservativen Behandlung bei Neer-I-Frakturen

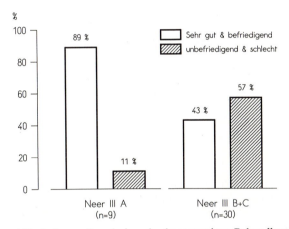

Abb. 2. Langzeitergebnisse der konservativen Behandlung bei Neer-III-Frakturen

Erwartungsgemäß konnten die konservativen Behandlungsergebnisse bei den 3- und den 4-Segmentfrakturen nicht befriedigen. Bei den 3-Segmentfrakturen lagen nur in 33% der Fälle sehr gute bis befriedigende Ergebnisse vor, bei den 4-Segmentfrakturen mit oder ohne Luxation waren die Ergebnisse sogar nur in 22% der Fälle sehr gut bis befriedigend.

Diskussion

Bei Durchsicht der neueren Literatur über die konservativen Behandlungsergebnisse fällt auf, daß in den meisten Arbeiten eine eindeutige Zuordnung der Behandlungsergebnisse zu den jeweiligen Frakturtypen nicht zu erkennen ist [1, 2, 4, 6, 11, 13, 14, 18, 19]. Entweder wurde nur das Gesamtkollektiv klassifiziert, oder das nachuntersuchte Kollektiv wurde zwar klassifiziert, aber die Behandlungsergebnisse wurden nicht eindeutig den jeweiligen Frakturtypen zugeordnet. Die konservativen Behandlungsergebnisse beim Frakturtyp Neer I werden als gut bezeichnet, aber genaue Zahlen liegen nicht vor. Nach Neer lassen sich bei diesen stabilen Frakturen unter konservativ frühfunktioneller Behandlung in jedem Fall sehr gute bis befriedigende Ergebnisse erreichen. Stableforth [22] fand in seiner Serie nur in 77% sehr gute, gute oder befriedigende Ergebnisse. Dies mag daran liegen, daß er ausschließlich 4-Fragmentfrakturen vom Typ Neer I untersucht hat. Bei den IIIA-Frakturen nach Neer sind die konservativen Behandlungsergebnisse so gut wie die Ergebnisse nach operativer Behandlung von 2-Segmentfrakturen am chirurgischen Hals mit oder ohne Dislokation. Moda et al. [15] fanden hier in 100% sehr gute, gute oder befriedigende Ergebnisse, und Imhoff et al. [10] in 85%. Bei den IIIB-Frakturen nach Neer sind die konservativen Behandlungsergebnisse deutlich schlechter; nur 43% der konservativ behandelten Patienten haben sehr gute, gute oder befriedigende Ergebnisse. Bei diesen Frakturen am chirurgischen Hals mit einer Schaftdislokation von mehr als 1,0 cm lassen sich mit offener Reposition und operativer Stabilisierung weitaus häufiger sehr gute bis befriedigende Ergebnisse erreichen, wie die Zahlen von Moda et al. [15] und Imhoff et al. [10] zeigen. Bei instabilen Frakturen am chirurgischen Hals wird von Enes-Gaiao [5], Wörsdörfer u. Magerl [25] und Rupf u. Weise [20] die Stabilisierung mittels perkutaner Bohrdrahtosteosynthese empfohlen.

Bei den 3- und 4-Segmentfrakturen konnten die konservativen Behandlungsergebnisse erwartungsgemäß nicht mit den Ergebnissen nach operativer Behandlung Schritt halten.

Nach operativer Behandlung von 3-Segmentfrakturen fanden Neer [17] in 63%, Sturzenegger et al. [23] in 88%, Siebler u. Kuner [21] in 93% und Moda et al. [15] in 80% der Fälle sehr gute bis befriedigende Ergebnisse.

Die funktionellen Langzeitergebnisse der operativen Behandlung von 4-Segmentbrüchen sind u. a. nach den Untersuchungen von Neer [17], Stableforth [22] und Siebler u. Kuner [21] noch in mehr als 40% der Fälle sehr gut bis befriedigend.

Schlußfolgerungen

Bei „minimal dislozierten" Frakturen vom Typ Neer I und bei impaktierten Frakturen vom Typ Neer IIIA führt die konservativ-funktionelle Therapie unabhängig von der Zahl der Fragmente in ca. 90% der Fälle zu sehr guten bis befriedigenden Ergebnissen.

Bei nicht eingestauchten 2-Segmentfrakturen am chirurgischen Hals mit einer Schaftdislokation von mehr als 1,0 cm sind die Gesamtergebnisse nach konservativer Therapie überwiegend unbefriedigend bis schlecht. Bei diesen Frakturen sollte die Indikation zur operativen Stabilisierung überdacht werden.

3- und 4-Segmentfrakturen und Frakturen mit Beteiligung des anatomischen Halses sollten der operativen Therapie zugeführt werden. Bei Kontraindikation gegen eine Operation sollte die anfängliche Ruhigstellung vor Beginn der funktionellen Behandlung so kurzfristig wie möglich sein, um bleibende Bewegungseinbußen der betroffenen Schulter so gering wie möglich zu halten.

Literatur

1. Arndt K-H (1967) Konservativ-funktionelle Behandlung der subcapitalen Humerusfraktur. Zentralbl Chir 7:233–238
2. Böhler J (1975) Konservative Therapie der Humeruskopf- und Humerushalsfrakturen. Hefte Unfallheilkd 126:21–26
3. Cofield RH (1988) Comminuted fractures of the proximal humerus. Clin Orthop Relat Res 230:49–57
4. Eberle H, Glinz W (1976) Zur konservativen Behandlung von Humerushals- und -kopffrakturen. Hefte Unfallheilkd 128:26–28
5. Enes-Gaiao F (1976) Zur Indikation und Technik der Spickdraht-Osteosynthese bei subcapitaler Humerusfraktur. Hefte Unfallheilkd 128:32–33
6. Frey Ch, Klötti J (1989) Spätresultate der subcapitalen Humerusfraktur im Kindesalter. Z Kinderchir 44:280–282
7. Habermeyer P, Schweiberer L (1989) Frakturen des proximalen Humerus. Orthopäde 18:200–207
8. Habermeyer P, Schweiberer L (1991) Oberarmkopffrakturen. Unfallchirurg 94:438–446
9. Imhoff M, Sader I, Tassler H, Gahr R (1989) Die konservative und operative Therapie der Humerusfrakturen des Collon chirurgicum. Zentralbl Chir 114:228–237
10. Imhoff M, Sader I, Lehner JH, Hasse FM, Gahr RH (1992) Die Bohrdrahtosteosynthese bei subkapitalen Humerusfrakturen: Perkutanes oder offenes Vorgehen? Akt Traumatol 22:65–71
11. Iselin M (1978) Die funktionelle Rehabilitation nach subcapitaler Humerusfraktur. Z Unfallmed Berufskr 71:47–52
12. Kristiansen B, Bardford G, Bredesen J, Erin-Madsen J, Grun B, Horsnas MW, Aalborg JR (1987) Epidemiology of proximal humeral fractures. Acta Orthop Scand 58:75–77
13. Lusser GM, Müller J, Dobry E, Allgöwer D (1976) Spätresultate von operativ und konservativ behandelten Humeruskopf- und subcapitalen Humerusfrakturen. Hefte Unfallheilkd 128:34–36
14. Müller W (1976) Die subcapitale Humerusfraktur unter besonderer Berücksichtigung der frühfunktionellen Behandlung. Helv Chir Acta 43:487–491
15. Moda SK, Chadha NS, Sangurau SS, Khuraua DK, Dahiya AS, Sinachi RC (1990) Open reduction and fixation of proximal humeral fractures and fracture-dislocations. J Bone Joint Surg [Br] 72:1050–1052
16. Neer CS (1970) Displaced proximal humeral fractures, part I: Classification and evaluations. J Bone Joint Surg [Am] 52:1077–1089
17. Neer CS (1970) Displaced proximal humeral fractures, part II: Treatment of three-part and four-part displacement. J Bone Joint Surg [Am] 52:1090
18. Poigenfürst J, Rüler T (1982) Konservative Therapie und Behandlungsergebnisse der proximalen Humerusfraktur. Hefte Unfallheilkd 160:123–135
19. Prokscha GW, Stock W, Duspira W (1974) Der subcapitale Oberarmbruch. Fortschr Med 18:757–760
20. Rupf G, Weise K (1987) Die temporäre Bohrdrahtosteosynthese bei Oberarmkopffrakturen. Akt Traumatol 17:124–130
21. Siebler G, Kuner EH (1985) Spätergebnisse nach operativer Behandlung proximaler Humerusfrakturen bei Erwachsenen. Unfallchirurgie 11:119–127

22. Stableforth PG (1984) Four-part fractures of the neck of the humerus. J Bone Joint Surg [Br] 66/1:104–108
23. Sturzenegger M, Fornaro E, Jakob RP (1982) Results of surgical treatment of multifragmented fractures of the humeral head. Arch Orthop Trauma Surg 100:249–259
24. Tscherne H, Wippermann BW (1990) Konservative Frakturbehandlung der oberen Extremität. Chirurg 61:752–760
25. Wörsdörfer O, Magerl F (1982) Operative Behandlung der proximalen Humerusfrakturen. Hefte Unfallheilkd 160:136–154

Subkapitale und Humeruskopffrakturen – operative Versorgung unter besonderer Berücksichtigung von Minimalosteosynthesen

K. Weise, W. Vosberg, I. Braun und A. Meunier

Einleitung

Subkapitale und Humeruskopffrakturen werden ungeachtet der neuen AO-Klassifikation auch heute noch überwiegend nach dem Neer-Schema eingeteilt, weil dieses eine gewisse Aussage über die Prognose der einzelnen Verletzungen erlaubt. Während die weit überwiegende Mehrzahl subkapitaler und ein Teil der Humeruskopffrakturen mit gutem Erfolg konservativ behandelt werden können (Typ Neer I, teilweise III, weniger IV und V), stellen instabile Typ-III-Frakturen, die meisten Brüche des Typs IV und V, sowie nahezu alle Luxationsfrakturen der Typen VI eine Operationsindikation dar. Legt man die AO-Klassifikation zugrunde, so gilt dies für dislozierte bzw. abgekippte und instabile A 1- und A 3-Frakturen (dislozierte Tuberculum-majus-Abrißverletzungen, instabile subkapitale Frakturen) sowie die weit überwiegende Mehrzahl der Frakturen Typ B und C, sofern sie nicht ausreichend gut reponiert und stabil retiniert werden können (z. B. B 1-Frakturen). Mehrfragmentfrakturen der Kopfkalotte bieten sich gleichfalls eher für das konservative Vorgehen an.

Das besondere Verdienst der Neer-Klassifikation ist es, die einzelnen Frakturtypen entsprechend der Anzahl der Hauptfragmente zu klassifizieren, weil diese neben einer fallweise zusätzlichen Luxation des Humeruskopfes die Prognose nachhaltig bestimmt.

Während gut 80% der Frakturen am proximalen Humerus konservativ-frühfunktionell therapiert werden können, da es sich um stabile, wenig dislozierte und vornehmlich subkapital gelegene Brüche handelt, stellt sich bei knapp 20% dieser Verletzungen die Frage nach dem geeigneten operativen Vorgehen. Neben Frakturtyp und Bruchform müssen das Alter des Patienten und die Qualität des Knochens in die Überlegungen zur Verfahrenswahl einbezogen werden [2, 5]. Während bis vor einigen Jahren die Stabilisierung mittels Plattenosteosynthese favorisiert wurde, zeichnet sich, nicht zuletzt ausgelöst durch eine Reihe retrospektiver Studien, ein Trend zur sog. Minimalosteosynthese ab. In diesem Zusammenhang ist an erster Stelle die von Kuner und Siebler [6] vor-

---

Berufsgenossenschaftliche Unfallklinik, Schnarrenbergstr. 95, W-7400 Tübingen, Bundesrepublik Deutschland

gelegte Sammelstatistik der AO zu nennen, in welcher klar herausgearbeitet werden konnte, daß ein günstiges postoperatives Röntgenergebnis nach Plattenosteosynthese keinesfalls gleichbedeutend sein muß mit einem akzeptablen funktionellen Langzeitergebnis.

Auch andere Autoren [3, 4, 10] konnten in ihren Studien zeigen, daß Minimalosteosynthesen, wie die perkutane Kirschner-Drahtspickung oder offene Verfahren mit Zuggurtung/Schrauben bzw. Zuggurtung/Bohrdrähten, trotz im Vergleich zur Plattenosteosynthese eingeschränkter Reposition gleichwertige, teilweise bessere funktionelle Ergebnisse zeitigen. Dieser Umstand wurde zum einen der geringeren Kompromittierung der Weichteile durch den Eingriff, zum anderen der Tatsache zugeschrieben, daß bei Mehrfragmentfrakturen mit oder ohne zusätzliche Luxation unabhängig von der Art des Eingriffes mit einer Ernährungsstörung der Kopfkalotte bis hin zur Teilnekrose gerechnet werden muß. Jedes zusätzliche Herauslösen von Fragmenten kann diese Vaskularitätsprobleme verstärken, überdies finden die Plattenschrauben bei solchen Frakturen proximal wenig Halt.

Während die Technik der Osteosynthese unter Verwendung von T- und L-Platten standardisiert ist, lassen Minimalosteosynthesen mit zunehmender Anwendungsdauer einige operationstechnische Hürden erkennen, so daß sie keinesfalls als Operationsmethode für weniger erfahrene Unfallchirurgen angesehen werden können. Zur Plattenosteosynthese, welche mitnichten verlassen ist und die nach wie vor bei jüngeren Patienten mit Typ-III-, -IV- und -VI-Frakturen Anwendung findet, ist zu sagen, daß die Freilegung der Fraktur äußerst schonend zu erfolgen hat, die Platte lateral des Sulcus bicipitalis ohne zusätzliche Deperiostierung anzulegen und auf einen guten Halt der Schrauben im Kopffragment zu achten ist. Ein disloziertes Tuberculum-majus-Fragment wird fallweise durch zusätzliche 8er-Drahtschlaufe im Sinne der Zuggurtung fixiert.

Die *Bohrdrahtosteosynthese* kommt v. a. für ältere Patienten, bei Mehrfragmentfrakturen, Polytraumatisierten und für Frakturen im Wachstumsalter in Betracht. Voraussetzung für die Anwendung dieser Methode ist eine einwandfreie Operationstechnik, da es ansonsten zu einem rapiden Anstieg von Therapieversagern kommt. Die Reposition erfolgt durch den 1. Assistenten in der sog. Fechterstellung, d. h. mit eleviertem, außenrotiertem und flektiertem Arm, der im Ellbogengelenk rechtwinklig gebeugt ist und an welchem gleichzeitig axial gezogen wird. Ein 2. Assistent vervollständigt mit einem durch die Axilla geführten Tuch unter zusätzlichem Zug die Reposition. Gelegentlich kann zur temporären Fixation ein von proximal her eingebrachter dickerer Kirschner-Draht zur Anwendung kommen.

Mittels einer langen, gezähnelten Bohrhülse führt der Operateur nach Markierung der einzelnen Stichinzisionen für die Zugänge unter Bildverstärkerkontrolle zwischen 3 und 5 Kirschner-Drähte (2 mm stark) in der Weise retrograd in den Oberarmkopf ein, daß sie durch die distal der Fraktur gelegene Kortikalis geführt und im Humeruskopf divergierend plaziert werden. Letzteres erhöht den Stabilitätsgrad der Osteosynthese erheblich. Schwierigkeiten bereitet nicht selten die Perforation einer sehr spröden oder dicken Kortikalis, da man mit dem Bohrdraht entweder leicht abrutscht, diesen verbiegt oder zu

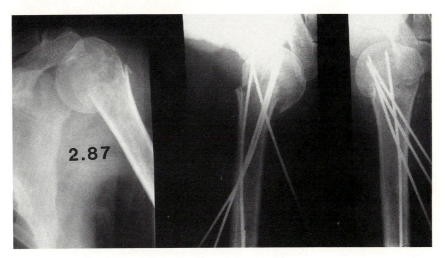

Abb. 1. Typ-III-Fraktur; perkutane Bohrdrahtosteosynthese

wenig steil in den Schaft einbohrt. Eine in unserem Hause speziell dafür entwickelte Bohrhülse mit Zähnelung (Höntzsch) ist hierbei eine wesentliche Hilfe. Zu achten ist weiterhin darauf, daß die Spitzen der Bohrdrähte im Interesse ihres Haltes bis in den Rand der Kopfkalotte eingeführt und die Drahtenden möglichst nahe am Knochen umgebogen werden. Diese werden nachfolgend durch Nähte unter Hautniveau versenkt, eine abschließende Röntgenkontrolle unter Drehen des Armes von maximaler Außen- bis zur vollständigen Innenrotation, nicht zuletzt zur Beurteilung des Stabilitätsgrades der Osteosynthese, aber auch zur Überprüfung der Positionierung der Bohrdrähte, ist unerläßlich. Pendelübungen bzw. geführte aktive Bewegungsübungen sollten möglich sein. Eine engmaschige radiologische Kontrolle zur Lage der Drähte wegen deren Rücklaufgefahr und die Entfernung derselben nach 2–3 Wochen in Lokalanästhesie entsprechen normalem postoperativem Management. Zu diesem Zeitpunkt hat die Fraktur in der Regel so weit abgebunden, daß auch unter schrittweise zunehmender Mobilisierung des Schultergelenkes keine Redislokation eintritt (Abb. 1).

Grundsätzlich ist die Bohrdrahtosteosynthese alleine oder in Kombination mit der *Zuggurtung* eines Tuberculum-majus-Fragmentes auch nach offener Reposition möglich. Bei eingestauchten subkapitalen oder Humerusmehrfragmentfrakturen mit Abriß und Dislokation eines größeren Tuberculum-majus-Fragmentes kann alleine schon durch die Fixation des letzteren mit Schrauben und Zuggurtung Übungsstabilität erreicht werden, wobei unbedingt darauf zu achten ist, daß die Impaktierung des Schaftes in das oder die Kopffragmente nur dann gelöst werden darf, wenn eine größere Stufe in der Gelenkfläche z. B. bei 3- bzw. 4-Fragmentfrakturen eingetreten ist (Abb. 2 und 3).

Die *Zuggurtungsosteosynthese* mit Führen des Drahtes durch die Rotatorenmanschette zur Refixation eines Tuberculum-majus-Fragmentes muß gleich-

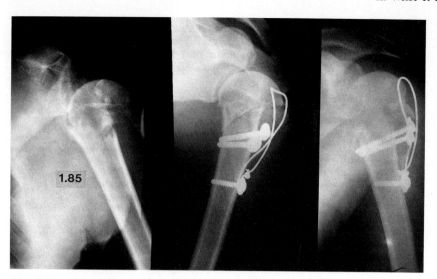

Abb. 2. Typ-IV 2-Fraktur; offene Reposition mit Zuggurtung und Schrauben

falls schonend erfolgen, was wegen der Verlagerung desselben nach subakromial und dorsal nicht immer einfach gelingt. Aus diesen Gründen ist die Inzision weit genug nach kranial zu führen, evtl. ist ein Teil der Pars acromialis des M. deltoideus von vorn her abzulösen. Die Zuggurtung mit einem Draht der Stärke 1,25 mm legen wir mittels einer Kanüle um das Tuberculum-majus-Fragment herum, reponieren dieses unter Elevation und Außenrotation des Armes im Schultergelenk, fixieren es temporär mit Bohrdrähten oder definitiv mit Spongiosaschraube und Unterlegscheibe an der meist gut sichtbaren Abrißstelle und führen danach den Draht 8er-förmig um eine in den Schaft eingebrachte Schraube mit Unterlegscheibe. Fallweise kann, wenn der Schaft nicht in die Kopfkalotte impaktiert ist, zusätzlich eine Bohrdrahtfixation der subkapitalen Fraktur erfolgen. Die Osteosynthese sollte auf jeden Fall übungsstabil sein, die Ruhigstellung des Schultergelenkes darf nur über einen kurzen Zeitraum ausgedehnt werden. Eine postoperative Subluxation des Oberarmkopfes nach distal in Abhängigkeit von der Verkürzung des Oberarmes durch die Impaktierung, aber auch durch die vorübergehende Muskelschwäche, ist normal und wird im weiteren Verlauf durch zunehmende Tonussteigerung der Muskulatur wieder ausgeglichen.

Operationstaktische Fehler bei der Zuggurtungsosteosynthese sind die unzureichende oder dystope Refixation des Tuberculum-majus-Fragmentes, die dadurch stark veränderte Rotationsmöglichkeit des Oberarmkopfes im Schultergelenk und das Auseinanderlösen der Kopffragmente mit der Gefahr einer konsekutiven Ernährungsstörung. Probleme können ein in sich frakturiertes Tuberculum-majus-Fragment, eine größere Stufe in der mehrfach zerbrochenen Kopfkalotte und die Fehlstellung des in den Kopf impaktierten Schaftanteiles bieten.

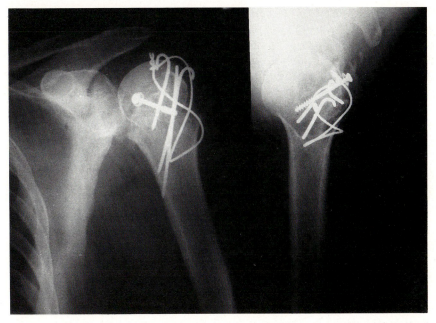

Abb. 3. Typ-VI 3-Fraktur; offene Reposition und Osteosynthese mit Zuggurtung, Bohrdrähten und Schraube

Material und Methode

Nachdem während der letzten Jahre in der Berufsgenossenschaftlichen Unfallklinik Tübingen die Bohrdrahtosteosynthese das meistverwandte Osteosyntheseverfahren bei Frakturen des proximalen Oberarmendes war, wurden in letzter Zeit auch zunehmend häufiger Zuggurtungsosteosynthesen durchgeführt. Dennoch zeigt sich im nachuntersuchten Krankengut auch eine nicht geringe Anzahl von Plattenosteosynthesen, so daß der Versuch unternommen wurde, im Rahmen von 2 retrospektiven Studien einen Vergleich bezüglich des funktionellen Langzeitergebnisses zu führen. Aus didaktischen Gründen wurden Frakturen der Neer-Typen III, IV und V bis einschließlich der 3-Fragmentfraktur von den 4-Fragmentfrakturen des Typs IV und den Luxationsfrakturen getrennt und dadurch 2 Kollektive gebildet. Innerhalb dieser Kollektive wurden Frakturen des gleichen Typs, aber unterschiedlicher Versorgung bezüglich des funktionellen Langzeitergebnisses nachuntersucht und miteinander verglichen [1, 7].

Das *Kollektiv I* (Neer Typ III, IV 2+3 und V) umfaßt 75 nachuntersuchte Patienten mit einem Altersdurchschnitt von 58 Jahren; 25 männlichen Patienten (Altersdurchschnitt 42 Jahre) stehen 50 weibliche (Altersdurchschnitt 60 Jahre) gegenüber; 54 Mono- und 16 Mehrfachverletzungen bzw. 5 Polytraumen waren zu verzeichnen.

Die Aufteilung nach der Neer-Klassifikation differenziert 39 Frakturen vom Typ III, 1 Fraktur vom Typ IV 2, 31 Frakturen vom Typ IV 3, und 4 Frakturen vom Typ V.

An Osteosyntheseverfahren kamen bei Typ-III-Frakturen 32 Minimalosteosynthesen und 7 Plattenosteosynthesen, bei Typ IV 2 eine Minimalosteosynthese und keine Plattenosteosynthese, bei Typ IV 3 21 Minimal- und 10 Plattenosteosynthesen und bei Typ V nur 4 Minimalosteosynthesen zur Anwendung.

Zum Vergleich der beiden Osteosyntheseverfahren eignen sich demnach v. a. die Typen III und IV 3, obwohl die Plattenosteosynthese im Vergleich zur Minimalosteosynthese zahlenmäßig zurücksteht.

Die Gesamtzahl der postoperativen Komplikationen liegt bei der Minimalosteosynthese deutlich höher, wobei die Materiallockerung bei der Kirschner-Drahtspickung zwar vergleichsweise häufig, bei nur 5 meist tolerablen Redislokationen bezüglich ihrer Auswirkungen auf die Funktion aber eher von untergeordneter Bedeutung ist. So waren bei der Minimalosteosynthese 22 Materiallockerungen mit 5 Redislokationen, 3 Subluxationen und 1 Infektion ohne weitere Folgen zu verzeichnen, bei der Plattenosteosynthese 4 Materiallockerungen und 1 Redislokation.

75 Patienten wurden im Mittel 41 Monate postoperativ nachuntersucht, wobei für die Ermittlung der Gesamtergebnisse der weithin verbreitete Score nach Saillant [11] und Sturzenegger [13] zur Anwendung kam (Tabelle 1).

Tabelle 1. Gesamtergebnisse nach Saillant-Sturzenegger-Score

Resultat	Monate	Platte
Hervorragend	37	9
	>85%	>82%
Gut	12	5
Ausreichend	6	3
Schlecht	2	0

Differenziert nach *Frakturtyp* und *Osteosyntheseart* ergibt sich folgendes Bild (Tabelle 2):

Tabelle 2. Gesamtergebnis Typ III

Resultat	Monate	Platte
Hervorragend	23	5
	>85%	>100%
Gut	4	2
Ausreichend	3	0
Schlecht	2	0

Tabelle 3. Gesamtergebnis Typ IV 3

Resultat	Monate	Platte
Hervorragend	10	4
	>86%	>70%
Gut	8	3
Ausreichend	2	3
Schlecht	1	0

Das Bild verändert sich deutlich, je größer der Schweregrad der Verletzung wird (Tabelle 3).

Das *Kollektiv II* umfaßt 53 Patienten, von welchen 46 nachuntersucht werden konnten. Der Altersdurchschnitt liegt bei 59 Jahren. 21 männliche (Altersdurchschnitt 51 Jahre) und 32 weibliche (Altersdurchschnitt 64 Jahre) Patienten erlitten differenziert nach dem Neer-Schema 24 Typ-IV 4-, 5 Typ-VI 2-, 11 Typ-VI 3- und 13 Typ-VI 4-Verletzungen.

Die *Osteosyntheseart* verteilt sich innerhalb der Frakturtypen wie folgt: Auf Typ IV 4: 20 Minimalosteosynthesen und 4 Platten, Typ VI 2: 5 Minimalosteosynthesen und keine Platte, Typ VI 3: jeweils 4 Minimal- und Plattenosteosynthesen, und Typ VI 4: 8 Minimalosteosynthesen und 5 Platten.

3 Patienten erhielten eine Humeruskopfprothese.

Auch in Kollektiv II liegt die Zahl der Materiallockerungen bei Minimalosteosynthesen vergleichsweise hoch, wiederum mit überwiegend geringen negativen Auswirkungen. An Komplikationen ergaben sich im einzelnen bei Minimalosteosynthesen 10 Materiallockerungen mit 2 Redislokationen und 3 Subluxationen sowie 2 Hämatome und 2 Infektionen. Bei der Platte fand sich eine Redislokation bei 2 Subluxationen.

Das Gesamtergebnis der 46 im Mittel 36 Monate postoperativ nachuntersuchten Patienten ist im Kollektiv II naturgemäß schlechter als bei den leichteren Frakturformen, insbesondere was die Plattenosteosynthese anbetrifft, welche gerade bei den Mehrfragmentfrakturen des Humeruskopfes mit oder ohne zusätzliche Luxation problematisch erscheint (Tabelle 4).

Da die Gesamtergebnisse zwischen den Frakturtypen IV 4 sowie VI 3 und 4 nur unwesentlich differieren und die einzelnen Untergruppen zahlenmäßig zu

Tabelle 4. Gesamtergebnis

Resultat	Monate	Platte
Hervorragend	10	2
	>69%	>55%
Gut	12	4
Ausreichend	6	2
Schlecht	4	3

Tabelle 5. Kopfnekrose

Typ	III	IV 3	IV 4	VI 2	VI 3	VI 4
Partiell	1	1	2	1	1	1
Total	0	0	1	0	1	1

klein sind, wird auf eine weitere Unterteilung nach dem Saillant-Sturzenegger-Score bzw. dem Frakturtyp bewußt verzichtet.

Von Bedeutung sind Angaben über die frakturabhängige Zahl bzw. das Ausmaß an Kopfnekrosen; hier ergibt sich folgende Verteilung (Tabelle 5).

Die Kopfnekrosen entstanden zu gleichen Teilen bei Minimal- bzw. bei Plattenosteosynthesen; während bei letzterer überwiegend leichte Frakturtypen zu einer solchen Komplikation führten, zeigten sich Kopfnekrosen nach Bohrdrahtosteosynthesen v. a. bei offenem Vorgehen und Mehrfragmentluxationsfrakturen, bei welchen von vornherein mit einer mehr oder weniger ausgeprägten Durchblutungsstörung gerechnet werden muß.

Diskussion

Instabile, stark dislozierte und/oder luxierte Frakturen am Oberarmkopf bzw. subkapital bedürfen in einem gewissen Prozentsatz der operativen Stabilisierung. Dabei muß eine verletzungsabhängige und nach individuellen Belangen getroffene Wahl des Osteosyntheseverfahrens erfolgen. Retrospektive Studien aus den vergangenen Jahren [3, 4, 6, 10] haben gezeigt, daß in vielen Fällen die Minimalosteosynthese mit Bohrdrähten, Zuggurtung und/oder Schrauben bei geschlossenem oder offenem Vorgehen im Vergleich zur Plattenosteosynthese günstigere Langzeitergebnisse erbringt.

Nachdem in der eigenen Klinik die Bohrdrahtosteosynthese von subkapitalen und Oberarmkopffrakturen über 10 Jahre hinweg eine hervorragende Rolle einnimmt, wurde der Versuch unternommen, in retrospektiven Studien einen Vergleich der Langzeitergebnisse beider Stabilisierungsverfahren zu führen. Ähnlich wie in der von Kuner u. Siebler [6] inaugurierten Sammelstudie zeigt sich auch in unserem nach dem Saillant-Sturzenegger-Score ausgewerteten Kollektiv, daß bei zunehmend schwierigeren Ausgangsbedingungen durch die Fraktur eine möglichst geringe iatrogene Kompromittierung knöcherner bzw. kapsuloligamentärer Strukturen angestrebt werden sollte. Während das funktionelle Resultat bei den Frakturtypen III–IV 3 nach Neer [8, 9] zwischen Minimalosteosynthese und Platte nur unwesentlich differiert, zeigt sich bei zugegebenermaßen kleinen Fallzahlen der Typen IV 4 und VI zumindest eine Tendenz zugunsten der ersteren. Diese ist wegen der zahlreichen Fehlermöglichkeiten hinsichtlich ihrer Technik keine Anfängeroperation, wie oben bereits bemerkt wurde. Bei begleitenden Tuberculum-majus-Frakturen und Dislokation wird von uns die Zuggurtungsosteosynthese mit zusätzlichen Schrauben oder Bohrdrähten favorisiert, welche gleichfalls operationstechnische Ansprüche stellt und eine ausreichende Übungsstabilität zum Ziel hat.

Zusammenfassend kann man sagen, daß Brüche am proximalen Humerus in bestimmten Fällen eine Indikation zum operativen Vorgehen darstellen, insbesondere wenn es sich um stark dislozierte, instabile, kaum reponible und zusätzlich luxierte Frakturen handelt. Je größer das Ausmaß der Verletzung und je schwieriger Frakturform und individuelle Voraussetzungen, um so eher ist die Minimalosteosynthese das Verfahren der Wahl.

Zuverlässige Stabilisierung, schonende Weichteilbehandlung und frühzeitige Übungstherapie lassen in vielen Fällen gute bis hervorragende Langzeitergebnisse erwarten.

Literatur

1. Braun I (1991) Therapie und Behandlungsergebnisse bei Humeruskopffrakturen. Inaugural-Dissertation, Eberhard-Karls-Universität Tübingen
2. Böhler J (1976) Konservative Therapie der Humeruskopf- und Halsfrakturen. Hefte Unfallheilkd 126:21–26
3. Habermeyer P, Schweiberer L (1989) Frakturen des proximalen Humerus. Orthopäde 18:200–207
4. Haupt PR, Sagan P, Duspiva W (1989) Perkutane Kirschner-Draht-Osteosynthese proximaler Humerusfrakturen. Chir praxis 40:257–264
5. Jakob RP, Ganz R (1981) Proximale Humerusfrakturen. Helv Chir Acta 48:595–610
6. Kuner EH, Siebler G (1987) Luxationsfrakturen des proximalen Humerus – Ergebnisse nach operativer Behandlung. Unfallchirurgie 13/2:64–71
7. Meunier A (1992) Behandlungsergebnisse nach operativ versorgten 4-Fragment- und Luxationsfrakturen. Inauguraldissertation Eberhard-Karls-Universität Tübingen
8. Neer ChS (1970) Displaced proximal humeral fractures, part I: Classification und evaluation. J Bone Joint Surg [Am] 52/6:1077–1103
9. Neer ChS (1970) Displaced proximal humeral fractures, part II: Treatment of three-part and four-part displacement. J Bone Joint Surg [Am] 52/6:1090–1103
10. Rupf G, Weise K (1987) Die temporäre Bohrdrahtosteosynthese bei Oberarmkopffrakturen. Akt Traumatol 17:124–130
11. Saillant G, Feuillade P (1979) Fractures de l'extrémité supérieure de l'humérus. In: Roy-Camille R (ed) Traumatologie de l'épaule et de la ceinture scapulaire. Maison, Paris, pp 182–195
12. Schiller K (1988) Klassifikation der Humeruskopffrakturen. Hefte Unfallheilkd 195:223–228
13. Sturzenegger M, Fornaro E, Jakob RP (1982) Results of surgical treatment of multifragmented fractures of the humeral head. Arch Orthop Trauma Surg 100:249–259
14. Wörsdörfer O, Magerl F, (1982) Operative Behandlung der proximalen Humerusfrakturen. Unfallheilkd 160:136–154

Ergebnisse nach operativer Therapie von Humeruskopfluxationsfrakturen

U. Warthold, A. Meißner, R. Rahmanzadeh und M. Etmer

Krankengut

Die Behandlung der am proximalen Oberarm allgemein seltenen Luxationsfrakturen gilt als problematisch.

Im Universitätsklinikum Steglitz sind zwischen 1975 und 1990 39 Erwachsene mit 40 Humeruskopfluxationsfrakturen — 20 rechts, 20 links — operativ behandelt worden.

Das Kollektiv umfaßte 9 Männer und 30 Frauen im Alter von 28–90 Jahren (Durchschnittsalter der Männer 49,4, der Frauen 67,5 Jahre). 30 Unfälle ereigneten sich im häuslichen Bereich bzw. im Freien, je 2 Fußgänger und Zweiradfahrer kamen im Verkehr zu Schaden und 2 Sportler verunglückten beim Skilauf.

Bei den Luxationsrichtungen des Humeruskopfes überwogen erwartungsgemäß die axilläre (20) und die subkorakoidale Luxation (10). Die Luxatio posterior kam häufiger als vermutet (7) vor.

Die Klassifikation nach AO ist in Tabelle 1 aufgeführt.

Bei 8 Patienten lagen Begleitverletzungen der jeweils betroffenen Schulter in Form von Armplexuszerrungen bzw. -dehnungen mit Beteiligung des N. axillaris und N. radialis (je 5) sowie des N. medianus und N. ulnaris (je 2) vor. Zusätzlich wurden 3 Intimadissektionen an der A. axillaris operiert.

Relevante Nebenverletzungen, die den Behandlungsverlauf beeinflußt haben, wiesen lediglich 2 Patienten mit Unterschenkelfrakturen auf. Eine 74jährige Frau mit erheblichen internistischen Nebenerkrankungen verstarb im Verlauf der stationären Definitivbehandlung.

17 Patienten wurden primär, durchschnittlich 5,9 h nach dem Unfall, 15 Patienten spätprimär nach durchschnittlich 2,5 Tagen und 7 sekundär nach im Mittel 17,1 Tagen operiert.

Konservative Repositionsversuche erfolgten in 8 Fällen.

Bei einer Verweildauer zwischen 4 und 53 Tagen ergab sich ein durchschnittlicher Krankenhausaufenthalt von 22,5 Tagen.

Abt. für Unfall- und Wiederherstellungschirurgie, Klinikum Steglitz der FU Berlin, Hindenburgdamm 30, W-1000 Berlin 45, Bundesrepublik Deutschland

Tabelle 1. Einteilung der Humeruskopfluxationsfrakturen nach AO-Klassifikation

	Anzahl (n = 40)		Nachuntersucht (n = 16)
11-A1		Extraartikuläre unifokale Fraktur, tuberkulär	
A1.3	3	mit glenohumeraler Luxation	1
A3		Extraartikuläre unifokale Fraktur, metaphysär nicht impaktiert	
A3.2	5	einfach, mit seitlicher Verschiebung	1
A3.3	1	mehrfragmentär	0
B3		Extraartikuläre bifokale Fraktur, mit glenohumeraler Luxation	
B3.1	0	zervikometaphysär vertikal + Tuberculum majus intakt + anteromediale Luxation	0
B3.2	12	zervikometaphysär vertikal + Tuberculum majus frakturiert + anteromediale Luxation	6
B3.3	2	Tuberculum minus frakturiert + posteriore Luxation	1
C3		Artikuläre Fraktur, mit Luxation	
C3.1	1	Collum anatomicum	0
C3.2	4	Collum anatomicum und beide Tuberkel	3
C3.3	12	zephalotuberkuläre Fragmentierung	3

Tabelle 2. Osteosyntheseverfahren

		n = 40	Davon in Kombination mit:	
Adaptations- osteosynthese	Spickdrähte	15	Cerclage	1
			Zuggurtung und Spongiosaplastik	1
			Verschraubung	1
	Ethi-Pins und Spongiosaplastik	1		
Stabile Osteosynthese	T-Platte	20	Verschraubung	5
			Spongiosaplastik	1
			Verschraubung, Spickdrähten und Spongiosaplastik	1
			Knochenzement	1
			Verschraubung und Knochenzement	1
	Verschraubung	1		
	Zuggurtung	1		
Andere Methoden	Humeruskopfprothese	1		
	Resektionsarthroplastik	1		

Von den in Tabelle 2 aufgelisteten Osteosyntheseverfahren überwogen entgegen dem neueren Trend noch diejenigen mit T-Platten, was sich aus dem bis 1975 zurückreichenden Berichtszeitraum erklärt.

Ergebnisse

Die radiologisch ermittelten Operationsergebnisse nach Osteosynthese sowie die postoperativen Komplikationen können Tabelle 3 entnommen werden. Die besten Ergebnisse mit anatomisch exakt retinierten Frakturen wurden bei 10 T-Platten- und 5 Spickdrahtosteosynthesen erzielt.

Bei überwiegend akzeptablen Osteosyntheseergebnissen spiegelte sich die Problematik der Humeruskopfluxationsfraktur in der Häufigkeit knochenbiologisch und biomechanisch begründeter postoperativer Komplikationen wider. Eine Infektion wurde nicht beobachtet.

Es wurde überwiegend frühfunktionell nachbehandelt. In 10 Fällen kam passager eine Abduktionsschiene zur Anwendung.

Ein halbes Jahr bis 4,5 Jahre – durchschnittlich 2,4 Jahre – nach der Primäroperation wurden 16 Patienten, 5 Männer und 11 Frauen, nachuntersucht.

Die Bewertung der Nachuntersuchungsergebnisse erfolgte nach dem 100-Punkte-Schema von Neer, das sich in 4 Kategorien mit insgesamt 18 Einzelprüfungen unterteilt [14]. Bei ausgeglichener Verteilung der Ergebnisse von Schmerz, Funktion, Retroversion und Röntgenbildern fielen die überwiegend schlechten Resultate von Anteversion, Abduktion und Außenrotation auf, woran häufig ältere Patienten beteiligt waren.

Tabelle 4 enthält die Aufteilung der Gesamtbewertungen, die beteiligten Frakturen sowie Osteosyntheseverfahren: Unter den mit „ausgezeichnet" beurteilten Fällen befanden sich 2 junge Patienten und bemerkenswerterweise eine 90jährige Frau. Bei den „befriedigend" bewerteten Fällen waren 3 junge Patienten beteiligt. Die übrigen 7 mit „unbefriedigend" und „schlecht" beurteilten Fälle resultierten meist aus den komplexeren bifokalen Luxations- und artikulären Trümmerfrakturen und betrafen nur alte Patienten. Die Durchschnittswertung betrug nur 38 Punkte. Hieraus wird beim Vergleich mit der Punkteskala, die erst über 70 Punkte „unbefriedigend" erlaubt, deutlich, daß das Neer-Schema Mängel aufweist. Andere Autoren [11] haben gleichfalls auf die Änderungsbedürftigkeit hingewiesen. Zusätzliche Negativfaktoren waren: Osteoporosen, 1 partielle Humeruskopfnekrose, 2 Reoperationen und 1 sekundäre Humeruskopfprothese.

Der Einfluß eines frühen Operationszeitpunktes auf den Heilungserfolg, wie u. a. von Kuner u. Siebler [3] beschrieben, wurde auffälligerweise nicht bemerkt.

Tabelle 3. Operationsergebnisse nach Osteosynthese

Operationsergebnisse (n = 40)		Postoperative Komplikationen (n = 40)	
Anatomisch exakt	15	Keine	28
Befriedigend	23	Verzögerte Frakturheilung	2
Schlecht	2	Reoperation	6
		Reluxation	2
		Endoprothese	2

Tabelle 4. Nachuntersuchungsergebnisse – Bewertung

	Punkte	n = 16	Luxationsfrakturen						Osteosynthesen				
			A1.3	A3.2	B3.2	B3.3	C3.2	C3.3	T-Platte	Spickdraht	Ethi-Pins	Schrauben	Resektion
Ausgezeichnet	>89	3	1		1		1			2	1		
Befriedigend	80–89	6			2	1	2	1	3	2		1	
Unbefriedigend	70–79	1			1				1				
Schlecht	<70	6		1	3			2	4	1			1

Schlußfolgerungen

Als Schlußfolgerung ergibt sich in Übereinstimmung mit neueren Publikationen [1-3, 11, 12]:

- Gute Ergebnisse lassen sich bei jüngeren Patienten, schlechtere bei älteren Patienten und schweren Luxationsfrakturen nachweisen.
- Außer bei Trümmerfrakturen des Humeruskopfes sollten gegenüber der T-Platte die Minimalosteosynthesen präferiert werden.

Ihre Vorteile sind: Möglichkeit der geschlossenen Reposition, einfache Anwendung, kurze Operationsdauer, kurzer stationärer Aufenthalt und kurze ambulante Nachbehandlung, frühe postoperative Krankengymnastik, problemlose Metallentfernung meist nach wenigen Wochen sowie geringe Kopfnekrose- und Infektionsneigung.

Nicht ganz exakte Reposition und nur temporäre Fixation schaden allgemein nicht. Sie können zur Heilung durch indirekte Knochenbildung beitragen.

Die T-Platte als großes Implantat mit den genannten unbefriedigenden Ergebnissen sollte bei jüngeren Patienten nur noch in besonderen Fällen, wie z. B. bei A3-Frakturen mit großem Kopffragment, Verwendung finden. Die Nachteile wie die durch die Implantate verursachten Störungen der Biologie des Knochens und weitere Schädigung der durch die Verletzung ohnehin kompromittierten Weichteile der Schulter sowie Durchblutungsstörungen durch die feste Auflage der Platte auf dem Knochen und gelegentlich auftretende Refrakturen nach der Materialentfernung ließen sich vielleicht durch neue Plattentypen vermeiden. Die „biologische Verplattung" – auch „Plattenosteosynthese mit biologischer Abstützung" genannt – Typ LC-DCP (dynamische Kompressionsplatte mit limitiertem Knochenkontakt) soll bessere Eigenschaften haben [15].

- Bei Trümmerfrakturen besteht im deutschsprachigen Raum in Übereinstimmung mit unserer Auffassung folgende Verfahrensabstufung [3, 4, 6-8]:
1. Grundsätzlich Rekonstruktion des Humeruskopfes einschließlich Rotatorenmanschette mit wenig Osteosynthesematerial – vorwiegend für jüngere Patienten.
2. Wenn möglich Refixierung des größten Kopffragmentes und der Rotatorenmanschette.
3. Resektionsarthroplastik oder Humeruskopfprothese möglichst unter Belassung und mit Befestigung der Rotatorenmanschette – vorwiegend für ältere Patienten –, wobei unsere Klinik entgegen einigen Autoren tendenziell zur Humeruskopfprothese neigt.
4. Arthrodese des Schultergelenkes als Ausnahmeindikation wegen der mit ihr verbundenen erheblichen Funktionseinbußen des Armes.

Prothese und Arthrodese sollten nur restriktiv entweder als Primärversorgung älterer Menschen und Tumoren oder als Sekundärmaßnahme bei schmerzhafter posttraumatischer Omarthrose angewendet werden.

Trümmerfrakturen des Humeruskopfes haben, wie die vorliegenden unbefriedigenden Ergebnisse belegen, für alle Behandlungsformen, denen wegen der spärlichen Blutversorgung biologische Grenzen auferlegt sind, besonders bei älteren Patienten immer eine zweifelhafte Prognose. Volle Funktionsfähigkeit des Schultergelenkes setzt eine intakte Muskulatur voraus, die bei älteren Menschen meist stark reduziert ist (Rotatorenmanschette!) und auch durch Krankengymnastik nicht wiedererlangt werden kann.

Entscheidend für den Heilungserfolg sind frühzeitige, intensive und andauernde Bewegungsübungen und Muskeltraining.

Literatur

1. Weise K, Meeder PJ, Wentzensen A (1980) Indikation und Operationstechnik bei der Osteosynthese von Oberarmkopfluxationsfrakturen des Erwachsenen. Langenbecks Arch Chir 351:91–98
2. Meißner A (1987) Operative Therapie der Humeruskopfluxationsfrakturen bei Erwachsenen. Akt Traumatol 17:204–208
3. Kuner EH, Siebler G (1987) Luxationsfrakturen des proximalen Humerus – Ergebnisse nach operativer Behandlung. Unfallchirurgie 13:64–71
4. Graf R, Scholl R, Morscher E (1987) Humeruskopfersatz als „Rettungsoperation" nach Luxationstrümmerfrakturen des Schultergelenks. Orthopäde 16:336–339
5. Siebler G, Walz H, Kuner EH (1989) Minimalosteosynthese von Oberarmkopffrakturen. Unfallchirurg 92:169–174
6. Skruodis, Wening JV, Jungbluth KH (1990) Humeruskopfresektion als Therapie bei Oberarmkopftrümmerfrakturen – Ergebnisse. Langenbecks Arch Chir 225–230
7. Jäger M, Wirth CJ (1981) Luxationstrümmerfrakturen des Humeruskopfes – Resektion oder Refixation der Kopffragmente? Unfallheilkunde 14:26–32
8. Meeder PJ, Weise K, Wentzensen A (1980) Technik und Ergebnisse einer operativen Therapie der Humeruskopfluxationsfraktur des Erwachsenen. Akt Traumatol 10:201–207
9. Müller HA, Walde HJ (1980) Möglichkeiten der operativen Behandlung proximaler Humerusfrakturen und ihre Ergebnisse. Chir Praxis 27:257–270
10. Siebler G, Kuner EH (1985) Spätergebnisse nach operativer Behandlung proximaler Humerusfrakturen bei Erwachsenen. Unfallchirurgie 11:119–127
11. Rupf G, Weise K (1987) Die temporäre Bohrdrahtosteosynthese bei Oberarmkopffrakturen. Akt Traumatol 17:124–130
12. Jakob RP, Ganz R (1981) Proximale Humerusfrakturen. Helv Chir Acta 48:595–610
13. Müller ME, Nazarian S, Koch P, Schatzker J (1990) The comprehensive classification of fractures of long bones. Springer, Berlin Heidelberg New York Tokyo
14. Neer Ch (1970) Displaced proximal humeral fractures, part I: Classification and evaluation. J Bone Joint Surg [Am] 52/6:1077–1089
15. Müller ME, Allgöwer M, Willenegger H, Schneider R (1992) Manual der Osteosynthese – AO-Technik. Springer, Berlin Heidelberg New York Tokyo, S 72–80, 438–440

Die Wiederherstellung der Hebelarme bei Humeruskopffrakturen und ihr Einfluß auf das funktionelle Ergebnis

F. W. Thielemann, P. Zimmermann und U. Holz

Einleitung

Frakturen des proximalen Humerus werden überwiegend konservativ behandelt, nur 15% müssen einer operativen Therapie zugeführt werden [2, 4]. Während bei den konservativ behandelten Fällen die Ergebnisse meist zufriedenstellend sind, haben die Arbeiten von Neer [5, 6] gezeigt, daß bei den 3- und 4-Segmentfrakturen 2 Faktoren das Ergebnis mitbeeinflussen, nämlich die Frakturform und die initiale Dislokation. Dabei kommt der Dislokation das entscheidende Gewicht zu, da die Gefäßversorgung bei zunehmender Dislokation mehr beeinträchtigt wird. So steigt das Nekroserisiko des Humeruskopfes von 30% bei der 3-Segmentfraktur auf bis zu 87,5% bei den luxierten 4-Segmentfrakturen an.

Die operative Behandlung dieser Frakturen konnte die prognostischen Faktoren zwar nicht günstig beeinflussen, sie half jedoch die Zahl der subkapitalen Pseudarthrosen zu senken (Kuner 1987). Wie die Sammelstudie der AO (Kuner 1987) zeigte, ist dabei den Minimalosteosynthesen der Vorzug zu geben. Dies wurde noch einmal von Siebler et al. [9] bestätigt. Mit dieser, die biologischen Gesichtspunkte berücksichtigenden Technik gelang es, die Zahl der sehr guten bis befriedigenden Ergebnisse auf über 60% zu steigern. Die 4-Segmentfrakturen stellten jedoch nach wie vor eine Problemgruppe dar. In der Folgezeit haben Jakob et al. [3] jedoch einen weiteren für die Therapie wichtigen Gesichtspunkt herausgearbeitet. Die valgusimpaktierten 4-Segmentfrakturen sind erfolgversprechend operativ zu behandeln, wenn die Impaktion beseitigt und unter Schonung der Gefäßversorgung eine übungsstabile Osteosynthese vorgenommen wird. Tritt keine Kopfnekrose ein, so ist bei Wiederherstellung der anatomischen Kopfform das funktionelle Ergebnis immer gut.

Daraus läßt sich schließen, daß die erreichbare Kopfform ebenfalls das funktionelle Ergebnis mitbeeinflußt. Hinweise dafür lassen sich auch aus der Schulterendoprothetik ableiten. Bereits Neer et al. [7] und in der Folgezeit auch andere Autoren [8] haben ausgeführt, daß die Wiederherstellung der Hebelarme

---

Abt. für Unfall- und Wiederherstellungschirurgie, Zentrum Chirurgie, Katharinenhospital, Kriegsbergstr. 60, W-7000 Stuttgart 1, Bundesrepublik Deutschland

des M. deltoideus und M. supraspinatus über das funktionelle Ergebnis mitentscheidet.

Bei der Abduktion des Armes zeigen Mm. supraspinatus und infraspinatus ein Aktivitätsmaximum zwischen 60 und 70 Grad, darüber hinaus ist der Deltamuskel am aktivsten. Ähnlich läßt sich die Situation auch für die Flexion beschreiben. Die Kraft der einzelnen Muskel wird durch die wirksamen Hebelarme mitbestimmt. Dabei ist für den Deltamuskel von einem Hebelarm von 28 mm und für den M. supraspinatus von einem Hebelarm von 25 mm auszugehen [1]. Posttraumatische Veränderungen der Kopfgeometrie verkürzen die Hebelarmlänge und die wirksame Länge des Muskels. Daraus resultiert, daß bei posttraumatischer Kopfdeformierung die Wirksamkeit der am Kopf angreifenden und die Bewegung garantierenden Muskulatur deutlich herabgesetzt werden kann mit der Folge eines schlechten funktionellen Ergebnisses.

In der vorliegenden Untersuchung sollte deshalb der Einfluß der Humeruskopfgeometrie auf das funktionelle Ergebnis nach Humeruskopffrakturen untersucht werden.

Material und Methoden

44 Patienten, die im Zeitraum von Februar 1984 bis November 1990 am Katharinenhospital Stuttgart operativ wegen einer Humeruskopffraktur behandelt wurden, wurden durchschnittlich 26,8 Monate (7–67) nach der Operation nachuntersucht. Die Nachuntersuchungsrate betrug 82% (4 Patienten verstorben, 3 Patienten nicht erreichbar).

Es erfolgte eine Klassifikation der Frakturen anhand des präoperativen Röntgenbildes und des Operationsberichtes. Zur Nachuntersuchung wurde das klinische Ergebnis anhand der von Neer vorgeschlagenen Kriterien beurteilt und die röntgenologische Form des Humeruskopfes anhand der im Schema angegebenen Parameter ausgemessen (Abb. 1). Am Leichenpräparat wurde vorher die anatomische Situation noch einmal analysiert und der Hebelarm der Mm. supraspinatus und deltoideus dargestellt.

Hervorzuheben ist der hohe Anteil der nicht luxierten sowie der luxierten 4-Segmentfrakturen (4–5c, 6c). 2 Patienten wiesen eine primäre neurologische Störung des N. axillaris und des Armplexus auf, die sich nicht zurückbildete.

Bei der Erfassung des objektiven Behandlungsergebnisses im Beurteilungsschema nach Neer wurde eine durchschnittliche Punktezahl von 63 erreicht. Die Verteilung der Punkte entsprechend den Frakturtypen ist aus Tabelle 1 ersichtlich.

An Komplikationen traten 4 Infektionen, 2 sekundäre Instabilitäten und 1 Hämatom auf. Bei 2 Patienten lag zum Nachuntersuchungszeitpunkt bereits eine komplette Kopfnekrose vor. Alle Patienten mit Komplikationen wiesen unbefriedigende Endergebnisse auf, die das Gesamtergebnis negativ beeinflussen.

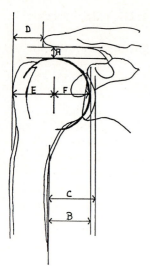

Abb. 1. Schematische Darstellung der ausgemessenen Parameter: *A* Weite des Subakromialraumes, *B, C* Lateralisation des Humerusschaftes, *D* Hebelarm des M. deltoideus, *E* Hebelarm des M. supraspinatus, *F* Abstand des Kopfmittelpunktes von der Pfanne

Tabelle 1. Objektives Behandlungsergebnis im Beurteilungsschema nach Neer (*oben*) und subjektives Ergebnis in der Einschätzung der Patienten (unten)

	100–90 exzellent	90–80 befriedigend	80–70 unbefriedigend	70–0 ungenügend	Neer-Punkte
3a	3				3
4b	1	2		1	4
4–5c		3	2	6	11
6a				2	2
6b		1		3	4
6c ant		1	3	8	12
Frakturart	4 (11%)	7 (20%)	5 (14%)	20 (55%)	Insgesamt
	Sehr zufrieden	Meist zufrieden	Meist unzufrieden	Unzufrieden	
3a	3				3
4b	1	3			4
4–5c	3	4		4	11
6a		1		1	2
6b	1	2	1		4
6c	2	8	1	1	12
Frakturart	10 (28%)	18 (50%)	2 (5%)	6 (17%)	Insgesamt

Die angewandten Osteosyntheseverfahren sind aus Tabelle 2 ersichtlich. Patienten mit isoelastischen Schulterprothesen und Humeruskopfresektionen wurden aus der Nachuntersuchung herausgenommen.

Das Repositionsergebnis wurde subjektiv anhand des postoperativen Röntgenbildes in anatomisch (6 Fälle), annähernd anatomisch (4 Fälle), befriedigend (8 Fälle) und unbefriedigend (14 Fälle) eingestuft.

Tabelle 2. Angewandte Operationstechniken bei den verschiedenen Frakturtypen und erreichtes Ergebnis

Operations-verfahren	Exzellent	Befriedigend	Unbefriedigend	Ungenügend	Gesamt
Perkutane Spickung	3 (3a, 3a, 3a)	1 (4b)	1 (5c)	2 (5c, 6c)	7
Offene Spickung	–	–	–	1 (4b)	1
Zuggurtungen	–	5 (5c, 6b, 6c, 5c, 4b)	1 (5c)	4 (6a, 6b, 6c, 6b)	10
Kopfresektion	–	–	–	4 (5c, 5c, 6c, 6c)	5
Platte	1 (4b)	1 (5c)	1 (6c)	5 (4c, 5c, 5c, 6b, 6c)	8
Prothese	–	–	2 (6c, 6c)	3 (6a, 6c, 6c)	5

Anschließend erfolgte die objektive Beurteilung der Kopfform nach den in Abb. 1 angeführten Parametern A–F. Diese Parameter wurden mit der gesunden Gegenseite in Beziehung gesetzt und mit der Punktezahl aus dem Beurteilungsschema nach Neer korreliert.

Bei den Parametern A, B, C und F konnte keine Korrelation zum klinischen Ergebnis aufgezeigt werden.

Beim Parameter E (Abstand zwischen Kopfmittelpunkt und lateralster Kopfbegrenzung) konnte eine positive Korrelation zwischen der Größe des Abstandes und dem funktionellen Ergebnis gefunden werden (Korrelationskoeffizient $r = 0,53$). Auch unter Einbeziehung der gesunden Gegenseite läßt sich dieser Trend bestätigen ($r = -0,49$) (Abb. 2).

Beim Parameter D (Abstand zwischen lateraler Humeruskopfbegrenzung und lateraler Spitze des Akromions) konnte ebenfalls eine positive Korrelation zwischen der Größe und dem funktionellen Ergebnis gefunden werden ($r = 0,57$). Der Vergleich mit der gesunden Gegenseite verdeutlicht diese Korrelation mit $r = -0,64$ (Abb. 3).

Für die Position des Tuberculum majus (Abstand E: laterale Kopfbegrenzung) bedeutet dies, daß eine Medialisierung um 3 mm und mehr ein tendenziell unbefriedigendes Ergebnis im Punkteschema nach Neer bedeutet.

Diese Tendenz kommt beim Abstand D noch deutlicher zum Vorschein: Beträgt die Lateralisation des Tuberculum majus im Vergleich zum Akromionrand weniger als 5 mm, so ist in der Tendenz mit einem unbefriedigenden Ergebnis nach Neer zu rechnen.

Diskussion

Der Vergleich der erreichten Behandlungsergebnisse mit der Literatur [4–6] zeigt auf, daß keine wesentlichen Unterschiede vorhanden sind. Ziel der Unter-

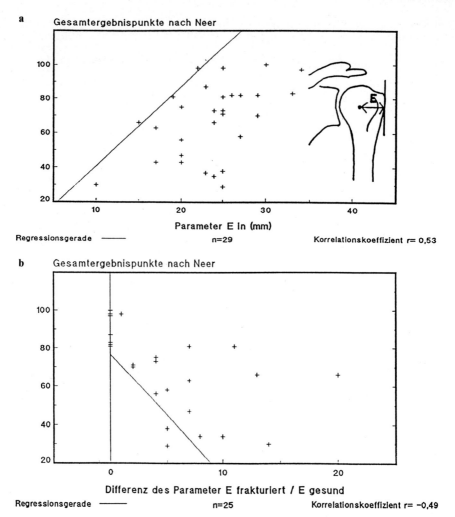

Abb. 2a, b. Abhängigkeit des funktionellen Ergebnisses von der Wiederherstellung des Hebelarmes des M. supraspinatus

suchung war es, die Einflüsse der veränderten Kopfgeometrie auf das klinische Endresultat zu ermitteln.

Die Verkürzung des Parameters E beeinflußt die Funktion des M. supraspinatus. Bei einer Verkürzung wird sowohl die Vordehnung des Muskels verringert als auch die Hypomochlionfunktion der kranialen Humeruskopfbegrenzung für den M. supraspinatus weniger wirksam. Diese beiden Veränderungen wirken synergistisch und beeinträchtigen die Abduktionsfunktion gerade im Hauptaktionsbereich des Muskels. Dabei ist aus den gefundenen Ergebnissen zu schließen, daß bereits eine Verkürzung des Hebelarmes um ca. 15% funktionell wirksam wird.

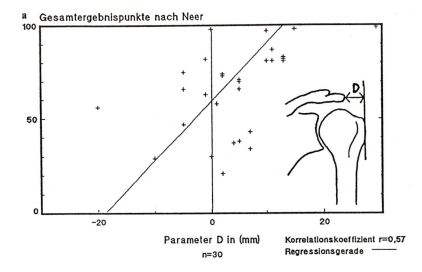

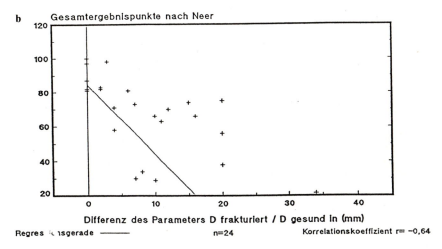

Abb. 3a, b. Abhängigkeit des funktionellen Ergebnisses von der Wiederherstellung des Hebelarmes des M. deltoideus

Beim Parameter D wird der Zusammenhang noch deutlicher. Die Verkleinerung des Hypomochlions für den Deltamuskel verschlechtert die Abduktionskraft v. a. der akromialen Faseranteile und vermindert die Vordehnung der Muskelfasern. Zusammen mit der meist vorhandenen subkapitalen Einstauchung und der daraus ebenfalls resultierenden relativen Muskelverlängerung überschreiten diese Veränderungen die funktionellen Reserven des Deltamuskels. Eine Verkürzung des Hebelarmes um mehr als 5 mm, d. h. um mehr als 20%, führt zu einer Verschlechterung der funktionellen Ergebnisse.

Zusammenfassung

Die Analyse der Kopfgeometrie nach operativ behandelten Humeruskopffrakturen läßt einen weiteren Faktor erkennen, der das funktionelle Ergebnis beeinflußt. Die Wiederherstellung der gleichen geometrischen Form wie auf der gesunden Gegenseite führt zu höheren Punktewerten im Beurteilungsschema nach Neer.

Damit ist neben der Frakturform, der Dislokation, der Osteosynthesemethode auch die Wiederherstellung der Hebelarme des M. deltoideus und des M. supraspinatus als wesentlicher Gesichtspunkt der Therapieplanung anzusehen.

Literatur

1. Habermeyer P (1989) Isokinetische Kräfte am Glenohumeralgelenk. Hefte Unfallheilkd 202:1–165
2. Jaberg H, Jakob RP (1987) Trümmerfrakturen des proximalen Humerus. Orthopäde 16:320–335
3. Jakob R, Miniaci A, Anson PhD, Jaberg H, Osterwalder A, Ganz R (1991) Four part valgus impacted fractures of the proximal humerus. J Bone Joint Surg [Br] 73:295–298
4. Kuner EH, Siebler G (1989) Luxationsfrakturen des proximalen Humerus – Ergebnisse nach operativer Behandlung. Unfallchirurgie 92:169–174
5. Neer ChS (1970) Displaced proximal humeral fractures, part I: Classification and evaluation. J Bone Joint Surg [Am] 52:1077–1089
6. Neer ChS (1970) Displaced proximal humeral fractures, part II: Treatment of three and four part fractures. J Bone Joint Surg [Am] 52:1090–1103
7. Neer ChS, Watson KC, Stanton FJ (1982) Recent experience in total shoulder replacement. J Bone Joint Surg [Am] 64:319–337
8. Rietvield ABM, Daanen HAM, Rozing PM, Obermann WR (1988) The lever arm in glenohumeral abduction after hemiarthroplasty. J Bone Joint Surg [Br] 70:561–565
9. Siebler G, Walz H, Kuner EH (1989) Minimalosteosynthese von Humeruskopffrakturen. Unfallchirurg 92:169–174

Die operative Behandlung der Viersegmentfrakturen des Oberarmkopfes — Technik und Langzeitergebnisse

H. Resch, H. Thöni, M. Lener und P. Seykora

Die dislozierte Viersegmentfraktur des Oberarmkopfes [4] stellt aus 2 Gründen eine Problemfraktur dar: Erstens kommt es durch die verschobenen Bruchstücke zu einer Störung des subakromialen Gleitmechanismus und somit zur schmerzhaften Funktionseinschränkung, und zweitens durch die Absprengung des Tuberculum majus und minus bei gleichzeitigem Frakturverlauf durch den anatomischen Hals zu einer hochgradigen Gefährdung der Durchblutung des artikulären Segmentes [2, 4].

Im Rahmen einer offenen Rekonstruktion besteht nun die Gefahr, auch noch die letzten vorhandenen Gefäßverbindungen zu zerstören und somit das Nekroserisiko weiter zu erhöhen [5]. Gleichzeitig ist man sich aber einig, daß die konservative Behandlung durchwegs zu sehr unbefriedigenden Ergebnissen führt [5, 7, 8]. Neer schlägt daher grundsätzlich die primäre Implantation einer Hemiprothese vor [5]. Diese Behandlung stellt beim älteren Menschen ohne Zweifel die Behandlung der Wahl dar. Beim jüngeren Patienten hingegen ist die Frage nach kopferhaltendem oder kopfersetzendem Vorgehen aber noch offen. Aufgrund eines eingehenden Studiums der Gefäßversorgung am Humeruskopf glauben wir vom a.-p.-Röntgenbild Rückschlüsse auf die Durchblutung des Humeruskopfes machen zu können.

Anatomie der Gefäßversorgung [1, 3]

Die Blutversorgung des Humeruskopfes erfolgt vorwiegend aus der A. circumflexa humeri anterior und der A. circumflexa humeri posterior. Die Hauptblutversorgung kommt aus der A. circumflexa anterior, welche mit dem R. anterolateralis ventral des Tuberculum minus zum Sulcus intertubercularis zieht, dort aufsteigt und im oberen Bereich des Sulcus intertubercularis als A. arcuata in den Knochen eintritt. Die A. circumflexa posterior versorgt nur einen kleineren hinteren Anteil des Humeruskopfes. Sowohl von der A. circumflexa anterior als auch posterior steigen zahlreiche Gefäßäste zum unteren Bereich des anatomischen Halses auf. Ihnen scheint bei der dislozierten Viersegmentfraktur große Bedeutung zuzukommen (Abb. 1).

Universitätsklinik für Unfallchirurgie, Anichstr. 35, A-6020 Innsbruck

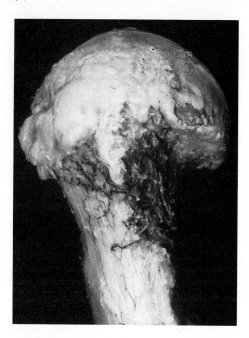

Abb. 1. Gefäßversorgung des Humeruskopfes; zahlreiche zum mediokaudalen Bereich des anatomischen Halses aufsteigende Gefäße

Da bei der dislozierten Viersegmentfraktur die Blutversorgung nur noch über die synovialen Gefäße des unteren Bereiches des anatomischen Halses stattfinden kann, hängt das Schicksal des artikulären Segmentes von einer Seitverschiebung der Fraktur in diesem Bereich ab. Liegt im röntgenologischen a.-p.-Frakturbild in diesem Bereich keine Verschiebung vor, so kann angenommen werden, daß das Periost nicht zerstört ist und daß die darin verlaufenden Gefäße erhalten geblieben sind. In diesen Fällen wurde nun in den letzten 7 Jahren eine offene Operation mit anatomischer Rekonstruktion und Fixation mit Minimalosteosynthese durchgeführt. Das eingestauchte Kopfsegment wurde dabei gelöst und angehoben. Bestand röntgenologisch eine Seitverschiebung, so wurde die Einstauchung des artikulären Segmentes nicht gelöst, sondern lediglich das Tuberculum majus nach unten und das Tuberculum minus nach lateral und unten versetzt. Dies wurde teils offen, teils auch perkutan durchgeführt.

Technik der anatomischen Rekonstruktion [9]

Bei der Viersegmentvalgusfraktur, die meist als eingestauchte Valgusfraktur vorliegt, ist der Frakturverlauf praktisch immer gleich. Das artikuläre Segment ist wie ein Stempel in den metaphysären Bereich impaktiert, wobei die beiden Tuberkula seitlich ausgesprengt sind. Die Frakturlinien zwischen Tuberculum majus und minus verlaufen fast immer an gleicher Stelle, etwa 5 mm lateral vom Sulcus intertubercularis.

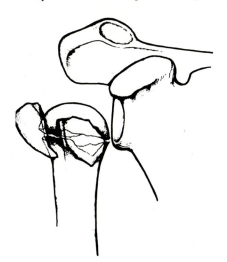

Abb. 2. Schematische Darstellung einer Viersegmentvalgusfraktur; keine Verschiebung des knorpeltragenden Segmentes im medialen Bereich des anatomischen Halses

Bei der Operation wird über einen vorderen Zugang durch den Sulcus deltoideopectoralis zum Oberarmkopf eingegangen. Die Frakturlinie zwischen Tuberculum majus und minus wird aufgesucht und deren Frakturränder im lateralen und kaudalen Bereich minimal freigelegt. In Verlängerung des Frakturverlaufes wird die Rotatorenmanschette in Faserrichtung etwa 1 cm eingeschnitten, so daß das knorpeltragende Fragment nun sichtbar wird. Mit dem gebogenen AO-Raspatorium wird nun dieses Fragment so weit angehoben, bis die Tuberkula sich seitlich wieder einpassen lassen. Durch 2–3 etwa 1,8 mm dicke Kirschner-Drähte, die perkutan unter Sicht von unten und lateral durch den Schaft in das Kopffragment eingebracht werden, wird dieses in dieser Position gehalten. Anschließend werden die Tuberkula anatomisch eingepaßt und mit mehreren transossär geführten Nähten (nicht-resorbierbares Nahtmaterial der Stärke 2) miteinander und mit dem distalen Hauptfragment verbunden. Die Knochennähte verlaufen in Achtertour durch den Frakturspalt. Durch diesen Verlauf ist ein Abrutschen der Fragmente nach außen oder innen nicht möglich. Die zahlreichen Löcher für die Naht werden mit einer 2-mm-Zahnarztfräse (Zimmer) gebohrt. Durch das Anheben des impaktierten Kopfteiles kommt es zu einer Höhlenbildung, die nun mit Beckenspongiosa, die in Form von Chips über ein kleines Loch im kranialen Bereich eingebracht wird, aufgefüllt. Die Fragmente sind somit um eine zentrale Spongiosaplombe angeordnet. Erst die Spongiosa verleiht der Rekonstruktion Festigkeit und erlaubt die frühfunktionelle Übungsbehandlung. Schließlich wird auch noch die Inzision an der Rotatorenmanschette vernäht (Abb. 2 und 3).

Postoperative Behandlung

Noch intraoperativ wird ein 90°-Abduktionsgips für insgesamt 10 Tage angelegt. Der Armteil des Gipses wird am 3. postoperativen Tag geschalt und

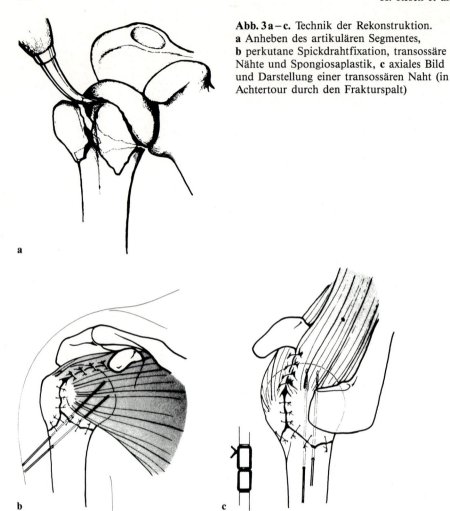

Abb. 3a–c. Technik der Rekonstruktion.
a Anheben des artikulären Segmentes,
b perkutane Spickdrahtfixation, transossäre Nähte und Spongiosaplastik, c axiales Bild und Darstellung einer transossären Naht (in Achtertour durch den Frakturspalt)

gleichzeitig mit passiven Bewegungsübungen (täglich 2mal) in der Skapularebene begonnen. Durch die Abduktionsstellung erhält man automatisch die 90°-Abduktion; gleichzeitig muß der Abduktionsweg von 0–90°, der erfahrungsgemäß sehr schmerzhaft ist, gar nicht erst gemacht werden. Bereits nach 10 Tagen wird der Gips wieder entfernt, und die Übungsbehandlung aus der Adduktionsstellung fortgesetzt. Nach 4 Wochen wird zur aktiven Bewegungstherapie sowie zu Rotationsübungen übergegangen.

Gedeckte Rekonstruktion

Bei 3 Patienten der jüngeren Zeit wurde das Anheben des artikulären Segmentes perkutan mit einem Elevatorium unter Bildverstärkerkontrolle durchgeführt und mit perkutan eingebrachten Kirschner-Drähten gesichert. Sowohl das Tuberculum majus als auch minus konnten weitgehend anatomisch eingepaßt und perkutan mit kanülierten, 30–40 mm langen Titanschrauben fixiert werden (arthroskopisches und perkutanes Verschraubungssystem, Osw. Leibinger, Mühlheim) [6]. Auf eine Spongiosaunterfütterung sowie auf eine postoperative Gipsbehandlung wurde in diesen Fällen verzichtet.

Material und Methodik

Seit 1985 wurden insgesamt 27 Patienten mit dislozierter Viersegmentvalgusfraktur kopferhaltend operiert. Bei 19 Patienten wurde eine anatomische Rekonstruktion durchgeführt. Sie hatten keine Verschiebung im unteren Bereich des anatomischen Halses aufgewiesen. Das Durchschnittsalter lag bei 48 Jahren (26–63 Jahre). Bei 16 der 19 Patienten war offen in der oben beschriebenen Weise mit Lösung der Impaktion und Spongiosaunterfütterung vorgegangen worden. Bei den restlichen 3 Patienten wurde das artikuläre Segment gedeckt angehoben, und die Tuberkula gedeckt verschraubt. Bei allen 19 Patienten lag der gleiche Frakturtyp vor, so daß eine Vergleichbarkeit gegeben ist. 16 der 19 Patienten weisen nunmehr eine minimale Nachuntersuchungszeit von mehr als 2 Jahren auf. In diesen Fällen ist somit ein sicheres Urteil über das Schicksal des Kopfes möglich (durchschnittliche Nachuntersuchungszeit 3,5 Jahre, 2–7 Jahre). Bei 4 Patienten lag eine Verschiebung der Fraktur im unteren Bereich des anatomischen Halses vor. Sie wurden z. T. offen (2 Patienten) und z. T. gedeckt (ebenfalls 2 Patienten) operiert. Bei diesen Patienten wurde die Einstauchung nicht gelöst, sondern es wurden lediglich die Tuberkula versetzt.

Bei 3 weiteren Patienten mit Viersegmentvalgusfraktur war die Einstauchung des Kopfteiles nur gering. Bei diesen Patienten wurden lediglich die Tuberkula auf perkutanem Wege versetzt und verschraubt.

Ergebnisse

Anatomisch rekonstruierte Frakturen

Bei einer äußerst adipösen Patientin kam es unmittelbar postoperativ zur Sequestrierung des artikulären Segmentes, so daß dieses entfernt werden mußte. Bei allen anderen Patienten kam es zur problemlosen Frakturheilung.

Nekrose (16 Patienten nachuntersucht). Von den 16 Patienten, die eine Nachuntersuchungszeit von mehr als 2 Jahren aufgewiesen haben, war es nur bei einem Patienten zum Auftreten einer Teilkopfnekrose gekommen. Bei allen übrigen Patienten konnte weder eine vermehrte Sklerosierung noch eine Entrundung der Gelenkfläche noch eine Verschmälerung des Gelenkspaltes als Zeichen einer vorzeitigen Nekrose oder Arthrose festgestellt werden.

Funktion (19 Patienten nachuntersucht). Bei 6 Patienten lag eine seitengleiche Beweglichkeit in allen Ebenen vor. Bei 8 Patienten war die Abduktion weniger als 20°, bei 5 Patienten mehr als 20° eingeschränkt. 14 der 19 Patienten wiesen ein leichtes Innenrotationsdefizit von durchschnittlich 8° auf. Bei einem Patienten mußte 6 Monate postoperativ wegen Einschränkung der Innenrotation das im Bereich der Gelenkfläche leicht vorstehende Tuberculum minus abgefräst werden. Dieser Patient weist mittlerweile noch eine Einschränkung von 10° auf (kann mit dem Mittelfinger L1 erreichen). Bei einem anderen Patienten wurde aus dem gleichen Grund eine arthroskopische Abfräsung vorgenommen. Er ist heute seitengleich beweglich.

Nicht anatomisch rekonstruierte Frakturen

Bei einem Patienten ist eine Nekrose aufgetreten. Ein Vergleich der Funktion mit den Patienten, bei denen eine anatomische Rekonstruktion durchgeführt worden war, ist wegen der geringen Fallzahl sehr schwierig. Die Funktion scheint jedoch eindeutig schlechter zu sein. Bei diesen Patienten ist aufgefallen, daß insbesondere die horizontale Adduktion und die Innenrotation durch das nicht oder nur mangelhaft reponierte Tuberculum minus deutlich eingeschränkt bleiben.

Diskussion

So sehr beim älteren Menschen (über 60 Jahre) bei dieser Frakturform die Implantation einer Hemiprothese indiziert ist, so sehr ist das kopferhaltende Vorgehen beim jüngeren Patienten gerechtfertigt. Voraussetzung ist eine gute Beurteilbarkeit des a.-p.-Röntgenbildes. Ist eine Verschiebung im unteren Bereich des anatomischen Halses nicht gegeben, kann angenommen werden, daß die Ernährung des Kopfes gesichert ist. Da das artikuläre Segment somit gefäßversorgt ist, darf dieses im Rahmen der Rekonstruktion auch angehoben werden. Es muß dabei aber äußerst schonend vorgegangen werden, wobei der bereits vorgegebene Frakturspalt zwischen Tuberculum majus und minus genützt werden soll. Eine Freilegung der Fraktur zur Sichtverbesserung darf nicht erfolgen. Das Repositionsergebnis darf nicht gesehen, sondern nur getastet werden. Notfalls muß mit dem Bildverstärker das Repositionsergebnis geprüft werden. Wie die Ergebnisse zeigen, sind mit diesem Konzept gute bis sehr gute Ergebnisse sowohl hinsichtlich der Kopferhaltung als auch der Funktion zu erzielen. Es ist somit bei einer Viersegmentfraktur die Kopfnekrose nicht schicksalshaft vorgegeben und wird auch durch schonendes Operieren nicht erhöht. Einziger Nachteil dieser Vorgehensweise ist die für den Patienten sehr aufwendige und langdauernde Nachbehandlung (6–9 Monate). Im Vergleich zur Implantation einer Hemiprothese scheint dieser Nachteil beim jüngeren Patienten eher klein zu sein. Inwieweit in Zukunft auf perkutanem Wege eine Rekonstruktion routinemäßig zu erzielen ist, evtl. sogar mit perkutaner Spongiosaplastik, kann zum jetzigen Zeitpunkt noch nicht gesagt werden.

Literatur

1. Gerber C, Schneeberger AG, Tho-Son Vink (1990) The arterial vascularization of the humeral head. An anatomical study. J Bone Joint Surg [Am] 72:1486–1494
2. Knight RA, Mayne JA (1957) Comminuted fractures and fracture-dislocations involving the articular surface of the humeral head. J Bone Joint Surg [Am] 39:1343–1355
3. Laing PG (1956) The arterial supply of the adult humerus. J Bone Joint Surg [Am] 38:1105–1116
4. Neer CS II (1970) Displaced proximal humeral fractures, part I: Classification and evaluation. J Bone Joint Surg [Am] 52:1077
5. Neer CS II (1970) Displaced proximal humeral fractures, part II: Treatment of three-part and four-part displacement. J Bone Joint Surg [Am] 52:1090
6. Resch H, Kathrein A, Golser K, Sperner G (1992) Arthroskopische und perkutane Verschraubungstechniken mit einem neuen Verschraubungssystem. Unfallchirurg 95:91–98
7. Stableforth PG (1984) Four-part fractures of the neck of the humerus. J Bone Joint Surg [Br] 66:104–108
8. Svend-Hansen H (1974) Displaced proximal humeral fractures. Acta Orthop Scand 45:359–364
9. Thöni H, Resch H (1988) Humeruskopffrakturen. In: Resch H, Beck E (Hrsg) Praktische Chirurgie des Schultergelenkes. Frohnweiler, Innsbruck

Die elastische Federnagelung in der operativen Therapie der proximalen Humerusfraktur – Möglichkeiten und Grenzen

M. Lehmann[1] und P. Kirschner[2]

Die Behandlung der proximalen Humerusfraktur stellt nach wie vor nicht nur ein komplexes Problem, sondern insbesondere eine echte und immer noch bestehende Herausforderung für den behandelnden Chirurgen dar.

Für die operative Behandlung der proximalen Humerusfraktur wird in der Literatur eine Vielzahl von Fixationstechniken angegeben: AO-Schrauben, T-Platte, Drahtzuggurtung, Kirschner-Drähte, diverse intramedulläre Fixationstechniken, nichtresorbierbare Nähte, Fixateur externe, Hemiarthroplastik.

Eine entscheidende Variable bei der Auswahl der optimalen Technik ist zweifelsohne der Patient mit seinen allgemeinmedizinischen Hypotheken, den anatomischen Voraussetzungen, welche Knochenqualität und Weichteilintegrität beinhalten, seinem funktionellen Anspruch und nicht zuletzt auch seiner Fähigkeit und Bereitschaft, physiotherapeutisch-rehabilitativ zu kooperieren.

Die Auswahl ist zudem natürlich abhängig von der Frakturcharakteristik sowie den biomechanischen Anforderungen an die Stabilisationstechnik.

Osteosynthetisch erzielte anatomische Rekonstruktion und mechanische Stabilität wurden und werden nicht selten mit einer zusätzlichen Devaskularisierung des Kopffragmentes erkauft.

Mit der tendenziell zunehmenden minimalosteosynthetischen Behandlungsform ließ sich die Kopfnekroserate auf 1/3 (total ca. 10%) derjenigen der Plattenosteosynthese reduzieren.

Eine bedeutende Tatsache ist die doppelt so hohe Inzidenz der avaskulären Humeruskopfnekrose komplexer proximaler Frakturen im Vergleich von offenen zu geschlossenen Verfahren.

Erhaltung der vaskulären Integrität der Fragmente – kombiniert mit geschlossener oder indirekt offener Repositionsmöglichkeit – kennzeichnet die elastische intramedulläre Federnagelung.

Die intramedulläre Stabilisierung einer proximalen Humerusfraktur mit dem Küntscher-Nagel wurde erstmals 1944 von Schmutzler beschrieben. Die von Rush 1955 beschriebene Methode der intramedullären Nagelung dislozier-

---

[1] Abt. für orthopädische Chirurgie und Traumatologie, Kantonsspital, CH-4101 Basel-Bruderholz
[2] Abt. für Unfall- und Wiederherstellungschirurgie, St. Vincenz-Hospital, W-6500 Mainz, Bundesrepublik Deutschland

ter proximaler Humerusfrakturen wurde in der Folge sehr populär. 1961 führte Hackethal seine auf der Rush-Methode basierende Technik in Deutschland ein. Eine extensive Indikationsstellung führte schließlich zu einer ausgedehnten Komplikationsrate und damit zur Diskreditierung des Verfahrens sowie zu allmählicher Popularisierung der von der AO geforderten stabilen Osteosynthese.

Das biomechanische Prinzip der präsentierten Operationstechnik ist die elastische Verspannung. Diese kann einzig durch die Respektierung der folgenden 4 Punkte erreicht werden:

1. Verklemmung der Nägel im distalen Knochenfenster
2. Verspannung in der Diaphyse
3. Aufspreizen des Nagelbündels durch die Metaphyse in den Humeruskopf
4. Etwaiges Auffüllen der Markhöhle mit kurzen Klemmnägeln.

Rotationsstabilität wird erreicht durch die Verklemmung der Nägel im distalen Fenster. Die Biegungsstabilität nimmt mit der Anzahl der verwendeten Nägel zu.

Konträr zur Methode Hackethals werden die proximalen Nagelenden in alle Raumrichtungen vorgebogen, zusätzliche Verspannung wird durch wellige Konturierung des Nagelschaftes erzielt.

Operationstechnik

Bauchlagerung mit 90° abduziertem Oberarm und 90° flektiertem Ellenbogen. Unter biplanarer BV-Kontrolle erfolgt die geschlossene Reposition.

Posterodistaler Zugang; schräge Eröffnung des Markraumes 2 cm kranial der Fossa olecrani mit einem 4,5-mm-Bohrer und Erweiterung mit einem 9-mm-Kugelfräser. Unter BV-Kontrolle Einbringen eines Bohrdornes in den Markraum. Mit dem an der Spitze leicht vorgebogenen Bohrdorn kann jetzt evtl. noch eine zusätzliche Frakturreposition vorgenommen werden. Mit einer flexiblen Bohrwelle (7 mm) wird nun ggf. der distale Humerus geräumt, um Platz für zumindest 4 intramedulläre Federnägel zu schaffen.

Anschließend wird die Länge der zu verwendenden Nägel ausgemessen.

Die Nägel in Form 3 mm dicker Stahlstäbe werden am distalen Ende gleichgerichtet i. S. einer Schränkung von ca. 30°. Die Nagelschäfte werden wellig konturiert und die proximalen Enden in der frontalen und sagittalen Ebene umgebogen.

Nun werden die Nägel nacheinander in den Markraum eingeschlagen und mit ihrem geschränkten Ende im distalen Knochenfenster verklemmt. Die Positionierung eines jeden Nagels wird mittels kurzer Durchleuchtung verfolgt.

Besteht nach Positionierung der maximal möglichen Nagelanzahl dennoch die Tendenz zum Zurückgleiten aus dem Fenster, so wird ein kurzer, ca. 10–15 cm langer, geschwungener Klemmnagel von distal her zusätzlich eingeschlagen, um das gesamte Nagelbündel zu sichern.

Material und Methoden

Zwischen 1979 und 1989 wurden insgesamt 107 Humerusfrakturen in dieser Weise versorgt. Es handelte sich dabei um 39 dislozierte proximale Frakturen sowie um 68 Schaftfrakturen. Die proximalen Frakturen wurden entsprechend der Neer-Klassifikation in 29 2-Fragment-, 10 3-Fragment- und 4-Fragmentfrakturen klassifiziert. Der Nachbeobachtungszeitraum betrug durchschnittlich 6 Jahre (2–12 Jahre), das Alter zum Operationszeitpunkt 74 Jahre (48–93 Jahre).

Von 39 proximalen Humerusfrakturen konnten 31 retrospektiv klinisch und konventionell-radiologisch analysiert werden. Die Klassifizierung der Ergebnisse erfolgte mit Hilfe des 1970 von Neer publizierten Grading Scores.

Ergebnisse

Unter Benutzung des Neer-Score wurden die Ergebnisse hinsichtlich Funktion und Schmerz, Bewegungsausmaß und radiologischer Anatomie evaluiert: 11 Schultern wurden jeweils „exzellent" und „befriedigend", 2 Schultern „unbefriedigend" und 7 als „ungenügend" („failure") beurteilt.

Die 3- und 4-Fragmentfrakturen wurden mehrheitlich als „unbefriedigend" oder „ungenügend" („failure") beurteilt, Ausdruck des hohen Risikos einer avaskulären Nekrose.

Demgegenüber führte die Behandlung der 2-Fragmentfrakturen zu befriedigenden und exzellenten Ergebnissen.

Intraoperative Komplikationen wurden nicht beobachtet. Postoperativ kam es zu impaktionsbedingten proximalen Nagelperforationen in 4 Fällen, was eine vorzeitige partielle Nagelentfernung zur Folge hatte. Eine passagere Radialisparese wurde in 2 Fällen beobachtet.

Diskussion

Die elastische intramedulläre Federnagelung stellt eine atraumatische und risikoarme Technik dar, welche insbesondere bei der Fraktur des älteren, häufig polymorbiden Patienten ihre Berechtigung findet, da porosebedingt eine konventionelle Osteosynthese häufig keinen suffizienten Halt findet.

Frühfunktionelle Nachbehandlung sowie frakturferner und damit weichteilschonender „approach" – natürlich unter der Voraussetzung einer entsprechend suffizienten Reposition der Segmente – sind wichtige, die funktionelle Restitutio beeinflussende Faktoren, zumal die eine gute Funktion an sich bedingende anatomische Rekonstruktion mit der erhöhten Gefahr einer avaskulären Nekrose assoziiert ist. Andererseits wissen wir, daß eine avaskuläre

Humeruskopfnekrose im Gegensatz zur Femurkopfnekrose durchaus nicht mit Schmerzhaftigkeit und Dysfunktion gleichgesetzt werden darf.

Schlußfolgerung

Wir sehen die Indikation zur elastischen intramedullären Nagelung in erster Linie bei instabilen Frakturen im Collum chirurgicum und erst in zweiter Linie bei Mehrsegmentfrakturen unter der Voraussetzung einer vom jeweiligen funktionellen Anspruch abhängigen suffizienten Reposition der Kopfsegmente.

Behandlungsmethoden bei Oberarmkopffrakturen mit Schaftbeteiligung

M. N. Magin, R. Grass und A. Wentzensen

Einleitung

Verletzungen des Humeruskopfes werden in der Literatur ebenso hinreichend abgehandelt wie die des Oberarmschaftes. Man findet jedoch kaum Hinweise auf Pathomechanismen und Behandlungskonzepte bei Kombinationsverletzungen beider Humerusanteile. Selbst die Standardwerke der Unfallchirurgie enthalten nur spärliche Hinweise [2, 4, 7].

Während reine Oberarmkopffrakturen mit ca. 5% aller Extremitätenfrakturen zu Buche schlagen [8], machen die Komplexverletzungen mit Schaftbeteiligung in unserem operierten Krankengut immerhin nahezu 20% aller Frakturen dieser Körperregion aus.

Pathomechanismus

Grundsätzlich lassen sich bei dieser Verletzungsart 2 Pathomechanismen unterscheiden, die in Abhängigkeit vom Alter und jeweiligen Gefährdungspotential stehen.

Während bei Patienten im jüngeren und mittleren Lebensalter vorzugsweise schwere Gewalteinwirkungen wie Rasanztraumen im Straßenverkehr, Einklemmungsmechanismen oder Stürze aus mittlerer Höhe zur Entstehung solcher Frakturen führen, sind es bei älteren Patienten durchweg Stürze zu ebener Erde.

In der 1. Gruppe steht erwartungsgemäß der Weichteilschaden und oft die begleitende neurovaskuläre Läsion als therapeutisches Problem im Vordergrund.

In der 2. Gruppe der älteren Patienten ist es die Knochenqualität, die der langstreckigen Desintegration Vorschub leistet und den Chirurgen bei der Versorgung in besonderer Weise herausfordert.

Berufsgenossenschaftliche Unfallklinik Ludwigshafen, Ludwig-Guttmann-Str. 13, W-6700 Ludwigshafen, Bundesrepublik Deutschland

Klassifikation

Eine Klassifikation dieser Verletzungen existiert bisher nicht. Die Anwendung der bekannten Klassifikationen der AO für den proximalen Humerus und den Humerusschaft [1, 4] oder die Einteilung der Oberarmkopffrakturen nach Neer [5] wird der Problematik der kombinierten Verletzungen nicht gerecht. Ihre Einteilung müßte sich an den Gegebenheiten, die die beiden schwerpunktmäßig betroffenen Altersgruppen bieten, orientieren.

Sie müßte ferner das Ausmaß der Zerstörung im jeweiligen Humerusanteil berücksichtigen, wobei die Gelenkbeteiligung im Hinblick auf das funktionelle Endresultat besonders zu gewichten wäre.

Der Weichteilschaden sollte hinreichend Geltung finden.

Im Hinblick auf unsere eigenen Erfahrungen schlagen wird die folgende Klassifikation von proximalen Humerusfrakturen mit Schaftbeteiligung vor:

Gruppe 1: Proximale Schaftfrakturen (Torsions- oder Schrägfrakturen) mit Fissuren, die in den Oberarmkopf einlaufen. Eventuell nicht dislozierte Tuberkulumfraktur. Geschlossener erstgradiger Weichteilschaden.
Gruppe 2: Proximale Schaftstück- oder Trümmerfrakturen mit Kopfbeteiligung wie in Gruppe 1. Geschlossener zweitgradiger Weichteilschaden.
Gruppe 3: Dreisegmentfrakturen mit jeder Form der Schaftbeteiligung. Geschlossener Weichteilschaden.
Gruppe 4: Viersegment- oder Luxationsfrakturen mit jeder Form der Schaftbeteiligung. Defektfrakturen. Drittgradig geschlossener Weichteilschaden. Offene Frakturen jeden Grades und jeder Gruppe. Neurovaskuläre Läsion.

Therapie

Ziel der Behandlung ist die Wiederherstellung einer optimalen Funktion. Voraussetzung dazu ist eine möglichst anatomiegerechte Verheilung der Verletzung unter Vermeidung längerer Ruhigstellungszeiten.

Unserer Erfahrung nach ist dieses Ziel in der Mehrzahl der Fälle durch offene Reposition und übungsstabile Osteosynthese erreichbar.

Die konservative Behandlung dieser Frakturen verbietet sich aufgrund der langstreckigen Instabilität des Knochens, der schlechten Retinierbarkeit in fixierenden Verbänden, der häufigen Weichteil- und Sehneninterposition, der erforderlichen langen Ruhigstellungszeit, der oft begleitenden Weichteilschäden einschließlich der hohen Rate neurovaskulärer Läsionen und der Tendenz zur verzögerten Frakturheilung.

Unsere eigenen wenigen konservativen Behandlungsversuche endeten alle nach kurzer Zeit mit einer Osteosynthese.

Osteosynthese

Standardverfahren ist die Plattenosteosynthese mit einer ausreichend langen T-Abstützplatte (Abb. 1). Anzustreben ist die primäre Osteosynthese innerhalb von 6 h, zumindest aber die frühe Osteosynthese ab dem 3. Tag.

Üblicher Zugang ist die anterolaterale Inzision entlang des Sulcus deltoideopectoralis [10].

Langstreckige Schaftbeteiligungen mit einer subkapitalen Frakturzone von über 5 cm Längenausdehnung nach distal rücken die Erfordernisse der Plattenosteosynthese einer Schaftfraktur in den Vordergrund. Am Oberarm bedeutet dies die Verwendung einer breiten Platte [10]. Der Einsatz einer entsprechend zurechtgebogenen Kondylenabstützplatte „mit angelegten Ohren" sollte erwogen werden (Abb. 2).

Bei zarten Knochenverhältnissen kann auch die Löffelplatte als Implantat empfohlen werden. Gegenüber der T-Platte ist sie immer noch das stabilere Fixationsmittel.

Die schmale oder breite DC-Platte kann nur bei minder schwerer Kopfbeteiligung eingesetzt werden, da die proximale Verankerung sonst nicht genügt. Insbesondere bei sekundär durchzuführenden Osteosynthesen mit bereits abgebundener kapitaler Fraktur darf die Adoleszentenkondylenplatte (sog. Asienplatte), welche eine ausgezeichnete proximale Verankerung ermöglicht, im Repertoire nicht fehlen.

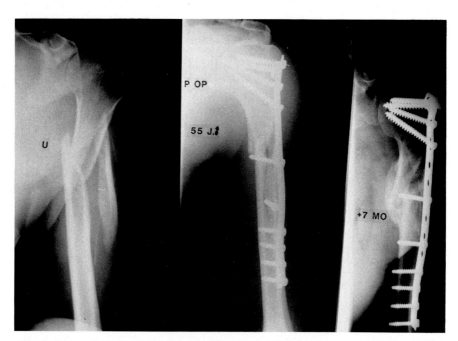

Abb. 1. Gruppe-2-Fraktur bei 55jährigem Mann, Unfallbild (*U*), postoperativ nach Osteosynthese mit T-Abstützplatte, Ausheilungsbild nach 7 Monaten

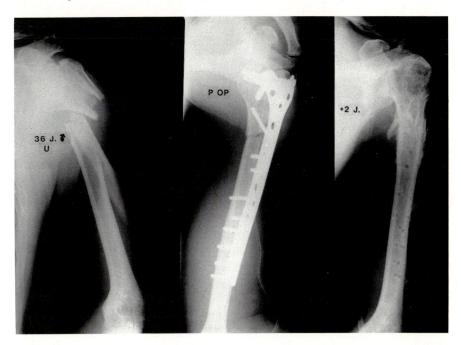

Abb. 2. Gruppe-4-Fraktur mit Oberarmkopfluxation und drittgradig geschlossenem Weichteilschaden bei 36jährigem Mann. Unfallbild (*U*), postoperative Situation mit Kondylenabstützplatte und die Ausheilung nach 2 Jahren und bereits erfolgter Metallentfernung

Jede Komplexverletzung stellt in der Versorgung Anforderungen an die Phantasie des Operateurs. Bei entsprechender Knochenqualität und Frakturierung von proximal bis distal kann auch einmal eine Bündelnagelung zum Verfahren der Wahl werden.

Kirschner-Drahtosteosynthesen [3, 6, 9] sind bei diesen Frakturen aufgrund der geringen Stabilität und des Bedarfs längerer Ruhigstellungszeiten nicht zu empfehlen.

Wünschenswert ist die Entwicklung eines neuen Implantates, welches die Vorteile der breiten DC-Platte mit einem dünneren T-Schenkel zur Optimierung der Schraubenplazierung im Kopfbereich miteinander verbindet.

Bei Gruppe-4-Frakturen mit offenem Weichteilschaden kann eine temporäre, das Schultergelenk übergreifende externe Fixierung unerläßlich sein, insbesondere auch zum Schutz einer Gefäß- und Nervennaht.

Eine primäre subkapitale Verkürzung bei offener Defektfraktur kann gelegentlich die lokale Situation retten.

Erscheint bei älteren Patienten mit osteoporotischen Knochenverhältnissen die Schraubenverankerung unzuverlässig, kann an die Möglichkeit der Verbundosteosynthese, evtl. auch durch Eingeben von Knochenzement in die Schraubenlöcher, gedacht werden.

Eigene Ergebnisse

Im Vierjahreszeitraum zwischen 1988 und 1991 wurden an der Berufsgenossenschaftlichen Unfallklinik Ludwigshafen 21 Patienten mit Oberarmkopffrakturen unter Schaftbeteiligung behandelt. Das Durchschnittsalter betrug 59 Jahre mit einem Verteilungsgipfel im mittleren und im hohen Lebensalter.

Bei den jüngeren Patienten waren immer erhebliche Gewalteinwirkungen wie Stürze aus größerer Höhe oder Straßenverkehrsunfälle ursächlich. Bei älteren Patienten haben häusliche Stürze auf den Arm als führende Ursache imponiert.

Tabelle 1 zeigt die Verteilung auf die verschiedenen Verletzungsgruppen in Abhängigkeit vom Alter.

Alle Patienten wurden operiert, wobei die T-Abstützplatte in mehr als der Hälfte der Fälle zum Einsatz gekommen ist. Die große Variationsbreite verschiedener Osteosyntheseverfahren zeigt die Heterogenität der Verletzung und ebenso die notwendige Flexibilität in der Versorgung an (Abb. 3).

An schwerwiegenden Begleitverletzungen beobachteten wir 3mal eine Nervenläsion und einmal eine Gefäßverletzung.

2 Patienten kamen mit einer subkapitalen Pseudarthrose in unsere Behandlung, einer hatte eine pathologische Fraktur.

Tabelle 1. Verletzungsschwere in Abhängigkeit vom Alter (n = 21)

Verletzungs-gruppe	Alter (Jahre)				
	Bis 30	Bis 40	Bis 50	Bis 60	Über 70
I	1		4	1	1
II				3	5
III					1
IV		2		1	2

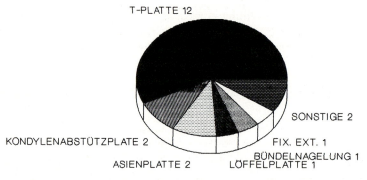

Abb. 3. Implantate bei kombinierten Oberarmkopf- und Schaftfrakturen (n = 21)

Operationsspezifische Komplikationen sind in unserer Serie in keinem Fall aufgetreten. Alle Frakturen konnten binnen 6 Wochen zur knöchernen Ausheilung gebracht werden. Eine Spongiosaplastik war in keinem Fall erforderlich. Ein Patient entwickelte eine Oberarmkopfnekrose.

Bei mindestens 11 Patienten war im Nachbeobachtungszeitraum (6 Wochen bis 2 Jahre) eine aktive Elevationsfähigkeit von mindestens 100° erreicht worden, bei 4 Patienten, und das ist die schlechteste Gruppe, eine solche von 50–90°. 3 Patienten hatten eine freie Beweglichkeit. Es besteht eine enge Korrelation der Ergebnisse zur Verletzungsschwere.

Schlußfolgerungen

Die Versorgung kombinierter Frakturen des Oberarmkopfes und Humerusschaftes sollte präoperativ sorgfältig geplant werden. Die Mehrzahl der Verletzungen betrifft ältere Menschen mit osteoporotischem Knochen. Hier ist die T-Abstützplatte evtl. mit einem Zementverbund das Implantat der Wahl. Bei jüngeren Patienten kann im Hinblick auf die erhöhte Stabilität als Alternative die Kondylenabstützplatte, die Adoleszentenkondylenplatte oder auch die Löffelplatte als Implantat erwogen werden. Die Entwicklung eines neuen Implantates sollte erwogen werden. Es darf jedoch davon nicht die Lösung aller Probleme dieser Kombinationsverletzungen erwartet werden. Konservative Behandlungsversuche sollten nach Möglichkeit unterbleiben.

Literatur

1. Ackermann Ch, Lam Q, Linder P, Kull Ch, Regazzoni P (1986) Zur Problematik der Frakturklassifikation am proximalen Humerus. Z Unfallchir Versicherungsmed 79:209–215
2. Crenshaw AH (ed) (1992) Campbell's operative orthopaedics, 8th edn. Mosby, St. Louis Baltimore Boston Chicago London Philadelphia Sydney Toronto
3. Meißner A (1987) Operative Therapie der Humeruskopfluxationsfraktur bei Erwachsenen. Akt Traumatol 17:204–208
4. Müller ME, Allgöwer M, Schneider R, Willenegger H (1991) Manual of internal fixation. Techniques recommended by the AO-ASIF Group, 3rd edn. Springer, Berlin Heidelberg New York London Paris Tokyo Hong Kong Barcelona
5. Neer ChS (1970) Displaced proximal humeral fractures, part I: Classification und evaluation. J Bone Joint Surg [Am] 52:1077–1089
6. Rupf G, Weise K (1987) Die temporäre Bohrdrahtosteosynthese bei Oberarmkopffrakturen. Akt Traumatol 17:124–130
7. Schatzker J, Tile M (1987) The rationale of operative fracture care. Springer, Berlin Heidelberg New York Tokyo
8. Schweiberer L, Betz A, Eitel F, Krüger P, Wilker D (1982) Bilanz der konservativen und operativen Knochenbruchbehandlung – Obere Extremität. Chirurg 54:226–233
9. Weise K, Meeder PJ (1987) Luxationsfrakturen des Oberarmkopfes – Versorgung mit divergierenden Kirschner-Drähten – Technik und Ergebnisse. Hefte Unfallheilkd 186:182–193
10. Wentzensen A, Magin MN (1991) Die Plattenosteosynthese im Schaftbereich des Oberarms. Operat Orthop Traumatol 3:49–58

Die isolierte Fraktur des Tuberculum majus – Therapie bei frischer und veralteter Verletzung

W.-D. v. Issendorff, A.-Ch. Grzimek und J. Ahlers

Die isolierte Fraktur des Tuberculum majus des Humerus gehört mit Sicherheit zu den selteneren Verletzungen [8]. Die klinische Erfahrung lehrt aber, daß ihre Folgen erhebliche Auswirkungen auf die Beweglichkeit der betroffenen Schulter haben können. Dies ist auch nicht verwunderlich, setzen doch zum einen an den 3 Facetten des Tuberculum majus 3 Muskeln der Rotatorenmanschette an, nämlich der M. supraspinatus, der M. infraspinatus und der M. teres minor, und steht doch zum anderen das Tuberculum majus in unmittelbarer Nachbarschaft zum Schulterdach, unter das es bei der Elevation des Armes gleiten muß. So kommt es bei Fehlstellungen des Tuberculum majus sowohl zu funktionellen wie auch mechanischen Störungen.

Beschäftigt man sich mit dem Abbruch des Tuberculum majus humeri, so stellt ein Problem die verschiedenen Klassifikationen der Oberarmkopffrakturen dar. 1970 und 1975 stellte Neer die 4-Fragmenteklassifikation vor, die wohl die am weitesten verbreiteste Einteilung ist [6, 7]. Sein Verdienst war es, für den Oberarmkopf die Unterscheidung zwischen gering verschobenen und stärker dislozierten Frakturen eingeführt zu haben, wobei ein Fragment – nach Reposition – erst als eigenständiges Fragment gezählt wird, wenn es mehr als 1 cm disloziert oder um mehr als 45° verkippt ist. Diese Klassifikation ist damit therapieorientiert. Die Einteilung der AO stellt dagegen eine mehr numerische Klassifikationstabelle dar [5]. Mitarbeiter unserer Klinik haben, unter Erweiterung der Neer-Einteilung 1984 eine weitere Einteilungsmöglichkeit vorgestellt [9]. Schließlich haben Habermeyer et al. [1, 3] 1989 versucht, die Einteilung nach Neer und die der AO zu verbinden.

Grundsätzlich sind wir der Einteilung nach Neer gefolgt; bezogen auf die Fraktur des Tuberculum majus sind wir aber von ihr abgewichen, da wir es bezweifeln, ob auch eine Fraktur des Tuberculum majus erst ab einer Dislokation von mehr als 1 cm als eigenes Fragment zu betrachten ist. In unsere Betrachtung über die isolierte Tuberculum-majus-Fraktur haben wir die folgenden Verletzungen mit einbezogen:

Unfallchirurgische Universitätsklinik Mainz, Langenbeckstr. 1, W-6500 Mainz 1, Bundesrepublik Deutschland

- jede Fraktur des Tuberculum majus,
- sonstige Verletzungen des Oberarmkopfes, entsprechend der Neer-Einteilung, mit weniger als 1 cm Dislokation und einer Abkippung von weniger als 45°,
- Schulterluxationen.

Es ergaben sich in den letzten 3 Jahren 23 Fälle, die diesen Kriterien entsprachen. Wir sind der Frage nachgegangen, wie diese Patienten behandelt wurden, welche Entscheidungsgründe für die jeweilige Therapie ausschlaggebend und wie die Ergebnisse waren.

Das Durchschnittsalter betrug 58 Jahre bei einer Geschlechtsverteilung von 10 männlichen zu 13 weiblichen Patienten.

Fraktur des Tuberculum majus

- Ohne sonstige Verletzung: n = 3 (m : w = 2 : 1)
  Durchschnittsalter: 30,6 Jahre (20–42)
- Bei Schulterluxation: n = 8 (m : w = 5 : 3)
  Durchschnittsalter: 49,0 Jahre (34–59)
- Bei unverschobener subkapitaler Fraktur: n = 13 (m : w = 3 : 10)
  Durchschnittsalter: 65,2 Jahre (41–90)

Die Fraktur des Tuberculum majus allein, ohne Luxation oder unverschobene subkapitale Fraktur gehörte zu den großen Seltenheiten. Bei diesem Kollektiv wurde sie nur 3mal gefunden. Bevorzugt waren Männer, betroffen war das jüngere Alter mit einem Durchschnitt von knapp 31 Jahren. Als Ursache wurde einmal ein Sturz von einer Leiter und 2mal ein Skiunfall angegeben.

In Kombination mit einer Schulterluxation fanden sich 8 Fälle, einmal dabei eine Luxatio erecta, eine hintere Luxation kam nicht vor. Eine Patientin hatte neben der Fraktur des Tuberculum majus sowohl eine Schulterluxation als auch eine unverschobene subkapitale Humerusfraktur. Auch hier waren die Männer bevorzugt. Mit 49 Jahren im Durchschnitt war das mittlere Alter besonders betroffen. Als Ursache fanden sich 5mal Stürze im Haushalt oder als Fußgänger, einmal ein Verkehrsunfall und einmal ein Sturz von einem Gegenstand während der Arbeit.

Die Kombination mit einer unverschobenen subkapitalen Humerusfraktur war mit 13 Fällen die größte Gruppe. Sie betraf v. a. Frauen und das höhere Alter bei einem Durchschnitt von 65 Jahren. 11mal war die Ursache ein Sturz im Haushalt, auf der Treppe oder als Fußgänger. Je einmal geschah der Unfall im Verkehr und beim Skifahren.

Sowohl die Klassifikation wie auch die Indikation zur operativen Therapie orientiert sich an dem Ausmaß der Dislokation des Fragmentes. Erst ab einer Verschiebung von mehr als 1 cm wird von einem eigenständigen Fragment gesprochen, und von den meisten Autoren wird auch erst ab diesem Ausmaß die Indikation zur operativen Therapie gestellt [2]. Die Dislokation wird aus den

Nativröntgenbildern gelesen. Bisweilen wird eine Addition der Dislokationen in 2 Ebenen empfohlen [4].

Bei allen Verletzungen, die sich ohne Luxation oder subkapitale Fraktur ereigneten, war die Dislokation geringer als 1 cm. Bei den übrigen Fällen fanden wir etwa zur Hälfte eine Dislokation von weniger, zur anderen Hälfte eine Dislokation von mehr als 1 cm.

Jedoch erscheint uns die Angabe der Dislokation aufgrund der Nativröntgenbilder häufig als nicht zuverlässig genug. Oft sind die Bilder in der 2. Ebene so stark überlagert, daß eine exakte Bestimmung nicht möglich ist. Auch kann nicht sichergestellt werden, daß die 2 Ebenen wirklich in 90° zueinander aufgenommen sind. Die Dislokation kann zwar nicht kleiner sein, als auf den Bildern zu sehen ist, aber sehr wohl größer.

Um das exakte Ausmaß der Dislokation festzustellen, stehen uns heute weitere Möglichkeiten zur Verfügung, nämlich das CT, die räumliche Rekonstruktion des CT und die Magnetresonanztomographie. Die Indikation zur operativen Therapie möchten wir aber nicht allein und apodiktisch von der Dislokation des Tuberculum majus abhängig machen. Vielmehr meinen wir, daß das Alter des Patienten und dessen Aktivität mit in die Überlegungen einbezogen werden sollten. Bei jüngeren oder aktiven Patienten sollte eine Dislokation von nur 5 mm operiert werden, während bei älteren und körperlich inaktiven Patienten die Indikation zur operativen Therapie u. E. zurückhaltend gestellt werden sollte.

Bei der konservativen Therapie stellen wir für wenige Tage ruhig, um dann mit funktioneller Therapie zu beginnen.

Bei der operativen Therapie fixieren wir das Fragment mit parallelen Kirschner-Drähten oder mit Schrauben, die sich aber bisweilen lockern können. Ich bevorzuge deshalb eine zusätzliche Drahtzuggurtung, möglichst mit einem geflochtenen Draht, weil dieser elastischer ist als der monofile Draht, um den Zug der Muskeln der Rotatorenmanschette am Fragment zu kompensieren.

Bisweilen ist auch eine Akromionplastik zur Prophylaxe eines Impingementsyndroms notwendig. Der als obligat angesehene Längseinriß der Rotatorenmanschette [2, 6, 9] erreicht nur bei großer Dislokation ein Ausmaß, das eine Versorgung notwendig macht.

Entsprechend der geschilderten Entscheidungskriterien ergaben sich für die genannten Fälle folgende Therapien:

Die 3 Frakturen des Tuberculum majus ohne sonstige Verletzung wiesen Dislokationen von weniger als 1 cm auf. 2 wurden konservativ behandelt, einer operativ fixiert. Alle 3 Frakturen zeigten im Ergebnis keine Bewegungseinschränkung. Einer der konservativ behandelten Patienten hat endgradige Schmerzen bei Außenrotation.

Die Patienten, die sich eine Verletzung in Kombination mit einer Schulterluxation zugezogen hatten, entsprachen dem mittleren Alter. Die Dislokation betrug in der Hälfte der Fälle mehr, in der anderen Hälfte weniger als 1 cm. 5 Patienten wurden operativ behandelt, 3 konservativ. Die Ergebnisse sind sicher durch die Folgen der Schulterluxation mitbeeinflußt. Bei beiden Behandlungsarten finden sich Patienten mit nahezu uneingeschränktem Bewegungsausmaß, wie auch solche, die deutliche Einschränkungen in der Elevation und Rotation haben.

Patienten, die zusätzlich eine subkapitale Humerusfraktur hatten, gehörten zu der Gruppe der älteren. Bei ihnen war die Therapie deutlich konservativer: 3 Patienten wurden operativ und 10 konservativ behandelt. Die Indikation zur Operation sahen wir entweder bei jüngerem Alter oder bei sehr deutlicher Dislokation. Insgesamt sind die Ergebnisse in dieser Gruppe unbefriedigend. Das kann am Alter der Patienten, ihrer Inaktivität oder an der Kombination der Verletzungen liegen. Wir meinen, daß eine operative Therapie mit dem damit verbundenen Operationstrauma bei diesen Patienten die Ergebnisse nicht verbessert, sondern eher verschlechtert hätte.

Aus diesen Gründen sind wir der Auffassung, daß auch bei einer älteren dislozierten Tuberculum-majus-Fraktur eines jüngeren, aktiven Patienten versucht werden sollte, die Stellung des Tuberculum majus operativ zu verbessern, was teilweise angezweifelt wird [8]. Beispiel: Ein 54jähriger Mann verletzte sich bei einem Arbeitsunfall die rechte Schulter, mit Abriß des Tuberculum majus und einer gering verschobenen subkapitalen Humerusfraktur. Die Röntgenaufnahmen zeigten eine Dislokation von knapp 1 cm. Er wurde konservativ behandelt, und es resultierte eine deutliche Bewegungseinschränkung: Die Elevation war nur bis 60° möglich.

Das wahre Ausmaß der Verletzung zeigte sich im Kernspintomogramm. Wir lösten das Tuberculum majus und refixierten es in seinem ursprünglichen Bett. Der Zug der Muskulatur wurde durch eine Drahtzuggurtung neutralisiert, außerdem wurde eine Akromionplastik durchgeführt. 6 Monate nach der Operation ist jetzt, nach Metallentfernung, eine aktive Elevation bis 130° möglich.

Zusammenfassung

Bei jüngeren und aktiven Patienten sollte eine Verletzung des Tuberculum majus humeri ab einer Dislokation von mehr als 5 mm operativ versorgt werden. Demgegenüber kann man bei älteren und inaktiven Patienten auch bei stärkerer Dislokation konservativ vorgehen, v. a. wenn die Verletzung in Kombination mit einer auch unverschobenen subkapitalen Humerusfraktur vorkommt.

Zur Bestimmung der Dislokation sollte bei therapeutischer Relevanz das CT oder das NMR eingesetzt werden.

Auch bei schon länger zurückliegender Verletzung mit Dislokation lohnt sich bei aktiven und jüngeren Patienten die operative Reposition und Fixierung. Bei der Operation sollte der Muskelzug durch einen Zuggurt neutralisiert werden.

Literatur

1. Habermeyer P, Schweiberer L (1989) Frakturen des proximalen Humerus. Orthopädie 18:200–207
2. Habermeyer P, Schweiberer L (1991) Oberarmkopffrakturen. Unfallchirurg 94:438–446
3. Habermeyer P, Sebisch E, Schiller K (1989) Klassifikation der Humeruskopffrakturen. Hefte Unfallheilkd 206:189–194
4. Kadletz R, Gabl M (1989) Frakturen des Tuberculum majus – Konservative - Operative Therapie. Hefte Unfallheilkd 206:198–201
5. Mueller ME, Nazarians S, Koche P (1988) The AO Classification of fractures. Springer, Berlin Heidelberg New York Tokyo
6. Neer CS (1970) Displaced proximal humeral fractures. J Bone Joint Surg [Am] 52:1077–1103
7. Neer CS, Rockwood CA (1975) Fractures and dislocations of the shoulder. In: Rockwood CA, Green DP (eds) Fractures. Lippincott, Philadelphia, Toronto, pp 585–815
8. Pfister U, Weller S (1984) Fehlstellungen und Pseudarthrosen im Bereich des Oberarmkopfes. Hefte Unfallheilkd 170:23–33
9. Weigand H, Müller HA, Gutjahr G, Ritter G (1984) Einteilung der Frakturen des proximalen Humerusendes nach prognostischen und therapeutischen Gesichtspunkten. Unfallchirurgie 10:221–236

Behandlung pathologischer Frakturen an Schultergürtel und Humerus

A. Meißner, E. E. Scheller, C. Würtenberger und J. Rödig

Einleitung

Pathologische Frakturen resultieren überwiegend aus inadäquaten Traumata an Stellen eines Knochens, die durch Erkrankung in ihrer Festigkeit reduziert sind. In dieser Arbeit sollen Besonderheiten in der Therapie pathologischer Frakturen an Schultergürtel und Humerus im Vergleich zur Therapie „physiologischer" Frakturen dargestellt werden.

Grundkrankheiten bei pathologischen Frakturen

Die zur Verminderung der Knochenstabilität führende Grundkrankheit kann sich systemisch oder lokal manifestieren durch Reduktion der Knochenmasse (z. B. Osteoporose), Verminderung der Mineralisation (z. B. Osteomalazie) oder Knochendestruktion (z. B. Tumor).

Während die meisten Grundkrankheiten relativ selten auftreten, sind am häufigsten und bedeutendsten bei den systemischen Manifestationen die Involutionsosteoporose, und bei den lokalen die primären und weit überwiegend die sekundären Knochentumoren.

Besonderheiten bei den häufigen Grundkrankheiten

Eher selten sind Frakturen von Klavikula und Skapula, dagegen typisch für die Involutionsosteoporose subkapitale Humerusfrakturen. Die Therapie dieser Frakturen ergibt keine Besonderheiten, da subkapitale Humerusfrakturen ohnehin überwiegend bei Involutionsosteoporose auftreten, die Osteoporose keine Heilungsverzögerung bewirkt und aus Frakturen der nicht belasteten oberen Extremitäten primär keine erhöhten Stabilitätsansprüche resultieren.

Abt. für Unfall- und Wiederherstellungschirurgie, Klinikum Steglitz der FU Berlin, Hindenburgdamm 30, W-1000 Berlin 45, Bundesrepublik Deutschland

Bei nichtmetastasierten primären Knochenneoplasien ist das Therapieziel in erster Linie die Heilung vom Tumorleiden – somit also die Lebensverlängerung – und in zweiter Linie die definitive Stabilisierung und funktionelle Rehabilitation des betroffenen Körperareals. Dementsprechend ist neben der Strahlen- oder Chemotherapie chirurgisch die primär radikale Tumorresektion und dann ggf. die Defektdeckung zur langfristigen Erlangung von Stabilität und Funktion anzustreben.

Weit häufiger resultieren pathologische Frakturen jedoch aus Knochenmetastasen. In bis zu 15% decken diese als „Enthüllungsfrakturen" das Tumorleiden erstmals auf [2]. Entscheidend ist jedoch, daß sie die prognostisch ungünstige hämatogene Tumorausbreitung manifestieren [5]. Dementsprechend gering ist die mittlere Lebenserwartung mit 6 Monaten. Dabei besteht kein nennenswerter Unterschied zwischen dem Vorliegen nur einer Fraktur (34% der Patienten überleben länger als 1 Jahr nach Fraktur) und dem mehrerer pathologischer Frakturen (26% der Patienten überleben länger als 1 Jahr nach Fraktur) [3]. Deshalb besteht das Ziel der chirurgischen Therapie nicht in der Lebensverlängerung, sondern in der raschen Lebensqualitätsverbesserung des Patienten. Im Gegensatz zu den sonst üblichen Bewertungskriterien in der Unfallchirurgie ist nicht das Langzeitergebnis entscheidend, sondern das Frühresultat, d.h. die rasche schmerzfreie Mobilisierbarkeit der Patienten bei primärer Vollbelastbarkeit der Extremität und damit die möglichst baldige funktionelle Rehabilitation meist für die häuslichen Bedürfnisse [1]. Wegen dieser Besonderheiten und der Häufigkeit pathologischer Frakturen durch Knochenmetastasen sollen im folgenden nur noch diese behandelt werden.

Pathologische Frakturen durch Knochenmetastasen

Bei ca. 20% aller Neoplasien treten Skelettfiliae auf. Bei den Primärtumoren dominieren die Mammakarzinome mit deutlichem Abstand vor den Bronchialkarzinomen und den Hypernephromen. Lokalisiert sind die Knochenmetastasen zu fast 2/3 in der Wirbelsäule und mit 1,3% am seltensten in der oberen Extremität, wobei der Humerus im diaphysären und proximal-metaphysären Bereich prädestiniert ist.

Patienten und Methode

In der Abteilung für Unfall- und Wiederherstellungschirurgie im Universitätsklinikum Steglitz sind von 1975–1990 insgesamt 154 Patienten mit pathologischen Frakturen bei Knochenmetastasen operiert worden. Davon waren 73% Frauen und 27% Männer im Alter von 10–86 Jahren (im Durchschnitt 62 Jahre). Bei den Primärtumorarten überwogen mit 35% ganz eindeutig die Mammakarzinome, gefolgt von den tracheobronchopulmonalen Neoplasien mit 8% und den Nierenkarzinomen mit 6%. Plasmozytome lagen bei 12% vor. Die

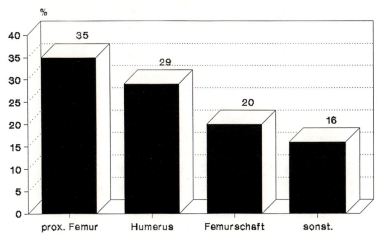

Abb. 1. Lokalisation aller operierten Metastasen (n = 158)

Lebenserwartung nach Auftreten der pathologischen Frakturen betrug bei Solitärmetastasen 17 Monate (1–75) und bei multiplen Metastasen 7 Monate (1–84). Sie war am günstigsten bei den Mammakarzinomen (78 Monate) und am ungünstigsten bei den Pankreaskopfkarzinomen (4 Monate).

Generell waren die Skelettmetastasen zwar mit 61% in der Wirbelsäule am häufigsten vertreten; bei den operierten Patienten dominierten jedoch die Frakturen des proximalen Femurs (35%) vor denen des Humerus (29%), des Femurschaftes (20%) und aller anderen Lokalisationen (16%) (Abb. 1).

Ergebnisse

Von pathologischen Frakturen waren betroffen: bei einem Patienten die Skapula, bei 4 Patienten die Klavikula und bei 53 Patienten der Humerus, davon bei 13 Patienten die proximale Metaphyse und bei 40 Patienten die Diaphyse.

Da kein spontanes Heilungspotential existiert, war die Indikation zur operativen Versorgung immer gegeben, um Stabilität und Funktion wiederherzustellen und die Schmerzen zu lindern.

Die pathologische Fraktur des Skapulahalses wurde durch Verbundosteosynthese mit kleiner DC-Platte versorgt. Die Frakturen der Klavikula wurden bei 3 Patienten mit Verbundosteosynthese stabilisiert; bei einem Patienten war der Tumor so ausgedehnt, daß eine Resektion des tumorös veränderten Klavikulaabschnittes vorgenommen wurde, um die Schmerzen zu reduzieren und einer Hautperforation durch den Tumor vorzubeugen.

Im Humerusschaft wurden alle Frakturen durch Verbundosteosynthese mit breiten DC-Platten versorgt. Da an der oberen Extremität ein Längenunterschied zur Gegenseite kaum funktionelle Nachteile bietet, wurde in den Fällen,

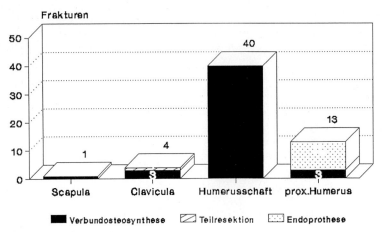

Abb. 2. Schultergürtel und Humerus, Operationsverfahren (n = 58)

in denen dadurch ein Stabilitätsgewinn zu erzielen war, eine Verkürzung um den Bereich der weitgehend tumorös perforierten Kortikalis vorgenommen.

Im Bereich des proximalen Humerus war nur bei 3 pathologischen Frakturen ausreichende Stabilität mit einer Verbundosteosynthese mit DC- oder T-Platte herzustellen. Bei 10 weiteren Patienten hatte der Tumor den Humeruskopf bereits so weit infiltriert, daß nur noch eine Humeruskopfprothese indiziert war, und bei 2 Patienten mußten beide Verfahren miteinander kombiniert werden (Abb. 2).

Komplikationen

Die Rate lokaler Komplikationen betrug 12%: primär 3 temporäre Hypästhesien oder Paresen durch Druckläsion des N. radialis sowie ein Infekt, und sekundär eine Materiallockerung sowie eine Fraktur an der Prothesenspitze.

Frühergebnisse

Keine oder deutlich verringerte Schmerzen wiesen 74% der Patienten bei Entlassung aus stationärer Behandlung im Bereich der stabilisierten pathologischen Fraktur auf. Die Einsatzfähigkeit des betroffenen Armes in bezug auf die Beweglichkeit und Belastbarkeit wurde bei 14% wieder voll erreicht und war bei 62% ausreichend für alltägliche Tätigkeiten. Nur 24% der Patienten konnten den betroffenen Arm nicht genügend einsetzen.

Nachuntersuchungsergebnisse

Nur 2 der 53 Patienten – einer nach pathologischer Fraktur der Humerusdiaphyse und einer nach Fraktur der proximalen Metaphyse – konnten nachuntersucht werden. Bei beiden Patienten – mit Osteosarkom bzw. Mammakarzinom – waren neue Metastasen in Lunge bzw. Leber und Skelett aufgetreten. Die Beweglichkeit war bei beiden um 20% gegenüber der Gegenseite eingeschränkt. Bei einem Patienten zeigten sich andeutungsweise Osteosynthesemateriallockerungszeichen. Beide Patienten wiesen aber nur geringe bzw. mäßige Schmerzen auf, waren im Alltag auf keine fremde Hilfe angewiesen und beurteilten das aktuelle Behandlungsergebnis mit gut bzw. befriedigend. Ein Patient bezog Altersrente, der andere war noch berufstätig.

Schlußfolgerungen

Zusammenfassend kann festgestellt werden, daß pathologische Frakturen durch Knochenmetastasen am häufigsten Behandlungsbesonderheiten bieten. Sie zeigen kein spontanes Heilungspotential, so daß die Indikation zur Operation immer gegeben ist. Bei Klavikulafrakturen sind die Therapieziele Schmerzfreiheit und Prophylaxe einer Hautinfiltration durch Verbundosteosynthese sowie in ausgedehnten Fällen durch Teilresektion zu erreichen. Skapulafrakturen durch Metastasen sind äußerst selten und erfordern im Glenoid-Kollum-Bereich die Verbundosteosynthese. Bei Humerusdiaphysenfrakturen ist durch Verbundosteosynthese zu stabilisieren. Bei proximalen Humerusfrakturen muß sich der Operateur darauf einstellen, daß die Infiltration der Metastase so weit in den Humeruskopf vorgedrungen sein kann, daß mit einer Verbundosteosynthese keine ausreichende Stabilität zu erreichen ist und daß statt dessen eine Humeruskopfprothese erforderlich wird. Nur durch dieses Behandlungskonzept kann für die häufig nur noch kurze Überlebenszeit der Patienten rasch eine gute Rehabilitation erreicht werden.

Literatur

1. Faensen M, Meißner A (1989) Die Behandlung pathologischer Frakturen mit der Endoprothese. Schnetztor, Konstanz (Aktuelle Unfallheilkunde 5 und 6, 98)
2. Kurock W, Sennerich TH, Issendorff W-D (1989) Versorgung pathologischer Femurfrakturen bei malignen Knochentumoren und Skelettmetastasen. Langenbecks Arch Chir 374:291
3. Marcove RC, Yang D-J (1967) Survival times after treatment of pathologic fractures. Cancer 20:2154
4. Meißner A, Rahmanzadeh R (1991) Die operative Versorgung pathologischer Frakturen und Endoprothesen. In: Wüster Ch, Ziegler R (Hrsg) Knochenmetastasen – Pathophysiologie und Therapie. PMI, Frankfurt
5. Rieden K (1988) Knochenmetastasen. Springer, Berlin Heidelberg New York Tokyo

Nachbehandlung am Schultergelenk

H. Dölle, H. Rudolph und V. Studtmann

Die konservative Therapie ist niemals eine Nachbehandlung, sondern stets eine Mitbehandlung vom 1. Tage an.
    Sie stützt sich auf die Pfeiler

1. Physikalische Therapie
2. Krankengymnastik
3. Medikamentöse Behandlung

Sie richtet sich nach Verletzungsmuster, vorangegangener Therapie, Verlaufsphase und therapeutischem Spektrum. Die kritische Untersuchung durch den Therapeuten vor jeder Behandlung bestimmt das weitere Vorgehen. Das bedeutet, daß der Therapeut die Untersuchungstechniken beherrscht.
    Wir bevorzugen die Einteilung der Schulterläsion in die Phasen akut, subakut und chronisch.
    In der schmerzhaften akuten Phase (Tabelle 1) wird die erste Schmerzlinderung durch die Abnahme der Armschwere erreicht. Die Lagerung der Schulter sollte möglichst in mäßiger Abduktion, Elevation und Innenrotation erfolgen. Eine Möglichkeit dazu bietet die neue Universal-Schulterbandage OMOFIX mit pneumatischen Abduktionsverhältnissen, deren Abduktionsgrad durch Aufpumpen und damit Entfaltung des Keiles verändert werden kann. Passive Bewegungen im schmerzfreien Raum werden durch die bekannten Pendelübungen erreicht.
    Die Traktionsbehandlung im Sinne einer manuellen Mobilisation führt zum Lösen der Gelenkflächen voneinander. Dazu wird der Arm schulternah gefaßt und für jeweils 10 s ein leichter Zug ausgeführt. Bei Schmerzlinderung wird diese Traktion bis zu 10mal wiederholt.
    Die Kühlung mit feuchten Verbänden oder Eis hat in der akuten Phase einen ausgeprägten analgetischen und abschwellenden Effekt. Unterstützend wirken Antiphlogistika.
    Eine Sonderrolle spielt hier die traumatische Arthritis, gekennzeichnet durch das Kapselmuster nach Cyriax mit typischen Proportionen der Bewe-

---

Chir. Klinik für Unfall-, Wiederherstellungs-, Gefäß- und Plastische Chirurgie, Diakoniekrankenhaus, Elise-Averdieck-Str. 17, W-2720 Rotenburg/Wümme, Bundesrepublik Deutschland

Tabelle 1. Therapie in der akuten Phase

Abnahme der Körperschwere
Lagerung
Passive Bewegungen im schmerzfreien Raum
Traktion
Kühlung
Medikamente systemisch

Tabelle 2. Therapie in der subakuten Phase

Assistierte Bewegungen
Bewegungen mit muskulären Entspannungstechniken
Eis
Manuelle Mobilisation
Tiefe Querfriktion
Elektrotherapie
Bewegungsbad

gungseinschränkung: starke Einschränkung der Außenrotation, geringere Einschränkung der Abduktion und noch etwas geringere der Innenrotation. Hier ist die intraartikuläre Injektion von Kortikoiden zu erwägen.

In der subakuten Phase (Tabelle 2) führen wir assistierte Bewegungen aus, d. h. Bewegungen mit ganzer oder teilweiser Abnahme des Armgewichtes. Schon die Beugung des Ellenbogengelenkes führt bei Bewegung zu einer erheblichen Entlastung der Schulter.

Die Elevation oder Abduktion mit ausgestrecktem Arm ist grundsätzlich kontraindiziert. Entsprechend neurophysiologischen Untersuchungen werden Bewegungen bevorzugt in dreidimensionalen Bewegungskombinationen, wie z. B. Elevation, Abduktion, Außenrotation, durchgeführt. Die Bewegungsmuster sind ungleich effektiver als einfache Bewegungen.

Zusätzlich können Mobilisationen durch die Anwendung der propriozeptiven neuromuskulären Förderung (PNF) erfolgen, wie in Abb. 1 an einem vereinfachten Schultergelenk mit Adduktionskontraktur demonstriert wird.

Das Gelenk wird maximal aktiv gegen Führungswiderstand abduziert. Damit werden die Adduktoren vorgedehnt (Abb. 1: Phase 1). Jetzt erfolgt die maximale isometrische Kontraktion der Adduktoren gegen Widerstand. Dadurch ermüden die Adduktoren mit langer Refraktionsphase (Abb. 1: Phase 2). Nach etwa 7–10 s wird die Adduktorenanspannung schnell gelöst (Abb. 1: Phase 3). In dieser Zeit ist der Reflextonus der kontrakten Muskulatur vermindert. Die jetzt wieder angespannten Abduktoren können eine Dehnung der kontrakten Adduktoren erreichen (Abb. 1: Phase 4).

Diese Prozedur kann und soll mehrfach wiederholt werden. Sie erfordert die konzentrierte Arbeit von Patient und Therapeut. Eine gleichzeitige langandauernde Eisbehandlung kann den Erfolg dieser Methode noch vergrößern. Dabei ist zu beachten, daß die Eindringtiefe der Kühlung etwa 3 cm/10 min beträgt.

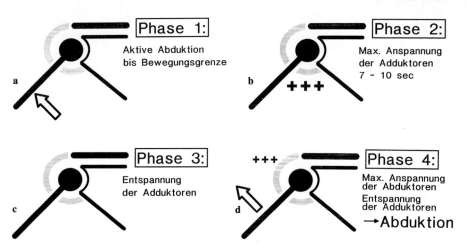

Abb. 1. PNF-Technik am Beispiel der Kontraktur der Adduktoren. Phase I: Innervation der Antagonisten, aktive Abduktion bis zur Bewegungsgrenze. Phase II: Maximale Innervation der Antagonisten. Entspannung der Agonisten 7–10 s. Fixierung an der Bewegungsgrenze. Phase III: Lösen der Antagonisten. Nachlassender Widerstand. Phase IV: Maximale Innervation der Agonisten. Entspannung der Antagonisten, aktive Abduktion in Richtung der Einschränkung

Mit der manuellen Mobilisation werden die nichtkontraktilen Elemente am Gelenk gedehnt. Die Kombination von Traktion und passiver Parallelverschiebung ist die Gleitmobilisation. Diese geschieht immer in Richtung des eingeschränkten Gleitens.

Ist z. B. die Schulterabduktion wegen Kapselschrumpfung kaudal vermindert, wird bei maximaler Abduktion und leichter Traktion der Humeruskopf maximal nach kaudal gedrückt und damit die kaudale kontrakte Struktur gedehnt, ohne andere Strukturen an der Schulter zu schädigen.

Alternativ würde die Hebelung am langen Hebelarm des Oberarmes zu schädlichen Kompressionsphänomenen unter dem Akromion führen.

Die tiefe Querfriktion ist eine spezielle Massagetechnik, die stets quer zum Faserlauf immer nur in einer Richtung eng umgrenzt durchgeführt wird. Die Behandlung hat einen dreifachen Effekt: Schmerzlinderung, Lösen von Adhäsionen und lokale Durchblutungsförderung.

Führt die tiefe Querfriktion trotz richtiger Indikation und Technik nicht zum ausreichenden Erfolg, ist die lokale Infiltration z. B. mit Triamcinolon möglich. Wir plazieren das Medikament tropfenweise fächerförmig an bis zu 20 Positionen nur dort, wo der Patient beim Einstich in die erkrankte Struktur jeweils seine typischen Schmerzen angibt.

Der Zusatz von Lokalanästhetika ist zwar sofort schmerzlindernd, erlaubt jedoch nicht die genaue Plazierung nach der Schmerzangabe des Patienten.

Die chronische Phase einer Schulterläsion (Tabelle 3) ist die Domäne der manuellen Mobilisationstechniken, die besonders Kaltenborn in multiplen

Tabelle 3. Therapie in der chronischen Phase

Manuelle Mobilisation
Mobilisation mit muskulären Entspannungstechniken
Tiefe Querfriktion
Medikamente lokal
Elektrotherapie
Wärme
Narkosemobilisation
Röntgen- oder Telekobaltreizbestrahlung

Variationen propagiert: der Mobilisation mit muskulären Entspannungstechniken, der tiefen Querfriktion und der lokalen Injektion mit Kortikoiden.

Der chronische Funktionsausfall bei geringer Schmerzbeteiligung ist eine der wenigen Indikationen zur Wärmetherapie, z. B. Fango, Heißluft, bestimmte Formen der Elektrotherapie und Bewegungsbad. Bei uns hat sich auch gelegentlich die Röntgen- oder Telekobaltreizbestrahlung bewährt.

Die Narkosemobilisation wird als eine Gleitmobilisation ausgeführt, jedoch mit erheblich mehr Kraftaufwand. Nur in Ausnahmefällen darf unterstützend gehebelt werden. Die anschließende intraartikuläre Injektion von Kortikoiden ist zu erwägen.

Die Durchführung der gesamten therapeutischen Palette erfordert gut geschulte und v. a. genügend Mitarbeiter in der krankengymnastischen Abteilung. Die Schulterbehandlung ist insgesamt sehr aufwendig und aus diesem Grunde auch kostenintensiv. Die auf Dauer schmerzhafte oder eingeschränkte Schulter nach insuffizienter Behandlung ist aber ein schlechtes Aushängeschild für die Klinik, eine Qual für den Patienten und eine finanzielle Dauerbelastung für den Kostenträger.

Teil III
Verletzungen des Sternoklavikular- und Akromioklavikulargelenkes

Die Luxation des Sternoklavikulargelenkes – Diagnostik und Therapie

A. Kotter, W. Braun und A. Rüter

Einleitung

Die Luxation des Sternoklavikulargelenkes ist nach wie vor ein seltenes Ereignis. Bezüglich der Häufigkeit dieser Luxation liegen in der Literatur unterschiedliche Angaben vor. Laut Habernek und Hertz [4] betreffen 1,5% aller Luxationen das Sternoklavikulargelenk; andere Autoren sprechen von einer Häufigkeit von 0,5–4,5% [3, 5].

Das Verhältnis zwischen Sternoklavikulargelenkluxation und Akromioklavikulargelenksprengung wird mit 1:5 angegeben [6], wobei in unserem Krankengut die Sternoklavikulargelenkluxation im Vergleich zur Akromioklavikulargelenksprengung noch viel seltener vorkommt.

Trotz ihrer Seltenheit verdient diese Verletzung Beachtung, da dieses Gelenk an allen Bewegungen im Schultergürtel beteiligt ist; somit zieht eine Einschränkung seiner Beweglichkeit auch eine Einschränkung der Beweglichkeit des Schultergelenks nach sich.

Aus diesem Grund muß die Sternoklavikulargelenksprengung rechtzeitig erkannt und korrekt therapiert werden.

Einteilung

Analog zur Einteilung der Akromioklavikulargelenksprengungen nach Tossy [8] werden die Sternoklavikulargelenksprengungen nach Allman [1] eingeteilt.

Beim Typ I nach Allman liegt eine Überdehnung der Ligg. sternoclaviculare und costoclaviculare vor. Das Sternoklavikulargelenk ist dabei stabil, der Röntgenbefund negativ. Der Patient klagt bei dieser Art von Verletzung kaum über Schmerzen.

Klinik für Unfall- und Wiederherstellungschirurgie, Zentralklinikum Augsburg, Stenglinstr. 1, W-8900 Augsburg, Bundesrepublik Deutschland

Beim Typ II nach Allman liegt eine Ruptur des Lig. sternoclaviculare sowie eine Überdehnung des Lig. costoclaviculare mit daraus resultierender Subluxation des Gelenkes vor. Armbewegungen werden bei dieser Art von Verletzung als schmerzhaft empfunden. Beim Typ III nach Allman sind sowohl das Lig. sternoclaviculare als auch das Lig. costoclaviculare rupturiert. Es liegt somit eine komplette Luxation dieses Gelenkes mit tastbarer Stufenbildung vor. Röntgenologisch fällt eine leere Gelenkpfanne auf. Die Schmerzsymptomatik des Patienten ist in der Regel diskreter ausgebildet als bei den Sternoklavikulargelenksprengungen vom Typ II nach Allman.

Diagnostik

An erster Stelle der Diagnostik müssen die Befragung (z. B. welcher Unfallmechanismus liegt vor?), die Inspektion (Schwellung? Hämatom? Fehlstellung?) sowie die klinische Untersuchung des Patienten (tastbare Stufenbildung?) stehen. Nicht selten fällt die Sternoklavikulargelenksprengung rein inspektorisch durch die vorhandene Fehlstellung auf.

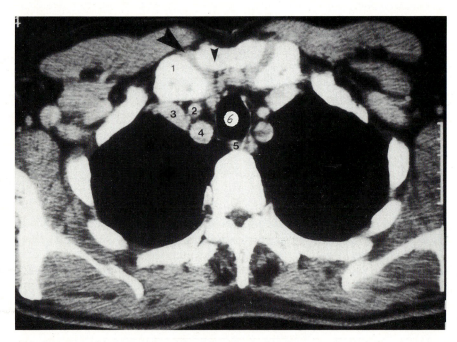

Abb. 1. Topographische Beziehung des Sternoklavikulargelenkes zu im Mediastinum gelegenen anatomischen Strukturen. *1* Klavikula, *2* A. carotis communis, *3* V. brachiocephalica, *4* A. subclavia, *5* Ösophagus, *6* Trachea, *Pfeile* Sternoklavikulargelenk

Zur Diagnosefindung kann weiterhin die Schmerzangabe des Patienten beitragen. Der Verletzte gibt nämlich bei Bewegungen im gleichseitigen Schultergelenk Schmerzen im betroffenen Sternoklavikulargelenk an. Außerdem ist ein Druckschmerz über dem verletzten Gelenk auslösbar.

Bei Luxationen des Sternoklavikulargelenkes nach dorsal ist an Begleitverletzungen mit daraus resultierenden klinischen Symptomen zu denken (Abb. 1).

Bei hinteren Sternoklavikulargelenkluxationen sind Verletzungen der Karotiden, der Halsvenen, der Nn. vagus und phrenicus, des Ösophagus, der Trachea und des Ductus thoracicus möglich.

Dementsprechend kann sich auch die klinische Symptomatik darstellen, mit Synkopen, Puls- und Druckdifferenz an den Armen, Einflußstauung, Heiserkeit, Zwerchfellparese, Dysphagie, Dyspnoe und Hämato- oder Chylothorax [4, 7]. Nach Anamnese und klinischer Untersuchung folgt die Röntgendiagnostik.

Die Röntgenstandardaufnahmen a. p. und seitlich allein lassen häufig keine eindeutige Aussage über das betroffene Sternoklavikulargelenk zu. Sollte auf diesen Standardaufnahmen die Luxation erkennbar sein, so ist meist die Luxationsrichtung nicht eindeutig beurteilbar.

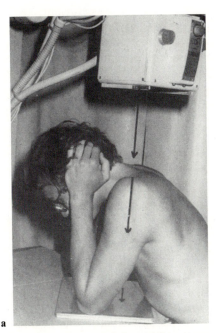
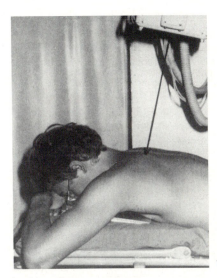

Abb. 2a, b. Darstellung des Sternoklavikulargelenkes. **a** Von kranial (Technik nach Hobbs [4]). **b** Mit Eineigung des Zentralstrahls 35–40° kranialwärts (Technik nach Kattan [4])

Die eingeschränkte Aussagekraft der Röntgenstandardaufnahmen a. p. und seitlich hängt mit der Überlagerung des Sternoklavikulargelenkes durch die Thoraxorgane und/oder die Wirbelsäule zusammen. Bei der Beurteilung der Luxationsrichtung helfen Spezialaufnahmen [4] in der Technik nach Hobbs und Kattan (Abb. 2) weiter, bei welchen das Sternoklavikulargelenk in wesentlich geringerem Ausmaß durch die Thoraxorgane und die Wirbelsäule überlagert ist.

Ist auch in diesen Aufnahmen das Sternoklavikulargelenk bzw. die Richtung der Luxation dieses Gelenkes nicht eindeutig beurteilbar, empfiehlt sich die konventionelle Tomographie. Diese hat den Vorteil, daß frische Luxationen des Sternoklavikulargelenkes von degenerativen und entzündlichen Gelenkveränderungen differenziert werden können.

Schnell und einfach lassen sich Subluxation und Luxation des Sternoklavikulargelenkes sowie die Luxationsrichtung durch die Computertomographie verifizieren.

Therapie

Die Therapie richtet sich v. a. nach dem Verletzungstyp.

Sternoklavikulargelenkverletzungen vom Typ I nach Allman werden in unserer Klinik konservativ behandelt, d. h. durch Applikation von Eis und Verabreichung von Analgetika. Eine Ruhigstellung zur Analgesie halten wir bei der einfachen Distorsion für nicht notwendig. Frühzeitiger Beginn mit krankengymnastischer Übungsbehandlung ist erforderlich.

Typ-II-Verletzungen nach Allman, welche schwer diagnostizierbar sind, werden in unserer Klinik wie Typ-I-Verletzungen konservativ behandelt, aber aus Gründen der Analgesie evtl. mit zusätzlicher, kurzfristiger Ruhigstellung (maximal 3–4 Tage) im Gilchrist-Verband. Die Therapie der kompletten Sternoklavikulargelenkluxation (Typ III nach Allman) richtet sich nach der Luxationsrichtung. Die am häufigsten vorkommende vordere Luxation, die gut reponierbar, jedoch schlecht retinierbar ist, sollte wegen der Reluxationstendenz operativ versorgt werden.

Die seltene hintere Luxation, die schwer reponierbar, jedoch gut retinierbar ist, kann bei gelungener Reposition konservativ behandelt werden, falls große Gefäße, Nerven, Pleura, Trachea, Ösophagus etc. unverletzt geblieben sind. Gelingt die Reposition der Luxatio retrosternalis nicht, wird operativ vorgegangen.

Bei der operativen Behandlung bestehen Schwierigkeiten in bezug auf die Wahl des geeigneten Operationsverfahrens und des Implantates, insbesondere deswegen, weil die meist geübte transartikuläre Zuggurtungsosteosynthese zu einer temporären Arthrodese des Sternoklavikulargelenkes führt – mit den bekannten Nachteilen der Schädigung der Gelenkflächen und den bis zum Tod reichenden Komplikationen der Verletzung von großen Gefäßen, Pleura etc.,

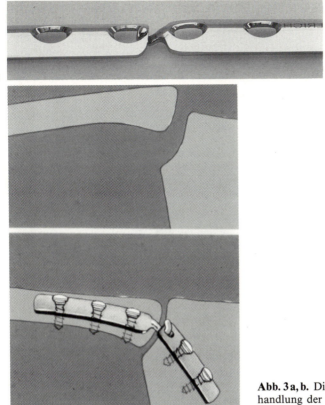

Abb. 3a, b. Die Gelenkplatte zur Behandlung der sternoklavikulären Luxation

sowie des Materialbruches und der Materialwanderung. Die transartikuläre Zuggurtungsosteosynthese wird daher in unserer Klinik zur Behandlung der Sternoklavikulargelenkluxation nicht angewandt.

Eine weitere Möglichkeit zur operativen Behandlung der Sternoklavikulargelenkluxation ist die Osteosynthese mit einer Überbrückungsplatte. Eine Sicherung des Gelenkes durch überbrückende starre Platten hat sich nicht bewährt, da sich diese, selbst bei zusätzlicher Gipsfixation des Armes, rasch lockern.

In dieser Situation hat sich in unserer Klinik ein spezielles Implantat bewährt. Dieses besteht aus 2 gelenkig miteinander verbundenen Drittelrohrplatten und vermeidet damit die Nachteile der starren Gelenküberbrückung (Abb. 3).

Die Vorteile dieser Methode liegen darin, daß

- keine Gelenkflächen durch das Implantat beschädigt werden,
- eine temporäre Gelenkfixation mit Kirschner-Drähten mit der möglichen Folge von Drahtbruch und Drahtwanderung vermieden wird,

- nur eine geringe Verletzungsgefahr von Strukturen im Mediastinalraum besteht,
- eine frühe funktionelle postoperative Behandlung bei ausreichendem Schutz der genähten Bänder des Sternoklavikulargelenkes möglich ist.

Der Nachteil dieser Methode ist, daß es bei sehr aktiven Patienten zum Bruch oder Ausklinken des Plattenhakens kommen kann.

Operationsvorbereitungen

Bis zum Operationstermin bekommt der Patient einen Desault-Verband angelegt. Der Eingriff bei frischer Luxation des Sternoklavikulargelenkes sollte innerhalb der 1. Woche nach einer Verletzung stattfinden.

Operationstechnik

- Hockeyschlägerförmiger Hautschnitt, 6 cm entlang dem Oberrand der proximalen Klavikula, von dort bogenförmig 4 cm auf die Mitte des Manubrium sterni ziehend [2].
- Inzision des Platysmas und der Fascia cervicalis in derselben Richtung.
- Eingehen auf das luxierte Gelenk. Identifikation des Discus articularis, des Lig. sternoclaviculare und des Lig. costoclaviculare.
- Anschlingen der zerrissenen Bänder mit je 2 resorbierbaren Nähten (Stärke 2−0).
- Vorbereiten der Standard-3-Loch-Drittelrohrplatte zur Aufnahme des Hakens der Gelenkplatte (hierzu wird das Plattenende mit dem isolierten Loch mit der Flachzange mit breitem Maul flachgedrückt und leicht bajonettförmig aufgebogen).
- Probeweises Einklinken des Hakens der Gelenkplatte.
- Nachbiegen des eingeklinkten Hakens zur Sicherung des Plattengelenkes mittels Flachzange mit spitzem Maul.
- Reposition des Gelenkes unter Interposition des Discus articularis oder seiner erhaltenen Anteile mit Hilfe eines Pfriems.
- Montage der Gelenkplatte (Hakenplatte klavikulär).
- Knoten der Nähte des Lig. sternoclaviculare und des Lig. costoclaviculare.
- Kontrolle der korrekten Plattenlage und der Spannung der Bandnähte durch zwanglose Bewegungen des Armes im Schultergelenk.
- Wundverschluß (Einlegen einer Redon-Drainage, Fasziennaht, Hautnaht).

Postoperative Behandlung

Noch im Operationssaal wird ein Gilchrist- oder Desault-Verband bzw. eine Desault-Weste angelegt.

Die Redon-Drainage wird in der Regel am 2. postoperativen Tag (abhängig von der Fördermenge) entfernt. Ab dem 3. bis 4. postoperativen Tag wird nach Rückgang der ersten Operationsschmerzen die krankengymnastische Übungsbehandlung des Schultergürtels begonnen.

Aus Gründen der Analgesie wird zu Zeiten der Bettruhe der betroffene Arm auf einem zusätzlichen Kopfkissen in 30°-Abduktion der Schulter gelagert. In den ersten 4 postoperativen Wochen ist die aktive und passive Abduktion und Elevation des Armes nur bis zur Horizontalen erlaubt. Ab der 5. postoperativen Woche wird der volle Bewegungsumfang angestrebt. Die Metallentfernung wird nach ca. 8–10 Wochen durchgeführt.

Ergebnisse

Wir überblicken vom 1. 6. 1982 bis zum 30. 6. 1991 in unserer Klinik 10 in oben beschriebener Weise operativ versorgte frische Luxationen des Sternoklavikulargelenkes. Es handelte sich um 9 prästernale Verrenkungen und 1 dorsale Luxation.

Das Durchschnittsalter der Patienten betrug 22 Jahre. An Komplikationen wurde außer einem Infekt, welcher nach Revision ausheilte, als Zufallsbefund bei der Röntgenkontrolle 8 Wochen postoperativ eine Implantatlockerung gefunden: Das Gelenk war nicht luxiert, der Bandapparat zwischenzeitlich fest. Bei der Nachkontrolle nach durchschnittlich 26 Monaten wurden die Ergebnisse in sehr gut, gut, befriedigend und schlecht eingeteilt. Hierbei entsprach „sehr gut" einer freien Funktion bei ideal reponiertem Gelenk und ästhetisch nicht störender Narbenbildung. Als „gut" wurden Bewegungseinschränkungen im Schultergelenk bis zu 20° ohne Schmerzen bezeichnet. Als „befriedigend" wurden Bewegungseinschränkungen im Schultergelenk bis 30° mit geringen Schmerzen oder deutliche, den Patienten subjektiv störende Hautnarben bezeichnet. Darüber hinausgehende Beschwerden und Funktionsbehinderungen wurden als „schlecht" eingestuft.

5 Ergebnisse konnten als „sehr gut" und 3 als „gut" bezeichnet werden. Je ein Resultat wurde mit „befriedigend" oder „schlecht" bewertet. In keinem Fall mußte jedoch ein instabiles Gelenk oder eine Reluxation in Kauf genommen werden.

Literatur

1. Allman F (1967) Fractures and ligamentous injuries of the clavicle and its articulation. J Bone Joint Surg [Am] 49:774
2. Blauth M, Südkamp NP, Haas N (1991) Verletzungen der Schlüsselbeingelenke. In: Hertel P (Hrsg) Breitner Chirurgische Operationslehre, Bd X, Traumatologie 3, 2. Aufl. Urban & Schwarzenberg, München Wien Baltimore, S 38
3. Ecke H (1982) Luxationen im sternoklavikularen Gelenk. Hefte Unfallheilk 160:211
4. Habernek H, Hertz H (1987) Zur Entstehung, Diagnostik und Behandlung der Sternoklavikulargelenksluxation. Akt Traumatol 17:23
5. Jäger M, Wirth C (1978) Kapselbandläsionen. Thieme, Stuttgart New York
6. Pfister U, Weller S (1982) Die Luxation im Sternoklavikulargelenk. Unfallchirurgie 8:81
7. Sons HU, Danneberg A, Jerosch J (1992) Zur Diagnostik und Therapie der Sternoklavikulargelenk-Luxation. Z Orthop 130:22
8. Wiedemann M, Braun W, Rüter A (1992) Leitfaden der Unfallchirurgie, 1. Aufl. Urban & Schwarzenberg, München Wien Baltimore

Die Wertigkeit der Sonographie bei Verletzungen des Schultereckgelenkes

M. Loew und H. Cotta

Eine zuverlässige Diagnostik ist auch bei der Sprengung des Schultereckgelenkes Voraussetzung für die Auswahl des geeigneten Behandlungskonzeptes und zum kritischen Vergleich der zum Teil kontrovers diskutierten Therapieverfahren. Die Klassifizierung der Verletzung sollte nach dem Ausmaß der Schädigung anatomischer Strukturen erfolgen, wobei neben dem eigentlichen Akromioklavikulargelenk (AC-Gelenk) der korakoklavikuläre Bandapparat und die paraartikuläre Muskulatur betroffen sein können. Die konventionelle Röntgendiagnostik ermöglicht jedoch nur eine Darstellung der Dislokation der knöchernen Komponenten des AC-Gelenkes in vertikaler Richtung und gibt damit lediglich einen indirekten Hinweis auf das Verletzungsausmaß. Diese vereinfachte zweidimensionale Betrachtungsweise wird dem komplexen Pathomechanismus der Verletzungen des Schultereckgelenkes nicht immer gerecht.

Pathologie

Bei Sprengung des Schultereckgelenkes kommt es zu einer Überdehnung oder Ruptur zunächst des akromioklavikulären, später des korakoklavikulären Bandapparates und u. U. zu einer Zerreißung der Muskelansätze am lateralen Klavikulaende und an der Spina scapulae. Sichtbares Zeichen einer „kompletten" Schultereckgelenksprengung ist das Hochtreten des lateralen Klavikulaendes mit tastbarer Stufe des AC-Gelenkes – in diesem Fall wird eine Ruptur des akromioklavikulären und des korakoklavikulären Bandapparates angenommen. Urist [6] konnte jedoch an Leichenmodellen nachweisen, daß zu einer kompletten Luxation des AC-Gelenkes eine Zerreißung des akromioklavikulären Bandapparates und der ansetzenden Muskelstrukturen, nicht aber eine zusätzliche Ruptur des korakoklavikulären Bandapparates notwendig ist. Bei einer isolierten Durchtrennung der korakoklavikulären Bänder kommt es nicht zu einer Dislokation des AC-Gelenkes.

Orthopädische Universitätsklinik Heidelberg, Schlierbacher Landstr. 200a,
W-6900 Heidelberg, Bundesrepublik Deutschland

Die gebräuchlichste Klassifikation der Verletzungsschwere nach Tossy et al. [5] und Allman [1] orientiert sich an den traumatisierten anatomischen Strukturen: Grad I bedeutet eine Überdehnung und Teilruptur, Grad II eine komplette Ruptur der akromioklavikulären Bänder, Grad III eine Ruptur sowohl des akromioklavikulären als auch des korakoklavikulären Bandapparates. Die Klassifikation nach Rockwood [4] berücksichtigt außerdem die Verletzung der Muskelansätze sowie die Luxationsrichtung bei den seltenen subakromialen und posterioren Luxationen des AC-Gelenkes.

Röntgendiagnostik

In der anteroposterioren Nativröntgenaufnahme lassen sich knöcherne Verletzungen, eine Erweiterung des Gelenkraumes und eine komplette Dislokation des AC-Gelenkes darstellen. Außerdem erlaubt die Bestimmung verschiedener Meßstrecken (Korakoid-Klavikula-Distanz, Akromion-Klavikula-Distanz, akromioklavikuläre Stufe) [2] einen direkten Hinweis auf das Verletzungsausmaß und die verletzten Strukturen. Ein verhältnismäßig hoher Anteil falschnegativer Meßwerte wird allerdings eingeräumt, die Abhängigkeit der gemessenen Distanzen von der Röhreneinstellung und auch von der Rotationsstellung des Armes ist offensichtlich.

Zur Klassifikation der Verletzungsschwere werden gehaltene Aufnahmen empfohlen, bei denen der Patient mit zurückgezogenen Schultern stehend die neutralrotierten, hängenden Arme mit 10 kg Gewicht belastet. Die anteroposteriore Darstellung der AC-Gelenke zeigt die Kranialisation des lateralen Klavikulaendes deutlich auf und gibt im Seitenvergleich Hinweise auf das Verletzungsausmaß.

Sonographie

Das Schultereckgelenk ist der sonographischen Diagnostik gut zugänglich. Durch seine oberflächliche Lage ist die direkte Darstellung des AC-Gelenkes einfach, zumindest die kranial gelegenen anatomischen Strukturen lassen sich gut einsehen. Bei einer Sprengung des AC-Gelenkes kommt es zu einer Dissoziation der Gelenkpartner mit Hochstand des lateralen Klavikulaendes. Durch Zug am Arm kann man die Höhe der Stufenbildung und die Distanzänderung gegenüber der manuell reponierten Klavikula ausmessen. Fenkl u. Gotzen [3] verwiesen auf die direkte Darstellbarkeit der korakoklavikulären Bänder.

Material und Methode

In der Orthopädischen Universitätsklinik Heidelberg wurde im Rahmen einer prospektiven Studie seit Juli 1990 bei 22 aufeinanderfolgend verunglückten Patienten mit dem klinischen Verdacht auf eine Schultereckgelenksprengung neben der röntgenologischen Nativdiagnostik und Belastungsaufnahmen eine sonographische Untersuchung in 2 Projektionsebenen durchgeführt. Die gleichen Projektionen wurden mit denen einer Kontrollgruppe von 41 Personen (21 männliche und 20 weibliche) mit klinisch intaktem AC-Gelenk ohne vorausgegangene Verletzungen verglichen.

Untersuchungstechnik

Die Untersuchung erfolgte regelmäßig in 2 Projektionen: der akromioklavikulären Projektion (AC-Projektion) und der korakoklavikulären Projektion (CC-Projektion).

Die AC-Projektion. Es wird ein 5 MHz-Linearschallkopf unter Zuhilfenahme eines Silikonpolsters verwendet, der in der Frontalebene über dem lateralen Klavikulaende und in dessen Verlängerung über dem AC-Gelenk und Akromion angelegt wird. Der Schallkopf wird dabei so eingestellt, daß das Akromion auf der Abbildung links und das laterale Klavikulaende rechts zur Darstellung kommt. Nach dieser Standardeinstellung wird der Schallkopf zur dynamischen Untersuchung parallel zur Frontalebene nach ventral und dorsal verschoben, um das AC-Gelenk in seiner anteroposterioren Ausdehnung darzustellen.

In dieser Projektion lassen sich das laterale Klavikulaende und die Gelenkverbindung mit dem Akromion darstellen. Die kraniale Kortikalis der artikulierenden Strukturen liegt normalerweise auf einer Linie oder geringfügig (ca. 1 mm) gegeneinander parallel verschoben. Die Gelenkspaltweite beträgt im Durchschnitt 2 mm, ist aber stark projektionsabhängig. Der kraniale Kapsel-Band-Apparat läßt sich in der Regel als ununterbrochene feine Linie darstellen (Abb. 1).

Die CC-Projektion. Der Schallkopf wird in der Sagitallebene möglichst exakt parallel zur Körperlängsachse und senkrecht zur Klavikulaachse etwa 1 Querfinger medial der Schulterpfanne auf dem oberen Thorax ventral anmodelliert, und er kommt so über der Verbindungslinie Klavikula-Processus coracoideus zu liegen. Der Schallkopf wird so eingestellt, daß die Klavikulakontur in der Abbildung links, das Korakoid am rechten Bildrand zur Darstellung kommt. Um die unterschiedlich dicke Weichteilkontur auszugleichen, wird der Schallkopf kaudal dem M. pectoralis so weit anmodelliert, daß in der Abbildung beide Knochenpunkte auf einer horizontalen Linie zu liegen kommen.

In dieser Projektion kommt am linken Bildrand die anteriore Begrenzung der Klavikula als halbrunde Kontur zur Darstellung. Rechts wird die Kortikalis des Korakoids als ovale echodichte Struktur konturgebend. Zwischen den beiden knöchernen Strukturen sind von kranial nach kaudal das subkutane Fettgewebe, die ventrale Muskelschicht (M. deltoideus/M. pectoralis) und in der

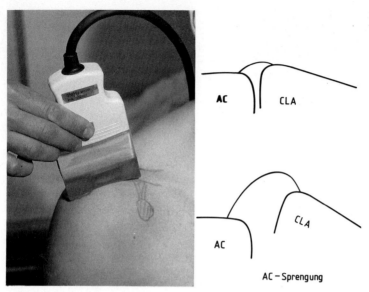

Abb. 1. Akromioklavikuläre Projektion. Der Schallkopf wird tangential über dem AC-Gelenk angelegt. *Links* konturgebend das Akromion (*AC*), *rechts* das laterale Klavikulaende (*CLA*). *Rechts unten* Befund bei AC-Sprengung mit Hochstand und Stufenbildung mit Erweiterung des Gelenkspaltes

Tiefe als echodichter Streifen der korakoakromiale Bandapparat darstellbar. Die korakoklavikuläre Distanz läßt sich ausmessen als der geringste Abstand zwischen den höchsten Punkten der jeweiligen Knochenkontur (Abb. 2).

Anhand einer Kontrollgruppe von 41 gesunden Probanden wurden die oben beschriebenen sonographischen Projektionen unabhängig von 2 Untersuchern auf ihre Reliabilität hin überprüft. Bei der AC-Projektion ergaben sich an der unverletzten Schulter zwischen den Untersuchern nur geringfügige Unterschiede. Es zeigte sich jedoch, daß die Gelenkspaltweite stark projektionsabhängig ist und die Messungen individuell um bis zu 2 mm variieren. Relevant waren diese Unterschiede bei einer Instabilität im AC-Gelenk. Die Distanz der akromioklavikulären Stufe variierte beim gleichen Untersucher um bis zu 4 mm je nach Kippung des Schallkopfes. Die CC-Projektion wird ebenfalls von der Schallkopfeinstellung beeinflußt. Die korakoklavikuläre Distanz ist abhängig von Konstitution und Geschlecht, sie beträgt bei Frauen bei korrekter Projektion im Durchschnitt 29 mm ($\pm$2) und bei Männern 32 mm ($\pm$2). Statistisch signifikante Unterschiede zwischen dominanter Seite und Gegenseite bestehen nicht.

Bei 22 aufeinanderfolgenden Patienten mit dem klinischen Verdacht auf eine Schultereckgelenksprengung wurden die röntgenologischen und sonographischen Befunde gegenübergestellt. Nur bei 9 Patienten konnten bisher die Ergebnisse mit dem Operationssitus verglichen werden, da im Rahmen einer prospektiven randomisierten Therapiestudie nur diese einer operativen Versorgung unterzogen wurden.

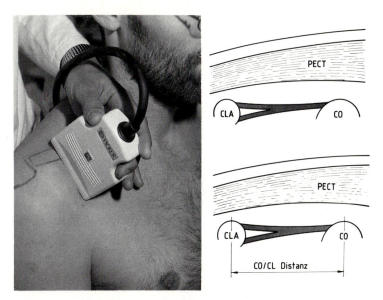

Abb. 2. Korakoklavikuläre Projektion. Der Schallkopf wird sagittal über Korakoid (*CO, rechts*) und Klavikula (*CLA, links*) angelegt, die auf einer horizontalen Linie abgebildet werden. Der Bandapparat (*dunkle Y-förmige Linie*) wird dargestellt. Die korakoklavikuläre Distanz läßt sich ausmessen (*PECT* M. pectoralis major)

Ergebnisse

Die röntgenologische Belastungsaufnahme führte zu folgenden Verdachtsdiagnosen nach der Tossy-Klassifikation:

Grad I: 0 Patienten
Grad II: 4 Patienten
Grad III: 18 Patienten

Die sonographische Einteilung orientierte sich an der Tossy-Klassifikation, wobei Grad I durch fehlende direkte Verletzungszeichen, Grad II durch eine Dissoziation des AC-Gelenkes mit Kapselhämatom und/oder Kapsel-Band-Unterbrechung, und Grad III durch eine Erweiterung der korakoklavikulären Distanz mit oder ohne Hämatom oder Konturunterbrechung charakterisiert war (Abb. 3). Die sonographischen Verdachtsdiagnosen verteilten sich wie folgt:

Grad I: 1 Patient
Grad II: 6 Patienten
Grad III: 15 Patienten

Bei 14 Patienten stimmten die röntgenologische und sonographische Diagnose einer kompletten AC-Sprengung Grad III überein, bei den 5 operierten

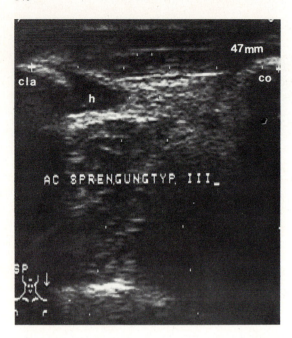

Abb. 3. AC-Sprengung Grad III. Korakoklavikuläre Projektion: Unterbrechung des Bandapparates. Hämatom (*h*), Erweiterung der korakoklavikulären Distanz auf 47 mm (normal 27–34 mm)

Patienten aus dieser Gruppe bestätigte sich die Diagnose auch intraoperativ. Die pathologischen sonographischen Merkmale in dieser Gruppe waren:

Dissoziation AC-Gelenk, Kapselhämatom:	14 Patienten
Konturunterbrechung AC-Kapsel/Band:	6 Patienten
Konturunterbrechung CC-Bandapparat/Hämatom:	10 Patienten
Erweiterung korakoklavikuläre Distanz:	14 Patienten

Lediglich bei 3 Patienten ergab die röntgenologische und sonographische Diagnostik übereinstimmend eine Verletzung vom Grad II. Sonographisch war dieser Verletzungsgrad charakterisiert durch eine Erweiterung des AC-Gelenkspaltes mit Stufenbildung und Hämatom (Abb. 4), aber ohne seitendifferente Erweiterung der korakoklavikulären Distanz über 3 mm. Eine operative Kontrolle erfolgte in dieser Gruppe nicht.

3 Patienten wurden röntgenologisch dem Grad III und sonographisch dem Grad II zugeordnet, in den beiden operativ revidierten Fällen bestätigte sich die sonographische Verdachtsdiagnose. In einem Fall bestand röntgenologisch eine Verletzung Grad II, sonographisch ein Grad III, auch hier erwies sich intraoperativ die sonographische Verdachtsdiagnose als richtig. In einem Fall schließlich war röntgenologisch der Verdacht auf eine komplette AC-Sprengung geäußert worden, sonographisch fanden sich jedoch keine direkten Verletzungszeichen bei seitengleicher korakoklavikulärer Distanz; eine operative Kontrolle des Verletzungsausmaßes war bei nach Abschwellung fehlender klinischer Symptomatik nicht indiziert.

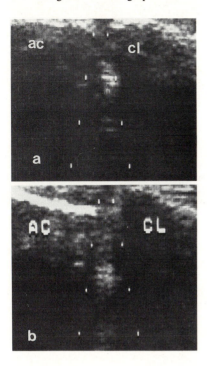

Abb. 4. AC-Sprengung Grad II. Akromioklavikuläre Projektion. *a* intaktes AC-Gelenk, *b* Hochstand, Stufenbildung und Gelenkspalterweiterung. Die CC-Projektion (nicht abgebildet) ergab keine Zeichen auf Ruptur des korakoklavikulären Bandapparates

Diskussion

Die klinische Untersuchung gibt bei der Verletzung des Schultereckgelenkes einen subjektiven Hinweis auf das Verletzungsausmaß, ist jedoch nicht objektiv reproduzierbar. Die Röntgendiagnostik beschränkt sich auf die zweidimensionale Darstellung der knöchernen Strukturen und unterliegt einer relativ hohen projektionsbedingten Meßfehlerbreite. Mit der Sonographie lassen sich hingegen die Weichteilstrukturen darstellen, die im Rahmen der Schultereckgelenksprengung in erster Linie betroffen sind. In der prospektiv angelegten Studie konnte in der Diagnostik der Schultereckgelenksprengung zwischen Sonographie und Röntgendiagnostik eine Übereinstimmung in 17 von 22 Fällen (77%) gefunden werden. 3 der 5 Fälle mit diagnostisch differierendem Verletzungsgrad wurden operativ kontrolliert, wobei in allen Fällen die sonographische Diagnose bestätigt wurde.

Die dargestellte sonographische Technik ist einfach in der Handhabung, nicht strahlenbelastend, preisgünstig und in hohem Maße reproduzierbar. Ihre Sensitivität in der Diagnostik von Schultereckgelenksprengungen ist so hoch, daß die röntgenologische Belastungsaufnahme verzichtbar erscheint. Die Röntgennativaufnahme ist jedoch zum Ausschluß knöcherner Begleitverletzungen unbedingt erforderlich.

Literatur

1. Allman FL Jr (1967) Fractures and ligamentous injuries of the clavicle and its articulation. J Bone Joint Surg [Am] 49:774
2. Dihlmann W (Hrsg) (1987) Gelenke − Wirbelverbindungen. In: Klinische Radiologie einschl. Computertomographie − Diagnose, Differentialdiagnose, 3. Aufl. Thieme, Stuttgart New York, S 252
3. Fenkl R, Gotzen L (1991) Sonographische Diagnostik bei AC-Gelenkverletzungen. Orthop 3:149
4. Rockwood CA Jr (1984) Subluxations and dislocations about the shoulder. In: Rockwood CA Jr, Green DP (eds) Fractures, part II. Lippincott, Philadelphia, p 722
5. Tossy JD, Mead NC, Sigmond HM (1963) Acromioclavicular separations: Useful and practical classification for treatment. Clin Orthop 28:111
6. Urist MR (1946) Complete dislocations of the acromioclavicular joint. The nature of the traumatic lesion and effective methods of the treatment with an analysis of 41 cases. J Bone Joint Surg 28:813

Sollte die Schultereckgelenksprengung Typ III operativ versorgt werden?

M. Hahn, K. Neumann, J. Richter und B. Stratmann

Einleitung und Fragestellung

12% aller Schulterverletzungen betreffen das Schultereckgelenk. Je nach Ausmaß der horizontalen und vertikalen Instabilität werden Distorsion, Subluxation und Luxation unterschieden [1, 8].

Die von Rockwood eingeführte Einteilung in 6 Schweregrade berücksichtigt darüber hinaus die Dislokationsrichtung des Schlüsselbeins [6].

Weitgehende Einigkeit besteht darin, daß Typ-I- und -II-Verletzungen konservativ behandelt werden, wohingegen die seltenen Verletzungen Typ IV-VI operativ zu versorgen sind [2, 5, 7].

Offen ist mehr denn je das richtige Behandlungskonzept bei Typ-III-Verletzungen [3, 4, 9, 10].

Die heute zur Anwendung kommenden konservativen und operativen Methoden spiegeln die derzeitige therapeutische Vielfalt wider.

Behandlungsziel sind Schmerzfreiheit und Wiederherstellung der vollen Funktion der betroffenen Schulter.

Ist dazu eine exakte anatomische Reposition unerläßlich? Sind Zahl und Größe der Komplikationen der operativen Verfahren so ausgeprägt, daß kein Patient mit Dislokation im AC-Gelenk mehr operativ behandelt werden sollte? Ist es möglich, die Patienten auszuwählen, die operativ behandelt werden müssen?

In einer retrospektiven Studie sollten diese Fragen geklärt werden.

Patienten und Ergebnisse

Im Beobachtungszeitraum vom 1.1.83 bis 31.12.88 wurden in unserer Klinik insgesamt 137 Patienten mit AC-Gelenksprengungen vom Typ III operiert. Dabei kam ausschließlich das korakoklavikuläre Banding mit resorbierbarem Nahtmaterial zur Anwendung (Abb. 1).

Chirurgische Universitätsklinik, Bergmannsheil, Gilsingstr. 14, W-4630 Bochum, Bundesrepublik Deutschland

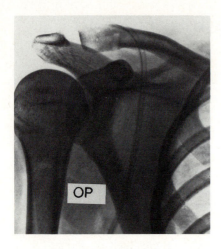

Abb. 1. ACG-Sprengung vom Typ III. Operative Versorgung mit PDS-Kordel (Banding-Operation). Transossäre Verankerung der Kordel in der lateralen Klavikula. Liegende Redon-Drainage

Es konnten 89 Patienten klinisch und röntgenologisch nachuntersucht werden.

Die Spätergebnisse wurden unter Berücksichtigung subjektiver und objektiver Kriterien nach dem Constant-Score bewertet.

In 85% der Fälle wurde ein objektiv gutes bis sehr gutes Ergebnis erzielt.

Dabei hatten knapp 50% (47,8%) der Patienten einen radiologisch feststellbaren Stellungsverlust im Akromioklavikulargelenk. Klinisch war bei nahezu allen Patienten eine mehr oder minder ausgeprägte Stufe verblieben.

Mehr als die Hälfte der Patienten (48 von 89) wies radiologisch feststellbare Verkalkungen in den Bandstrukturen am Schultereckgelenk auf (Abb. 2).

Im Vergleich zum Zeitraum 1976–1982, als noch transartikuläre Spickung und Bosworth-Schraube das Standardverfahren waren, kam es durch die Um-

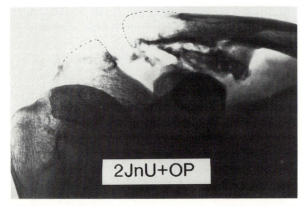

Abb. 2. Ausgeprägte Verkalkungen in den Bandstrukturen 2 Jahre nach operativer Versorgung der Typ-III-Verletzung des AC-Gelenkes. Dislokation im Gelenk mit Hochstand der lateralen Klavikula

Sollte die Schultereckgelenksprengung Typ III operativ versorgt werden? 145

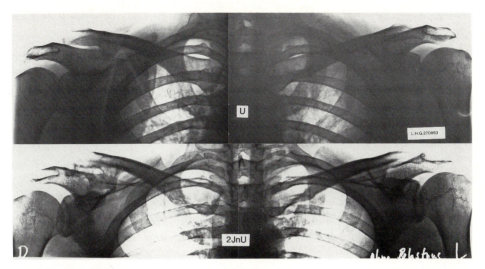

Abb. 3. Konservative Behandlung der Typ-III-Verletzung des AC-Gelenkes. Verbliebener Klavikulahochstand. Bandverkalkungen. Darstellung ohne Belastung

stellung des Operationsverfahrens auf resorbierbares Nahtmaterial zu einer deutlichen Reduktion postoperativer Komplikationen.

Im Beobachtungszeitraum 1983–1988 wurden insgesamt 32 Patienten konservativ behandelt. Von diesen konnten 24 Patienten nachuntersucht werden.

Alle Patienten wiesen eine deutlich sichtbare Stufenbildung auf. In über der Hälfte der Fälle waren Bandverkalkungen nachzuweisen (15/24) (Abb. 3).

Wiederum wiesen über 80% der Patienten ein gutes bis sehr gutes Resultat auf.

Mit Hilfe der isokinetischen Kraftmessung sollte geprüft werden, ob die vertikale Stufenbildung – einerseits als Stellungsverlust bei operativer Versorgung, andererseits als verbliebene Stufe bei konservativer Behandlung – mit einer objektivierbaren Funktionseinbuße korreliert.

Gemessen wurde mit dem Cybex-340-Gerät unter Einsatz des Zusatzinstrumentariums für die oberen Gliedmaßen (U. B. X. T.).

Registriert wurden die Kraftwerte für Abduktion und Adduktion, Extension und Flexion sowie Innen- und Außenrotation bei den Winkelgeschwindigkeiten 60 und 180 Grad/s.

Berechnet wurden maximales durchschnittliches Drehmoment, durchschnittliche Arbeit, durchschnittliche explosive Arbeit und durchschnittliche Leistung. Um die Patienten miteinander vergleichen zu können, wurden diese Werte in das prozentuale Verhältnis der betroffenen Seite zur gesunden Seite umgerechnet.

Etwas schwächer waren danach die Flexion, bei 180°/s die Adduktion und die Außenrotation. Insgesamt war bei 83,5% der operierten Patienten der Kraftverlust auf der betroffenen Seite geringer als 10%.

Der festgestellte Kraftverlust für Außenrotation betrug bei 48% der Patienten im Durchschnitt 20%.

Ein Zusammenhang mit der anatomischen Stellung im AC-Gelenk konnte nicht gefunden werden. Des weiteren konnte kein Zusammenhang mit vorhandenen oder nicht vorhandenen Verkalkungen festgestellt werden.

Zusammenfassung

Die hier dokumentierten Kraftwerte belegen, daß zur Wiederherstellung der Funktion der verletzten Schulter bei Schultergelenksprengungen offenbar eine anatomisch exakte Rekonstruktion nicht notwendig ist.

Bandverkalkungen im Bereich des Schultereckgelenkes sind der röntgenologische Beweis der stattgefundenen Bandverletzung, haben jedoch auf das Endergebnis keinen Einfluß.

Trotz der guten funktionellen Spätergebnisse beklagten 1/4 der Patienten Beschwerden bei vermehrter Belastung wie Überkopfarbeiten und Wurfdisziplinen im Sport. Außerdem klagten die Patienten über Schmerzen beim Lasttragen mit der betroffenen Schulter.

Bei Typ-III-Verletzungen sollte daher nur dann eine anatomische Reposition angestrebt werden, wenn es sich um junge Patienten, Überkopfarbeiter oder Hochleistungssportler handelt.

Die unbedingte Notwendigkeit zur operativen Versorgung bleibt für die Typ-IV-, -V- und -VI-Verletzungen reserviert.

Literatur

1. Allman FL (1967) Fractures and ligamentous injuries of the clavicle and its articulation. J Bone Joint Surg [Am] 49:774–784
2. Haas N, Blauth M (1989) Verletzungen des Acromio- und Sternoclaviculargelenkes – operative oder konservative Behandlung? Orthopäde 18:234–246
3. Heitemeyer U, Bömmer Th, Hierholzer G (1990) Die differenzierte operative Therapie der Schultereckgelenksprengung. Akt Chir 25:175–179
4. Larsen E, Bjerg-Nielsen A, Christensen P (1986) Conservative or surgical treatment of acromioclavicular dislocation. J Bone Joint Surg [Am] 68:552–555
5. Post M (1985) Current concepts in the diagnosis and management of acromioclavicular dislocations. Clin Orthop 200:234–247
6. Rockwood ChA, Green DP (1984) Fractures in adults. Lippincott, Philadelphia
7. Rockwood CA, Matsen III FA (1990) The shoulder. Saunders, Philadelphia
8. Tossy JD, Mead NC, Sigmond HM (1963) Acromioclavicular separations: Useful and practical classification for treatment. Clin Orthop 28:111–119
9. Weckbach A (1991) Ergebnisse nach operativer Behandlung von Akromioklavikulargelenkssprengungen. Akt Traumatol 21:204–208
10. Wojtys EM, Nelson G (1991) Conservative treatment of grade III acromioclavicular dislocations. Clin Orthop 268:112–119

Spätergebnisse nach konservativ behandelter Schultereckgelenksprengung

M. Loew, M. Schiltenwolf und D. Sadhegian

Die adäquate Therapie der Schultereckgelenksprengung ist nach wie vor umstritten. Die Behandlungsempfehlungen bei kompletter AC-Luxation (Grad Tossy III) variieren zwischen unbedingter Operationsindikation [5], redressierenden Verbandanordnungen und Eispackungen [1]. Andere Autoren favorisieren bei der kompletten AC-Sprengung die funktionelle Therapie, während für Verletzungen vom Grad Tossy II operative Maßnahmen empfohlen werden [4]. Über 70 beschriebene Operationsverfahren zeugen eindrucksvoll von der bestehenden therapeutischen Unsicherheit, zumal Nachuntersuchungen von bis zu 20% postoperativen Komplikationen [5] berichten. Demgegenüber konnte keine Studie die Überlegenheit der operativen Therapie gegenüber konservativen Verfahren beweisen.

Ziel der vorliegenden Studie war es, im Rahmen einer retrospektiven Nachuntersuchung mit Hilfe eines standardisierten Scores die Langzeitergebnisse nach konservativ behandelter Schultereckgelenksprengung quantitativ zu erfassen und damit evtl. eine Kontrollgruppe zum Vergleich mit den verschiedenen operativen Verfahren zu erhalten.

Material und Methode

Es wurden 86 Patienten erfaßt, die in den Jahren 1966–1985 in der Orthopädischen Universitätsklinik Heidelberg mit der Diagnose einer Schultereckgelenksprengung konservativ behandelt worden waren. 48 dieser Patienten konnten in die Studie einbezogen werden, 4 Personen waren zu einer Auskunft nicht bereit, 34 waren verstorben oder unbekannt verzogen. 34 Patienten konnten persönlich nachuntersucht werden, 14 Patienten beantworteten einen Fragebogen telefonisch. Das Geschlechtsverhältnis weiblich:männlich betrug 3:45. Das durchschnittliche Verletzungsalter betrug 33 Jahre (17–70 Jahre). Der Verletzung lag in den meisten Fällen ein Sport- oder Verkehrsunfall zugrunde. In jeweils 24 Fällen war der dominante bzw. nicht-dominante Arm betroffen.

Orthopädische Universitätsklinik Heidelberg, Schlierbacher Landstr. 200a,
W-6900 Heidelberg, Bundesrepublik Deutschland

Die retrospektive Auswertung der Röntgenaufnahmen vom Unfalltag ergab unter Berücksichtigung der gehaltenen Aufnahmen nach den Kriterien von Vogel et al. [7] bei den persönlich Nachuntersuchten 18mal eine Verletzung vom Grad II, 16mal vom Grad III der Klassifikation nach Tossy et al. [6], im Gesamtkollektiv betrug das Verhältnis 24 (II) : 24 (III). In 8 Fällen wurde dabei der Verletzungsgrad different zur Beurteilung des Erstuntersuchers bewertet. Das konservative Therapiekonzept war relativ inhomogen. 25 Patienten wurden zwischen 2 und 6 Wochen mit einem Desault-Verband ruhiggestellt, 13 Patienten mit einem Tape-Verband, 10 Patienten wurden ohne Retention nach kurzfristiger Ruhigstellung funktionell behandelt.

Die Nachuntersuchung erfolgte im Durchschnitt 12,5 Jahre (5 – 24 Jahre) nach dem Unfall. Die Untersuchung beinhaltete einen subjektiven Fragebogen, die klinisch-funktionelle Beurteilung nach einem standardisierten Score, die Röntgenpanoramaaufnahme des Schultergürtels in der Standardtechnik und die sonographische Untersuchung des Schultereckgelenkes.

Ergebnisse

Die subjektive Beurteilung der verletzten Schulter war im Gesamtkollektiv wie folgt verteilt:

sehr zufrieden	15 Patienten
zufrieden	18 Patienten
akzeptabel mit Einschränkung	7 Patienten
unzufrieden	8 Patienten

Differenziert nach dem Verletzungsgrad verteilt sich die Beurteilung folgendermaßen:

Tossy-II-Gruppe (n = 24):

sehr zufrieden	9 Patienten
zufrieden	7 Patienten
akzeptabel mit Einschränkung	4 Patienten
unzufrieden	4 Patienten

Tossy-III-Gruppe (n = 24):

sehr zufrieden	6 Patienten
zufrieden	11 Patienten
akzeptabel mit Einschränkung	3 Patienten
unzufrieden	4 Patienten

Als uneingeschränkt belastungs- bzw. sportfähig bezeichneten sich in der Gruppe II 16 von 24, in der Gruppe III 17 von 24 Patienten.

Scoreergebnisse

Die Bewertung erfolgte nach einer Modifikation des Schulterscores nach Neer [3], der zu der Nachuntersuchung von Humeruskopffrakturen entwickelt worden war. Die Modifikation berücksichtigt spezielle Probleme des AC-Gelenkes wie Instabilität, Kosmetik und spezifische Funktionstests. Insgesamt sind 90 Punkte zu erreichen, davon 35 in der Kategorie „Schmerz", 45 in der Kategorie „Funktion" und 10 für das kosmetische Ergebnis:

Modifizierter Schulterscore nach Neer:

1. Schmerz (35 Punkte):

nie Schmerzen	35
gelegentlich, bei starker Belastung	30
gering, bei Belastung verstärkt	25
bei geringer Belastung, erträglich	15
Nachtschmerz, starke Einschränkung	5
unerträgliche Ruheschmerzen	0

2. Funktion (45 Punkte):

Keine Schmerzen bei folgenden Bewegungen mit 5 kp Gewicht

Heben	2
Werfen	2
Drücken	2
Hämmern	2
über Kopf	2

Schmerzfreie Reichweite

Nackengriff	2
Schürzengriff	2
Mund	2
Hinterkopf	2
Gegenseitige Axilla	2

Funktionstest (falls negativ)

Impingementzeichen	2
schmerzhafter Bogen	2
schmerzhafte Elevation ab 130'	4
Instabilität (sonographisch)	
< 5 mm	4
< 10 mm	2

Aktive schmerzfreie Beweglichkeit (15 Punkte) identisch mit Neer-Score.

3. Kosmetische Befunde (falls negativ) (10 Punkte):

Narbenkeloid	0–4
Klavikulahochstand	0–4
Nekrose, Schwellung, Myositis	2

Die Scoreergebnisse wurden wie folgt bewertet:

82–90 Punkte:	sehr gut
73–81 Punkte:	gut
65–73 Punkte:	zufriedenstellend
unter 65 Punkte:	unbefriedigend

Die Scoreresultate verteilen sich im Gesamtkollektiv (n = 34) folgendermaßen:

82–90 Punkte (sehr gut):	13 Patienten
74–81 Punkte (gut):	6 Patienten
66–73 Punkte (zufriedenstellend):	7 Patienten
unter 66 Punkte (unbefriedigend):	8 Patienten

Der durchschnittliche Nachuntersuchungszeitpunkt lag in der Gruppe mit den sehr guten Ergebnissen 12,3 Jahre, bei den unbefriedigenden Ergebnissen 14 Jahre nach der Verletzung ohne Korrelation der beiden Parameter.

Differenziert nach dem Verletzungsgrad verteilt sich die Beurteilung des klinischen Score wie folgt:

Tossy-II-Gruppe (n = 18)

82–90 Punkte (sehr gut):	9 Patienten
74–81 Punkte (gut):	2 Patienten
66–73 Punkte (zufriedenstellend):	3 Patienten
unter 66 Punkte (unbefriedigend):	4 Patienten

In der Kategorie „Schmerz" wurden durchschnittlich 30/35 Punkte, in der Kategorie „Funktion" 36/45 Punkte erreicht.

Tossy-III-Gruppe (n = 16):

82–90 Punkte (sehr gut):	4 Patienten
74–81 Punkte (gut):	4 Patienten
66–73 Punkte (zufriedenstellend):	4 Patienten
unter 66 Punkte (unbefriedigend):	4 Patienten

In der Kategorie „Schmerz" wurden durchschnittlich 29 von 35 Punkten, in der Kategorie „Funktion" 33 von 45 Punkten erreicht.

Röntgenologische und sonographische Befunde

Röntgenologische Verkalkungen oder Ossifikationen des korakoklavikulären Bandapparates (Abb. 1) fanden sich in der Tossy-II-Gruppe bei 5 von 18 Personen, in der Tossy-III-Gruppe bei 6 von 16 Personen. Eine seitendifferente Arthrose des AC-Gelenkes (osteolytisch/osteophytär) (Abb. 2) wurde in Gruppe II bei 11 von 18, in der Gruppe III bei 8 von 16 Personen beobachtet. Durch osteophytäre Anbauten kam es dabei in den meisten Fällen zu einer „In-situ"Stabilisierung des AC-Gelenkes mit persistierender klinischer und röntgenologischer Stufenbildung (Abb. 3). Die durchschnittliche korakoklavikuläre

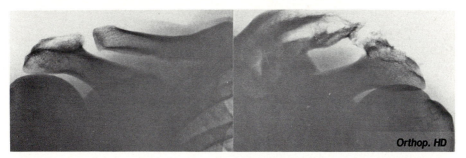

Abb. 1. Ausgeprägte Ossifikation des akromioklavikulären und des korakoklavikulären Bandapparates 16 Jahre nach Schultereckgelenksprengung Grad III. Der Patient (männlich, 38 Jahre) ist klinisch weitgehend beschwerdefrei

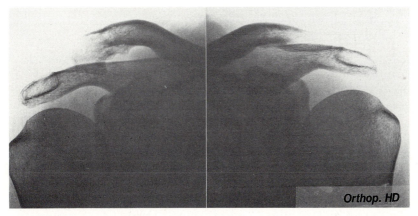

Abb. 2. Seitendifferente Arthrose des AC-Gelenkes 14 Jahre nach Tossy-III-Verletzung. Klinisch geringe Beschwerden

Distanz war sonographisch im Seitenvergleich auf der verletzten Seite in der Gruppe II um 35 mm (röntgenologisch 41 mm), in der Gruppe III um 105 mm (röntgenologisch 145 mm) erweitert.

Diskussion

Bei 48 Nachuntersuchten ist die Fallzahl für eine exakte statistische Auswertung der Ergebnisse zu gering. Es können lediglich statistische Trends angedeutet werden. Die Untersuchung zeigte, daß bei einem mittleren Follow-up von 12,5 Jahren 70% (33 von 48 Personen) der nach Schultereckgelenksprengung konservativ Behandelten subjektiv gute und sehr gute Ergebnisse aufwiesen, 17% (8 von 48 Personen) der Ergebnisse waren unbefriedigend. Dabei bestan-

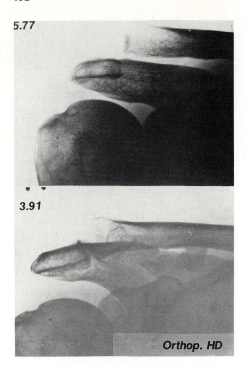

Abb. 3. Seitendifferente Arthrose des AC-Gelenkes 14 Jahre nach Tossy-III-Verletzung. Spontane „In-situ-Stabilisierung" mit klinisch persistierender Stufenbildung

den keine signifikanten Unterschiede zwischen den Gruppen mit den Verletzungsgraden Tossy II und Tossy III. Allerdings konnte bei der retrospektiven Auswertung der Röntgenbilder eine eindeutige Einordnung des Verletzungsgrades nicht immer erfolgen, in 8 Fällen unterschied sich der diagnostizierte Schweregrad von dem des Erstuntersuchers. Diese Tatsache unterstreicht die Bedeutung einer exakten, morphologisch orientierten Primärdiagnostik, zu der die Sonographie einen entscheidenden Beitrag leisten kann [2]. In der klinisch-funktionellen Beurteilung mit Hilfe des modifizierten Schulterscore nach Neer waren 56% (19 von 34) der Ergebnisse gut und sehr gut, 24% (8 von 34) unbefriedigend. Allerdings bestand bei einer Person mit schlechtem Resultat eine inkomplette Plexusparese auf der verletzten Seite, bei einer zweiten war es zu einer Zweitverletzung der betroffenen Schulter gekommen. Die nach dem Score etwas schlechteren Werte der Tossy-III- gegenüber den Tossy-II-Verletzten läßt sich z. T. durch den Umstand erklären, daß durch den persistierenden Klavikulahochstand insgesamt 8 Scorepunkte Differenz entstehen konnten. Berücksichtigt man nur die Parameter Schmerz und Funktion, ergaben sich wiederum zwischen beiden Gruppen keine Bewertungsunterschiede. Röntgenologisch war auffällig, daß unabhängig vom Verletzungsgrad eine ausgeprägte Tendenz zu Ossifikationen des korakoklavikulären Bandapparates besteht. Die Häufigkeit einer seitendifferenten Arthrose des Akromioklavikulargelenkes war nach Verletzungen vom Grad-II- häufiger als nach Grad-III-Verletzungen. Eine Abhängigkeit des klinischen und röntgenologischen Ergebnisses vom Nachuntersuchungszeitraum ließ sich nicht erkennen, eine offensichtlich fortschreitende Verschlechterung der Befunde bestand nicht.

Die relativ günstigen Langzeitergebnisse nach konservativer Behandlung der Schultereckgelenksprengung stellen bei vergleichbaren Ergebnissen [5] und einer operativen Komplikationsrate von 20% die Indikation zur operativen Versorgung in Frage.

Literatur

1. Kleschpis W, Reschauer R (1991) Funktionelle Therapie der acromioclavicularen Luxation Tossy II und III. Orthop Mitt 21/3:149
2. Loew M, Schiltenwolf M, Bernd L (1992) Sonographische Diagnostik bei Verletzungen des Schultereckgelenkes. Z Orthop (im Druck)
3. Neer CS (1970) Displaced proximal humerus fractures. J Bone Joint Surg [Am] 52:1077–1089
4. Schwarz N, Leixnering M (1986) Spätresultate nicht reponierte acromioclaviculärer Zerreissungen Tossy III. Unfallchirurg 89:248–252
5. Thelen E, Rehn J (1976) Akromioklavikularsprengungen – Ergebnisse nach operativer und konservativer Versorgung in 162 Fällen. Unfallheilkunde 79:417–422
6. Tossy JD, Newton CM, Harley MS (1963) Acromioclavicular separations: Useful and practical classification for treatment. Clin Orthop Relat Res 28:111–119
7. Vogel H, Thomae J, Jungbluth KH (1980) Nativdiagnostik der Schultereckgelenksprengung. Röntgenblätter 33:564–570

Zur Behandlung der akromioklavikulären Luxation

H. Henger, B. Rudtke und F. Struck

Für die operative Versorgung der akromioklavikulären Luxation Tossy III werden über 60 verschiedene Methoden angegeben. Allgemein wird die operative Behandlung dieser Luxation bis zum 50. Lebensjahr durchgeführt und auch noch jenseits des 50. Lebensjahres empfohlen, wenn es sich um sportlich aktive oder körperlich schwer arbeitende Patienten handelt.

Die Vertreter einer nicht-operativen Behandlung sind weitgehend auf ein funktionelles Vorgehen ausgewichen, das eine gewisse Fehlstellung in Kauf nimmt und nach kurzer Ruhigstellung (für 3–6 Tage) mit Bewegungsübungen beginnt.

In dem Untersuchungszeitraum von 1970–1991 wurden 81 Patienten in unserer Einrichtung operativ behandelt. Bei den Unfallursachen hat in unserem Krankengut der Verkehrsunfall die überragende Bedeutung. Zu beachten ist die große Häufigkeit der Beteiligung des Fahrradsturzes. Im Gesamtkrankengut waren 71 Männer und 10 Frauen betroffen. Das Durchschnittsalter betrug 34,2 Jahre.

In dem angegebenen Untersuchungszeitraum wurde anfänglich 10mal die akromioklavikuläre Luxation Tossy III nach Bosworth [3] versorgt. 8 Patienten wurden mit der Faszienplastik nach Brandt behandelt. Wegen der beobachteten Komplikationen, wie Schraubenbruch, Schraubenabriß und der Schwierigkeiten bei der Faszienplastik, die Luxation zu beseitigen, führen wir deshalb seit 1985 die operative Behandlung der akromioklavikulären Luxation mit der Zuggurtung und Bandnaht durch.

Von den 81 behandelten Patienten wurden von uns 74 nachuntersucht. Es wurde eine Zusammenstellung nach dem röntgenologischen, dem funktionellen und dem Gesamtergebnis durchgeführt, wobei zu berücksichtigen ist, daß die Anzahl der operierten Patienten nach Bosworth [3] und nach der Methode nach Brandt relativ gering ist.

Der Vergleich nach dem röntgenologischen Ergebnis ergab bei 62 Patienten ein gutes Repositionsergebnis, bei 8 Patienten bestand eine Subluxation und bei 4 Patienten eine Luxation. Osteoarthrosen bestanden bei insgesamt 30 Patienten, Bandverkalkungen fanden sich bei 28 Patienten.

Unfallchirurgische Abt., Chirurgische Klinik „Ernst von Bergmann", Charlottenstr. 72, O-1562 Potsdam, Bundesrepublik Deutschland

Bei der funktionellen Nachuntersuchung in unserem Krankengut wurde die Beweglichkeit der Schulter in horizontaler, vertikaler und sagittaler Ebene, die grobe Kraft im Seitenvergleich und der Abstand vom Daumen zum 7. Halswirbel nach Bewegung des Armes und der Hand von kaudal und kranial geprüft. Die Einteilung der Ergebnisse erfolgte nach Bargren et al. [1] in „sehr gut", „gut", „befriedigend" und „schlecht". 42mal verzeichneten wir ein sehr gutes, 19mal ein gutes, 11mal ein befriedigendes und bei 2 Patienten ein schlechtes Resultat.

Die Beurteilung der Gesamtergebnisse wurde nach Berson et al. [2] in die Kategorien „sehr gut", „gut", „unbefriedigend" und „schlecht" eingeteilt. Entscheidend für die Beurteilung ist das funktionelle Ergebnis und die bestehenden Restbeschwerden sowie die röntgenologische Einschätzung.

Bei 25 Patienten fiel das Gesamtergebnis „sehr gut" und 37mal „gut" aus. Im Gesamtergebnis „gut" ist auch der relativ hohe Anteil der röntgenologischen Veränderungen im Akromioklavikulargelenk und Bandapparat enthalten. Aufgrund von starken Restbeschwerden erfolgte in unserem Krankengut die Einstufung bei 10 Patienten mit „unbefriedigend" und bei 2 Patienten mit „schlecht". Diese 12 Patienten lagen mit einem Durchschnittsalter von 45 Jahren deutlich über dem aller Probanden. Zu etwa 82% wurde ein „sehr gutes" bzw. ein „gutes" Resultat erreicht. In dem Bereichtszeitraum wurden in unserem Krankengut folgende Komplikationen beobachtet: 6mal Materialbruch, einmal kam es zu einem vollständigen Ausriß des Osteosynthesematerials und 3mal bestand eine Infektion im Wundbereich.

Zusammenfassend möchten wir folgendes feststellen: Die operative Versorgung der akromioklavikulären Luxation Tossy III durch eine Zuggurtung und Bandnaht kann empfohlen werden.

Röntgenologisch nachgewiesene Veränderungen wie Osteoarthrosen und Subluxationen im Akromioklavikulargelenk hatten keinen negativen Einfluß auf die Beweglichkeit des Armes.

Die physiotherapeutische Nachbehandlung nach 3wöchiger Ruhigstellung auf einer Oberarmabduktionsschiene und die Materialentfernung 6 Wochen nach durchgeführter Operation zur Vermeidung von Materialbrüchen sollen im Therapiekonzept berücksichtigt werden.

Literatur

1. Bargren JH, Erlanger S, Dick HM (1978) Biomechanics and comparison of two operative methods of treatment of complete acromioclavicular separations. Clin Orthop Relat Res 130:267–272
2. Berson BL, Gilbert MS, Green S (1978) Acromioclavicular dislocations. Clin Orthop Relat Res 135:157–164
3. Bosworth BM (1941) Acromioclavicular separation. Surg Gynecol Obstet 73:866–871

Die operative Rekonstruktion der AC-Gelenkluxation

M. Pfahler, A. Krödel und H. J. Refior

Einleitung

In der Literatur [9] finden sich über 150 Behandlungsmöglichkeiten der Schultereckgelenksprengung. Wenn auch die Diskussion bezüglich eines operativen und konservativen Vorgehens bei der AC-Gelenkluxation im Vordergrund steht [2–5, 12], so ist es das Ziel der vorliegenden Arbeit, die operativ versorgten Schultereckgelenksprengungen seit Bestehen der Orthopädischen Klinik im Klinikum Großhadern nachzuuntersuchen und die Ergebnisse im allgemeinen und in Abhängigkeit von 3 unterschiedlichen Operationsverfahren zu präsentieren.

Material und Methode

Seit Eröffnung der Orthopädischen Klinik im Klinikum Großhadern im August 1980 – Juli 1991 wurden insgesamt 65 Patienten mit einem Durchschnittsalter von 38 Jahren an einer AC-Gelenkluxation operiert. Es handelte sich um 54 Männer (Durchschnittsalter 39 Jahre) und 11 Frauen (Durchschnittsalter 35 Jahre).

Die Einteilung der Verletzungen erfolgte nach dem Schema von Tossy et al. [13]. Insgesamt wurden 17 Tossy-II- und 48 Tossy-III-Verletzungen operativ versorgt.

Der Nachuntersuchungszeitraum betrug im Durchschnitt 5,3 Jahre nach Operation; er erstreckte sich zwischen 8 und 136 Monaten (Tabelle 1).

Es kamen 3 operative Verfahren zur Anwendung:
1. Zuggurtung
2. Modifizierte Technik nach Bosworth: Im Gegensatz zur Originalarbeit [1] werden in einer offenen Operation die rupturierten Bänder genäht. Neben

---

Orthopädische Klinik, Klinikum Großhadern, Ludwig-Maximilians-Universität, Marchioninistr. 15, W-8000 München 70, Bundesrepublik Deutschland

Tabelle 1. Nachuntersuchungsdaten

65 Patienten (Durchschnittsalter 38 Jahre)			
Patienten	54 Männer (39 Jahre)		11 Frauen (35 Jahre)
Verletzungen	17 Tossy II	35 rechts	62 frisch
	48 Tossy III	30 links	3 veraltet
44 Nachuntersuchungen			Im Durchschnitt 5,3 Jahre nach Operation (8 – 135 Monate)

einer korakoklavikulären Stellschraube wird das AC-Gelenk zusätzlich durch einen transartikulär eingebrachten Kirschner-Draht fixiert.

3. Die PDS-Methode: Nach Rekonstruktion der verletzten Bandstrukturen wird das AC-Gelenk mit einem um Korakoid und Klavikula geführten PDS-Band (10 mm) bei temporärer transartikulärer Kirschner-Drahtfixation mit Gewinde stabilisiert. Vergleichbare Techniken mit resorbierbarem Fixationsmaterial sind bereits publiziert worden [6 – 8, 10, 11].

Ergebnisse

Von den 65 operativ versorgten Schultereckgelenkluxationen konnten 44 nachuntersucht und 12 mittels Fragebogen erfaßt werden. Dies entspricht einer Nachuntersuchungsrate von 86%. Neben der subjektiven Einschätzung des Operationsergebnisses wurden der objektive klinische Befund und gehaltene Röntgenaufnahmen in der sog. Panoramatechnik dokumentiert.

Als Bewertungsmaßstab und Vergleichsindikator diente der von Taft et al. [12] angegebene Score, der durch ein Punktesystem die subjektive Bewertung des Patienten, den objektiven Untersuchungsbefund und das Röntgenergebnis in die Bewertung einbezieht. Es entsteht damit eine Graduierung von 3 bis bestenfalls maximal 12 Punkte. Neben der Erfassung eines Gesamtergebnisses haben wir die Patienten entsprechend ihrer Operationsverfahren in 3 Gruppen eingeteilt und nach dem Taft-Score miteinander verglichen.

Die Zuggurtungsgruppe bestand aus 13 Patienten – 8 Männern und 5 Frauen. Die durchschnittliche Nachuntersuchungszeit betrug 78 Monate. Es handelte sich um 11 Tossy-II- und 2 Tossy-III-Verletzungen.

Die Bosworth-Gruppe bestand aus 21 Männern und nur Tossy-III-Verletzungen. Die durchschnittliche Nachuntersuchungszeit betrug 91 Monate.

Die PDS-Gruppe bestand aus 27 Patienten – 21 Männer und 6 Frauen. Die durchschnittliche Nachuntersuchungszeit betrug 39 Monate. Es wurden 5 Tossy-II- und 22 Tossy-III-Verletzungen behandelt.

Gesamtkollektiv

47% aller Patienten beurteilten das Operationsergebnis als sehr gut bis gut, 38% betrachteten es als zufriedenstellend und 5% als schlecht. 43% der Patienten waren schmerzfrei, während 48% diskret belastungsabhängige Schmerzen oder eine Wetterfühligkeit angaben. Bei 9% aller Patienten bestanden Alltagsschmerzen; keiner hatte Ruheschmerzen.

Bei der klinischen Untersuchung zeigte sich in knapp 90% der Fälle eine vollkommene Wiederherstellung von Funktion und Kraft. Etwas über 10% der Fälle hatte nur einen geringen Funktions- und Kraftverlust gegenüber der Vergleichsseite.

Röntgenologisch war das Gesamtergebnis in knapp 60% der Fälle unauffällig. In 11% ließ sich eine Subluxation und in 32% eine ACG-Arthrose nachweisen. Eine Reluxation konnte nicht objektiviert werden. Auffallend hoch war die Quote der Bandverkalkungen von 59%.

Der Gesamtscore betrug im Durchschnittswert 9,8 nach Taft [1].

Vergleich der Operationsverfahren

Im Vergleich des subjektiven Ergebnisses der 3 Operationsverfahren zeigt sich, daß die PDS-Gruppe mit knapp 80% bei guter bis sehr guter Bewertung deutlich besser abschneidet als die Bosworth-Gruppe mit 47% und die Zuggurtungsgruppe mit 20% (Tabelle 2).

Ein ähnliches Bild ergibt sich im Vergleich der Beschwerdesymptomatik. Etwa 2/3 der Patienten in der PDS-Gruppe gegenüber nur jeweils etwa 1/5 in den beiden anderen Gruppen waren zum Untersuchungszeitpunkt vollkommen beschwerdefrei (Tabelle 3).

Im klinischen Ergebnis zeigten sich nur geringe Unterschiede; es bestand jedoch bei der Bosworth-Gruppe und in der Zuggurtungsgruppe ein geringes, aber meßbares Funktionsdefizit, das sich in der PDS-Gruppe in keinem der Fälle nachweisen ließ.

Tabelle 2. Subjektive Einschätzung beim Vergleich der 3 Operationsmethoden

	PDS (%)	Bosworth (%)	Zuggurtung (%)
Sehr gut bis gut	78	47	20
Zufriedenstellend	17	41	80
Schlecht	5	12	0

Tabelle 3. Schmerzbewertung beim Vergleich der 3 Operationsmethoden

	PDS (%)	Bosworth (%)	Zuggurtung (%)
Schmerzfrei	67	23	20
Belastungsabhängig	33	59	70
Im Alltag	–	18	10
Ruheschmerz	–	–	–

Tabelle 4. Röntgenergebnis des Gesamtkollektivs

	PDS (%)	Bosworth (%)	Zuggurtung (%)
Unauffällig	65	70	43
Subluxation	18	–	14
Luxation	–	–	–
Arthrose	17	30	43
Bandverkalkung	41	77	57

Das röntgenologisch beste Ergebnis erzielte die Bosworth-Gruppe mit einem in 70% unauffälligen Röntgenbefund; dies lag in der PDS-Gruppe bei 65% und in der Zuggurtungsgruppe bei 43% vor. Die Arthrosehäufigkeit war in der PDS-Gruppe mit 17% am geringsten, in der Zuggurtungsgruppe mit 43% am häufigsten (Tabelle 4).

In der Gesamtbewertung erreichte die PDS-Gruppe mit einem Durchschnittswert von 10,9 nach dem Taft-Score das beste Ergebnis. Die Zuggurtungsgruppe mit 9,9 und die Bosworth-Gruppe mit 8,7 lagen deutlich unter diesem Resultat.

Zusammenfassung

Die operativ versorgten Schultereckgelenkluxationen, die in unserer Klinik in über 10 Jahren durchgeführt worden waren, weisen ein sehr gutes Gesamtergebnis auf. Dies spiegelt sich in einem Durchschnittswert von 9,8 nach dem Taft-Score wider.

Im Vergleich von 3 unterschiedlichen Operationstechniken erzielte die sog. PDS-Technik das beste Ergebnis, gefolgt von der klassischen Zuggurtung und einer modifizierten Bosworth-Methode.

Wir haben die zuletzt genannten Operationsverfahren zugunsten unserer PDS-Technik verlassen, da sich durch diese Methode und in unseren Untersuchungen herausgestellt hat, daß sich dadurch in der Regel ein zuverlässig sehr gutes Operationsergebnis bei wiederhergestellter anatomischer Situation und wiedergewonnener Funktion und Belastbarkeit erzielen läßt.

Literatur

1. Bosworth BM (1941) Acromioclavicular separation. New method of repair. Surg Gynecol Obstet 73:866–871
2. Haas N, Blauth M (1989) Verletzungen des Acromioclaviculargelenkes – operative oder konservative Behandlung? Orthopäde 18:234–246
3. Hack U, Bibow K (1988) Die Akromioklavikularluxation – konservative oder operative Therapie. Zentralbl Chir 113:899–910

4. Jacobs B, Wade PA (1966) Acromioclavicular joint injury: an end-result study. J Bone Joint Surg [Am] 48/3:475–486
5. Larsen, E, Bjerg-Nielsen A, Christensen P (1986) Conservative or surgical treatment of acromioclavicular dislocation: a prospective controlled, randomized study. J Bone Joint Surg [Am] 68/4: 552–555
6. MOschinskit D, Linke R, Drühe V (1987) Operative Behandlung der frischen Schultereckgelenksprengung mit resorbierbarem Nahtmaterial. Aktuel Chir 22:183–186
7. Osterwalder A, Huben R v (1987) Die Verwendung von resorbierbarem Fixationsmaterial (PDS-Kordeln) am Schultergelenk. Helv Chir Acta 54:431–434
8. Riedl J, Genelin A (1991) Behandlung der AC-Luxation mit einem Bohrdraht u. PDS-Kordel. Unfallchirurgie 17:140–145
9. Rockwood ChA, Matsen FA (eds) (1990) The shoulder, vol 1. Saunders, Philadelphia
10. Rustemeier M, Kulenkampff HA (1990) Die operative Behandlung der Akromioklavikulargelenk-Sprengungen mit einer resorbierbaren PDS-Kordel. Unfallchirurgie 16:70–74
11. Sangmeister M, Pohl C, Götzen L (1987) Die operative Therapie von Schultereckgelenksprengung mit resorbierbarem Fixationsmaterial. Hefte Unfallheilkd 189:1160–1163
12. Taft TN, Wilson FC, Oglesby JW (1987) Dislocation of the acromioclavicular joint: an end-result study. J Bone Joint Surg [Am] 69/7:1045–1051
13. Tossy TN, Newton CM, Harley MS (1963) Acromioclavicular separations: useful and practical classification for treatment. Clin Orthop 28:111–119
14. Weaver JK, Dunn HK (1972) Treatment of acromioclavicular injuries, especially complete acromioclavicular separation. J Bone Joint Surg [Am] 54/6:1187–1197

Die Aalener Rüsselplatte – ein Erfahrungsbericht über 5 Jahre

Th. Moehrke, F. Hahn und M. Mittag-Bonsch

Die einwandfreie Funktion des Akromioklavikulargelenkes (AC-Gelenk) ist für die freie und kraftvolle Beweglichkeit und damit Funktion des Armes von großer Wichtigkeit. Es ist deshalb erforderlich, nach einer Verletzung im Bereich des AC-Gelenkes eine vollständige, funktionelle Wiederherstellung zu erreichen. Aufgrund der besonderen Situation am Schultergürtel muß jedoch ein Kompromiß zwischen der anatomischen und funktionellen Wiederherstellung des AC-Gelenkes und den dadurch entstehenden Schäden am restlichen Schultergelenk getroffen werden.

Diagnostik

Zur Diagnosestellung werden an unserer Klinik neben der körperlichen Untersuchung routinemäßig belastete Röntgenaufnahmen (10 kg) beider Schultern a. p. angefertigt. Zur Beschreibung der Verletzungsfolgen wird die Einteilung nach Tossy herangezogen.

Behandlung

Man kann die Behandlungsmethoden grundsätzlich folgendermaßen einteilen:
1. *Konservative Behandlung* (z. B. Desault-Verband, Velpeau-Verband, straffe Pflaster- bzw. Gipsverbände, Rucksackverband). Diese Methoden haben ihre Hauptindikation bei einer AC-Sprengung Grad Tossy I und II, bzw. falls sich eine operative Therapie aus anderen Gründen verbietet (Begleiterkrankungen, Alter, Ablehnung durch den Patienten).
2. *Operative Methoden* (Hauptindikation Tossy III). Es sind bisher über 100 Methoden und Varianten beschrieben worden, eine AC-Sprengung operativ

---

Abt. für Unfall- und Wiederherstellungschirurgie, Kreiskrankenhaus, Im Kälblesrain 1, W-7080 Aalen, Bundesrepublik Deutschland zu versorgen. Dies allein sagt schon aus, daß es die ideale Methode bisher nicht gibt.

Ziel der Operation ist es immer, eine sichere Retraktion der lateralen Klavikula zu erreichen.

Einteilungsmöglichkeiten der operativen Verfahren:

1. *Transartikuläre* Verfahren (z. B. Zuggurtung),
2. *Extraartikuläre* Verfahren (z. B. Hakenplatte nach Balser, Bosworthschraube),
3. *Kombinationsverfahren.*

Oder:

a) *Statische Systeme* (z. B. Zuggurtung, Bosworthschraube). Sie ermöglichen zwar eine mehr oder weniger sichere Retraktion der Klavikula, schränken jedoch die Beweglichkeit im Schultergelenk meist drastisch ein bzw. erfordern postoperativ sogar eine längerfristige Ruhigstellung des Armes.

b) *Dynamische Rückhaltesysteme* (z. B. Rahmanzadeh-Platte, Balser-Platte). Ihr großer Vorteil besteht in der Vermeidung einer langen Ruhigstellung. Die Gefahr einer Funktionseinschränkung im Schultergelenk kann somit minimiert werden.

Den bisher verwendeten Implantaten ist dabei zum einen eine Rechts-/Linksasymmetrie mit exzentrischem Drehpunkt (Balser-Platte, Wolter-Platte) anzu-

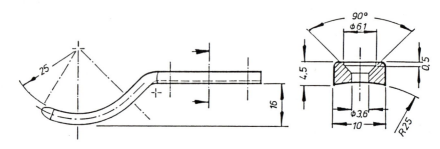

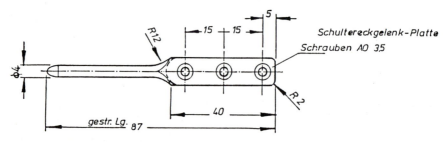

Abb. 1. Die Aalener Rüsselplatte (Fa. Ulrich, 7900 Ulm/Donau)

lasten, zum anderen erfordern sie eine anspruchsvolle Operationstechnik (Rahmanzadeh-Platte). Teilweise scheinen sie auch den auftretenden Belastungen nicht immer standzuhalten. Langfristige Erfahrungen mit den oben angesprochenen Operationsmethoden bildeten nun die Grundlage zur Entwicklung eines eigenen Implantates.

Mit der neuen „Aalener Rüsselplatte" wurde ein *technisch einfaches, stabiles Implantat* konstruiert, das in *einer Form und Größe für alle Fälle und beide Seiten* am Schultereckgelenk anwendbar ist (Abb. 1).

Das *spezielle Instrumentarium ist einfach und preiswert*, die präzise *Operationstechnik ist leicht vermittelbar*, es genügt ein *kleiner kosmetisch günstiger Hautschnitt*.

Die theoretischen Überlegungen und die anatomische Abstimmung wurden durch Probeoperationen an Leichen überprüft.

Hierbei konnten folgende Erkenntnisse gewonnen werden:

- Die Rüsselplatte konnte immer appliziert werden.
- Der subakromiale Raum ist groß genug, den „Rüssel" aufzunehmen (Vermessung des subakromialen Raumes mit Hegar-Stiften).
- Die Beweglichkeit im AC-Gelenk, bezogen auf die laterale Klavikula, wird durch die symmetrische Geometrie des Implantates nicht eingeschränkt.
- Die Rüsselplatte hält den auftretenden Belastungen stand (Ausreißversuche nach Implantation der Rüsselplatte im Vergleich zur normalen Bandstabilität) (Abb. 2).
- Die Operationstechnik ist einfach und sicher (Bohrer mit Tiefenanschlag).

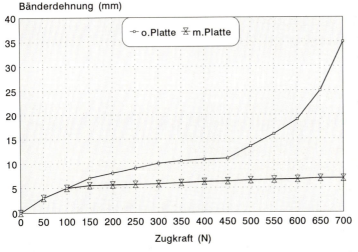

Abb. 2. Vergleichende Messung der Rückhaltekräfte im AC-Gelenk durch den Bandapparat und die Rüsselplatte

Inzwischen konnten über einen Zeitraum von 5 Jahren (1987–1992) mit inzwischen 55 implantierten Rüsselplatten auch ausreichende klinische Erfahrungen gesammelt werden.

Operationstechnik (Abb. 3)

Der Patient wird halb sitzend mit frei beweglichem Arm gelagert. Es erfolgt ein kleiner, kosmetisch günstiger Säbelhiebschnitt ca. 1 cm medial des AC-Gelenkes.

Die laterale Klavikula wird kranial freipräpariert und mit kleinen Hohmann-Haken eingestellt. Die Bohrschablone wird nach richtiger Positionierung mit 2 Schrauben fixiert. Das Rüssellager wird mit einem flexiblen, mit Tiefenanschlag versehenen 4,5-mm-Bohrer vorgebohrt. Anschließend kann nach Entfernung der Bohrschablone das AC-Gelenk direkt mit der Rüsselplatte reponiert werden.

Der Plattenrüssel kommt dabei automatisch direkt unter dem Akromion zu liegen, eine Präparation am Akromion ist nicht erforderlich. Die Befestigungs-

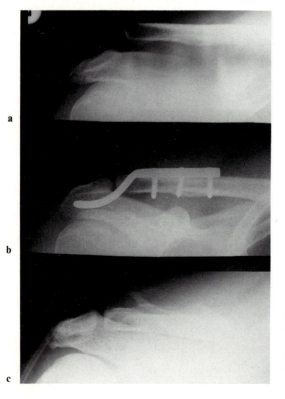

Abb. 3a–c. Röntgenologische Darstellung. **a** Unfallaufnahme (AC-Sprengung Grad Tossy III links). **b** Postoperative Kontrolle (nach Implantation der Rüsselplatte). **c** Nach Metallentfernung (1 Tag postoperativ) (**a,c** Gehaltene Aufnahmen mit 10 kg Belastung)

punkte von Schablone und Implantat stimmen überein, es muß nur noch das laterale Schraubenloch zusätzlich gebohrt und besetzt werden.

Normalerweise erfolgt keine Bandnaht bzw. Naht der Gelenkkapsel, der Diskus wird entfernt, falls er zerstört ist. Es erfolgt keine postoperative Ruhigstellung des betroffenen Armes.

Nachbehandlung

Der Patient beginnt ab dem 1. postoperativen Tag mit freier Krankengymnastik, wobei die Elevation über 90° nicht forciert wird. Nach abgeschlossener Wundheilung wird die Bewegung in vollem Umfang freigegeben (außer bei Impingementbeschwerden). Die Metallentfernung erfolgt planmäßig nach 3 Monaten; falls erforderlich, kann hierbei eine Schultergelenkmobilisation durchgeführt werden. Im Anschluß an die Metallentfernung wird ebenfalls sofort mit uneingeschränkter Krankengymnastik begonnen.

Klinische Ergebnisse

Fallzahlen:
- 55 implantierte Rüsselplatten
- 45 Tossy III
- 6 Tossy II
- 1 Rezidiv nach Metallentfernung (Grad Tossy III)
- 1 laterale Klavikulafraktur
- 2 Instabilitäten im Sternoklavikulargelenk
- rechts/links 29:23

Klinische Daten:
- Durchschnittliche Implantatlage: 4,5 Monate (1,2 – 13)   Norm = 3
- Stationärer Aufenthalt bei Implantation: 12 Tage (6 – 24)   Norm = 10
- Stationärer Aufenthalt bei Metallentfernung 9 Tage (3 – 13) Norm = 6
- Beweglichkeit nach Implantation: Elevation bis auf eine Ausnahme $> = 90°$
- Beweglichkeit nach Metallentfernung. Bis auf eine Ausnahme frei.

Die postulierten Vorteile der einfachen Applikation, des sicheren Sitzes sowie des schnellen Erreichens einer vollen bzw. zumindest guten Funktion im Schultergelenk konnten somit bestätigt werden.

Komplikationen

- 1 Rezidiv 6 Monate nach Metallentfernung
- 1 Plattenausriß (bei lateraler Klavikulafraktur)

- 1 frühzeitige Metallentfernung wegen starker Schmerzen (Implantatlockerung)
- 1 Schultereinsteifung nach anfänglich guter Beweglichkeit. Eine „unblutige" Schultermobilisation bei Metallentfernung führte zu anschließend gutem Ergebnis
- 1 insgesamt funktionell schlechtes Ergebnis (multifaktoriell, Alkoholabusus, Zustand nach Unterschenkelamputation wegen AVK)
- 8 Impingementbeschwerden bis Metallentfernung (jedoch nur 1 frühzeitige Metallentfernung erforderlich, sonst nur Reduktion des Bewegungsumfanges)
- 1 Wundinfekt durch bakteriellen Streuherd (Zahn).

Schlußfolgerungen

Die Rüsselplatte ist nach unserer bisherigen Erfahrung ein sicheres, fast immer zu einem guten Ergebnis führendes Implantat zur Versorgung einer AC-Sprengung. Die Dimensionierung der Rüsselplatte ist ausreichend (Nachuntersuchungen der explantierten Platten ergaben nur eine minimale Verbiegung des Rüssels, maximal 4 mm an der Spitze). Es kam in keinem Fall zu einem Implantatbruch. Die Operationstechnik ist einfach und sicher erlernbar. Die Akzeptanz durch die Patienten ist bestechend; bis auf eine Ausnahme haben alle Patienten eine praktisch symmetrische Beweglichkeit und Funktion der Schultergelenke erreicht.

Die Indikation zur operativen Versorgung einer AC-Gelenksprengung hat sich bei uns durch die Rüsselplatte nicht verändert, jedoch haben die Sicherheit und der Komfort für den Patienten deutlich zugenommen.

Langzeitergebnisse nach Schultereckgelenkstabilisierung mit der Balser-Platte

H.-J. Kock, J. Hanke, C. Jürgens und K. P. Schmit-Neuerburg

Einleitung

Die Hakenplatte nach Balser steht seit Ende der 70er Jahre für die operative Versorgung von Schultereckgelenkverletzungen zur Verfügung. In unserer Klinik wird das Implantat seit 1983 regelmäßig zur temporären Sicherung der Bandnähte nach Schultereckgelenksprengungen vom Typ Tossy III, zur operativen Versorgung peripherer Schlüsselbeinfrakturen sowie zur Stabilisierung lateraler Schlüsselbeinpseudarthrosen eingesetzt.

Gegenüber der früher benutzten Zuggurtungsosteosynthese sehen wir insofern Vorteile, als bei korrekter Implantation der Hakenplatte dorsal des AC-Gelenkes das Gelenk selbst nicht in Mitleidenschaft gezogen wird und der Patient unmittelbar postoperativ mit einer funktionellen Übungsbehandlung ohne längere Ruhigstellung beginnen kann.

Die Behandlungsziele bei der operativen Versorgung der Schultereckgelenksprengung vom Typ Tossy III sind die Funktionswiederherstellung des Schultereckgelenkes v. a. bei körperlicher Schwerarbeit, die kosmetisch ansprechende Wiederherstellung der Schultergelenkkonturen, besonders bei jüngeren Frauen, und die Wiederherstellung der AC-Gelenkstabilität bei sportlich aktiven Patienten und Leistungssportlern. Die jetzige Nachuntersuchung sollte zeigen, welche Spätergebnisse mit der frühfunktionellen Behandlung nach operativ versorgter Schultereckgelenksprengung unter Verwendung der Balser-Platte zu erzielen sind.

Material und Methoden

Operationstechnik

Zwischen dem 1. 3. 1983 und dem 31. 12. 1991 wurden in der Abteilung für Unfallchirurgie des Universitätsklinikums Essen insgesamt bei 63 Patienten Hakenplatten nach Balser (Hersteller Fa. Ulrich, Ulm) implantiert.

Abt. für Unfallchirurgie, Universitätsklinikum Essen, Hufelandstr. 55, W-4300 Essen, Bundesrepublik Deutschland

Bei der operativen Versorgung in halbaufgerichteter Rückenlage („beachchair position") mit Unterpolsterung der verletzten Schulter hat sich ein säbelhiebartiger, sagittaler Hautschnitt von ca. 8–10 cm Länge, etwa 1 1/2–2 Querfinger medial des verletzten AC-Gelenkes geführt, bewährt. Nach schichtweiser Präparation des AC-Gelenkes und Darstellung der AC- sowie CC-Bänder wurde ein zerrissener oder gequetschter Gelenkdiskus in der Regel entfernt.

Nach dem Vorlegen resorbierbarer Bandnähte erfolgte dann die Reposition und Retention des lateralen Klavikulaendes im AC-Gelenk mittels der dorsal des Gelenkes unter das Akromion eingebrachten Hakenplatte. Nach Überprüfung der Plattenposition befestigten wir die Platten mit 3,5-mm-AO-Kortikalisschrauben. Unter dem Schutz der Hakenplatte erfolgte dann das spannungsfreie, definitive Verknoten der Bandnähte. Blutstillung und schichtweiser Wundverschluß nach Einlegen einer 12er Redon-Drainage beendeten den Eingriff.

Nachbehandlung

Ab dem 2. postoperativen Tag konnte nach dem Entfernen der Redon-Drainage mit Pendelübungen des Schultergelenkes im Sinne einer frühfunktionellen Nachbehandlung begonnen werden. Bei Lagerung des Armes in Abduktion wurden zusätzlich vor Beginn der Übungsbehandlung lokale Eispackungen zur Analgesie appliziert. Bei regelrechtem Verlauf erfolgte bei alleiniger AC-Gelenkverletzung die Entlassung aus der stationären Behandlung am 4. bis 6. postoperativen Tag.

Für die gesamte Dauer der ambulanten Krankengymnastik waren den Patienten die Elevation und Abduktion des Armes auf der verletzten Seite über 80° streng untersagt. Ebenso durften die Patienten bis zu der nach 6wöchiger Implantation geplanten Entfernung der Platte keine schweren Lasten über 5–10 kg auf der verletzten Seite tragen.

Nachuntersuchung

48 Patienten konnten jetzt zunächst klinisch und dann röntgenologisch durch gehaltene Panoramaaufnahmen des Schultergürtels unter 10 kg Zugbelastung nachuntersucht werden. Anhand eines Punkteschemas [9] wurden die noch bestehenden Beschwerden, die Aktivitäten des täglichen Lebens, die Gelenkbeweglichkeit nach der Neutral-Null-Methode, die Muskelkraft und die subjektive Beurteilung des Patienten erfaßt. Die klinische Funktionsprüfung beinhaltete im besonderen die Untersuchung beider Schultergelenke unter Abduktion gegen Widerstand und die Durchführung von Schürzen- und Nackengriff im Seitenvergleich der verletzten und der unverletzten Seite.

Ergebnisse

Bei der jetzigen Nachuntersuchung waren aus unserem Patientenkollektiv 6 Patienten verstorben. Von den verbleibenden 57 Patienten konnten bisher 48 klinisch und röntgenologisch nachuntersucht werden. Dies entsprach einer Nachuntersuchungsrate von 84%.

Gesamtbeurteilung

Bei den nachuntersuchten Patienten handelte es sich um 34 Männer und 14 Frauen zwischen 19 und 56 Jahren mit einem Durchschnittsalter von 34,6 Jahren. Das rechte AC-Gelenk war 32mal, das linke AC-Gelenk 16mal betroffen. Unfallursachen waren bei 20 Patienten Verkehrsunfälle (v. a. Zweiradunfälle), in 15 Fällen Sportunfälle (Jogging, Judo, Skifahren, Fußball), in 8 Fällen Arbeitsunfälle und in 5 Fällen private Haushaltsunfälle. Insgesamt 20 dieser Patienten wiesen z. T. erhebliche Begleitverletzungen auf. Es handelte sich bei diesen Patienten in 8 Fällen um Frakturen der gleichseitigen oberen Extremität, in 9 Fällen um Schädel-Hirn-Traumen, um 2 Polytraumatisierte und um 1 Patienten mit gleichseitigem Armplexusschaden.

Bei der Beurteilung des Gesamtergebnisses wurde eine Differenzierung der Patienten mit operativer Frühversorgung innerhalb der 3-Wochen-Grenze und mit spätoperativer Versorgung der AC-Gelenksprengung nach mehr als 3 Wochen getroffen. Insgesamt ergab die Beurteilung des Behandlungsergebnisses nach dem Stappaerts-Score für 22 Patienten (46%) ein sehr gutes, für 20 Patienten (42%) ein gutes, für 4 Patienten (8%) ein mäßiges und für 2 Patienten mit Infektionen ein schlechtes Ergebnis (s. Tabelle 1).

Komplikationen

Insgesamt sahen wir im gesamten Nachbeobachtungszeitraum nur in der Frühphase nach Neueinführung des Implantates Komplikationen. Es handelte sich hierbei um 2 Fälle von Infektionen, die nach Anwendung horizontaler Haut-

Tabelle 1. Zusammenfassende Darstellung der Gesamtbeurteilung der operativen Früh- und Spätversorgung nach AC-Gelenksprengung Tossy III mit der Balser-Platte anhand des Stappaerts-Scores [9]

Gesamtergebnis		Frühe Operation <3 Wochen	Späte Operation >3 Wochen
Sehr gut	22 (46%)	17	5
Gut	20 (40%)	14	6
Mäßig	4 (8%)	2	2
Schlecht	2 (4%)	0	2

schnitte im Längsverlauf der Klavikula, d. h. unmittelbar über der Platte, auftraten. Nach Metallentfernung und Implantation von PMMA-Ketten heilten diese Infektionen unter Antibiotikatherapie vollständig ab. Tiefe Infekte mit Osteitis wurden nicht beobachtet.

In einem weiteren Fall kam es durch frühe Wiederaufnahme der körperlichen Schwerarbeit bei noch liegendem Implantat zu einer Plattenverbiegung mit partieller Redislokation des zuvor guten Repositionsergebnisses.

Röntgenuntersuchung

Bei der röntgenologischen Nachuntersuchung mittels Panoramaaufnahmen des Schultergürtels unter 10 kg Zug und a.-p.-Schulteraufnahmen (s. Abb. 1 und 2) zeigten 13 Patienten (27%) eine partielle und 1 Patient nach Plattenverbiegung eine komplette Dislokation. 34 Patienten (71%) wiesen ein exaktes Repositionsergebnis auf.

Röntgenologisch nachweisbare Bandverkalkungen des AC-Gelenkes traten erheblich seltener auf als Verkalkungen des CC-Bandes. Insgesamt bestanden bei 5 Patienten (10%) starke, bei 17 Patienten (36%) mäßige und bei 26 Patienten (54%) keinerlei Verkalkungen in den Bandstrukturen. Eine Korrelation des

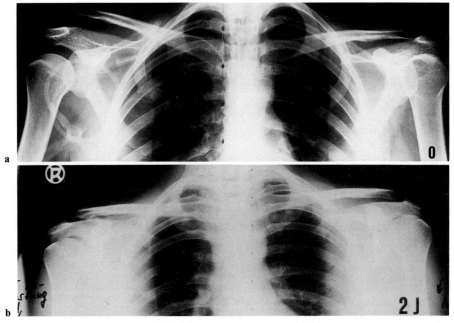

Abb. 1a, b. Röntgenverlaufskontrolle nach Schultereckgelenksprengung Tossy III des rechten Schultereckgelenkes unter 10 kg Zug in der Panoramaaufnahme am Unfalltag (**a**) und die anatomische Wiederherstellung der Bandstabilität bei erneuter Belastungsaufnahme unter 10 kg Zug 2 Jahre nach der Operation (**b**)

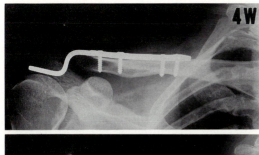
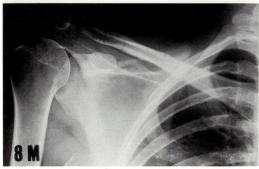

Abb. 2a, b. Derselbe Patient wie in Abb. 1 mit noch liegender Balser-Platte 4 Wochen nach der Implantation (**a**) und entferntem Implantat 8 Monate nach dem Unfallereignis (**b**)

röntgenologisch nachgewiesenen Stabilitätsergebnisses und der radiologisch nachgewiesenen Bandverkalkungen mit den klinischen und subjektiven Beurteilungen des Behandlungsergebnisses ergab sich nicht.

Diskussion

In frühen Berichten über die klinische Anwendung der Balser-Platte wird die durch die Anwendung dieses Implantates ermöglichte, frühfunktionelle Nachbehandlung des Patienten bei vorhandener Übungsstabilität im Gegensatz zu anderen Operationsverfahren hervorgehoben [1, 7, 10]. Gegenüber der früher auch in unserer Klinik durchgeführten Zuggurtungsosteosynthese sehen wir den weiteren Vorteil, daß bei korrekter Implantation der Hakenplatte dorsal des AC-Gelenkes das Gelenk selbst nicht in Mitleidenschaft gezogen wird. Die bei der Zuggurtungsosteosynthese vorkommenden Drahtwanderungen und Metallbrüche veranlaßten uns, nach anfänglich guten Erfahrungen mit der Zuggurtung, dieses Operationsverfahren schließlich zugunsten der Balser-Platte zu verlassen [3–5, 8].

Unsere jetzigen Ergebnisse zeigen, daß die operative Versorgung v. a. frischer, d. h. innerhalb einer Frist von etwa 3 Wochen behandelter Schultereckgelenksprengungen vom Typ Tossy III mit der Hakenplatte ein zuverlässiges und nebenwirkungsarmes Behandlungsverfahren darstellt. An Vorteilen gegenüber anderen Behandlungsmethoden ist eine unmittelbar postoperative Mobilisation ohne den Nachteil ruhigstellender Verbände zu erreichen. Implantatbrüche oder das Wandern von Implantaten sahen wir mit der Balser-Platte nicht. Die in der Frühphase der klinischen Anwendung aufgetretenen Komplikationen (Infektionen und Plattenverbiegung) wurden am ehesten durch den früher verwendeten horizontalen Zugang zur Klavikula gefördert, und traten unter dem seither benutzten vertikalen Säbelhiebschnitt nicht mehr auf. Ebenso konnte durch Instruktion der Patienten über die Grenzen der Nachbehandlung ein weiterer Fall von Implantatverbiegung vermieden werden.

Die jetzige Nachuntersuchung zeigt somit, daß zu einem hohen Prozentsatz sehr gute und gute Spätergebnisse über einen fast 10jährigen Anwendungszeitraum bei Verwendung der Balser-Platte erzielt wurden. Dies bestätigt die früheren, mittelfristigen Ergebnisse anderer Autoren [2, 6], die ebenfalls gegenüber der Fixierung des AC-Gelenkes durch Bohrdrähte und Zuggurtung Vorteile sahen. Als entscheidender Faktor zur Vermeidung der von anderen Autoren beschriebenen, subakromial lokalisierten Schmerzen nach Anwendung von Hakenplatten gilt für uns die Einhaltung der bis 80 Grad limitierten Schulterabduktion bei noch liegendem Implantat. Ebenso konnte durch die konsequente Nutzung eines sagittalen Hautschnittes eine entstellende Narbenbildung bei diesem Operationsverfahren vermieden werden. Seit neuestem steht außerdem eine kleiner dimensionierte Variante dieses Implantates zur Verfügung, welche eine Reduzierung der benötigten Zugangslänge auf 6–8 cm ermöglichen sollte. Zusammenfassend bestätigen unsere fast 10jährigen Erfahrungen mit der klinischen Anwendung der Hakenplatte nach Balser die überwiegend guten mittelfristigen Erfahrungen. Die Anwendung dieses Implantates zur Sicherung von Bandnähten nach AC-Gelenkzerreißungen gewährleistet somit eine effektive, sichere und darüber hinaus einfach durchführbare Versorgung dieser Verletzung.

Literatur

1. Albrecht F, Kohaus H, Stedtfeld H-W (1982) Die Balser-Platte zur acromioclaviculären Fixierung. Chirurg 53:732–734
2. Dittmer H, Jauch K-W, Wening V (1984) Die Versorgung der Schultereckgelenksverrenkung mit der Balser-Platte. Unfallheilkunde 87:216–222
3. Habernek H, Walch G (1989) Sekundäre Drahtwanderung nach perkutaner Bohrdraht-Fixation einer Akromioklavikularluxation. Akt Traumatol 19:218–219
4. Linke R, Moschinski D (1984) Zur kombinierten operativen Therapie der Schultereckgelenksprengung. Unfallheilkunde 87:223–225
5. Müller H-W, Schilling H (1986) Die Bedeutung der Zuggurtungsosteosynthese als dynamische Stabilisierung nach Schultereckgelenksprengung. Akt Traumatol 16:94–96
6. Schindler A, Schmid J-P, Heyse C (1985) Temporäre Fixation mit der Hakenplatte nach Balser bei der Behandlung der frischen vollständigen Schultereckgelenksprengung. Unfallchirurg 88:533–540
7. Schmittinger K, Sikorski A (1983) Erfahrungen mit der Balser-Platte bei Sprengung des Akromioklavikulargelenkes und lateralen Klavikulafrakturen. Akt Traumatol 13:190–193

8. Schmülling F, Wissing H (1980) Die Verletzungen des Akromioklaviculargelenkes. Unfallchirurgie 6:213–218
9. Stappaerts KH, Broos PLO, Rommens P, Debeer P (1988) Surgical treatment of complete acromioclavicular separations. A review of 40 patients. Unfallchirurg 91: 161–164
10. Wischhöfer E, Bauer H (1979) Versorgung der Acromio-clavicularen Luxation mittels Bandnaht und Hakenplatte. Langenbecks Arch Chir 349:589

Rekonstruktion der kompletten Schultereckgelenksprengung Tossy III mit resorbierbaren PDS-Bändern – Behandlungsprinzipien und Ergebnisse

H. C. Dahlen, J. Henkel und L. Gotzen

Einleitung

Verletzungen des Schultereckgelenkes entstehen überwiegend durch einen Sturz direkt auf die adduzierte Schulter und nur sehr selten infolge einer indirekten Krafteinwirkung über den gestreckten Arm [11], wobei der letztgenannte Unfallmechanismus nur zu einer isolierten Läsion des akromioklavikulären Bandapparates führt und die korakoklavikulären Bänder unversehrt bleiben. Der Schweregrad der ligamentären Verletzungen wird entsprechend dem röntgenologischen Befund von gewichtsbelasteten Streßaufnahmen des Schultergürtels bestimmt und nach der Klassifikation von Tossy et al. [12] eingeteilt. Eine erweiterte Einteilung wurde von Rockwood u. Matsen [11] eingeführt, die die komplette Schultereckgelenksprengung weiter differenziert und auch seltene Luxationsformen des ACG mit einbezieht.

In der Literatur besteht darüber weitgehend Einvernehmen, Schultereckgelenkverletzungen vom Typ Tossy I und II konservativ zu behandeln [5]. Im Gegensatz dazu wird die Behandlung der kompletten Schultereckgelenksprengung immer noch kontrovers diskutiert, ob eine konservative oder operative Therapie gewählt werden soll. Schon die große Anzahl der Operationsmethoden [1, 2, 6, 7, 9] und ihrer Variationen weist darauf hin, daß bisher noch kein optimales und allgemein anerkanntes Verfahren existiert. Es liegen mehrere Arbeiten [4, 13] vor, die über gute Ergebnisse nach konservativer Therapie berichten, so daß eine zwingende Operationsindikation nicht gegeben ist. Andererseits besteht kein Zweifel daran, daß ein stabiles schmerzfreies Schultereckgelenk für die Funktion und Belastbarkeit einer Schulter günstiger ist als ein Gelenk in permanenter Luxationsstellung. Unter Berücksichtigung der relativen Operationsindikation sind an das Operationsverfahren hohe Ansprüche bezüglich einer niedrigen Komplikationsrate und eines guten funktionellen als auch kosmetischen Ergebnisses zu stellen. Die Indikation sollte auf sportlich aktive und körperlich schwer arbeitende Patienten eingegrenzt werden.

Klinik für Unfallchirurgie, Klinikum der Philipps-Universität, Baldingerstraße, W-3550 Marburg, Bundesrepublik Deutschland

Stabilisierungsmaterial und Stabilisierungsprinzip

Die hier vorgestellte Operationsmethode verwendet zur Augmentation des rekonstruierten AC- und CC-Bandapparates vollständig resorbierbare 5 und 10 mm breite PDS-Bänder. PDS (Polydioxanonsulfat) ist ein aliphatischer Polyester, der im Körper durch Hydrolyse abgebaut wird. Das geflochtene synthetische Bandmaterial weist eine hohe initiale Reißfestigkeit auf, die bei einem 5 mm breiten Band 350 N, und bei einem 10 mm breiten Band 700 N beträgt. Die Halbwertszeit der Reißfestigkeit liegt bei ca. 6 Wochen.

Die PDS-Bänder dienen als temporäre Stabilisatoren des AC-Gelenkes. Sie sollen die Gelenkstabilität so lange sichern, bis die korakoklavikulären Bänder und der akromioklavikuläre Bandapparat geheilt sind und wieder die auf das AC-Gelenk einwirkenden Kräfte übernehmen können.

Zur Augmentation werden die PDS-Bänder entsprechend dem natürlichen Verlauf des AC- und CC-Bandapparates als Cerclagen zwischen Processus coracoideus und Klavikula sowie zwischen Klavikula und Akromion verwendet. Dabei sichert die CC-Cerclage hauptsächlich die Stabilität des AC-Gelenkes in vertikaler Richtung, die AC-Cerclagen in der horizontalen und zusätzlich in der vertikalen Ebene.

Operationstechnik

Die Operation wird in Rückenlage mit frei beweglich abgedecktem Arm und auch von kraniodorsal gut zugänglicher Schulter durchgeführt, wobei der Oberkörper um 30° angehoben wird (beach-chair-position). Präoperativ wird einmalig zur Infektprophylaxe ein Antibiotikum (Basis-Cephalosporin der 2. Generation) verabreicht.

Ausgehend von einem geradlinigen Säbelhiebschnitt von ca. 8–10 cm Länge über der lateralen Klavikula 1 cm medial des AC-Gelenkspalts in Richtung Korakoid werden Haut und Subkutis schonend epifaszial nach medial und lateral abpräpariert. Sofern nicht schon durch das Trauma geschehen, wird der M. deltoideus vom lateralen Klavikuladrittel ventralseitig abgelöst. Der kraniale Kapsel-Band-Apparat des AC-Gelenks ist in der Regel subperiostal vom lateralen Klavikulaende abgerissen, er wird mit PDS-Fäden (0er) angeschlungen. Ist der Diskus so zerstört, daß eine Rekonstruktion nicht mehr möglich ist, wird er reseziert. Nach Anhebung der Klavikula mit einem Einzinkerhaken werden die Bandenden der rupturierten Ligg. trapezium und conoideum ebenfalls mit PDS-Fäden (0er) angeschlungen.

Gegenüber dem Processus coracoideus werden in kraniokaudaler Richtung 2 parallele Bohrkanäle (3,2 mm) mit einem Abstand von 1–1,5 cm durch die Klavikula gebohrt, ohne die Ansätze der CC-Bänder zu lädieren. Anschließend wird ein 10 mm breites PDS-Band mit einer stark gebogenen Overholt-Klemme unter dem Korakoid durchgezogen und seine Enden durch die Boh-

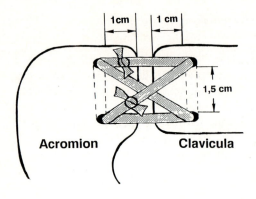

Abb. 1. Aufsicht auf das Akromioklavikulargelenk. Schematische Anordnung der Bohrungen im Akromion und der lateralen Klavikula. Verlauf der U- und X-förmigen PDS-Cerclagen

rungen in der Klavikula nach kranial ausgeleitet. Damit sich das PDS-Band ohne eventuelles Weichteilinterponat direkt dem Knochen des Korakoids anlegt, wird es mehrmals sägend hin- und hergezogen. Die PDS-Fäden mit den angeschlungenen korakoidalen Bandstümpfen werden parallel zum PDS-Band durch die Bohrungen in der Klavikula nach kranial, die Fäden mit den klavikulären Bandenden gegenläufig nach kaudal um das Korakoid gezogen, so daß später nach Knoten der PDS-Fäden die Bandenden aneinander adaptiert werden.

Durch das laterale Klavikulaende werden 1 cm von der AC-Gelenkfläche entfernt von kranioventral und kraniodorsal nach kaudal zwei, V-förmig zulaufende Bohrungen (3,2 mm) angelegt. Analog dazu werden durch das Akromion ebenfalls 2 3,2-mm-Kanäle V-förmig gebohrt, die von der akromialen Gelenkfläche 1 cm entfernt und auf der Akromionoberseite ca. 1,5 cm auseinander liegen sollten. Durch diese Bohrkanäle werden 2 5 mm breite PDS-Bänder hindurchgezogen, wobei das eine das AC-Gelenk U-förmig umfaßt und das zweite dieses X-förmig kranialseitig kreuzt (Abb. 1).

Nach korrekter Reposition des ACG wird zunächst die U-förmige AC-Cerclage und die CC-Cerclage mit vorgelegtem Knoten gespannt und dieser mit einer Klemme gesichert. Wenn eine stabile Gelenkverzurrung gegeben ist und auch keine Überkorrektur der Klavikula nach kaudal durch zu festes Anziehen des CC-PDS-Bandes vorliegt, werden die beiden PDS-Bänder definitiv verknotet. Anschließend werden die PDS-Fäden, mit denen die CC-Bandstümpfe angeschlungen wurden, auf der Oberseite der Klavikula und am Korakoid verknotet.

Die akromialseitig gestielten AC-Kapselbandstrukturen werden transossär unter Verwendung der Bohrungen im lateralen Klavikulaende fixiert. Am Schluß wird die X-förmig geführte AC-Cerclage über dem AC-Bandapparat verknotet (Abb. 2). Nach Refixation der abgelösten Anteile des M. deltoideus erfolgt der schichtweise Wundverschluß unter Einlegung einer subkutanen Redon-Drainage.

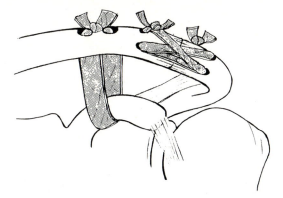

Abb. 2. U-förmige Cerclage mit 10 mm-PDS-Band zwischen Processus coracoideus und Klavikula. U- und X-förmige 5-mm-PDS-Cerclagen zwischen Klavikula und Akromion

Nachbehandlung

Mit der krankengymnastischen Übungsbehandlung wird sofort ab dem 1. postoperativen Tag begonnen. Die Patienten erhalten für etwa 1 Woche eine Armschlinge. Bei reizloser Wundheilung wird der Patient in der Regel nach 1 Woche entlassen. Selbständig und unter krankengymnastischer Anleitung werden bis zur 4. postoperativen Woche aktive Bewegungsübungen bis zur Horizontalen durchgeführt und anschließend die Bewegung freigegeben. Meist besteht nach der 6. bis 8. postoperativen Woche eine uneingeschränkte Beweglichkeit im Schultergelenk. 6 Wochen nach der Operation wird zur Stabilitäts- und Qualitätskontrolle eine Panoramaaufnahme unter beidseitiger Gewichtsbelastung von je 10 kg durchgeführt.

Patienten, die körperliche Schwerarbeit verrichten, wird die Arbeitsaufnahme erst nach der 10. postoperativen Woche gestattet. Ebenso wird Sportlern empfohlen, für diesen Zeitraum eine Wettkampfpause einzulegen, wobei aber schon ab der 6. Woche mit einem gezielten Muskelaufbautraining begonnen werden kann.

Krankengut und Ergebnisse

In der unfallchirurgischen Klinik der Philipps-Universität Marburg wurden im Zeitraum von 8/86 bis 12/91 64 Patienten mit einer frischen kompletten Schultereckgelenksprengung operativ mit oben dargestellter Methode versorgt. Davon waren 58 Männer und nur 6 Frauen, das Geschlechtsverhältnis betrug 9,7:1. 57 Patienten hatten eine Verletzung vom Typ Tossy III, 7 nach Rockwood V. Intraoperativ war der Discus articularis in 72% mitverletzt und mußte in 51% aller Fälle reseziert werden. Das mittlere Alter betrug 40 Jahre mit einer Altersspanne von 21–68 Jahren. 38mal war die rechte, 26mal die linke Seite betroffen. Als häufigste Unfallursache wurden mit 41% Verkehrsunfälle, hauptsächlich Stürze von einem Zweirad, in 23% Sportunfälle, in 13% Arbeitsunfälle, in 13% sonstige Freizeitunfälle und in 10% Unfälle im häuslichen

Bereich angegeben. In 86% lag eine isolierte Verletzung des Schultereckgelenks vor, in 14% fanden sich Begleitverletzungen, kein Patient war polytraumatisiert oder schwerverletzt. Die durchschnittliche postoperative Dauer der stationären Behandlung betrug bei isolierten Schultereckgelenkverletzungen 6,3 Tage, die mittlere Dauer der Arbeitsunfähigkeit 13 Wochen (2−45 Wochen). 3 Patienten waren länger als 20 Wochen arbeitsunfähig. Bei 1 Patienten wurde wegen eines tiefen Infekts, bei 2 wegen einer schmerzhaften ACG-Arthrose eine Resektionsarthroplastik erforderlich.

Von 64 Patienten konnten 39 (61%) nachuntersucht werden. Die mittlere Follow-up-Zeit betrug 26 Monate mit einer Spanne von 2−45 Monaten. Beurteilt wurden an subjektiven Kriterien Art und Ausmaß der Beschwerden, Einschränkung der Arbeits- und Sportfähigkeit und die Zufriedenheit mit der operativen Versorgung. Objektiv wurde der Bewegungsumfang des entsprechenden Schultergelenks geprüft, die klinische Stabilität und Schmerzhaftigkeit des Schultereckgelenks sowie das Aussehen der Narbe. Von jedem Patienten wurde eine Panoramaaufnahme des Schultergürtels mit einer Gewichtsbelastung von jeweils 10 kg auf beiden Seiten angefertigt. Bei der Auswertung wurde im Seitenvergleich der korakoklavikuläre Abstand und der akromioklavikuläre Abstand in der Horizontalebene bestimmt, außerdem in vertikaler Richtung die Relation vom Unterrand der lateralen Klavikula zur Akromionunterfläche. Verkalkungen im Verlauf der AC- und CC-Bänder wurden erfaßt, ebenso posttraumatische arthrotische Veränderungen im Akromioklavikulargelenk. Von der weiteren Auswertung wurden 4 Patienten ausgenommen, die aufgrund einer Infektsituation (1) und einer schmerzhaften ACG-Arthrose (3) eine Resektionsarthroplastik erhalten hatten.

Absolut schmerzfrei waren 13 (37%) der Patienten, 8 (23%) verspürten leichte, 11 (31%) stärkere Schmerzen nach Belastung des Schultergürtels, 3 Patienten (9%) gaben starke Schmerzen in Ruhe und unter leichter Belastung an. Diese Patienten zeigten röntgenologisch eine leichte Subluxation und eine mäßige ACG-Arthrose. Bei der Berufsausübung waren 23 (66%) in keiner Weise, 9 Patienten (26%) gering, 2 (6%) mäßig und 1 55jähriger Patient (2%) durch ein Abduktionsdefizit von 60° erheblich behindert. Die berufliche Tätigkeit änderte sich nach dem Unfall jedoch bei keinem Patienten. Innerhalb des Patientengutes waren 19 aktive Sportler, von denen 11 (58%) ihren früheren Sport ohne irgendeine Einschränkung wieder ausüben konnten. Ein geringes schmerzbedingtes Handikap bemerkten 6 (32%), 2 Sportler (Badminton, Radfahrer) waren durch Schmerzen mehr beeinträchtigt. Störend empfand 1 Patient die verbreiterte und etwas eingezogene Narbe nach Infektrevision und 1 Patient die veränderte Schulterkontur durch einen leichten Klavikulahochstand infolge einer Subluxationsstellung. Subjektiv sehr zufrieden und zufrieden mit dem Ausheilungsergebnis äußerten sich 27 (77%) aller Patienten. Weniger zufrieden waren 7 (20%), davon 4 hauptsächlich wegen Schmerzen und 3 wegen einer Bewegungseinschränkung im Schultergelenk. Unzufrieden war 1 Patient wegen einer erheblichen Schmerzsymptomatik bei einer mittelgradigen ACG-Arthrose.

Objektiv konnte bei 2 Patienten (6%) ein minimales, bei 5 (14%) ein leichtes Federn im AC-Gelenk beobachtet werden, ein Klaviertastenphänomen war bei

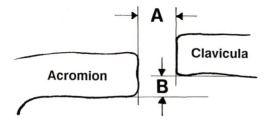

Abb. 3. Seitansicht des AC-Gelenks. Radiologische Kriterien der ACG-Rekonstruktion. *A* Weite des AC-Gelenkspaltes, *B* Stufe zwischen Akromion- und Klavikulaunterrand

keinem Patienten auslösbar. Dem äußeren Aspekt nach bestand bei 2 Patienten eine diskrete, bei weiteren 6 eine leichte Konturprominenz im Bereich des ACG. Leicht druckschmerzempfindlich war das Schultereckgelenk in 14% (5 Patienten). Die durchschnittliche Länge der Narbe betrug 10 cm. In 5 Fällen war sie über 5 mm verbreitert, lediglich 2 Patienten wiesen eine leichte Keloidbildung bei schmaler Narbe auf. 10 Patienten (29%) gaben eine Hyposensibilität in näherer Umgebung der Narbe an. 64% der Nachuntersuchten hatte in allen Hauptbewegungsebenen der entsprechenden Schulter eine freie Beweglichkeit, bei 26% fand sich ein leichtes Abduktionsdefizit bis 20°, bei 3 Patienten (9%) ein Defizit bis 60°. Die 3 letztgenannten Patienten waren zwischen 55 und 68 Jahre alt.

Die Auswertung der Belastungspanoramaaufnahmen ergab folgende Ergebnisse (Abb. 3): Bei 74% betrug die Differenz des horizontalen AC-Abstandes im Seitenvergleich maximal 2 mm (Röntgenbildmillimeter), bei einigen Patienten war der AC-Spalt infolge eines fehlenden Diskus verschmälert. 6mal war der AC-Spalt bis um 4 mm verbreitert und in 3 Fällen bis 10 mm breiter als auf der Gegenseite. Bezüglich einer vertikalen Stufe zwischen Unterfläche des Akromions und des lateralen Klavikulaendes war die Differenz in 24 Fällen (62%) maximal 2 mm, was als anatomische Rekonstruktion angesehen wurde. Bei 10 Patienten (29%) fand sich eine leichte Stufenbildung bis 4 mm, die als Subluxation gewertet wurde. 1 Patient wies eine Reluxation im AC-Gelenk mit einem Höhertreten der Klavikula von 10 mm auf.

Postoperative Verkalkungen an der Unterseite des AC-Gelenks fanden sich in 47%, Verkalkungen unterschiedlich starker Ausprägung im Verlauf des CC-Bandapparates in 80%. 4mal fand sich eine Synostose zwischen Klavikula und Korakoid, die in 3 Fällen zu einer diskreten Abduktionseinschränkung von etwa 10° führte. Ansonsten hatten die beobachteten Verkalkungen keinen Einfluß auf das Ausheilungsergebnis bezüglich Beschwerden und Funktion.

An Komplikationen ergaben sich bei einem Patienten ein subkutaner Infekt, der nach operativer Revision folgenlos abheilte. Einmal mußte wegen eines tiefen Infekts das gesamte Fremdmaterial entfernt und schließlich eine Resektionsarthroplastik durchgeführt werden. Wegen einer Frühinstabilität mit Reluxation wurde in einem Fall eine erneute Rekonstruktion mit gleicher Methode vorgenommen.

3 spätere Reoperationen (Resektionsarthroplastik) wurden wegen einer therapieresistenten schmerzhaften ACG-Arthrose erforderlich.

Diskussion

Die hier dargestellte Operationsmethode bei einer kompletten Schultereckgelenksprengung vom Typ Tossy III und Rockwood V verwendet vollständig resorbierbare PDS-Bänder zur temporären Stabilisierung der rekonstruierten AC- und CC-Bänder. Hinweise für eine Unverträglichkeit des PDS-Materials fanden sich nicht. Dieses Verfahren ermöglicht eine sofortige frühfunktionelle Nachbehandlung und erspart dem Patienten einen Zweiteingriff zur Metallentfernung, ferner Komplikationen wie Bruch und Wanderung von metallischen Implantaten. Hiermit konnten gute Ergebnisse bezüglich der anatomischen Rekonstruktion und Stabilität des AC-Gelenkes erzielt werden, wie Panoramaaufnahmen unter einer Gewichtsbelastung von 10 kg zeigten. Nach unseren röntgenologischen Kriterien war in den Spätergebnissen die Rate der Subluxationen (29%) oder Reluxationen (3%) im Vergleich mit anderen Operationsverfahren [2] geringer. Sehr häufig waren Verkalkungen im Verlauf der CC-Bänder und an der Unterseite des AC-Gelenks nachzuweisen, die jedoch keinerlei Einfluß auf die Funktion der Schulter oder die Beschwerdesymptomatik hatten. 3 Patienten wiesen infolge einer Synostose zwischen Processus coracoideus und Klavikula ein geringfügiges Abduktionsdefizit auf.

Mehr als 1/3 (37%) aller nachuntersuchten Patienten war völlig beschwerdefrei. Die übrigen klagten bei genauer Nachfrage über Beschwerden nachts beim Liegen auf der verletzten Seite sowie über Beschwerden unter stärkerer Belastung des jeweiligen Schultergelenks. Wie schon in der Literatur mehrfach beschrieben, ist es trotz guter radiologischer Resultate nicht möglich, bei jedem Patienten völlige Beschwerdefreiheit zu erreichen. Erheblich schmerzhafte AC-Gelenkarthrosen erfordern rechtzeitig nach erfolgloser konservativer Behandlung eine Resektionsarthroplastik. Bei älteren Patienten im 5. und 6. Jahrzehnt sollte wegen gehäuft auftretender postoperativer Teilsteifen des Schultergelenks die Indikation zur Operation sehr streng gestellt werden.

Literatur

1. Armbrecht A, Graudins J (1990) Die temporäre extraartikuläre Fixation nach Bosworth bei vollständiger Schultereckgelenksprengung. Akt Traumatol 20:283–287
2. Blatter G, Meier G (1990) Augmentation der korakoklavikulären Bandnaht. Vergleich zwischen Drahtcerclage, Vicrylband und PDS-Kordel. Unfallchirurg 93:578–583
3. Freudenschuß B, Boszotta H, Helperstorfer W (1991) Ergebnisse nach operativer Stabilisierung des zerrissenen Schultereckgelenks. Unfallchirurg 94:95–98
4. Galpin RD, Hawkins RJ, Grainger RW (1985) A comparative analysis of operative versus nonoperative treatment of grade III acromioclavicular separations. Clin Orthop Relat Res 193:150–155
5. Haas N, Blauth M (1989) Verletzungen des Acromio- und Sternoclaviculargelenks – operative oder konservative Behandlung? Orthopäde 18:234–246
6. Helmich A, Sievers U (1988) Die operative Versorgung der Schultereckgelenksprengung mit transkutaner Kirschnerdrahtfixation. Akt Traumatol 18:9–13

7. Keller HW, Rehm KE (1991) Die Versorgung der kompletten Schultereckgelenksprengung ohne metallisches Implantat. Unfallchirurgie 94:511–513
8. Meeder PJ, Dannöhl C (1988) Verletzungen des Schultereckgelenks. Akt Traumatol 18:24–34
9. Park JP, Arnold JA, Coker TP, Harris WD, Becker DA (1980) Treatment of acromioclavicular separations. Am J Sports Med 8:4
10. Riedl J, Genelin A (1991) Behandlung der AC-Luxation mit einem Bohrdraht und PDS-Kordel. Unfallchirurgie 17:140–145
11. Rockwood CA, Matsen FA (1990) The shoulder, vol 1. Saunders, Philadelphia
12. Tossy JP, Mead NC, Sigmond HM (1963) Acromioclavicular separations: Useful and practical classification of treatment. Clin Orthop 28:111
13. Wojtys EM, Nelson G (1991) Conservative treatment of grade III acromioclavicular dislocations. Clin Orthop Relat Res 268:112–119

Vergleichende Bewertung diverser Stabilisierungsverfahren bei Luxationen des AC-Gelenkes

C. Voigt und R. Rahmanzadeh

Einleitung

In den letzten Jahren ist eine stetige Zunahme von Verletzungen des Akromioklavikulargelenkes (AC-Gelenkes) zu verzeichnen. Ursache hierfür ist die gestiegene Mobilität sowie die Freude am Zweiradfahren.

Rowe [14] analysierte 1603 Verletzungen des Schultergürtels, er konnte dabei 52 Akromioklavikulargelenkverletzungen feststellen, die zu 51% vom Typ Tossy III waren. Im deutschen Sprachraum besteht weitgehende Übereinstimmung darin, Verletzungen des Schweregrades Tossy I konservativ sowie Tossy III operativ zu behandeln.

Operationsmethoden

Bisher sind in der Literatur mehr als 50 verschiedene Operationsmethoden für Verletzungen des AC-Gelenkes beschrieben worden. Wir unterscheiden zwischen transartikulären Methoden (z. B. die Zuggurtung, s. unten) sowie extraartikulären Verfahren, wie z. B. die Bosworth-Schraube (s. unten). Manche Operationstechniken verzichten auf die Nähte der durchtrennten Bänder (Lig. coracoclaviculare, Lig. acromioclaviculare), andere Verfahren fordern deren Naht, wiederum andere verlangen eine Augmentation oder einen Ersatz durch synthetisches Material.

Am Klinikum Steglitz der Freien Universität Berlin wurde bis 1982/83 die AC-Gelenkverletzung vom Typ Tossy III operativ mit der Zuggurtung, der Balser-Platte und der Bosworth-Schraube behandelt. Die Probleme, die bei diesen Verfahren sowohl operationstechnisch als auch bei der Nachbehandlung auftreten können, haben wir somit selbst beobachtet. Besonders gravierend erschien uns, daß bei der postoperativen Übungsbehandlung keine völlige Freigabe bei den genannten Verfahren möglich ist. Aus diesem Grunde wurde

Abt. für Unfall- und Wiederherstellungschirurgie, Klinikum Steglitz der FU Berlin, Hindenburgdamm 30, W-1000 Berlin 45, Bundesrepublik Deutschland

parallel von 1980 an ein neues Implantat entwickelt, das die Nachteile bisheriger Verfahren vermeiden sollte. Es handelt sich um die Akromioklavikulargelenkplatte nach Rahmanzadeh et al. [13].

Biomechanische Überlegungen

Das AC-Gelenk scheint nur einen geringen Freiheitsgrad zu besitzen. Durch das Lig. coracoclaviculare und acromioclaviculare ist eine straffe Führung zwischen Klavikula und Skapula vorhanden. Bei Bewegungen bis 90° in bezug auf Abduktion und Elevation sind auch nur geringgradige Bewegungsausschläge im AC-Gelenk vorhanden. Bei Elevation über 90° sowie Abduktion über 90° kommt es zu Rotations- sowie Kippbewegungen im AC-Gelenk, die erheblich sind. Jedes das AC-Gelenk durchquerende Implantat wird dann einer Biegewechselbelastung unterworfen und lockert aus, oder es versagt durch Materialbruch.

Probleme mit der Zuggurtung, Balser-Platte, Bosworth-Schraube

Zuggurtung

Bei diesem transartikulären Verfahren wird von allen Autoren eine Übungsbehandlung nur bis 90° in der Abduktion und Elevation erlaubt. Nach Meeder u. Dannöhl [10] wird für 5–11 Tage im Desault-Verband ruhiggestellt, danach Krankengymnastik bis zur Horizontale durchgeführt. Als Komplikationen werden die Drahtlockerung, die Fistel durch den Cerclagedraht, das Hämatom und der Infekt erwähnt. 178 Patienten wurden behandelt; bei der Nachuntersuchung von 115 dieser Patienten zeigten sich 25 Arthrosen im AC-Gelenk. Auch wenn nach Smith u. Steward [18] keine Korrelation zwischen Arthrosegrad und Symptomatologie im AC-Gelenk besteht, sind diese Arthrosen sicherlich dem transartikulären Vorgehen anzulasten.

Müller u. Schilling [11] berichten über 97 Operationen am AC-Gelenk mittels Zuggurtung; sie stellen für 4–6 Wochen postoperativ im Thoraxabduktionsgips ruhig oder appellieren „an die Vernunft des Patienten, den Arm nicht über 90° zu heben". Hack u. Bibow [5] berichten über 43 operierte Patienten, bei 36 AC-Gelenkverletzungen wurde die Zuggurtung angewandt. Bei der Nachuntersuchung von 37 Patienten hatten 18 eine Arthrose im AC-Gelenk, 14 Schmerzen, 5 Bewegungseinschränkungen. Als Komplikationen wurden Risse der Zuggurtung in 5 Fällen, 2 Infekte sowie keloidartige Narbenbildung geschildert. Auch diese Autoren führten eine postoperative Ruhigstellung der Schulter durch, diese betrug 6 Wochen.

Ein ähnliches Verfahren wird von Hellmich u. Sievers [6] propagiert, die eine transkutane Kirschner-Drahtfixation mit 2 Drähten unter Bildverstärkerkontrolle bei AC-Gelenkluxationen vornahmen. In diesen Fällen wurde 1 Tag postoperativ mit Desault-Verband behandelt, danach 4 Wochen im Brust-Arm-Gips. Bei 44 so behandelten Patienten war es in 8 Fällen zur Lockerung eines Drahtes, in 2 Fällen zur Lockerung beider Drähte gekommen, 5mal mußte deshalb vorzeitig eine Metallentfernung wegen Hautperforation durchgeführt werden. Es wird über 2 Infekte berichtet. Bei den Nachuntersuchungen hatten 22% der Patienten eine Subluxation, 9% eine Luxation im behandelten AC-Gelenk, 25 klagten über Belastungsschmerzen.

Schwarz u. Heisel [17] berichten, daß in 27 Fällen bei AC-Gelenkverletzungen eine Zuggurtung vorgenommen wurde. Dabei war es 4mal zum Metallbruch, 5mal zur Metallwanderung und 6mal zum tiefen Infekt gekommen.

Dittel et al. [3] implantierten bei 15 Patienten mit AC-Gelenkverletzungen eine Zuggurtung, bei 7 dieser Patienten war es zu Implantatbrüchen gekommen.

Es zeigt sich also, daß die Versorgung der AC-Gelenkverletzung vom Typ Tossy III mit der Zuggurtung zwar eine sichere Retention des Repositionsergebnisses ergibt, daß jedoch die Nachbehandlung entweder vermieden werden muß (z. B. Thoraxabduktionsschiene) oder aber nur bis 90° Elevation und Abduktion erlaubt wird. Selbst dann kommt es immer noch zu Metallwanderungen und Metallbrüchen bzw. Auslockerungen. Meeder u. Dannöhl [10] weisen darüber hinaus noch darauf hin, daß die Drahtplazierung in der Klavikula große Sorgfalt erfordert.

Balser-Platte

Dieses Implantat hat im deutschsprachigen Raum ebenfalls einen festen Platz bei der Versorgung der AC-Gelenkverletzungen vom Typ Tossy III. Die Hauptprobleme, die wir bei dieser Platte sahen, liegen zum einen in der möglichen Dehiszenz im AC-Gelenk nach Implantation, zum anderen in den Schmerzen im Bereich des Akromions durch den hakenförmigen Plattenteil. So berichten Schindler et al. [16] über 66 Patienten, bei denen eine Balser-Platte implantiert wurde. Es zeigte sich, daß das Heben des Armes über 90° oft schmerzhaft oder bis zur Metallentfernung eingeschränkt war. Kaiser et al. [8] berichten, daß bei 33 mit Balser-Platte behandelten AC-Gelenkverletzungen in einem Fall wegen Schmerzen im Bereich des Akromions eine vorzeitige Metallentfernung durchgeführt werden mußte. In 2 Fällen war es zu einer Hakenverbiegung gekommen. Auch Dittel et al. [3] berichten von einem Materialbruch bei 21 implantierten Balser-Platten.

Wegen der Schmerzen unter dem Akromion wird eine Deperiostierung des Plattenlagers im Bereich des Hakens der Balser-Platte von Krawzak et al. [9] empfohlen. Albrecht et al. [2] berichten, daß bei 10 Patienten aus einer Serie von 20 mit Balser-Platte operierten AC-Gelenken keine Periostentfernung im Bereich des Hakensitzes am Akromion vorgenommen wurde. Diese 10 Patienten hatten Schmerzen bis zur Metallentfernung im Gegensatz zu den anderen, die deperiostiert wurden. Wegen der eventuellen Dehiszenz im AC-Gelenk wurde die Balser-Platte von Wolter et al. [21] verändert, indem der Haken zusätzlich von kaudal in das Akromion eingreift und so eine definierte Distanz zwischen Klavikula und Akromion hergestellt werden kann.

Bosworth-Schraube

Bei diesem Verfahren wird mittels einer Schraube zwischen Klavikula und Korakoid eine Verbindung zwischen Schulterblatt und Schlüsselbein hergestellt. Dadurch wird indirekt das AC-Gelenk eingestellt. Eine Nahtversorgung der zerrissenen Bänder wird in der Regel nicht durchgeführt. Probleme bei der Versorgung mit der Bosworth-Schraube liegen in den oben erwähnten Rotations- und Kippbewegungen zwischen Schlüsselbein und Schulterblatt. Es kann so zur Auslockerung der Schraube im Korakoid oder in der Klavikula bzw. zum Bruch der Schraube, evtl. auch zum Bruch der Klavikula kommen. Aus diesem Grunde ist es erforderlich, ein Pendelloch [12] anzulegen, d.h. die Durchbohrung der Klavikel größer als den Kerndurchmesser der Schraube zu wählen, so daß Relativbewegungen möglich sind. Eine weitere Gefahr liegt in der inkorrekten Schraubenlage im Korakoid. Dort können Ausreißungen vorkommen.

Trotz Bildung eines sog. Pendelloches kann es jedoch zum Implantatversagen kommen. So wird von Hohlbach et al. [7] nach postoperativer Ruhigstellung im Desault-Verband für 5 Tage nur eine krankengymnastische Übungsbehandlung bis 90° erlaubt. Dennoch kam es bei der Versorgung von 54 Patienten mit der Bosworth-Schraube in 4 Fällen zur Schraubenlockerung und in 1 Fall zum Schraubenbruch. Taft et al. [20] beobachteten bei 26 Patienten mit Bosworth-Schraubenversorgung – trotz Immobilisierung der Schulter postoperativ für 4 Wochen – in 9 Fällen eine Arrosion der Klavikula durch die Schraube, außerdem beklagten sie 4 Infekte. Stappaerts et al. [19] immobilisierten die Schulter ihrer 26 mit Bosworth-Technik operierten Patienten für 2 Wochen, danach legten sie noch für eine weitere Woche eine Armschlinge an.

Entwicklung der Akromioklavikulargelenkplatte nach Rahmanzadeh

Zentralgedanke der Entwicklung eines neuen Implantates zur Behandlung von AC-Gelenkverletzungen vom Typ Tossy III (und in Ausnahmefällen Tossy II) war die uneingeschränkte frühfunktionelle Rehabilitation des Patienten. Diese ist nur möglich, wenn die Bewegung zwischen Klavikel und Akromion durch das Implantat zuverlässig aufgefangen, gleichzeitig jedoch die Retention im AC-Gelenk aufrechterhalten wird.

Dieses Ziel wurde dadurch erreicht, daß das neue Implantat aus einem akromialen und einem klavikulären Teil besteht. Diese beiden Plattenteile werden durch ein Kugelgelenk miteinander verbunden (Abb. 1). Auf diese Weise sind sowohl Rotation als auch Kippbewegungen uneingeschränkt möglich, d.h.

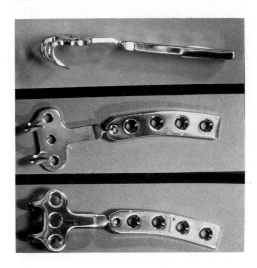

Abb. 1. Akromioklavikulargelenkplatte nach Rahmanzadeh et al. [13]

frühfunktionelle Übungsbehandlung vom 1. postoperativen Tag mit frühzeitigem Heben des Armes über 90° in der Elevation und Abduktion sind erlaubt. Biomechanische Untersuchungen über die Festigkeit des akromioklavikulären und korakoklavikulären Bandes sowie der Plattenmontage in situ am Leichenknochen konnten zeigen, daß die Belastbarkeit des neuen Implantates über derjenigen der originären Bänder liegt [4].

Implantation der AC-Gelenkplatte

Der Patient wird in halbsitzender Position mit der zu operierenden Schulter am Rande des Tisches gelagert. Der Kopf wird auf die Gegenseite gedreht, der Intubationstubus ist im gegenseitigen Mundwinkel fixiert. Die Operationsfeldabdeckung erfolgt mit frei beweglichem verletztem Arm, der intraoperativ auf einer parallel zum Körper angebrachten Armschiene ruht.

Ein bogenförmiger Hautschnitt wird über die laterale Hälfte der Klavikula bis zur Spitze des Akromions gelegt. Schrittweise wird auf das Periost der Klavikula vorgegangen, dasselbe wird gespalten und der Knochen mit dem Raspatorium dargestellt. Das AC-Gelenk wird exponiert, der Discus articularis nur bei völliger Zerstörung entfernt. Es erfolgt eine Reposition des AC-Gelenkes durch Druck auf die Klavikula von kranial-ventral, intraoperativ wird diese Stellung durch einen temporär eingebrachten Bohrdraht der Stärke 2,0 mm gehalten, seitlich vom Akromion nach dorsal in die Klavikula durch das AC-Gelenk hindurch eingebracht.

Es erfolgt, soweit möglich, die Naht des akromioklavikulären Bandapparates mit resorbierbarem Nahtmaterial. Die Versorgung des Lig. coracoclaviculare ist nicht erforderlich. Danach wird das Implantat zunächst auf das Operationsfeld aufgelegt, um eine genaue Orientierung über den vorderen und hinteren Rand des Akromions, die exakte Lage des Kugelgelenkes über dem AC-Gelenk sowie die exakte Lage des Plattenteiles über der lateralen Klavikula zu bestimmen. Bei zartem Akromion (weibliche Patienten) ist es dann erforderlich, durch weiteres Biegen der Haken deren Radius zu verringern, so daß diese nicht die Bewegung des Humeruskopfes durch Hineinragen in den subakromialen Raum stören können. Nach nochmaliger Überprüfung des korrekten Sitzes wird die Platte von lateral und kranial in das Akromion eingeschlagen. Dabei muß sie so plaziert sein, daß mindestens 2 Schrauben des Hakenteiles der Platte im Akromion fixiert werden können. Mit dem 2,5-mm-Bohrer werden beide Kortikales des Akromions durchbohrt und mit Kleinfragmentspongiosaschrauben (nach Anschneiden des Gewindes in der plattennahen Kortikalis) besetzt. Die Schraubenlänge ist in der Regel nicht größer als 18 mm. Danach ist es erforderlich, das Schultergelenk durchzubewegen, um auszuschließen, daß zu lange Schrauben oder ein falscher Sitz der Haken den Humeruskopf irritieren. In diesem Fall ist ein deutliches Reiben im Schultergelenk spürbar.

Danach wird der klavikuläre Plattenteil angepaßt, eine evtl. bestehende Distraktion im AC-Gelenk muß beseitigt werden. Schrittweise werden die Plattenlöcher mit Kleinfragmentkortikalisschrauben besetzt.

Es folgt der schichtweise Wundverschluß unter Einlage einer Redon-Drainage; nach der Hautnaht wird lediglich ein Klebeverband appliziert, der Arm wird postoperativ im Bett in leichter Abduktion gelagert (Abb. 2 und 3).

Nachbehandlung

Eine Bettruhe ist postoperativ nicht erforderlich. Der Patient beginnt zunächst mit Pendelübungen der Arme bei nach vorn geneigtem Oberkörper am 1. postoperativen Tag. In den ersten 4 Wochen sollte eine Abduktion und Elevation

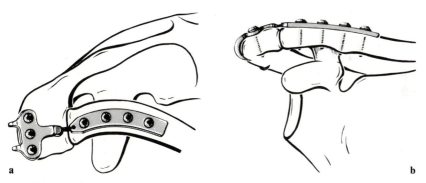

Abb. 2a, b. Schematische Zeichnung der regelrechten Lage der AC-Gelenkplatte, **a** Aufsicht, **b** Frontalansicht

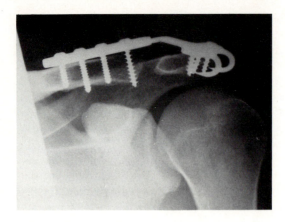

Abb. 3. a.-p.-Röntgenbild der implantierten AC-Gelenkplatte

nur bis 90° erfolgen. Die vollständige Elevation bzw. Abduktion des Armes wird vom Patienten im Regelfall nach 6–8 Wochen erreicht, dann ist auch Arbeitsfähigkeit gegeben.

Die Entfernung der Platte ist ab der 12. postoperativen Woche möglich; sie sollte nicht später als ein halbes Jahr nach Implantation erfolgen. Dazu ist meist ein kurzfristiger stationärer Aufenthalt erforderlich.

Ergebnisse

Vom 1.10.1980 bis 31.12.1990 wurden 101 Patienten mit Verletzungen des Typs Tossy III, in Ausnahmefällen auch Tossy II (sportlich aktive jüngere Patienten), durch Implantation der AC-Gelenkplatte operiert. 4/5 der Patienten waren männlich, 40% der Verletzungen ereigneten sich als Zweiradunfälle (Sturz mit dem Motorrad bzw. Fahrrad).

77 dieser Patienten konnten nachuntersucht werden. Die Klassifizierung der Ergebnisse erfolgte nach dem Schema von Taft et al. [20]. Dabei werden subjektive Beschwerden, objektive Beschwerden (Kraft und Beweglichkeit) sowie die radiologische Beurteilung anhand von Belastungsaufnahmen zugrundegelegt. Ein Punkteschema erlaubt eine maximale Punktezahl von 16 (Tabelle 1 und 2).

Die Nachuntersuchung fand 1–10 Jahre nach der Operation (durchschnittlich nach 4,9 Jahren) statt. Sehr gute und gute Ergebnisse zeigten 85% der Patienten (Tabelle 3).

Postoperativ war es bis zum Jahre 1983 in 7 Fällen zum Plattenbruch gekommen, der nach konstruktiver Änderung des Plattengelenkes bezüglich der Dimensionierung danach nur noch in 4 Fällen auftrat. Dabei waren jeweils erhebliche Gewalteinwirkungen, wie z.B. der Sturz eines schwergewichtigen Patienten beim Wendemanöver beim Segeln, auslösend.

Tabelle 1. Bewertung des Behandlungsergebnisses [20]

Subjektiv

4 Punkte:	Kein Schmerz
3 Punkte:	Schmerz nur bei starker Belastung
2 Punkte:	Schmerzen bei normaler Belastung
1 Punkt:	Ruheschmerz oder Schmerz bei Schlaf auf verletzter Schulter

Objektiv

4 Punkte:	Freie Beweglichkeit
3 Punkte:	Beweglichkeit endgradig eingeschränkt
2 Punkte:	Beweglichkeit mehr als 15° eingeschränkt
1 Punkt:	Beweglichkeit mehr als 30° eingeschränkt
4 Punkte:	Keine Kraftminderung
3 Punkte:	Kraftminderung nach längerer Belastung
2 Punkte:	Kraftminderung nach kurzer Belastung
1 Punkt:	Allgemeine Kraftminderung

Radiologisch (10 kg Belastung, Vergleich gesunde Seite)

4 Punkte:	Anatomisch exakte Stellung, keine Stufenbildung
3 Punkte:	Subluxation unter Belastung
2 Punkte:	Luxation unter Belastung
1 Punkt:	Arthrose des AC-Gelenkes

Tabelle 2. Klassifizierung des Behandlungsergebnisses

16–15 Punkte:	sehr gut
14–12 Punkte:	gut
11–9 Punkte:	befriedigend
Unter 9 Punkte:	schlecht

Tabelle 3. Ergebnisse

61%	sehr gut
24%	gut
10%	befriedigend
5%	schlecht

Aufgrund der knappen Weichteildeckung des relativ großen Implantates traten in 11 Fällen vorübergehende Infektzeichen auf. Bei einigen Patienten mußte eine Zweitoperation mit Débridement, Kugelketteneinlage und Drainage bei liegendem Material vorgenommen werden. Nach Ausheilung der ligamentären Verletzung wurde dann eine Metallentfernung und ein erneutes Débridement durchgeführt, die zur Ausheilung sämtlicher 11 Infekte führte. Bei 3 Patienten trat eine Materiallockerung auf, Ursache waren operationstechnische Fehler.

Schlußfolgerung

Probleme bei der operativen Versorgung der AC-Gelenkverletzungen beruhen auf Rotation und Kippung zwischen Klavikula und Akromion. Deshalb sind starre Implantate, die dieser biomechanischen Prämisse keine Rechnung tragen, in erhöhtem Maße von Komplikationen wie Implantatversagen oder Auslockerung betroffen. Aus diesem Grunde wurden auch von anderen Autoren [1, 15] Implantate entwickelt, die diese Bewegungen erlauben. Nur so ist eine frühfunktionelle Übungsbehandlung möglich, die der junge, aktive, meist sportliche Patient fordert. Für ihn im Vordergrund steht die rasche Erreichung der körperlichen Integrität, für den Arzt im Vordergrund steht die sichere Retention der Reposition und ein funktionelles Ergebnis. Unseres Erachtens sind diese Forderungen in besonderer Weise durch die AC-Gelenkplatte nach Rahmanzadeh erreicht.

Literatur

1. Aderhold K (1983) Temporärer metallischer Schultereckgelenkersatz bei kompletter Eckgelenksprengung. Unfallheilkunde 86:416–422
2. Albrecht F, Kohaus H, Stedtfeld HW (1982) Die Balser-Platte zur acromio-claviculären Fixierung. Chirurg 53:732–734
3. Dittel KK, Pfaff G, Metzger H (1987) Behandlungsergebnisse nach operativer Versorgung der kompletten Schultereckgelenksluxation. Akt Traumatol 17:16–22
4. Eisenhut C (1986) Die Reißfestigkeit der Bänder des Akromioklavikulargelenkes. Inauguraldissertation, Freie Universität Berlin
5. Hack U, Bibow K (1988) Die Acromioclavicularluxation – konservative oder operative Therapie? Zentralbl Chir 113:899–910
6. Hellmich A, Sievers U (1988) Die operative Versorgung der Schultereckgelenksprengung mit transkutaner Kirschnerdrahtfixation. Akt Traumatol 18:9–13
7. Hohlbach G, Vatankhah M, Naser M (1983) Die operative Behandlung der frischen akromioklavikulären Luxation mit der Bosworth-Schraube. Unfallchirurgie 9:6–13
8. Kaiser W, Ziemer G, Heymann H (1984) Behandlung von acromioclavicularen Luxationen mit der Hakenplatte nach Balser und Bandnaht. Chirurg 55:721–724
9. Krawzak HW, Lindecker KD, Gütgemann U, Schlenkhoff D (1986) Zur operativen Behandlung der akromioklavikulären Luxation mit der Hakenplatte nach Balser. Zentralbl Chir 111:1509–1514
10. Meeder PJ, Dannöhl C (1988) Verletzungen des Schultereckgelenkes. Akt Traumatol 18:24–34
11. Müller HW, Schilling H (1986) Die Bedeutung der Zuggurtungsosteosynthese als dynamische Stabilisierung nach Schultereckgelenksprengung. Akt Traumatol 16:94–96
12. Poigenfürst J (1990) Die Technik der korakoklavikulären Verschraubung bei Rupturen des akromioklavikulären Gelenkes (AC-Gelenk). Operat Orthop Traumatol 2:233–244
13. Rahmanzadeh R, Voigt C, Fahimi S (1990) Die operative Behandlung der Schultereckgelenksverletzung. Helv Chir Acta 57:805–814
14. Rowe CR (ed) (1988) The shoulder. Churchill Livingstone, New York Edinburgh London Melbourne
15. Rüter A (1988) „Gelenkplatten" zur Versorgung acromialer und sternaler Clavicular-Luxationen. Hefte Unfallheilkd 165:273–274

16. Schindler A, Schmid JP, Heyse C (1985) Temporäre Fixation mit der Hakenplatte nach Balser bei der Behandlung der frischen vollständigen Schultereckgelenkssprengung. Unfallchirurg 88:533–540
17. Schwarz B, Heisel J (1986) Ursachen, Therapie und Ergebnisse der operativen Behandlung frischer und veralteter Akromioklavikularsprengungen. Akt Traumatol 16:97–109
18. Smith MJ, Steward MJ (1979) Acute acromioclavicular separations. A 20 year study. Am J Sports Med 7:62–71
19. Stappaerts KH, Broos PLO, Rommens P, Debeer P (1988) Surgical treatment of complete acromioclavicular separations. Unfallchirurg 91:161–164
20. Taft TN, Wilson FC, Oglesby JW (1987) Dislocation of the acromioclavicular joint. J Bone Joint Surg [Am] 69:1045–1051
21. Wolter D, Eggers C, Koch W (1989) Die operative Behandlung der akromioklavikulären Luxation und der distalen Klavikulafraktur oder -pseudarthrose mit der „AC-Hakenplatte". Operat Orthop Traumatol 1:145–152

Teil IV
Rotatorenmanschettenläsionen und Impingementsyndrom

Diagnostik, Therapie und Nachbehandlung von Rotatorenmanschettenverletzungen – aktuelle Ergebnisse

A. Reichelt

Obwohl eine Ruptur der Rotatorenmanschette bereits vor etwa 200 Jahren illustriert wurde, hat erst Duplay 1872 das klinische Interesse auf die periartikulären Schultererkrankungen gerichtet. Unter dem Einfluß von Codman [1] wurde in den USA und später in Frankreich das Gebiet dieser Erkrankungen und insbesondere der Rotatorenmanschettenrupturen schon frühzeitig systematisch bearbeitet. Genannt seien nur die Autoren Moseley [9], de Palma [4], Rathbun u. Macnab [15], Careot, Welching, Debeyre [3] sowie Patte [13]. Dagegen fanden diese in Deutschland erst in den letzten Jahrzehnten mehr und mehr Interesse, da man erkannte, daß bei einer subtilen Diagnostik und Differenzierung der verschiedenen periartikulären Krankheitszustände durch gezielte konservative Maßnahmen und relativ einfache operative Eingriffe den meisten der unter chronischen Schmerzen leidenden Patienten geholfen werden kann.

Risse der Rotatorenmanschette, insbesondere der Supraspinatussehne, sind sicher die häufigsten Sehnenläsionen des menschlichen Körpers. Das hängt mit der ungewöhnlichen funktionellen Belastung des mobilsten und am wenigsten gesicherten Gelenkes zusammen. Diese Belastung trifft v. a. die hypovaskuläre Zone der Supraspinatussehne nahe ihrem Ansatz am Tuberculum majus.

Subjektiv klagen die Patienten am häufigsten über Schmerzen, die nach unserer Erfahrung in nahezu 100% bei Belastung, in mindestens 90% während des Schlafes und in etwa 70% auch in Ruhehaltung auftreten. Der Bewegungsschmerz ist besonders während des Erhebens des Armes über die Augenlinie ausgeprägt, so daß viele Arbeiten nur noch mit dem gesunden Arm oder durch Unterstützung der erkrankten Seite durch den gesunden Arm ausgeführt werden können. Obwohl in etwa 80% der Fälle bei der orientierenden klinischen Untersuchung eine Kraftlosigkeit des betroffenen Armes festgestellt werden kann, wird diese von den Patienten relativ selten registriert.

Die *klinische Symptomatik* ist nach unserer Erfahrung uncharakteristisch, was die Erklärung dafür ist, daß in unserem Krankengut 8–9 Monate vergehen, bis die Diagnose gestellt wird (Tabelle 1 und 2). Alle Patienten wiesen im Rißbereich, d. h. überwiegend im vorderen Anteil des Tuberculum majus, einen Druckschmerz auf. Seltener war der laterale Anteil der Fossa supra- oder infra-

---

Orthopädische Abt. der Universitätskliniken, Hugstetter Str. 55, W-7800 Freiburg, Bundesrepublik Deutschland

Tabelle 1. Klinische Symptome der Rotatorenmanschettenruptur (n = 73) [22]

	%
Tuberculumnaher Druckschmerz	91
Abduktionsschwäche	64
Krepitation	51
Muskelatrophie	20
„Painful arc"	18
„Verklemmung" bei aktiver Abduktion	14

Tabelle 2. Klinische Symptome der Rotatorenmanschettenruptur (n = 100) [17]

	%
Druckschmerz	100
Abduktionsschwäche	80
Muskelatrophie (n = 30)	60
„Painful arc"	50
Pseudoparalyse	45

Tabelle 3

Differentialdiagnose der Pseudoparalyse
1. Tendinosis calcarea
2. Supraspinatussehnensyndrom
3. Neuralgische Schulteramyotrophie
4. Rotatorenmanschettenruptur

Differentialdiagnostische Abklärung der Pseudoparalyse
Subakromiale Anästhesie
Pseudoparalyse besteht fort →rupturbedingt
Pseudoparalyse verschwindet→schmerzbedingt

spinata druckempfindlich. Eine Schwäche der Abduktion war bei 80% der Patienten nachweisbar, obwohl eine Atrophie, insbesondere des M. supraspinatus, seltener auch des M. infraspinatus, nur in 60% nachweisbar war. Sicher ist nicht jede Muskelverschmächtigung optisch und palpatorisch nachweisbar. Manche Abduktionsschwächen sind auch schmerzbedingt. Nur jeder 2. Patient wies das anatomisch erklärbare Symptom des schmerzhaften Bogens auf. Die sehr eindrucksvolle Pseudoparalyse (Tabelle 3) fand sich sogar noch etwas seltener. Ebenso wie die anderen Symptome kann auch sie bei anderen periartikulären Schultererkrankungen, beispielsweise der Tendinosis calcarea oder dem Supraspinatussehnensyndrom, und auch bei einer neuralgischen Schulteramyotrophie nachweisbar sein. Die Genese der Pseudoparalyse scheint letztlich nicht geklärt zu sein. Wir haben sie bei sehr kleinen, aber schmerzhaften Rissen gesehen, sie andererseits bei sehr großen Rupturen vermißt. Ein 83jähriger

Tabelle 4. Isometrische Funktionstests (Widerstandstests)

Außen-/Innenrotation bei ab-/angespreiztem Schultergelenk
Jobe-Test
Nullgradabduktionstest
Horizontaler Adduktionstest
Impingementzeichen nach Neer

Mann konnte trotz einer Humerusglatze wenige Tage nach einer Dekompressionsoperation und Resektion der zerfetzten Rißränder seinen Arm wieder aktiv anheben, da er schmerzfrei geworden war.

Ein sicheres, auf eine Läsion der Infraspinatussehne hinweisendes Symptom ist die Innendrehhaltung des hängenden Armes.

Sehr bewährt hat sich die Untersuchung der erkrankten Schulter mit Hilfe der isometrischen Funktionstests, wobei bei der Rotatorenmanschettenruptur die aktive Außen- und Innenrotation bei abduziertem (Hochrotation) und adduziertem (Tiefrotation) Schultergelenk von besonderer Wichtigkeit sind. Die Schmerzen und eine Kraftlosigkeit bei der Ausführung dieser Bewegungen gegen den Widerstand des Untersuchers sprechen für eine Schädigung der jeweiligen Sehne. Im Zweifelsfall kann auch hier die subakromiale Infiltration mit einem Lokalanästhetikum differentialdiagnostisch weiterführen. Die weiteren in Tabelle 4 aufgeführten Tests sind für die Diagnostik einer Rotatorenmanschettenruptur nach unserer Erfahrung weniger nützlich als vielmehr für die eines der anderen Impingementsyndrome.

Röntgenologisch sind nur indirekte Zeichen einer Rotatorenmanschettenruptur nachweisbar. Zu diesen gehören der Humeruskopfhochstand und im Extremfall die subakromiale Nearthrosenbildung, die ein sicheres Zeichen für eine therapeutisch nicht mehr erfolgreich korrigierbare Humerusglatze darstellt. Die der operativen Behandlung zugänglichen kleineren Defektbildungen der Sehnenplatte weisen dagegen kaum eine nennenswerte Positionsänderung des Humeruskopfes auf, zumal die meisten Röntgenaufnahmen nicht standardisiert und damit vergleichbar sind. Bei längerbestehender Anamnese sieht man des öfteren friktionsbedingte, degenerative Veränderungen am Tuberculum majus in Form von kleinzystischen Veränderungen, Erosionen und Sklerosierungen. Bewiesen wird der Riß durch die Arthrographie, die zwischen 1978 und 1987 650mal in unserer Klinik durchgeführt wurde. Dabei kam es 9mal zu einem falsch-positiven Resultat.

Seit Anfang 1985 werden alle Schultergelenke mit periartikulären Erkrankungen dynamisch sonographiert, wobei es uns trotz großer Erfahrung nicht gelingt, eine 100%ige Trefferquote zu erreichen, so daß wir regelmäßig nach der Sonographie die röntgenologische Kontrastdarstellung durchführen.

Mit gutem Recht wird in der Literatur übereinstimmend – von seltenen Ausnahmen abgesehen – die Meinung vertreten, daß ein symptomatischer Rotatorenmanschettendefekt zunächst etwa 6 Wochen lang konservativ zu behandeln ist. Neben physikalischen und ggf. kurzfristigen medikamentösen Anwendungen nimmt die krankengymnastische Behandlung einen zentralen Raum ein. Sie verfolgt als Ziel die Schmerzlinderung, die Vermeidung einer Schultersteife und einer Muskelatrophie. Falls akute Schmerzen bestehen, sollte der Arm abduziert gelagert und das Schultergelenk mit Eis behandelt werden.

Nach Abklingen der Schmerzen werden gezielt krankengymnastische Übungen durchgeführt. Diese dienen:

1. der Entspannung der Muskulatur,
2. der Verhütung von Kontrakturen,
3. der Sicherung der Gelenkführung,
4. der Erreichung des normalen Bewegungsrhythmus zwischen dem Arm und dem Schulterblatt,
5. der Haltungskorrektur,
6. dem Eigentraining.

Führt diese intensive und regelmäßige Behandlung nicht zur Beschwerdefreiheit, klagt der Patient unverändert über regelmäßige nächtliche Schmerzen mit Störung des Schlafes und gibt er eine Behinderung während der Berufs- oder Sportausübung an, so ist die Indikation zum operativen Verschluß gegeben.

Den operativen Zugang wählen wir nach dem klinischen sowie sonographischen Befund. Beim Säbelschnitt oder dem am häufigsten angewendeten vorderen Zugang wird der Patient in halbsitzender Stellung gelagert. Die Beine sollten durch elastische Wickelung komprimiert werden, um Hypostasen und Thrombosen zu vermeiden. Wählt man bei mehr dorsaler Lokalisation des Risses den transakromialen Zugang, so bewährt sich die Seitenlage. Aber auch in Bauchlage ist der Eingriff möglich. In letzter Zeit haben wir bei totalen Abrissen der Manschette den „utility approach" oder „total deltoid turn down approach" nach Rowe gewählt. Er erfordert eine stabile Seitenlage.

Der *Säbelschnitt* (sabre cut) verläuft über dem lateralen Akromionrand in sagittaler Richtung von dorsal nach ventral. Nach schräger Osteotomie des lateralen Akromiondrittels liegen die Bursa und die Rotatorenmanschette übersichtlich dar. Vorteile dieses Zuganges sind:

1. Der Schnitt kann ohne Schwierigkeiten nach dorsal und ventral erweitert werden.
2. Er gibt eine gute Übersicht über große Teile der Rotatorenmanschette.
3. Die Erweiterung des subakromialen Defilees ist ohne Schwierigkeiten möglich.
4. Die bei der Resektion des Lig. coracoacromiale regelmäßig auftretenden Blutungen aus den Akromialgefäßen sind gut stillbar.

Nachteilig ist die notwendige Ablösung des akromialen Deltoideusanteiles, die offenbar gelegentlich zu einer Kraftminderung bei der Armabduktion führen kann.

Der *transakromiale Zugang* reicht von der Fossa supraspinata über das Akromion bis distal des Tuberculum majus. Er kann bei Bedarf nach medial verlängert werden. Das Akromion wird unter Spülung in Längsrichtung osteotomiert und auseinander gehalten. Zur Osteosynthese haben wir lediglich sehr kräftige, verzögert resorbierbare, transossär durchgezogene Fäden verwendet.

Der Vorteil dieses Zuganges ist der sehr gute Überblick über die gesamte Rotatorenmanschette. Nachteile sind:

1. Die Verlängerung der Operationsdauer durch die Osteosynthese des Akromions.
2. Die außerordentlich mühsame, gelegentlich nicht mögliche Erweiterung des Defilees, die nur in der Durchtrennung des Lig. coracoacromiale bestehen kann.
3. Die regelmäßig auftretenden Blutungen aus den akromialen Gefäßen können nur schwer gestillt werden.

Der *ventrale Zugang* ist der technisch leichteste. Der Hautschnitt liegt zwischen dem Processus coracoideus und dem Akromion. Nach stumpfem Auseinanderdrängen der Fasern des Deltamuskels sind die Schleimbeutel und die Rotatorenmanschette mühelos darstellbar. Vorteile des vorderen Zuganges sind:

1. Einfache Operationstechnik,
2. Kurze Operationszeit,
3. Schonung des Deltamuskels,
4. Sichere Dekompression im Sinne einer Neer-Akromioplastik,
5. Exakte Blutstillung,
6. Möglichkeit der Erweiterung der Inzision.

Von entscheidendem Nachteil ist die Tatsache, daß weit dorsal gelegene Rupturen nicht erreicht werden können. Wird man von einem bis weit in die Sehne des M. infraspinatus reichenden Riß überrascht, so muß eine zusätzliche Inzision über dem M. infraspinatus gelegt werden.

Die große Mehrzahl der Rotatorenmanschettendefekte kann ohne plastische Maßnahmen verschlossen werden. Die recht seltenen Längsrisse werden mühelos mit einer Schuhnestelnaht versorgt, wo hingegen die sehr häufigen tuberkulumnahen Abrisse transossär verankert werden müssen. Fast immer gelingt es trotz mehr oder weniger Retraktion der Rißränder, diese ohne Mobilisation des Muskelbauches genügend zu lateralisieren, um sie in Abspreizstellung des Armes in der Knochennute zu verankern.

Liegen große Defekte vor und lassen sich die retrahierten Rißränder nicht genügend mobilisieren, so haben sich plastische Verschlußmethoden bewährt, während eine Mobilisation und Lateralisierung des M. supraspinatus nach Debeyre kaum noch angewendet wird. Zur Deckung großer Defekte stehen u. a. folgende Methoden zur Verfügung:

1. Freies Transplantat der langen Bizepssehne [10]: Die intraartikulär verlaufende Bizepssehne wurde als freies Transplantat bei 10 von 36 operierten Schultern verwendet. 9mal war das Ergebnis nach einer Beobachtungszeit von 4–30 Monaten sehr zufriedenstellend. Alle Schultergelenke wiesen eine gute Beweglichkeit auf und waren schmerzarm.

2. Gefriergetrocknete Rotatorenmanschette [11]: Mit diesem Material wurden 16 Patienten versorgt. Ein gutes oder exzellentes Resultat wiesen 14 Schultern auf. Die nächtlichen Schmerzen waren verschwunden oder zumindest erheblich verringert.
3. Lyophilisierte Dura [8]: Es wurden 3 Schultergelenke operiert, wobei die Rotatorenmanschette mit diesem Material durchflochten wurde. Ergebnisse wurden nicht mitgeteilt.
4. Transposition des M. subscapularis: Cofield [2] berichtete 1982 über 29 Schultergelenke bei 26 Patienten. 22mal war die Schmerzminderung befriedigend, 25 Patienten waren zufrieden. 2mal kam es zu einer Reruptur.
5. Freie Sehnentransplantate (M. plantaris oder M. extensor hallucis longus) [19]: Zwischen 1969 und 1980 wurden 110 Patienten (71 Männer und 39 Frauen) mit 112 Schultergelenken operiert. Das Durchschnittsalter lag bei 51 Jahren, die mittlere Nachuntersuchungszeit bei 4 Jahren. 80% der Patienten waren gebessert, 20% schlecht. 22 Schultergelenke zeigten ein exzellentes Ergebnis. 61 Patienten nahmen ihre ursprüngliche Arbeit wieder auf, 9 waren zu leichterer Arbeit fähig.
6. Kohlenfaserbänder (CPA) [14]: Es wurden 5 Patienten operiert, von denen 3 sehr gute Ergebnisse nach der Primäroperation aufwiesen. Die Resultate waren aber nicht günstiger als bei der Anwendung konventioneller Techniken.
7. Synthetisches Material (Teflonnetz) [12]: 23 von 25 Patienten wiesen 1–3,5 Jahre post operationem ein zufriedenstellendes funktionelles Ergebnis auf. Sie waren völlig schmerzfrei. Die Muskelkraft war größer als bei der Verwendung anderer Materialien, die selbsttätige Abspreizung des Armes signifikant verbessert.
8. Transfer der M. latissimus dorsi [6]: Es wird über 14 Patienten berichtet im Alter zwischen 39 und 75 Jahren mit einer Nachbeobachtungszeit zwischen 3 und 15 Monaten. Die Schmerzreduktion und das funktionelle Ergebnis waren bei 4 Patienten mit einem Follow up von mindestens 1 Jahr im Vergleich zu anderen Behandlungsmethoden günstig.

Als für das Endresultat sehr wichtig hat sich die korrekte, intensive und langanhaltende physiotherapeutische Nachbehandlung herausgestellt. Wir lagern den operierten Arm unmittelbar postoperativ auf einer Thoraxabduktionsschiene, die am 1. postoperativen Tag durch einen Gips ersetzt wird. Die Stellung des Armes bezüglich Abduktion und Rotation richtet sich nach der Größe und Lokalisation des Risses. Der Gips wird am 2. postoperativen Tag geschalt, so daß die krankengymnastische Behandlung aus der Schale heraus im Liegen begonnen werden kann. Sie lehnt sich an die Empfehlungen von Gschwend [7] an und gliedert sich in 4 Phasen:

1. Phase (1. und 2. Woche): Die Bewegungsübungen erfolgen passiv im schmerzfreien Raum, wobei die physiologische Beweglichkeit im Glenohumeralgelenk entscheidend ist. Bei passiv schmerzfreier Beweglichkeit wird die assistive aktive Mitarbeit des Patienten aufgebaut. Die Rotationen erfolgen mit kurzem Hebel.

Nach einem transakromialen Zugang darf wegen der Osteosynthese des Akromions das Schultergelenk nicht über 90° flektiert werden. Der gesunde Arm sollte zur besseren Bewegungskoordination immer miteinbezogen werden. Wichtig ist auch, die aktive horizontale Adduktion beider Schulterblätter dem Patienten bewußt zu machen, damit nach Gipsabnahme rasch eine funktionelle Einheit zwischen Humerus und Skapula entsteht.

2. Phase (3. und 4. Woche): Die Intensität der Übungen wird durch aktivassistive Bewegungen in allen Richtungen sowie durch Isometrie gesteigert. Die passiv-aktiven Bewegungsübungen dienen der Kontrakturprophylaxe, der Dehnung kontrakter Weichteile und der Durchblutungsverbesserung. Während der 2. Phase befinden sich die Patienten in täglicher ambulanter Behandlung.

3. Phase (5. und 6. Woche): Die aktiv-assistiven Bewegungen werden weiter gesteigert, bis am Ende der 6. Woche ein aktiver Bewegungsablauf erreicht ist. Die Flexion soll über die Horizontale möglich sein.

4. Phase (nach Gipsabnahme): Ab der 7. Woche wird gegen die Schwerkraft geübt. Die anfangs noch benutzte Thoraxabduktionsschiene darf während der Übungen abgelegt werden. Nachts sollte sie allerdings noch für 2–3 Wochen konsequent benutzt werden. Die Ziele der krankengymnastischen Übungen nach Gipsabnahme sind die Verbesserung der Dehnfähigkeit und Koordination der Schultermuskulatur, die Steigerung von Kraft und Ausdauer der gesamten Schulter- und Armmuskulatur sowie das Einüben ergonomischer, möglichst schmerzfreier Bewegungsabläufe, die mit dem Abbau bisherigen Fehlverhaltens einhergehen müssen.

Tabelle 5. Vergleich verschiedener krankengymnastischer Methoden

	Rehabilitation nach Neer	Schultheß-Klinik Zürich	Orthopädie Freiburg
Krankengymnastische Behandlung	Thoraxabduktionsschiene	Thoraxabduktionsschiene	Thoraxabduktionsgips
Passive Bewegungsübungen	Ab 2. postoperativem Tag	Ab 1. postoperativem Tag	Ab 2. postoperativem Tag
Passive bis aktiv-assistive Bewegungsübungen	Keine Zeitangabe	Keine Zeitangabe	1. und 2. Woche
Steigerung von aktiv-assistiver zu aktiver Mobilisation	Keine Zeitangabe	Keine Zeitangabe	3. und 4. Woche
Aktive Mobilisation	Ab 6. Woche	Ab 7. Woche	5 und 6. Woche
Steigerung der aktiven Mobilisation	Ab 7. Woche	Ab 8. Woche	Ab 7. Woche dazu: Thoraxabduktionsschiene (nachts)
Steigerung von Koordination und Ausdauer		Ab 9. Woche	

Die Auswahl der gezielten krankengymnastischen Nachbehandlung, auf die hier nicht näher eingegangen werden kann, richtet sich nach dem klinischen Befund des Schultergelenkes [20]. Tabelle 5 zeigt einen Vergleich verschiedener postoperativer krankengymnastischer Behandlungsregimes.

Wertet man die Ergebnisse der Literatur und die eigenen Behandlungsresultate aus, so kann − bei kritischer Indikationsstellung zur operativen Behandlung − mit etwa 85% sehr guten und guten Resultaten gerechnet werden. Wie in der Literatur vielfach gefordert, sollte mit der Operation nicht länger als 8 Wochen nach Eintritt der klinischen Symptomatik gewartet werden, um stärkere Muskelatrophien und Schultersteifen, die die postoperative Rehabilitation erschweren, zu vermeiden. Unter diesen Prämissen ist der operative Verschluß eines Rotatorenmanschettendefektes ein erfolgversprechender Eingriff, der in der überwiegenden Zahl der Fälle Schmerzfreiheit und volle funktionelle Wiederherstellung bringt.

Literatur

1. Codman EA, Akerson IB (1931) The pathology associated with rupture of the supraspinatus tendon. Ann Surg 93:348−359
2. Cofield RH (1982) Subscapular muscle transposition for repair of chronic rotator cuff tears. Surg Gynecol Obstet 154:667
3. Debeyre J, Patte D, Elmelik E (1965) Repair of ruptures of the rotator cuff of the shoulder. J Bone Joint Surg [Br] 47:36−42
4. DePalma F (1973) Surgery of the shoulder, 2nd edn. Lippincott, Philadelphia Toronto
5. Flega B (1986) Ergebnisse von operativ versorgten Rotatorenmanschettenrissen durch ventralen Zugang und Nachbehandlung entsprechend dem Rehabilitationsschema nach Neer. Medizinische Literarische Verlagsgesellschaft, Uelzen (Orthopädie und orthopädische Grenzgebiete, B 13, S 129)
6. Gerber Ch, Vinh TS, Hertel R, Hess CW (1988) Latissimus dorsi transfer for the treatment of massive tears of rotator cuff. Clin Orthop 232:51
7. Gschwend N, Zippel J, Lichtie R, Grass S (1975) Die Therapie der Rotatorenmanschettenruptur an der Schulter. Arch Orthop Unfallchir 83:129
8. Jäger M, Keyl W (1981) Behandlung frischer und veralteter Verletzungen der Rotatorenmanschette. Schriftenreihe Unfallmedizinische Tagungen der Landesverbände der gewerblichen Berufsgenossenschaften 43:31
9. Moseley HF (1950/51) Ruptures of the rotator cuff. Br J Surg 38:340−369
10. Neviaser JS (1971) Rupture of the rotator cuff of the shoulder. Arch Surg 102:483
11. Neviaser JS, Neviaser RJ, Neviaser ThJ (1978) The repair of chronic massive rupture of the rotator cuff of the shoulder by use of a freeze dried rotator cuff. J Bone Joint Surg [Am] 60:681
12. Ozaki J, Fujimoto S, Masuhara K, Tamai S, Yoshimoto S (1986) Reconstruction of chronic massive rotator cuff of tears with synthetic materials. Clin Orthop 202:173
13. Patte D, Goutallier D, Debeyre J (1981) Ruptur der Rotatorenmanschette. Orthopäde 10:206−215
14. Post M (1985) Rotator cuff repair with carbone filament. Clin Orthop 196:154
15. Rathbun JB, Macnab I (1970) The microvascular pattern of the rotator cuff. J Bone Joint Surg [Br] 52:540−553
16. Reichelt A (1985) Die Rotatorenmanschettenruptur. Operative Ergebnisse in Abhängigkeit vom Zugang. Z Orthop 123:38

17. Reichelt A (1986) Das klinische Bild von Rupturen der Rotatorenmanschette. In: Helbig B, Blauth W (Hrsg) Schulterschmerzen und Rupturen der Rotatorenmanschette. Springer, Berlin Heidelberg New York Tokyo (Hefte zur Unfallheilkunde 180)
18. Reichelt A (1992) Technik und Resultate der Rotatorenmanschettenrekonstruktion. In: Kohn D, Wirth CJ (Hrsg) Die Schulter. Aktuelle operative Therapie. Thieme, Stuttgart New York
19. Solonen KA, Vastamäki M (1983) Reconstruction of the rotator cuff. Internat Orthop (SICOT) 7:49
20. Thomas R, Reichelt A (1988) Krankengymnastische Behandlung der operierten Rotatorenmanschettenruptur. Springer, Berlin Heidelberg New York Tokyo (Hefte zur Unfallheilkunde 195)
21. Thurm R, Reichelt A (1986) Die krankengymnastische Behandlung der Rotatorenmanschettenruptur. In: Helbig B, Blauth W (Hrsg) Schulterschmerzen und Rupturen der Rotatorenmanschette. Springer, Berlin Heidelberg New York Tokyo (Hefte zur Unfallheilkunde 180)
22. Wolfgang DL (1974) Surgical repair of tears of the rotator cuff of the shoulder. J Bone Joint Surg [Am] 56:1

Moderne bildgebende Verfahren in der Diagnostik der periartikulären Strukturen des Schultergelenkes – Sonographie, Kernspintomographie, CT-Arthrographie

W. Konermann und U. Cordes

Einleitung

Unter dem Begriff der „Periarthropathia humeroscapularis" verbirgt sich eine Vielzahl von unterschiedlichen Veränderungen, die z. T. klinisch eine recht ähnliche Beschwerdesymptomatik haben können. So ist zu erklären, daß die klinische Diagnostik des Schultergelenkes selbst dem erfahrenen Untersucher manchmal Schwierigkeiten bei der genauen Analyse des Krankheitsbildes bieten kann.

Röntgennativaufnahmen und ergänzende Spezialaufnahmen gehören auch nach Einführung der modernen Schnittbildverfahren zur unverzichtbaren Basisdiagnostik nach der klinischen Untersuchung. Vor der Schnittbildära konnten die Weichteilstrukturen des Schultergelenkes, insbesondere die Rotatorenmanschette, nur indirekt durch die konventionelle Arthrographie dargestellt werden [1].

Ziel der vorliegenden Arbeit ist es, die Aussagefähigkeit der modernen Schnittbildverfahren, die uns neue Einblicke in die Pathologie im Bereich des Schultergelenkes erlauben, darzustellen.

Material und Methoden

Bei 57 Patienten im Alter von 17 – 67 Jahren (mittleres Alter 40 Jahre) mit verschiedenen chronischen und posttraumatischen Beschwerden des Schultergelenkes wurde nach der klinischen, radiologischen und sonographischen Routinediagnostik eine Kernspintomographie und in den Fällen nach Schulterluxation zusätzlich eine CT-Arthrographie durchgeführt. 30 Patienten stellten sich mit einem Impingementsyndrom vor, 20 Patienten hatten eine zurückliegende Schulterluxation und 7 Patienten eine rheumatoide Arthritis.

Klinik und Poliklinik für Allgemeine Orthopädie, WWU Münster, Albert-Schweitzer-Str. 33, W-4400 Münster, Bundesrepublik Deutschland

Für die kernspintomographische Untersuchung stand ein 1,5-Tesla-Gerät (Magnetom, Fa. Siemens) zur Verfügung. Bei jeder Untersuchung wurden Spinecho- und Gradientenechosequenzen in parakoronarer und axialer Schichtorientierung verwendet. Die parakoronaren Schnitte verliefen parallel zur Längsachse der Rotatorenmanschette. Zur besseren Darstellung fand eine speziell entwickelte Oberflächenspule Anwendung.

Die Sonographie wurde mit einem Sonoline SL 1 (Fa. Siemens) mit einem 5- bzw. 7,5-MHz-Linearschallkopf durchgeführt. Die sonographische Untersuchung erfolgte am sitzenden Patienten mit frei herabhängendem und rotierbarem Arm. Als Standardschnittebenen wurden jeweils 2 senkrecht zueinander stehende Schnitte im dorsalen, lateralen und ventralen Kompartment verwendet. Als wesentlich gilt die dynamische Untersuchung sowie der Seitenvergleich. Pathologische Befunde müssen in 2 verschiedenen Schnittebenen sicher reproduzierbar dargestellt werden können.

Die CT-Arthrographie wurde in Doppelkontrasttechnik (2 ml nicht-ionisches Kontrastmittel, durchschnittlich 9 ml Raumluft) nach Punktion des Schultergelenkes über einen ventralen Zugang angefertigt.

Ergebnisse

Schulterluxation

Die sonographisch, CT-arthrographisch und kernspintomographisch diagnostizierbaren Veränderungen nach Schulterluxation (Hill-Sachs-Defekt, Labrumläsion, ventrale Kapselablösung, Rotatorenmanschettenläsion, Instabilitätsrichtung) werden im Beitrag Cordes et al., s. S. 287, dargestellt.

Rotatorenmanschette

Rupturen der Rotatorenmanschette wurden kernspintomographisch in 7 Fällen und sonographisch in 6 Fällen nachgewiesen. Sonographisch zeigte sich hierbei entweder eine vollständige Humeruskopfglatze mit Fehlen des typischen Wagenradmusters oder eine Unterbrechung der Sehnenkontinuität mit Konturumkehr der Sehne (Abb. 1).

MR-tomographisch stellten sich die Rupturen durch eine form- und signalintensitätsveränderte Sehne mit retrahierten Sehnenstümpfen dar. Das T2-gewichtete Bild zeigt hierbei die Ruptur mit retrahierten Sehnenstümpfen, während das Protonen-gewichtete Bild nur die Verplumpung und Signalerhöhung der Sehne zeigt (Abb. 2). Bei 15 Patienten wurden MR-tomographisch degenerative Veränderungen in der Rotatorenmanschette diagnostiziert. Partialrupturen wurden zu den Degenerationen gezählt, da eine Differenzierung mit beiden Methoden nur sehr schwer möglich ist. MR-tomographisches Kriterium bei degenerativen Veränderungen der Rotatorenmanschette ist im Protonen-gewich-

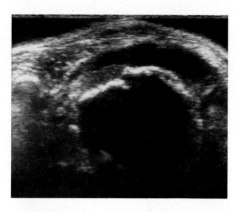

Abb. 1. Sonographie, korakoakromialer Schnitt: Humeruskopfglatze, fehlendes Wagenrad als Zeichen einer Ruptur der Supraspinatussehne; echofreie Formation als Zeichen einer Bursitis subdeltoidea

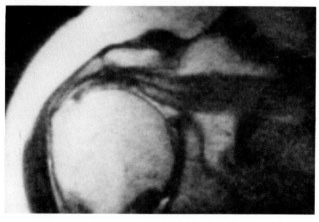

Abb. 2. MRT: T2-gewichtete Spinechosequenz; Rotatorenmanschettenruptur, formveränderte konturunterbrochene Rotatorenmanschette

teten Bild die Signalerhöhung sowie die Verplumpung der Sehne, das T2-gewichtete Bild stellt sich hier nicht so aussagekräftig dar.

In 14 der 15 kernspintomographisch erfaßten Fälle fanden sich sonographisch seitendifferente Echogenitätsveränderungen der Rotatorenmanschette. In 8 Fällen zeigten sich als Begleitbefunde mit beiden Untersuchungsmethoden Bursaveränderungen im Sinne einer Bursitis subdeltoidea, eine AC-Gelenkarthritis sowie eine Synovialitis bicipitalis, sonographisch ersichtlich als Nachweis eines echoarmen Hofes um die Bizepssehne (Abb. 3). Bei 10 Patienten stellten sich radiologisch Verkalkungen der Rotatorenmanschette dar, jeweils 4 konnten MR-tomographisch und sonographisch diagnostiziert werden. Bei 8 Patienten konnte nur MR-tomographisch eine subakromial gelegene Kapselhypertrophie des AC-Gelenkes dargestellt werden. Sonographisch gelingt dies technisch nicht, da diese Bereiche nicht von den Ultraschallwellen erreicht werden können.

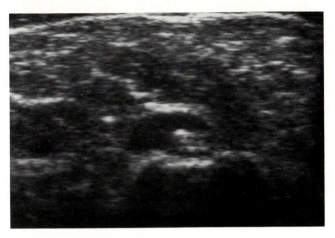

Abb. 3. Sonographie, Horizontalschnitt über dem Sulcus bicipitalis: echoarme Hofbildung um die lange Bizepssehne als Zeichen für eine Synovialitis der langen Bizepssehne

Rheumatoide Arthritis

Bei 7 Patienten mit rheumatischem Befall des Schultergelenkes ließen sich Bursitiden, Synovialitiden der Bizepssehne, Rupturen der Rotatorenmanschette sowie Usuren des Humeruskopfes mit beiden Verfahren gleich gut darstellen. Ausschließlich mit der MR-Tomographie gelingt insbesondere durch die Gadolinium-Gabe (MR-Kontrastmittel) eine gute Ausdehnungsbestimmung des Pannus.

Diskussion

Das Ausmaß morphologischer Veränderungen im Bereich des Schultergelenkes läßt sich durch den Einsatz der Sonographie, CT-Arthrographie und Kernspintomographie genauer bestimmen. Für die Behandlung von Schulterluxationen ist die Diagnostik von knöchernen Verletzungen (Hill-Sachs-Defekt) sowie von Labrumläsionen (Bankart-Läsion) wesentlich. Während die Aussagefähigkeit der Sonographie, MR-Tomographie und CT-Arthrographie bei der Hill-Sachs-Läsion vergleichbar ist [5], zeigen sich bei der Labrumdiagnostik eindeutige Vorteile für die MRT und CT-Arthrographie. Ablösungen der ventralen Gelenkkapsel lassen sich bei fehlendem intraartikulärem Erguß MR-tomographisch im Gegensatz zur CT-Arthrographie nicht nachweisen [5, 6]. Die Sonographie erlaubt uns als einziges Verfahren eine dynamische Untersuchung und kann somit unter Bildkontrolle die Instabilitätsrichtungen aufzeigen [4].

Durch die multiplanaren Abbildungsmöglichkeiten gelingt uns mit der Sonographie und der MRT eine gute Darstellung der Rotatorenmanschette, insbesondere der rupturgefährdeten ansatznahen Bezirke [2, 7]. Kernspintomographisch stellt sich die Ruptur in Form einer signalintensitäts- und formveränderten Sehne mit retrahierten Sehnenstümpfen dar. Sonographisch eindeutig beweisend für eine Rotatorenmanschettenruptur ist die fehlende Darstellbarkeit der Sehne (Humeruskopfglatze) sowie die Konturumkehr der Sehne in jeweils 2 senkrecht zueinander stehenden Schnitten [2, 3].

Durch parakoronare und sagittale Schnitte kann MR-tomographisch die Rotatorenmanschette komplett erfaßt werden. Im Gegensatz zur Sonographie können somit bessere Auskünfte zur Lokalisation und Größe einer Läsion gegeben werden.

Degenerative Veränderungen lassen sich MR-tomographisch und sonographisch darstellen, wobei die Aussagefähigkeit der MRT geringgradig höher zu sein scheint. Mit beiden Methoden lassen sich Begleitbefunde bei der Rotatorenmanschettendegeneration, wie z.B. Bursitis subdeltoidea, Tenosynovialitis bicipitalis, AC-Gelenkarthritis, aufzeigen, die für die klinische Symptomatik mitverantwortlich sind.

Sehnenverkalkungen lassen sich am besten nativradiologisch darstellen; von 10 Verkalkungen ließen sich nur jeweils 4 Kalkherde sonographisch und kernspintomographisch nachweisen. Sonographisch gelingt dies nur eindeutig, wenn es am Kalkherd zur Reflexion der Ultraschallwelle und somit zum Schallschatten dorsal des Kalkherdes kommt.

Knöcherne subakromiale Randanbauten sowie bursaseitige Kapselhypertrophien des AC-Gelenkes lassen sich MR-tomographisch gut darstellen. Da die Ultraschallwellen an der Knochenoberfläche reflektiert werden, können diese Strukturen sowie intraossäre Veränderungen sonographisch nicht nachgewiesen werden.

Sonographie und Kernspintomographie sind nicht-invasive, reproduzierbare und nicht strahlenbelastende Verfahren in der Diagnostik von Schultergelenkveränderungen. Während die Sonographie in der alltäglichen Routinediagnostik einen festen Platz eingenommen hat, bleibt die Kernspintomographie aufgrund hoher Kosten und mangelnder Verfügbarkeit speziellen Fragestellungen und nicht eindeutigen Befunden vorbehalten. Die bildgebenden Verfahren stellen eine additive Untersuchung dar und müssen immer im Zusammenhang mit der klinischen und radiologischen Untersuchung gewertet werden.

Schlußfolgerung

Sonographie und Kernspintomographie sind in der Diagnostik von Rotatorenmanschettenläsionen, Hill-Sachs-Defekten, Bursitiden sowie Synovialitiden der langen Bizepssehne annähernd gleichwertig. Vorteile für die Kernspintomographie ergeben sich in der Beurteilung von Labrumläsionen, subakromialen knöchernen sowie intraossären Veränderungen. Die CT-Arthrographie als invasives Verfahren ermöglicht im Vergleich zu den anderen Methoden eine Aussage zur ventralen Kapselablösung nach Schulterluxation, insbesondere bei fehlendem intraartikulärem Erguß.

Literatur

1. Hall FM, Rosental DI, Goldberg RP (1981) Morbidity from shoulder arthrography: etiology, incidence and prevention. Am J Roentgenol 139:59–62
2. Harland U (1986) Die sonographische Untersuchung des Schultergelenkes. Med Orthop Techn 106:48–52
3. Hedtmann A, Fett H (1988) Atlas und Lehrbuch der Schultersonographie. Enke, Stuttgart (Bücherei des Orthopäden, Bd 52)
4. Jerosch J, Castro WHM, Jantea C, Winkelmann W (1989) Möglichkeiten der Sonographie in der Diagnostik von Instabilitäten des Schultergelenkes. Ultraschall Med 10:202–205
5. Kieft GJ, Bloem JL, Rozing PM, Obermann WR (1988) MR imaging of recurrent anterior dislocation of the shoulder. Comparison with CT arthrography. Am J Roentgenol 150:1083–1087
6. Rafii M, Firooznia H, Golimbu C, Minkoff J, Bonamo J (1986) CT arthrography of capsular structures of the shoulder. Am J Roentgenol 146:361–367
7. Zlatkin MB, Reicher MA, Kellerhouse LE, McDade W, Vetter L, Resnik D (1988) The painful shoulder: MR imaging of the glenohumeral joint. J Comput Assist Tomogr 12:995–1001

Sportbedingte Verletzungen und Verletzungsfolgen am Schultergelenk – eine sonographische Querschnittsstudie

H. Mellerowicz[1], E. Stelling[2], A. Schniedermann[3] und S. Ludewig[1]

Einleitung

An der Schulter, als überwiegend muskelstabilisiertes Gelenk mit sehr weitem Bewegungsspielraum, finden sich häufig sportbedingte Verletzungen und degenerative Veränderungen. Besondere Belastungen entstehen durch das Bewegen und Halten größerer Lasten, wie beim Bodybuilding und Fitneßtraining, durch die biomechanisch ungünstigen langen Hebelarme in den Rückschlagsportarten, wie Tennis und Badminton, das Überkopfspielen im Basketball und Volleyball sowie die spezifischen Belastungen im Geräteturnen, beim Schwimmen und Rudern. Bei der heute größeren Zahl von Aktiven sowie den gesteigerten Anforderungen im Leistungssport und der zunehmenden Integration des Krafttrainings ist in fast allen Sportarten eine Zunahme der Anzahl sowie des Ausmaßes der Schulterverletzungen zu konstatieren. Wir wollten deshalb sportbedingte Verletzungen und Verletzungsfolgen an der Schulter analysieren, um eine Primär- und Sekundärprävention erreichen zu können.

Material und Methode

Um die sportbedingten Beschwerden grundsätzlich den spezifischen Strukturen des Schultergelenkes zuzuordnen, wurden 428 Athleten mit Schulterbeschwerden aus besonders schulterbelastenden Sportarten in unserer Sportambulanz untersucht (164 Bodybuilder, 118 Tennis- und 62 Volleyballspieler, 62 Schwimmer, 18 Turner, 16 Badminton- und 15 Basketballspieler sowie 3 Ruderer).

Der anamnestische Hintergrund wurde mit Hilfe eines auf die speziellen sportlichen Belastungen zugeschnittenen Fragebogens standardisiert abge-

---

[1] Orthopädische Klinik und Poliklinik der FU Berlin, Clayallee 229, W-1000 Berlin 33, Bundesrepublik Deutschland
[2] Nuclearmed-Praxis, Dillenburgerstr. 1, W-1000 Berlin 33, Bundesrepublik Deutschland
[3] Oberlinhaus, Rudolf-Breitscheid-Str. 24, O-1591 Potsdam, Bundesrepublik Deutschland

klärt. Als Hauptuntersuchung wurden beide Schultern klinisch und sonographisch untersucht, unter besonderer Berücksichtigung des dynamischen Aspektes [4, 5].

Regelmäßig wurden Röntgenaufnahmen der Schultern in 2 Ebenen angefertigt, ggf. ergänzt durch Spezialaufnahmen (z. B. thoracic outlet view, Darstellung des Akromioklavikulargelenkes mit und ohne Belastung etc.). In Einzelfällen wurden kernspintomographische, computertomographische und Kontrastmitteldarstellungen durchgeführt.

Von den untersuchten Sportlern kamen nach Ausschluß anderer, also nicht durch sportliche Aktivitäten bedingter Verletzungsursachen (berufliche Schulterbelastungen, Unfallanamnese, Alter über 40 Jahre, Anabolikaabusus etc.) 330 Athleten in die Auswertung. Dabei handelte es sich ausschließlich um Männer mit einem Durchschnittsalter von 30,5 Jahren.

Ergebnisse

Besonders häufig – v. a. beim Bodybuilding und bei den Rückschlagspielen – lagen pathologische Veränderungen an der Supraspinatussehne vor. Darunter fanden sich überwiegend degenerative Veränderungen (Abb. 1) mit Teilrupturen und Rupturen (Abb. 2 und 3), während die frischen traumatischen Rotatorenmanschettenrisse ohne degenerative Veränderungen nur in einer äußerst geringen Anzahl vorlagen (Tabelle 1). Die zweithäufigste Ursache für die Schultersymptomatik war die entzündungsbedingte Verbreiterung der Bursa subacromialis/subdeltoidea, häufig in Kombination mit einem Schulterhochstand und sonographisch dynamisch verifizierbarem Impingementsyndrom.

Entsprechende Veränderungen, insbesondere bei Turnern und Bodybuildern, konnten auch an der langen Bizepssehne gefunden werden. Die Bandbreite der sonographischen Befunde reichte von der häufigen Synovialitis der Sehne bis zu den selteneren Rupturen der langen Bizepssehnen. Veränderungen im Bereich der Mm. subscapularis und infraspinatus waren selten und fanden sich

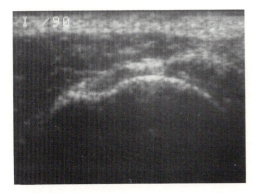

Abb. 1. Degenerativ veränderte Supraspinatussehne, die lateral auf die Hälfte des Kalibers reduziert ist

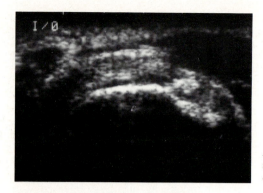

Abb. 2. Ruptur der Rotatorenmanschette mit deutlicher Stufenbildung in der Supraspinatussehne

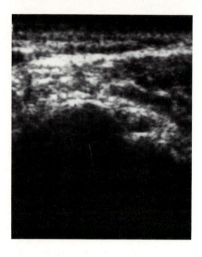

Abb. 3. Komplette Rotatorenmanschettenruptur: Sonographisch liegt der M. deltoideus direkt dem Humeruskopf auf. Bei fehlender Darstellbarkeit der Rotatorenmanschette besteht in Folge der Muskelretraktion die sog. Humeruskopfglatze

überwiegend bei den Bodybuildern. Auch am Akromioklavikulargelenk war es beim Bankdrücken mit zu schweren Gewichten, die außer Kontrolle gerieten, zu schweren Verletzungen im Sinne einer Tossy-II- und -III-Verletzung des Akromioklavikulargelenkes gekommen, sowie einmal zu einem Abriß des Tuberculum majus.

In einem Falle war in Folge rezidivierender Schulterluxationen, auch während des Trainings, eine Hill-Sachs-Delle in der dorsalen Schallebene nachweisbar.

Obwohl es sich bei den von uns untersuchten Sportlern um ein relativ junges Klientel handelte, fanden wir 8 Arthrosen des AC-Gelenkes sowie 2 Omarthrosen. Diese schwerwiegenden Veränderungen waren lediglich bei den Bodybuildern zu finden (Tabelle 1).

Tabelle 1. Klinische und sonographische Befunde am Schultergelenk

	Body-building	Tennis	Volley-ball	Schwimmen	Bad-minton	Turnen	Basket-ball	Rudern
Sportler (n)	126	93	50	24	13	11	11	2
Alter (in Jahren)	31,6	32,2	28,5	34	21,5	29,5	19,5	27,5
M. supraspinatus								
Klinische Symptome ohne sonographische Befunde	34	24	13	7	2	2		1
Sonographische Befunde (Degenerationszeichen)	62	43	12	13	3	5	1	1
Teilrupturen	20	15	2	2	1	3	–	–
Totalrupturen	4	2	1	–	–	–	–	–
Bursitis subacromialis	42	30	22	7	1	3	1	2
AC-Gelenk	38							
– Arthrosen	8							
– Luxationen (Tossy II/III)	1/1							
Lange Bizepssehne								
– Tendopathien	13	8	2	1		2		
– Rupturen	2	–	1			2		
Tendopathie								
– M. subscapularis	6	1						
– M. infraspinatus	6	(3)	–					
Omarthrose	2	–						

Diskussion

Von 428 Athleten schulterbelastender Sportarten, die sich wegen Beschwerden in unserer Sportambulanz vorstellten, konnten nach Ausschlußkriterien bei 330 Athleten die Symptomatik in Relation auf die ausgeübte Sportart untersucht werden. Bei den klinischen, radiologischen und sonographischen Untersuchungen zeigten sich degenerative Veränderungen aller Schulterweichteile bis zur Omarthrose, die weit über die Altersnorm (keiner der untersuchten Sportler war über 40 Jahre alt) hinausgingen. Im Sektionsgut von Gschwend et al. [2], Keyl [7], Koechlin u. Apoil [8], Refior et al. [13] und Uthoff et al. [14] sind komplette Rotatorenmanschetten – vor dem 50. Lebensjahr und partielle Rupturen vor dem 40. Lebensjahr selten.

Die in unserer Untersuchung gefundenen partiellen und kompletten Rotatorenmanschettenrupturen im 2. Dezennium weisen insbesondere auf die Degenerationen als Folge einer Überlastung durch die speziellen Bedingungen im Bodybuilding und Krafttraining hin. Dabei wurden im Einzelfall sogar Veränderungen bis hin zur Omarthrose gesehen.

Unabhängig von der ausgeübten Sportart waren die Veränderungen im Bereich der Supraspinatussehne insgesamt am häufigsten von Veränderungen betroffen. Ursächlich ist die wiederholte Kompression der Sehne im Schulterdach, wie sie bei seitlicher Armhebung und Rotation (Wring-out-Phänomen) [6, 9] entsteht, und die schlechte Blutversorgung [1, 3, 12] zu sehen.

Weiterhin führen die Impingementprozesse am Fornix humeri zu den ebenfalls außerordentlich oft gefundenen Verbreiterungen der Bursa subacromialis, die durch ihre häufige Verbindung mit der Bursa subdeltoidea zu den charakteristischen Beschwerden mit Ausstrahlung auf den Ansatz des M. deltoideus führt. In den untersuchten Sportarten können unterschiedliche Bewegungsabläufe zu diesen Einengungen unter dem Schulterdach führen. Bei Tennis und Badminton sind es Aufschläge und Volleys, beim Turnen Übungen an den Ringen und am Reck, beim Schwimmen besonders Delphin und Kraul, während beim Bodybuilding die meisten Übungen, insbesondere Seitheben im Stehen, Bankdrücken sowie das Training mit der Butterflymaschine zu Beschwerden führen.

Veränderungen an der langen Bizepssehne traten insbesondere bei den Sportarten auf, in denen ein spezielles oder zusätzliches Krafttraining durchgeführt wurde. Begleitend waren hier Veränderungen mit Rupturen der Infra- und Subskapularis- sowie der Bizepssehne zu finden. Die Rupturen der langen Bizepssehne entstanden v. a. beim Turnen an den Ringen sowie bei den speziellen Übungen der Armbeugemuskulatur („Bizepscurls" im Bodybuilding).

Die Genese der Arthrosen im Glenohumeral- sowie Akromioklavikulargelenk der Bodybuilder läßt sich nur vermuten. Wahrscheinlich kommt es in Folge von Rotatorenmanschettendefekten zu Muskeldysbalancen mit konsekutiver Mehrbelastung dieser Gelenke, wie sie von Neer [10] beschrieben wurde.

Gerade im Bodybuilding und Fitneßsport sind in Folge von Trainingsfehlern und Selbstüberschätzung häufiger Sportverletzungen und Verletzungsfolgen zu finden als in den anderen Sportarten. Diese sind bedingt durch die häufig mangelnde und fehlerhafte Instruktion in sog. Health-Clubs, Fitneßstudios und Bodybuildingzentren, wie sie gleichermaßen auch vereinzelt im begleitenden Kraftsport anderer Sportarten zu beobachten sind.

Literatur

1. Eulert J, Apoil A, Dauntry P (1981) Zur Pathogenese und operativen Behandlung der sog. Periarthritis humeroscapularis. Z Orthop 119:25
2. Gschwend N, Zippel J, Liechti R, Grass S (1975) Die Therapie der Rotatorenmanschettenruptur an der Schulter. Arch Orthop Unfallchir 83:129

3. Hardy DC, Vogler JB, White RH (1986) The shoulder impingement syndrome: Prevalence of radiographic findings and correlation with response to therapy. Am J Radiol 147:557
4. Harland U (1988) Schultergelenk. In: Sattler H, Harland U (Hrsg) Arthrosensonographie. Springer, Berlin Heidelberg New York Tokyo
5. Hedtmann A, Fett H (1988) Atlas und Lehrbuch der Schultersonographie. Enke, Stuttgart
6. Kennedy JC, Hawkins RJ (1974) Swimmer's shoulder. Phys Sportmed 2:35
7. Keyl W (1982) Verletzungen der Rotatorenmanschette − Entstehen, Formen, Diagnose. Hefte Unfallheilkd 160:251
8. Koechlin Ph, Apoil A (1981) Die Resektion und Erweiterung des Defilees. Orthopädie 10:216
9. Macnab I (1973) Rotator cuff tendinitis. Ann R Coll Surg Engl 53:271
10. Neer CS (1983) Impingement lesions. Clin Orthop 173:70
11. Post M (1988) The shoulder − surgical and nonsurgical management, 2nd edn. Lea & Febiger, Philadelphia
12. Refior HJ, Krödel A (1986) Die Rotatorenmanschette im Sport. Prakt Sporttraumatol Sportmed 4:14
13. Refior HJ, Krödel A, Melzer C (1987) Examination of the pathology of the rotator cuff. Arch Orthop Trauma 106:301
14. Uthoff HK, Löhr J, Sakar K (1986) Ätiologie und Pathogenese von Rupturen der Rotatorenmanschette. Hefte Unfallheilkd 180:3

Histologie der Rotatorenmanschette

H. Schmelzeisen

Die Erhebung histologischer Befunde aus der Rotatorenmanschette steht am Ende der diagnostischen Möglichkeiten. Sichere Biopsien können nur nach Freilegung der Sehnenstrukturen gewonnen werden, so daß stets eine Verknüpfung mit dem therapeutischen Prinzip des Defektverschlusses gegeben ist.

Die Vielzahl periartikulärer Veränderungen im Glenohumeralgelenk können in Anlehnung an Neer [1] (ohne Anspruch auf Vollständigkeit) wie folgt aufgelistet werden:

1. Kontusion – Distorsion
2. Tendinitis calcarea
3. Akutes Supraspinatussyndrom
4. Chronisches Supraspinatussyndrom
5. Rotatorenmanschettendefekt
6. Tendinitis der Bizepssehne
7. Ruptur der Bizepssehne
8. Retraktile Kapsulitis (frozen shoulder)

Die Veränderungen 3–6 werden unter dem Begriff „Impingement" zusammengefaßt. Man hat zunächst aus klinischen Gesichtspunkten 3 Schweregrade differenziert, die Zuordnung histologischer Befunde erscheint eher willkürlich:

Stadium I: Ödem, Einblutung
Stadium II: Fibrose, Verdickung
Stadium III: Sehnendefekt

Das Ödem in der 1. Phase verstärkten Druckes im subakromialen Raum wird nicht zwangsläufig mit einer Einblutung einhergehen, sei sie nun makroskopisch oder mikroskopisch nachgewiesen. Daß das Ödem am Anfang pathologischer Veränderungen stehen kann, ist unbestritten, es muß aber nicht zwangsläufig einer echten traumatischen Schädigung vorausgehen.

Fibrose und Verdickung der Sehnenplatte sind die häufigsten histologischen Befunde. Sie können in jeder Altersperiode vorgefunden werden und geben am wenigsten Aufschluß im Hinblick auf rein degenerative oder traumatisch bedingte Schädigungen. Der Sehnendefekt steht häufig am Ende der gesamten

---

Unfallchirurgische Klinik, Kreiskrankenhaus Lahr, Klostenstr. 19, W-7630 Lahr, Bundesrepublik Deutschland

histologischen Veränderungen. Im Hinblick auf die Bewertung des „Unfallgeschehens" bedarf er besonderer Beachtung.

Üblicherweise geht die Sonographie bzw. auch die Arthrographie der operativen Freilegung der Rotatorenmanschette voraus. Beide Untersuchungsverfahren können die Kontinuitätstrennung der Sehnenplatte sicher voraussagen. Dabei erlaubt die Arthrographie bessere Aussagen über die Größe und Lokalisation des Defektes. Aus diesem Grunde wenden wir sie bei nicht eindeutiger klinischer Situation noch regelmäßig an.

Histologische Befunde

Das Ödem zeigt eine Erweiterung der Zwischenräume in den sehnigen Strukturen mit Auflockerung der Faserbündel. Die Nekrose vieler Fasern zeigt sich in vermehrter Auffaserung, Zellarmut mit vermehrter Anfärbbarkeit derselben im Sinne der Pyknose. Die Auffaserungen können besonders im halbpolarisierten Licht zur Darstellung gebracht werden. Die hyalinen Veränderungen in größeren Bezirken der Sehnenplatte können Vorstufen der Verknöcherung sein und weisen immer auf einen degenerativen Schaden hin. Granulationsgewebe mit Gefäßeinsprossungen im Verein mit hyalinen oder knöchernen Veränderungen können nicht als einmaliges Trauma, sondern üblicherweise als zeitlich verzögerte Mikrotraumen gewertet werden.

Die echte traumatische Defekttrennung zeigt Blutungen mit Granulationsgewebe (in Abhängigkeit von der Zeitspanne Trauma – operative Freilegung), aber auch intakte Sehnenstrukturen.

Aus der histologischen Untersuchung als einzigem Parameter ist eine Wertung der Befunde an der Schulter nicht möglich. Finden sich aber nach entsprechendem Trauma, klinischem Befund und Arthroskopie bzw. Arthrotomie im Gelenk histologisch nachweisbare Defekte (auch mit frühem Granulationsgewebe), so kann an der traumatischen Genese des Sehnendefektes nicht gezweifelt werden.

Präoperative radiologische Befunde mit Humeruskopfhochstand, Omarthrose, Arthrose im AC-Gelenk und Kalkeinlagerung im Supraspinatussehnenbereich sind eindeutige Hinweise auf ein degeneratives Geschehen. Unter klinischen Gesichtspunkten gilt dies auch für die Bizepssehnenruptur als Spätfolge des chronischen Impingements.

Gerade weil nur wenige Defekte im Bereich der Rotatorenmanschette echte Traumafolgen sind, sollte auf die histologische Befunderhebung bei der operativen Freilegung nicht verzichtet werden. Aufgrund der viel häufigeren degenerativen Vorgänge sollte statt des Begriffes „Rotatorenmanschettenruptur" zunächst der Begriff „Rotatorenmanschettendefekt" verwendet werden, um die gutachterliche Bewertung offenzulassen.

Literatur

1. Neer CS (1983) Impingement lesions. Clin Orthop 173:70

Operative und nicht-operative Behandlung der Rotatorenmanschettenruptur – Ergebnisse einer prospektiven Studie

C. Oberbillig und P. Kirschner

Einleitung

Die Therapie der Rotatorenmanschettenruptur variiert bei Analyse der Literatur sehr stark. Insbesondere sind operative und nicht-operative Behandlung, Dauer der physikalischen Therapie und Zeitpunkt der Operation umstritten. Zum Teil wird eine mindestens 1jährige konservative Behandlung, teilweise eine physikalische Therapie von maximal 3–6 Wochen vorgeschlagen [1–4, 6, 8, 11]. Auch in der Beurteilung gibt es große Unterschiede. Die 1974 von Wolfgang veröffentlichten Beurteilungskriterien bieten die Möglichkeit, alle wesentlichen Parameter mit gleicher Gewichtung anhand einer Punkteskala bei operierten und nicht-operierten Patienten gegenüberzustellen [13].

Material und Methode

In unserer Klinik wurden im Rahmen einer prospektiven Studie alle 214 Patienten unserer Schultersprechstunde über einen Zeitraum von 3 Jahren von einem Facharzt für Chirurgie und Unfallchirurgie nach einem standardisierten Untersuchungsbogen untersucht und der weiteren Diagnostik zugeführt (Tabelle 1).

Der aufgrund der klinischen Untersuchung geäußerte Verdacht auf eine Rotatorenmanschettenruptur wurde mit Hilfe der Sonographie, der Arthrographie sowie in Zusammenarbeit mit der Klinik für Radiologie der Universität Mainz mittels Arthro-CT und Arthro-MR bestätigt.

Von den 64 Patienten mit nachgewiesener Rotatorenmanschettenruptur konnten wir alle operierten Patienten (40) zwischen 6 und 37 Monaten (im Schnitt 17 Monate) nach der Operation nachuntersuchen. Beurteilt wurden – entsprechend dem Wolfgang-Score – Schmerzen, Beweglichkeit, Kraft, Funktion, Zufriedenheit und andere Parameter. Alle 64 Patienten wurden zunächst

---

Abt. für Unfallchirurgie, St. Vincenz- und Elisabeth-Krankenhaus, An der Goldgrube 11, W-6500 Mainz, Bundesrepublik Deutschland

Tabelle 1. Schultererkrankungen (1989–1991, n = 214)

Rotatorenmanschettenruptur	64
Impingementsyndrom	63
Vordere Instabilität	65
Frozen shoulder	4
AC-/Omarthrose	5
Sonstige (Periarthritis humeroscapularis, Tendinitis)	13

einer krankengymnastischen Übungsbehandlung im eigenen Haus über 7 Wochen zugeführt. Zeigte sich eine Besserung der Beschwerden, wurde die physikalische Therapie für weitere 6 Wochen fortgeführt. Bei Beschwerdepersistenz erfolgte die stationäre Aufnahme zur Operation. Von den 40 Patienten, die sich einer Operation unterzogen, war die Altersgruppe zwischen 51 und 60 Jahren mit 23 Patienten am stärksten vertreten. Von den 12 Frauen und 28 Männern gaben 30 ein Trauma der betroffenen Schulter an. Der überwiegende Teil (24 Patienten) wurde 2–6 Monate nach Schmerzeintritt operiert.

Die Operation wurde nach folgendem Standard vorgenommen: anterior-superiorer Zugang, periostale Ablösung des M. deltoideus vom Akromion, AC-Plastik, Resektion des Lig. coracoacromiale, Muskelmobilisation und Rotatorenmanschettennaht, Wiederanheftung des abgelösten M. deltoideus, Wundverschluß.

Alle operierten Patienten wurden nach frühfunktionellen Gesichtspunkten nach dem in Tabelle 2 dargestellten Schema beübt.

Tabelle 2. Physikalische Therapie (stationär und ambulant)

Ab 2. Tag postoperativ nach Redon-Zug passive Abduktion unter Längszug, Pendelübungen, Kryotherapie, Vermeidung der AR, Abduktionskissen
Ab der 2. postoperativen Woche passive Beübung bis 90 und aktiv geführte Bewegung bis 60
Ab der 4. postoperativen Woche Steigerung der passiven und aktiven Beweglichkeit bis zur vollen Bewegung 6 Wochen postoperativ ohne Abduktionskissen
Ab der 6. postoperativen Woche Kraft- und Muskelaufbau, Schwimmübungen
Ab dem 6. postoperativen Monat Sportfähigkeit

Die Nachuntersuchung erfolgte nach einem standardisierten Bogen zwischen 6 und 37 Monaten nach der Operation. Es konnten alle 40 operierten Patienten im Schnitt 17 Monate nach der Operation beurteilt werden. Leider gelang es uns nicht, die übrigen 24 Patienten, die konservativ behandelt wurden, in ausreichender Zahl einzubestellen. Aufgrund der unvollständigen Aktenlage können wir für diese Gruppe daher nur Tendenzen aufzeigen. Zur Beurteilung kommen also 40 operierte Patienten.

Ergebnisse

19 Patienten (47,5%) erreichten eine volle Beweglichkeit über 150°, 16 Patienten (40%) eine sehr gute Beweglichkeit zwischen 120 und 149°. Insgesamt wiesen nur 3 Patienten (7,5%) eine stärkere Beeinträchtigung der Bewegung auf (Abb. 1).

Bei 19 Patienten (47,5%) sahen wir keine Beeinträchtigung der RM-Funktion (negativer Jobe-Test), bei 21 Patienten beobachteten wir eine leichte Schwäche im Seitenvergleich. Davon zeigten 12 (30%) eine Supraspinatusverschmächtigung und 6 gleichzeitig Schmerzen im Vergleich zur Gegenseite.

Entsprechend fanden wir seitengleiche Kraftentfaltung bei 19 Patienten (47,5%), eine Minderung auf 4/5 bei 20 Patienten. Nur ein Patient hatte ein positives Drop arm sign (Abb. 2).

Schmerzfrei waren 21 Patienten (52,5%), von 13 Patienten (32,5%) wurden Schmerzen nur nach starker Belastung angegeben. Kein Patient hatte Schmerzen bei jeder Belastung oder gar Ruheschmerzen (Abb. 3).

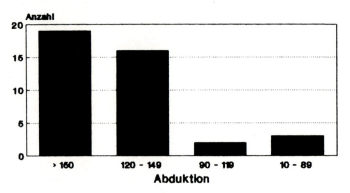

Abb. 1. Beweglichkeit (Abduktion) (n = 40)

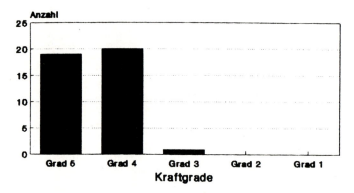

Abb. 2. Kraftentfaltung im Seitenvergleich (n = 40)

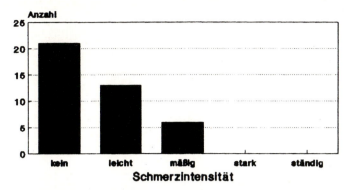

Abb. 3. Schmerzangabe (Belastungsschmerz, Ruheschmerz) (n = 40)

Auffallend war die große Anzahl von Patienten mit Impingementsymptomatik: 18 Patienten (45%) wiesen einen positiven Impingementtest auf. Davon betroffen waren alle Patienten mit der Supraspinatusverschmächtigung. Die Mehrzahl wies zudem noch einen Painful arc zwischen 90 und 120° auf.

Bei der subjektiven Beurteilung der Funktion gaben 19 Patienten an, durch die operierte Schulter in keiner Weise beeinträchtigt zu sein. Weitere 14 Patienten (35%) wurden nur bei harter körperlicher Arbeit und hier v. a. bei Überkopfarbeiten aufgrund des Kraftdefizits funktionell beeinträchtigt. Insgesamt zeigten 82,5% (33) keine oder nur geringe funktionelle Beeinträchtigung.

An postoperativen Komplikationen fanden wir 2mal eine Läsion des N. axillaris (1mal mit Deltoideusatrophie), 3mal eine oberflächliche Infektion durch Fadengranulome, 3mal eine Reruptur (davon 1mal konservatives Vorgehen, 2mal Operation) und eine Keloidnarbe.

Die Beurteilung erfolgte nach dem Score von Wolfgang [13], wie folgt (Abb. 4): Insgesamt erreichten 87,5% des Kollektivs sehr gute und gute Ergebnisse.

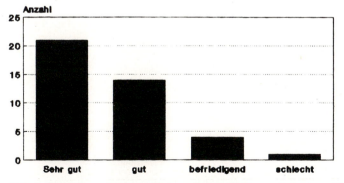

Abb. 4. Beurteilung der Operation nach dem Wolfgang-Score (n = 40)

Diskussion

Von den insgesamt 64 Patienten mußten sich 40 einer Operation unterziehen (62,5%). Von den übrigen 24 Patienten wurden 20 ohne jegliche Operation therapiert, 3 mußten sich einer Arthroskopie mit Lösung von Adhäsionen, 1 Patient einer unblutigen Schultermobilisation unterziehen. Uns fehlt zur Zeit leider noch das genaue Datenmaterial, um operierte und nicht-operierte Patienten zu vergleichen. Tendenziell zeigt sich bei den nicht-operierten Patienten eine gute bis befriedigende Beweglichkeit bei allerdings deutlicher Schwäche der Muskulatur. Ausgehend von den aufgezeigten operativen Ergebnissen sahen wir eine deutlich verbesserte Beweglichkeit und eine gute bis befriedigende Kraftentfaltung der Rotatorenmanschette. Den mit 1/3 relativ großen Anteil an Patienten mit einer Schwäche v. a. der Supraspinatussehne und einem positiven Jobe-Test führen wir auf noch mangelhaften Muskelaufbau im Rahmen der Rehabilitation zurück. Seitens der Patienten wurde zudem in nur 17,5% der Fälle eine schwerwiegende Beeinträchtigung der täglichen Arbeit angegeben. Hier waren die Überkopfarbeiten auffallend häufig vertreten.

Essman et al. untersuchten 72 Patienten nach Naht der Rotatorenmanschette mit AC-Plastik im Schnitt 24 Monate postoperativ nach [6]. Dabei fanden sie keine Korrelation zwischen der Größe des Defekts oder der präoperativen Dauer an Krankengymnastik und dem Operationsergebnis. Diese Auffassung steht im Widerspruch zu Itoi u. Tabata [8] sowie Bassett u. Cofield [1].

Itoi u. Tabata [8] veröffentlichten 1992 eine Arbeit über die konservative Behandlung der RM-Ruptur. Dabei sahen sie bessere Ergebnisse bei Patienten, die weniger als 1 Jahr nach einer akuten oder traumatischen Ruptur mit der Therapie beginnen. Bassett u. Cofield [1] sahen hingegen 1983 einen deutlichen Vorteil in der frühzeitigen Operation bis zu 6 Wochen nach dem Trauma.

In den zitierten Arbeiten kommen die besonderen Vorlieben für oder gegen eine operative Therapie zum Ausdruck. Am einzelnen Individuum orientiert kann eine gute Funktion auch durch rein physikalische Therapie erreicht werden. Dies bietet sich nach unserer Erfahrung v. a. bei Patienten an, die älter sind oder bei denen der Schmerz ohne großen Funktionsausfall im Vordergrund steht. Bei jüngeren Patienten bevorzugen wir eine 6wöchige physikalische Therapie mit anschließender Operation bei Beschwerdepersistenz.

Ausgehend von der Kontroverse operative gegen nichtoperative Therapie einer rupturierten Rotatorenmanschette sowie der Dauer der Physiotherapie und dem Zeitpunkt der Operation sehen wir einen Vorteil der Operation im Hinblick auf die verbesserte Beweglichkeit und die bessere Wiedergewinnung der Kraft aufgrund der anatomiegerechten Rekonstruktion.

Literatur

1. Bassett RW, Cofield RH (1983) Acute tears of the rotator cuff, the timing of surgical repair. Clin Orthop 175:18–24
2. Codman EA (1990) Rupture of the supraspinatus tendon. Clin Orthop 254:3–25
3. Cofield RH (1985) Rotator cuff disease of the shoulder. J Bone Joint Surg [Am] 67/6:974–979
4. Ellman H (1990) Diagnosis and treatment of incomplete rotator cuff tears. Clin Orthop 254:64–74
5. Ellman H, Hanker G, Bayer M (1986) Repair of the rotator cuff. J Bone Joint Surg [Am] 68/8:1136–1144
6. Essman JA, Bell RH, Askew M (1991) Full-thickness rotator cuff tears. An analysis of results. Clin Orthop 265:170–177
7. Gschwend N, Ivosevic-Radovanovic D (1989) Langzeitergebnisse nach operierter Rotatorenmanschettenruptur. Hefte Unfallheilkd 206:124–132
8. Itoi E, Tabata S (1992) Conservative treatment of rotator cuff tears. Clin Orthop 275:165–173
9. Habermeyer P, Krueger P, Schweiberer L (1990) Schulterchirurgie. Urban & Schwarzenberg, München
10. Neer CS (1972) Anterior acromioplasty for the chronic impingement syndrome in the shoulder: a preliminary report. J Bone Joint Surg [Am] 54:41 ff
11. Patte D (1988) Langzeitergebnisse bei reparierten Rupturen der Rotatorenmanschette. Hefte Unfallheilkd 195:152–157
12. Patte D et al. (1981) Rotatorenmanschettenruptur, Ergebnisse und Perspektiven der Retrostruktur. Orthopäde 10:206–215
13. Wolfgang GL (1974) Surgical repair of tears of the rotator cuff of the shoulder. J Bone Joint Surg [Am] 56:14–25

Konservative und operative Therapie der Rotatorenmanschettenrupturen — Vergleich der Ergebnisse

D. Lazovic, C. J. Wirth und N. Wülker

Einleitung

Pathologische Veränderungen der Rotatorenmanschette zeigen sich als Impingement, Ruptur oder Tendinosis calcificans [21]. Nach autoptischen Studien ist die Ruptur dabei mit zunehmendem Alter die häufigste Veränderung [4, 8, 9, 17, 18]. Glaubitz [8] fand im 7. Dezennium eine Häufigkeit von 62%, während Gschwend et al. [9] die Häufigkeit von Rotatorenmanschettenrupturen bei den über 40jährigen sogar mit 80% annehmen. Auch unsere sonographischen Erfahrungen bestätigen einen hohen Anteil an Defekten bis zum vollständigen Fehlen der Rotatorenmanschetten. Der überwiegend symptomlose Verlauf der degenerativen Rupturen [13] wirft die Frage nach der Therapie im symptombehafteten Fall auf.

Bei der akuten traumatischen Ruptur des unter 40jährigen besteht Übereinstimmung in der Notwendigkeit einer raschen operativen Rekonstruktion [2]. Hier wird in Analogie zu anderen Sehnenverletzungen verfahren.

Weniger einheitlich sind die Ansichten hingegen bei den degenerativen Rupturen, die ohne äußeres Ereignis oder nach einem Bagatelltrauma auftreten. Während im angloamerikanischen Raum die operative Therapie bereits seit Codman [3] eingeführt wurde, hat sie im deutschsprachigen Raum erst mit Gschwend et al. [9] zunehmende Verbreitung gefunden. Verschiedene Operationsverfahren werden diskutiert. Sowohl der Verschluß auch großer Defekte bis zum umfangreichen Muskeltransfer [7] als auch lediglich das arthroskopische Débridement [6] werden empfohlen. Die Beurteilung der Ergebnisse der operativen Versorgung schwankt dabei in einem Bereich von 40–90%. Eine ähnliche Erfolgsrate von 53–87% wird für die konservative Therapie berichtet [22]. Es stellt sich daher die Frage nach dem Stellenwert der konservativen und der operativen Therapie.

Orthopädische Klinik der Medizinischen Hochschule Hannover, Konstanty-Gutschow-Str. 8, W-3000 Hannover 61, Bundesrepublik Deutschland

Material und Methode

In der Zeit von 1981 bis Ende 1987 behandelten wir 417 Patienten mit Verdacht auf eine Rotatorenmanschettenruptur. In unserem Krankengut haben wir 2 gleich geartete Kollektive nach operativer und nach konservativer Therapie verglichen (Tabelle 1). Operativ wurden 116 Patienten in der Zeit zwischen November 1980 und Dezember 1987 versorgt. Das Alter lag zwischen 29 und 79 Jahren mit einem Mittel von 51 Jahren. Konservativ wurden in der Zeit von Januar 1981 bis Dezember 1987 137 Patienten therapiert. Das Durchschnittsalter betrug 59 Jahre mit einer Spanne zwischen 30 und 83 Jahren.

In der Anamnese fanden sich in der operativen Gruppe in 59% kein Trauma, in 27% ein inadäquates und in 14% ein adäquates Trauma, in der konservativen Gruppe in 39% kein Trauma, in 50% wurde ein inadäquates Trauma angeschuldigt und in 11% fand sich ein adäquates Trauma (Tabelle 2).

In Indikation zur Operation wurde bei anhaltendem Bewegungsschmerz mit Funktionseinschränkung trotz vorangegangener konservativer Therapie gestellt. Der Zugang erfolgte vorwiegend über den „Säbelhiebschnitt" mit teilweiser Ablösung des Deltamuskels vom Akromion. Die Bursa subacromialis wurde in der Regel reseziert. Die Ruptur wurde mit Seit-zu-Seit-Nähten verschlossen oder transossär refixiert. In 11 Fällen war aber lediglich ein Débridement ohne Defektverschluß möglich. Bei 48 Schultern erfolgte zusätzlich eine Akromioplastik nach Neer [17].

Die konservative Therapie wurde ohne standardisiertes Schema sowohl ambulant als auch stationär durchgeführt. Die Therapiedauer betrug im Durchschnitt 7 Monate mit einer Spanne von 1–90 Monaten.

97 von 116 operierten Schultern konnten durchschnittlich 36 Monate (zwischen 12 und 102 Monaten) nach der Operation nachuntersucht werden, von

Tabelle 1. Patientendaten

	Operativ	Konservativ
	n = 116	n = 137
Nachuntersucht	97	104
Untersuchungszeitraum	11. 1980 – 12. 1987	1. 1981 – 12. 1987
Durchschnittsalter	51 Jahre	59 Jahre

Tabelle 2. Anamnese

	Operativ (%)	Konservativ (%)
Ohne Trauma	59	39
Adäquates Trauma	14	11
Bagatelltrauma	27	50

Tabelle 3. Funktionelle Beeinträchtigung

	Operativ	Konservativ
Abduktion	152°	152°
Nackengriff	28%	23%
Schürzengriff	32%	25%
Schmerzhafter Bogen	12%	88%

137 konservativ verbliebenen untersuchten wir 104 Schultern durchschnittlich 39 Monate (zwischen 12 und 99 Monaten) nach Diagnosestellung nach.

Die Nachuntersuchung umfaßte die klinische Untersuchung, die Bewertung nach dem 100-Punkte-Score von Melzer u. Krödel [16] und durch sonographische Beurteilung.

Ergebnisse

Als verläßlicher Parameter für die Schulterfunktion wird das aktive Bewegungsausmaß angesehen (Tabelle 3). Die Abduktionsfähigkeit war in beiden Gruppen identisch bei 152°, eine Einschränkung des Nackengriffs fand sich in 28% der operierten und 23% der konservativen Fälle. Beim Schürzengriff sind es 32 zu 25%.

Subjektiv bedeutsam ist dagegen der Schmerz in der Funktion. Der schmerzhafte Bogen bestand bei nur noch 12% der operierten, aber 88% der konservativ therapierten Schultern. Dieses Ergebnis schlägt sich in der Scorebewertung nieder: In der operierten Gruppe finden sich 70% gute bis sehr gute Bewertungen und nur 14% unbefriedigende, in der konservativen Gruppe 55% gute bis sehr gute, aber 43% unbefriedigende Bewertungen.

Auch die Sonographie zeigte überraschende Ergebnisse. In der operierten Gruppe fanden sich bei 37 Schultern eine unauffällige Rotatorenmanschette, bei 31 Schultern eine inkomplete Läsion und bei 29 Schultern ein vollständiger Defekt. In 62% war also erneut ein Defekt der Rotatorenmanschette nachzuweisen. Der Bursabereich war durch die Operationsnarbe nicht ausreichend sicher zu beurteilen.

In der konservativen Gruppe fanden sich 63% inkomplete Läsionen und 37% komplette Rupturen sowie in 21% eine Bursitis subacromialis und in 40% eine Tenosynovialitis der langen Bizepssehne.

Diskussion

Der Vergleich unserer beiden Kollektive zeigt bessere Ergebnisse in der operativen Gruppe. Der Literaturvergleich bestätigt dies. Bei operativer Versorgung wurden durchwegs zufriedenstellende klinische Ergebnisse bei mehr als 2/3 der Patienten angegeben [5, 11, 12, 17], bei der konservativen Therapie liegen die guten Ergebnisse bei nur etwa 50% [2, 15, 19, 20].

Eine Analyse der schlechten Bewertungen ergibt hingegen in der operativen und der konservativen Gruppe ein ähnliches Bild.

In der operativen Gruppe bestand eine eindeutige Korrelation zwischen Patientenalter und klinischem Ergebnis. Der erfolgreiche Verschluß der Rotatorenmanschette war kein Garant für ein gutes Ergebnis, Vorteile zeichneten sich für die zusätzliche Akromioplastik nach Neer ab [14].

In der konservativen Gruppe bestand ebenfalls keine Korrelation zwischen Defektgröße und Ergebnis. Eindeutig war hier eine Ergebnisverschlechterung, wenn eine Bursitis oder Tenosynovialitis ein Impingement verursachten. Ebenso führte eine Omarthrose oder „rotator cuff arthropathy" zu einer schlechteren Bewertung des Ergebnisses.

Die Bedeutung eines subakromialen Impingements als Schmerzquelle wird hierdurch unterstrichen. Es erhebt sich daher die Frage, welche Bedeutung der Verschluß der Rotatorenmanschette bei der Besserung von Beschwerden und Funktion der Schulter einnimmt. Vielmehr erscheint eine erfolgreiche Beseitigung der durch das Impingement verursachten Symptome wesentlich. Bei der Entscheidung zum operativen Verschluß müssen Erfolg und Aufwand sorgfältig abgewogen werden. Die anatomische Wiederherstellung bietet allein keinen Garanten für ein gutes Ergebnis.

Die konservative Therapie bietet sich daher an, um zunächst symptomorientiert die Funktion wiederherzustellen. Auch der Zeitraum von durchschnittlich 6 Monaten konservativer Therapiedauer in unserem Krankengut scheint dies zu rechtfertigen.

Schlußfolgerung

Aus dem Vergleich der beiden Patientenkollektive ergibt sich daher als Folgerung, daß bei Patienten über dem 40. bis 50. Lebensjahr mit vorwiegend degenerativen Rotatorenmanschettenrupturen zunächst eine intensive konservative Therapie indiziert ist. Das Hauptaugenmerk sollte dabei auf der Beseitigung der Impingementpathologie liegen.

Erst bei erfolgloser Therapie über wenigstens 6 Monate erscheint ein operatives Vorgehen gerechtfertigt. Vorrangig vor dem Verschluß des Defektes scheint dabei die ausreichende Erweiterung des subakromialen Defilées zu sein sowie das Débridement der Rupturränder und des evtl. entzündlich veränderten Bursagewebes, wie sie auch durch die endoskopische Technik möglich ist.

Literatur

1. Brown JT (1949) Early assessment of supraspinatus tears: Procain infiltration as a Guide to treatment. J Bone Joint Surg [Br] 31:423–425
2. Cofield RH (1985) Current concept review for rotator cuff disease of the shoulder. J Bone Joint Surg [Am] 67:974–979
3. Codman EA (1931) Rupture of the supraspinatus tendon. Surg Gynecol Obstet 52:579–586
4. De Palma AF (1957) The painful shoulder. Postgrad Med 21:368–376
5. De Palma AF (1983) Surgery of the shoulder, 3rd edn. Lippincott, Philadelphia London New York Sidney
6. Esch JC, Ozerkis LR, Helgaager JA, Kane N, Liliott N (1988) Arthroscopic subacromial decompression: results according to the degree of rotator cuff tear. Arthroscopy 4:241–249
7. Gerber C, Vinh TV, Hertel R, Hess WD (1988) Latissimus dorsi transfer for the treatment of massive tears of the rotator cuff. Clin Orthop 232:51–61
8. Glaubitz W (1987) Anatomie des Glenohumeralgelenkes in verschiedenen Lebensaltern. Inauguraldissertation, Ludwig-Maximilians-Universität München
9. Gschwend N, Zippel J, Liechti R, Grass S (1975) Die Therapie der Rotatorenmanschettenruptur an der Schulter. Arch Orthop Unfallchir 83:129–143
10. Gschwend N, Ivosevic-Radovanovic D, Brändli P (1986) Die operative Behandlung der Rotatorenmanschettenruptur: Hefte Unfallheilkd 180:69–88
11. Gschwend N, Bloch HR, Bischof A (1992) Langzeitergebnisse der operierten Rotatorenmanschettenruptur. In: Kohn D, Wirth CJ (Hrsg) Die Schulter – Aktuelle operative Therapie. Thieme, Stuttgart New York, S 77–89
12. Kölbel R (1990) Rotatorendefekte: Rekonstruktion und Ergebnisse. In: Hedtmann A (Hrsg) Degenerative Schultererkrankungen. Enke, Stuttgart, S 100–105
13. Kohn D, Glaubitz W, Schmidt H, Lobenhoffer P (1985) Lokalisation, Art und endoskopische Beurteilung degenerativer und narbiger Veränderungen im Schultergelenk. In: Refior HJ, Plitz W, Jäger M, Hackenbroch MH (Hrsg) Biomechanik der gesunden und kranken Schulter. Thieme, Stuttgart, S 152–156
14. Kohn D, Wirth CJ, Genz K, Fritsch K (1990) Ist die Erweiterung des Subakromialraumes bei Rekonstruktionen der Rotatorenmanschette erforderlich? In: Hedtmann A (Hrsg) Degenerative Schultererkrankungen. Enke, Stuttgart, S 115–119
15. McLaughlin HL (1961) The frozen shoulder. Clin Orthop 20:126–131
16. Melzer C, Krödel A (1990) Ergebnisse nach operativ versorgten kompletten Rotatorenmanschettenrupturen. In: Hedtmann A (Hrsg) Degenerative Schultererkrankungen. Enke, Stuttgart, S 106–108
17. Neer CS (1983) Impingement lesions. Clin Orthop 173:70–77
18. Refior HJ, Krödel A, Melzer C (1987) Examinations of the pathology of the rotator cuff. Arch Orthop Trauma Surg 106:301–308
19. Samilson RL, Binder WF (1975) Symptomatic full thickness tears of the rotator cuff: an analysis of 292 shoulders in 276 patients. Orthop Clin North Am 6:449–454
20. Takagishi N (1978) Conservative treatment of the ruptures of the rotator cuff. J Jpn Orthop Assoc 52:781–787
21. Uthoff HK, Sarkar K, Loehr J (1992) Die Pathologie der Rotatorenmanschette. In: Kohn D, Wirth CJ (Hrsg) Die Schulter – Aktuelle operative Therapie. Thieme, Stuttgart New York, S 60–64
22. Wülker N, Lazovic D (1992) Results of conservative treatment of rotator cuff tears. In: Kohn D, Wirth CJ (Hrsg) Die Schulter – Aktuelle operative Therapie. Thieme, Stuttgart New York, S 96–99

Ergebnisse nach operativer Versorgung großer veralteter tendinöser und osteotendinöser Rotatorenmanschettenrupturen

P. Reeg, A. Kirgis und W. Noack

Indikation

Komplette Rotatorenmanschettenrupturen werden in den letzten Jahren häufiger operativ versorgt als früher. Dies ist sicherlich mitbegründet in dem einfachen, nicht-invasiven Nachweis der Rupturen durch die Sonographie. Hinzu kommt die zunehmende Sport- und Freizeitaktivität auch älterer Patienten, die den Anspruch an die Schulterfunktion wachsen ließ. Die Weiterentwicklung der operativen Techniken trug ebenso zu dieser Entwicklung bei.

Gelingt der sonographische Nachweis einer kompletten Rotatorenmanschettenruptur, so ist bei der frischen, traumatischen kompletten Ruptur beim jüngeren Patienten (jünger als 50 Jahre) die Indikation zur Operation relativ leicht zu treffen. Schwieriger wird es für die älteren Patienten (älter als 50 Jahre). Hier reicht der objektive Nachweis einer Rotatorenmanschettenruptur nicht aus, um sofort den operativen Eingriff zu empfehlen. Eine Reihe ungeklärter Fragen läßt eine generelle Operationsempfehlung nicht zu.

Warum gibt es Patienten mit großen Rotatorenmanschettenrupturen, die keine oder kaum Schmerzen angeben und keine Schwäche aufweisen, und andere mit relativ kleinen Rupturen, die erhebliche Beschwerden haben und behalten [1]?

Wie kommt es zu der großen Häufigkeit von Rotatorenmanschettenrupturen im Alter mit der erfahrungsgemäß teilweise guten „Spontanheilung" [2]?

Diesen ungeklärten Fragen steht, speziell bei den massiven Rotatorenmanschettenrupturen mit Retraktion der Sehnenstümpfe, die große Gefahr der Entwicklung einer Defektarthropathie gegenüber. Aber auch diese Entwicklung ist nicht in allen Fällen zwangsläufig.

Wir haben also bis heute keine sicheren, objektiven Kriterien, um älteren Patienten eine operative Versorgung oder das Abwarten des „Spontanverlaufes" zu empfehlen.

Für die massiven Rotatorenmanschettenrupturen haben wir in unserer Klinik folgende Kriterien für die Operationsempfehlung entwickelt:

Abt. für Orthopädie, Ev. Waldkrankenhaus Spandau, Akad. Lehrkrankenhaus der FU Berlin, Stadtrandstr. 555, W-1000 Berlin 20, Bundesrepublik Deutschland

1. Jüngere Patienten (jünger als 50 Jahre) mit adäquatem Trauma in der Anamnese.
2. Ältere Patienten (älter als 50 Jahre) mit anhaltender Schmerzsymptomatik und gestörtem Nachtschlaf bei erfolgloser konservativer Behandlung von mindestens 1/2 Jahr. Bei älteren, sehr aktiven Patienten mit adäquatem Trauma wird die Indikation zur Operation auch früher gestellt.
3. Bei Patienten mit weiteren Begleitverletzungen, die eine operative Versorgung erfordern, sollte die Rotatorenmanschettenruptur mitversorgt werden.

Auch dieser Kriterienkatalog darf nicht dogmatisch verstanden werden und abweichende Entscheidungen müssen im Einzelfall möglich sein.

Patienten

Zwischen 1988 und 1991 wurden in der Abteilung für Orthopädie des Ev. Waldkrankenhauses Spandau in Berlin 12 massive Rotatorenmanschettenrupturen operativ versorgt. Es handelte sich hierbei um 11 Patienten im Alter zwischen 34 und 80 Jahren (Durchschnitt 60 Jahre). Die Dauer der präoperativen Beschwerden lag zwischen 1,5 und 72 Monaten (Durchschnitt 20 Monate).

Bei den 6 Männern und 5 Frauen war die dominante Seite 9mal betroffen, ein adäquates Trauma lag in 5 Fällen vor. Der Nachuntersuchungszeitraum lag zwischen 6 und 42 Monaten (Durchschnitt 18 Monate). Die Nachuntersuchung erfolgte mit dem Constant-Score [3]. Hierbei werden Schmerz, Aktivitäten im täglichen Leben, schmerzfreie aktive Beweglichkeit und Kraft beurteilt. Weiterhin befragten wir die Patienten nach ihrem subjektiven Urteil des operativen Ergebnisses und ob sie sich in gleicher Situation erneut operativ versorgen ließen (Tabelle 1).

Operationsmethode und Nachbehandlung

In der Regel erfolgte ein anterior/superiorer Hautschnitt, wie von Neer beschrieben. Der Deltamuskel wird von der vorderen Akromionecke aus etwa 4–5 cm nach distal gespalten, nicht weiter, um den N. axillaris nicht zu gefährden. Eine Abtrennung des Deltamuskels vom Akromion wird möglichst vermieden; wenn erforderlich, erfolgt eine subperiostale Ablösung, um eine sichere transossäre Refixation zu gewährleisten. Die Bursa subacromialis wird durchtrennt. Die Bursa wird belassen und eine Bursektomie nur in Fällen chronischer fibrinöser Bursitiden vorgenommen. Die Bursa wird geschont, da sie neben der wichtigen Gleitfunktion auch als Träger erneuter Gefäßversorgung der refixierten Rotatorenmanschette dient [4]. Die anschließende vordere Akromioplastik und Resektion des Lig. coracoacromiale sind obligatorisch.

Die Sehnenstümpfe werden gründlich mobilisiert, wenn erforderlich sowohl gelenk- als auch peripherseitig bis in die Fossa supra- und infraspinata hinein.

Tabelle 1. Beurteilung des Operationsergebnisses durch Patienten und Constant-Score

Patient		Geburtsdatum	Unfall	Dominanter Arm	Dauer der Beschwerden präoperativ	Nachuntersuchung (Monate)	Ergebnis Constant-Score	Subjektives Urteil	Wieder Operation?
K.I.	weiblich	17. 1. 25	Ja 4/85 Sturz	Ja	60 Monate	28	Sehr gut	Sehr gut	Ja
C.I.	weiblich	15. 6. 33	Nein	Ja	60 Monate	12	Sehr gut	Sehr gut	Ja
H.F.	männlich	5. 5. 32	Ja 11/89 Sturz	Ja	5 Monate	25	Sehr gut	Sehr gut	Ja
S.M.	männlich	5. 2. 22	Nein	Nein	11 Monate	30	Sehr gut	Sehr gut	Ja
S.M.	männlich	5. 2. 22	Nein	Ja	4 Monate	10	Sehr gut	Sehr gut	Ja
K.W.	männlich	12. 6. 22	Nein	Ja	12 Monate	14	Sehr gut	Sehr gut	Ja
S.G.	weiblich	14. 6. 23	Ja 3/90 Ski	Ja	6 Monate	21	Gut	Gut	Vielleicht
U.K.	weiblich	1. 10. 10	Nein	Nein	1,5 Monate rezidivierende Luxation	15	Gut	Gut	Ja
E.F.	männlich	29. 6. 57	Ja 7/90 Motorrad	Ja	6 Monate	6	Gut	Sehr gut	Ja
S.H.	männlich	20. 4. 39	Nein	Ja	3 Monate	9	Schlecht	Befriedigend	Ja
T.R.	weiblich	16. 3. 40	Ja 3/83 Sturz	Nein	60 Monate 1985 Akromioplastik	42	Schlecht	Schlecht Teilsteife	Nein
M.K.-T.	weiblich	11. 11. 38	Ja 5/91 Leitersturz	Ja	4 Monate	9	Schlecht	Schlecht Teilsteife	Nein

Eine Verletzung des N. suprascapularis ist bei dieser ausgedehnten Mobilisierung in keinem Fall aufgetreten. Anschließend werden die Sehnenränder angefrischt und eine Knochennut am Tuberculum majus geschaffen, in der die Rotatorenmanschette transossär verankert wird. Ist diese Refixation auch bei 40°-Abduktion des Armes nicht ohne größere Spannung möglich, muß ggf. ein Sehnentransfer mit dem Subskapularis und/oder dem Teres minor erfolgen, da sonst die Gefahr der Reruptur zu groß würde. Auch andere Verschiebeplastiken sind im Einzelfall zu überlegen. Eine Überbrückungsplastik mit freiem autologem, homologem oder heterologem Material war in unseren 12 Fällen nicht erforderlich. Man sollte sie auch weitgehend vermeiden, da die bisher berichteten Ergebnisse meist schlecht sind [5]. Inwieweit die Rekonstruktion mit einem Deltoidlappen, wie von Augereau [6] berichtet, bessere Ergebnisse liefert, bleibt abzuwarten.

Die postoperative Nachbehandlung erfolgt für 4–6 Wochen mit einem geschalten Thoraxabduktionsgips oder einer Thoraxabduktionsschiene. Hieraus erfolgt eine passive assistierte Krankengymnastik; eine aktive Gymnastik gegen die Schwerkraft oder gegen Widerstand wird frühestens nach 6 Wochen begonnen. Um ein gutes Ergebnis zu erzielen, ist eine krankengymnastische Nachbehandlung von 6 Monaten bis zu 1 Jahr erforderlich.

Ergebnisse

Die Nachuntersuchung erfolgte wie oben beschrieben mit dem Constant-Score, in 6 Fällen wurde hierbei ein sehr gutes, in 3 Fällen ein gutes und in 3 Fällen ein schlechtes Ergebnis erreicht (Tabelle 2). Als sehr gut wurde das Erreichen oder Übertreffen der geschlechts- und altersabhängigen Normalwerte von Constant gewertet, als gut das Erreichen von mindestens 80% dieser Werte und als schlecht das Erreichen von weniger als 60% der Normalwerte.

Auch bei den sehr guten Ergebnissen im Seitenvergleich wurde die Kraft der gesunden Seite allerdings nicht vollständig erreicht. Sie lag zwischen 10 und 20% unter dem Wert der gesunden Seite, ohne daß die Patienten im Alltag eine Einschränkung verspürten. 2 Patienten gaben im Seitenvergleich bei Extrembelastungen (z. B. Segeln) eine etwas frühere Ermüdbarkeit an.

Die Frage, ob die Patienten sich in gleicher Situation wieder operieren lassen würden, beantworteten 8 Patienten mit „ja sofort", 2 Patienten mit „nein" und 1 Patientin mit „vielleicht" (Tabelle 3). Diese letzte Patientin war nicht mit dem Ergebnis der Operation unzufrieden, sie dachte dabei aber an die lange Nachbehandlungszeit von 1 Jahr, bis sie ihr gutes Ergebnis erreicht hatte. Auf die Frage, wie die Patienten das Ergebnis der Operation beurteilten, wurde 7mal das Ergebnis als sehr gut, 2mal als gut, 1mal als befriedigend und 2mal als schlecht angegeben (Tabelle 4).

Bei 2 Patienten unterschied sich also das Ergebnis nach Constant und das subjektive Urteil. Ein nach Constant nur gutes Ergebnis wurde subjektiv als sehr gut eingestuft, ein nach Constant schlechtes Ergebnis als subjektiv befrie-

Tabelle 2. Ergebnisse nach Constant-Score	
Sehr gut	6
Gut	3
Befriedigend	0
Schlecht	3

Tabelle 3. Würden Sie sich wieder operieren lassen?	
Ja sofort	8
Vielleicht	1
Nein	2

Tabelle 4. Subjektives Ergebnisurteil	
Sehr gut	7
Gut	2
Befriedigend	1
Schlecht	2

digend beurteilt. Offensichtlich liegt dieser Differenz eine unterschiedliche Bewertung der Kraft zugrunde. Hier scheint der Constant-Score der Kraft eine größere Bedeutung beizumessen, als es im Urteil der Patienten empfunden wurde.

Bei 2 Patienten kam es zu kompletten Rerupturen. Dabei handelte es sich einmal um einen Patienten, der bereits verschiedene Sehnenrupturen erlitten hatte. Wir führen die Tatsache der Reruptur hier auf eine allgemeine degenerative Sehnenerkrankung zurück und nicht auf einen Operationsfehler. Dies wurde auch durch das histologische Untersuchungsergebnis bestätigt, das erhebliche Gewebenekrosen, chondroide Metaplasien und ausgedehnte myxoide Degenerationen des Sehnengewebes ergab. Bei der anderen Patientin ist uns eine Erklärung der Reruptur nicht möglich.

Diskussion

Ist der Nachweis von massiven Rotatorenmanschettenrupturen heute mit der klinischen und der Ultraschalluntersuchung auf einfache Weise möglich, so bleibt die Frage nach der operativen Versorgung immer noch strittig. Jüngere Patienten mit einem adäquaten Trauma sollten möglichst rasch operativ versorgt werden. Hierüber besteht auch weitgehende Übereinstimmung in der Literatur. Bei knöchernen massiven Sehnenausrissen mit Dislokation der Fragmente ist, unabhängig vom Alter der Patienten, eine rasche operative Versorgung vorzunehmen, da mit erheblichen Bewegungseinschränkungen und Schmerzen zu rechnen und konservativ ein befriedigendes Ergebnis nicht zu erzielen ist (Abb. 1). Hier verschlechtert ein Aufschieben der Operation nur die Ausgangssituation. Schwierig bleibt die Indikationsstellung zur Operation bei älteren Patienten mit rein tendinösen Rupturen. Der Gefahr der dauerhaften Schmerzhaftigkeit und Schwäche sowie der Ausbildung einer Defektarthropathie steht die relativ große Zahl weitgehend klinisch stummer Rotatorenmanschettenrupturen im Alter gegenüber. Auch wenn es sich hierbei überwiegend um kleinere Rupturen handelt, gibt es im Alter auch Fälle klinisch stummer massiver Rotatorenmanschettenrupturen. Es fehlen weiterhin objektive prognostische Kriterien, um mit vertretbarer Sicherheit dem einen Teil der Patienten eine konservative Behandlung und dem anderen Teil eine operative Thera-

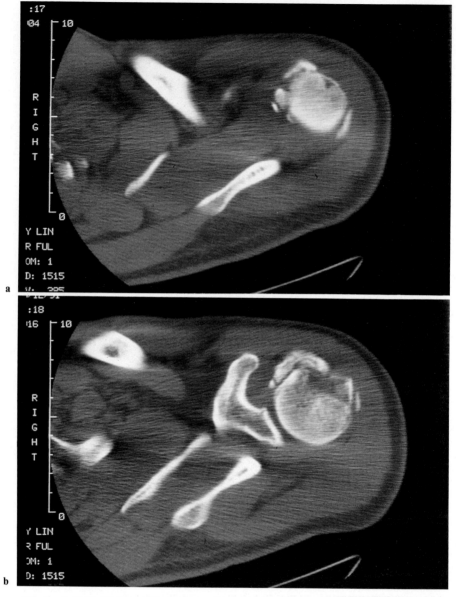

Abb. 1a, b. E. F., 34 Jahre. Der Patient erlitt bei einem Motorradunfall 7/91 einen komplexen, knöchernen Rotatorenmanschettenausriß mit Fragmentdislokation ventral, dorsal und kranial. Nach konservativer Erstbehandlung kam er 12/91 zu uns mit einer Schultersteife. Die Schnittebene des CT-Bildes liegt **a** in Höhe des Oberrandes des Humeruskopfes, **b** etwa in Höhe der kranialen Drittelgrenze des Humeruskopfes. 1/2 Jahr nach operativer Rekonstruktion der Rotatorenmanschette ist der Patient wieder als Kfz-Meister tätig

pie zu empfehlen. Vergleicht man unsere Ergebnisse nach operativer Versorgung massiver Rupturen mit den wenigen Berichten über konservative Versorgung in der Literatur, so scheint die operative Versorgung der konservativen doch überlegen [7, 8]. Dieser Vergleich ist mit anderen Ergebnissen aus der Literatur jedoch nur begrenzt möglich. Patientenalter, Rupturgrößen und Rupturart, Nachuntersuchungsscore und vieles andere unterscheiden sich von Untersuchung zu Untersuchung und setzen erhebliche Grenzen für einen direkten Vergleich.

Die Indikationsstellung zur operativen Versorgung der Rotatorenmanschettenrupturen, insbesondere beim älteren Menschen, bleibt also ein schwieriges Problem. Nicht zuletzt ist die langfristige krankengymnastische Nachbehandlung, die bis zu 1 Jahr dauern kann, um ein gutes Ergebnis zu erreichen, bei Entscheidung für die operative Therapie mit zu berücksichtigen.

Literatur

1. Gschwend N, Bloch HR, Bischof A (1991) Langzeitergebnisse der operierten Rotatorenmanschettenruptur. Orthopäde 20:255–261
2. De Palma AF (1973) Surgery of the shoulder. Lippincott, Philadelphia
3. Constant CR (1991) Schulterfunktionsbeurteilung. Orthopäde 20:289–294
4. Uthoff HK, Sarkar K (1991) Surgical repair of rotator cuff ruptures. J Bone Joint Surg [Br] 73:399–401
5. Habermeyer P, Krueger P, Schweiberer L (1990) Schulterchirurgie. Urban & Schwarzenberg, München
6. Augereau B (1991) Rekonstruktion massiver Rotatorenmanschettenrupturen mit einem Deltoidlappen. Orthopäde 20:315–319
7. Kuhlenkampff H-A, Reichelt A (1990) Der klinische Verlauf der Rotatorenmanschettenruptur nach konservativer Therapie. Orthop Prax 26:493–496
8. Cofield RH (1985) Rotator cuff disease of the Shoulder. J Bone Joint Surg [Am] 67:974–979

Isokinetische Kraftmessung vor und nach Naht der Rotatorenmanschette – eine prospektive klinische Studie

B. Kabelka[1], M. Todd[1], E. Schmitt[2] und E. Hille[1]

Einleitung

Das Schultergelenk ist ein dynamisch geführtes Gelenk, das minimal knöchern und maximal muskulotendinös stabilisiert wird. Wir unterscheiden im Bereich des Schultergelenkes 2 große Muskelgruppen, den *inneren* und den *äußeren Muskelring*. Der innere oder auch *stabilisierende Muskelring* wird gebildet durch: *M. supraspinatus, M. infraspinatus, M. teres minor, M. subscapularis* und *M. biceps brachii*; zum äußeren Muskelring, der auch als *führende Muskelgruppe* bezeichnet wird, zählen wir den *M. latissimus dorsi*, den *M. teres major*, den *M. deltoideus* und *M. pectoralis major*. Im Rahmen einer normalen, schmerzfreien Schulterbeweglichkeit ist ein aufeinander abgestimmtes, balanciertes Muskelgleichgewicht zwischen führender und stabilisierender Muskulatur, insbesondere zwischen dem *M. deltoideus* und den Muskeln der Rotatorenmanschette, notwendig [7, 12].

Kommt es nun im Rahmen einer Rotatorenmanschettenruptur zur Schwächung einer dieser Komponenten und einer daraus resultierenden Dysbalance zu ungunsten der stabilisierenden Muskulatur, so resultiert daraus eine Instabilität des Schultergelenkes mit Höhertreten des Humeruskopfes durch verstärkten Zug des M. deltoideus und Zeichen eines sog. sekundären Impingementsyndroms bis hin zur sog. „rotator cuff arthropathy" [2].

Die Ziele der operativen Wiederherstellung der Rotatorenmanschette mit einem anschließenden Rehabilitationsprogramm müssen folgende sein:

1. Wiederherstellung der Integrität der gerissenen Strukturen durch den operativen Eingriff,
2. im Rahmen des postoperativen Rehabilitationsprogramms in der 1. Phase die Mobilität des Schultergelenkes zu erhalten bzw. wiederherzustellen, in der 2. Phase die Stabilität des betroffenen Schultergelenkes durch *gezielten Muskelaufbau* zu erreichen, mit dem Endziel, die Muskelbalance zwischen stabilisierender und führender Muskulatur wiederherzustellen.

---

[1] Orthopädische Abt., Allgemeines Krankenhaus Barmbek, Rübenkamp 148, W-2000 Hamburg 60, Bundesrepublik Deutschland
[2] Hanse-Zentrum f. Sport-Rehabilitation, Bornkampsweg 2, W-2000 Hamburg 50, Bundesrepublik Deutschland

Im Rahmen dieses postoperativen Rehabilitationsprogrammes kommt der Muskelkraftmessung entscheidende Bedeutung zu. Muskelkräfte können sich quantitativ durch manuelle, subjektive Methoden und objektiv durch apparative Methoden erfassen lassen:

Manuelle Methoden: Zur Erfassung von Muskelkräften sind sie oft ungenau, sie haben lediglich grob orientierenden Charakter, sind von einem Untersucher zum nächsten nicht übertragbar, entscheidend *fehlt die Reproduzierbarkeit der Messung.*

Apparative Methoden: In Form von Drehmomentmessungen mit isokinetischen Systemen sind sie in ihrer Reliabilität und Reproduzierbarkeit getestet [5]. Isokinetisch heißt gleichförmige Bewegung bei angepaßtem Widerstand und bedeutet, daß bei einer maximal erreichbaren Bewegungsgeschwindigkeit in Winkelgraden pro Sekunde, die von der Maschine begrenzt wird, der Proband sein maximales Drehmoment aktiv abgibt. Das Gerät bietet dabei den optimalen Widerstand über den gesamten, aktiv erreichbaren Bewegungsweg und mißt kontinuierlich alle auftretenden Winkel und Drehmomente. Ziele isokinetischer Tests sind:

– Erfassung funktioneller Störungen der Gelenkmechanik und muskulärer Defizite,
– Objektivierung schmerzbedingter Funktionseinschränkung,
– Beurteilung und Steuerung von Therapie und Trainingsbelastung,
– Erfassung von Normwerten [6].

Werden Muskelkräfte quantitativ mit isokinetischem System erfaßt, so bieten sich folgende Vorgehensweisen an:

– Primärtests (Vergleich rechts/links, kranke/gesunde Seite)
– Test von Agonist und Antagonist
– Retests (Vergleichstest zum Vorbefund)
– Longitudinaltests (Probandenleistung im Verlauf)
– Vergleich Probandenleistung zu Normalkollektiv

Isokinetische Kraftmessungen mit dem Cybex-II-System ermöglichen die Bestimmung folgender Meßgrößen:

1. Das *maximale Drehmoment* im Newtonmeter (Nm) als Maß für die Kraftentwicklung gleich der Maximalkraft. Hierbei ist aus dem Kurvenverlauf die Winkelstellung des maximalen Drehmoments ersichtlich, weiterhin sind Winkelbereiche von Kraftdefiziten erkennbar.
2. Die *Arbeit* in Joule (J) entspricht der Fläche unter der Kraftverlaufskurve (Integral). Die Arbeit ist abhängig vom Drehmoment und der Bewegungsamplitude.
3. Die *Beschleunigungsenergie,* definiert als Arbeit (J) *während der ersten 1/8-Sekunde*; sie gibt Auskunft über die Explosivität einer Muskelkontraktion.

4. Die *durchschnittliche Leistung* in Watt (W) entsprechend dem *Mittelwert der Muskelarbeit pro Zeiteinheit;* hiermit lassen sich Aussagen über den Trainingszustand der Muskulatur machen.

Während isokinetische Kraftmessungen in der Rehabilitation nach Kniegelenkoperationen, insbesondere nach Kreuzbandersatzplastiken, zum festen Behandlungskonzept gehören [4, 8, 11], wird über die isokinetische Kraftmessung im Rahmen der Schultergelenkuntersuchung und bei Zustand nach Schultergelenkoperationen bislang sehr selten berichtet [1, 10].

Material und Methode

20 Patienten (14 Männer, 6 Frauen) im Alter zwischen 35 und 65 Jahren (Durchschnittsalter 49,5 Jahre) mit klinisch, sonographisch sowie arthrographisch gesicherter Rotatorenmanschettenruptur gingen in diese prospektive klinische Studie ein. Keiner dieser Patienten wies eine Voroperation auf, 9 aktive Sportler (Tennis: 4, Schwimmer: 5), dominante Seite in 12 Fällen betroffen. *Einschlußkriterien* für diese Studie waren: Alter unbegrenzt, komplette Rotatorenmanschettenruptur (akut traumatisch oder degenerativ bedingt), freie Schultergelenkbeweglichkeit, therapieresistente Schmerzen. Das operative und postoperative Vorgehen war standardisiert: In Allgemeinanästhesie erfolgte über einen anterior-superioren Zugang die direkte oder transossäre Sehnennaht (kein Sehnentransfer) mit nicht-resorbierbarem Nahtmaterial sowie eine subakromiale Dekompression (Bursektomie, Akromioplastik, Ligamentresektion). In der postoperativen Phase erfolgte die Ruhigstellung im Gilchrist-Verband für 1 Woche, bei 4 Patienten war aufgrund der unter Spannung stehenden Sehnennaht die Lagerung auf einer Oberarmabduktionsschiene in 40°-Abduktion für 4 Wochen notwendig.

Von der 2. bis zur 6. Woche erfolgten dann passiv geführte Bewegungen für Abduktion, Ante- und Retroversion. Aktiv durfte der Patient (abhängig vom intraoperativen Befund) ab der 3. Woche innenrotieren und adduzieren, durfte aber für insgesamt 6 Wochen keine aktive Außenrotation und Abduktion durchführen. Ab der 7. Woche erfolgte dann die Freigabe der aktiven und pas-

Tabelle 1. Rotatorenmanschettenruptur, modifizierte UCLA-shoulder-rating-Skala

	Punkte[a]
• Schmerz (VAS)	→ 10
• Funktion	→ 10
• Aktive Flexion	→ 5
• Kraftmessung (isokinetisch apparativ)	→ 5
• Patients satisfaction	→(0/5)

[a] max. 35 Punkte

siven Bewegungen, unter der Vorstellung der erfolgten Ausheilung der Naht. In der postoperativen Rehabilitation stand das Erreichen bzw. Wiederherstellen der freien Beweglichkeit in der 1. Phase; erst nach Erreichen der freien Beweglichkeit ergab sich in Phase 2 dann die Stabilisierung des Gelenkes, u. a. durch gezielten Muskelaufbau.

Bereits präoperativ erfolgte die isokinetische Kraftmessung mit Cybex-II-System bei einer Geschwindigkeit von 60 Winkelgrad pro Sekunde (5mal) sowie 180 Winkelgrad pro Sekunde (20mal). Zum Zeitpunkt der isokinetischen Kraftmessung führten wir eine Bewertung des Patienten mit einen modifizierten sog. „UCLA-Shoulder-Rating-Scale" durch (Tabelle 1).

Dabei wird der Schmerz nach einer sog. „visuellen Analogskala" (VAS), einem validierten Schmerzmeßsystem, gemessen. Des weiteren führten wir die Kraftmessung, wie bereits erwähnt, apparativ mit dem isokinetischen Meßsystem durch. Die Meßergebnisse des Cybex-II-Systems wurden im Computerprogramm „Isokin 5.0" ausgewertet. Eine weitere Bewertung des Patienten mit dem UCLA-Score im Rahmen einer erneuten isokinetischen Kraftmessung erfolgte dann frühestens 8 Wochen postoperativ bei Erreichen freier Beweglichkeit. Nach diesem Ergebnis wurde dann für jeden Patienten ein spezielles Rehabilitationsprogramm erarbeitet, das sich aus den folgenden Bestandteilen aufbaut:

1. Krankengymnastische Übungsbehandlung in Form von Bewegungsübungen, manueller Therapie etc.,
2. Übung an medizinischen Trainingsgeräten,
3. spezielles Muskelaufschulungsprogramm (in Anlehnung an Townsend et al. [12]).

In der 14. postoperativen Woche erfolgte dann eine erneute Kraftmessung sowie ein erneutes Scoring.

Der Testaufbau war ebenfalls standardisiert: Es erfolgte eine Analgesie, falls notwendig, mit 100 mg Diclofenac oder 30 Tropfen Tramadol 30 min vor Meßbeginn. Die Kraftmessung wurde für Abduktion/Adduktion sowie Innen- und Außenrotation durchgeführt, und die Probanden wurden immer gleich positioniert (um 40° nach hinten geneigte Sitzposition und im Ellengelenk gestreckter Arm für AB/ADD, für Außen- und Innenrotation liegende Position und Oberarm 90° abduziert, sowie Ellengelenk in 90° flektiert).

Folgende Fragen sollten in dieser Studie abgeklärt werden:

1. Ist der komplexe Ablauf der Schultergelenkbewegung mit isokinetischem Meßsystem nachvollziehbar und meßbar?
2. Sind prognostische Faktoren aus der Kraftmessung präoperativ ableitbar?
3. Inwieweit läßt sich der Muskelaufbau in der Rehabilitationsphase nach Rotatorenmanschettennaht durch die Ergebnisse der isokinetischen Kraftmessung gezielter durchführen?

Ergebnisse und Diskussion

Präoperativ sowie nach 8 bzw. 14 Wochen postoperativ erfolgte die isokinetische Kraftmessung, gleichzeitig die Befundung mit dem modifizierten „UCLA-Schulter-Score". Die Werte betrugen präoperativ im Durchschnitt 17 Punkte (12–20), nach 8 Wochen postoperativ 27 Punkte (20–30), nach 14 Wochen im Durchschnitt 31 Punkte (25–35). Die im Rahmen der präoperativen isokinetischen Kraftmessung erhobenen Meßwerte waren in 5 von 20 Fällen nur bedingt verwertbar und wiesen für schmerzbedingte Krafteinbrüche typische „Depressionskurven" auf.

Fallbeispiel. Patient C.S., 35 Jahre alt, dominante linke Seite betroffen, traumatischer Querriß im Bereich des Supraspinatus am Übergang in den Infraspinatus, 3monatige Vorgeschichte, Beweglichkeit frei.

Wir sehen anhand dieses Beispieles, daß sich im „UCLA-Score" der Wert 8 Wochen postoperativ deutlich gegenüber präoperativ abhebt (19/35 präoperativ, 28/35 nach 8 Wochen), daß jedoch die Werte für Abduktion und Außenrotation sich nur geringgradig gegenüber den präoperativen Werten verändert hatten (Abb. 1 und 2). Für diesen Patienten wurde nun ein spezielles Rehabilitationsprogramm in folgender Form entwickelt:

1. Krankengymnastische Übungsbehandlung (Beweglichkeit üben, evtl. manuelle Therapie),
2. gezielter Muskelaufbau an Trainingsgeräten, insbesondere für die abduktorische Muskulatur sowie Außenrotatoren,
3. spezifisches Rehabilitationsprogramm in Anlehnung an Townsend et al. [12]: Die Übung der Flexion, der horizontalen Abduktion in Außenrota-

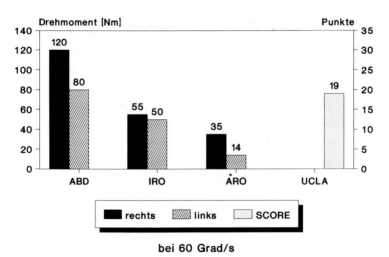

Abb. 1. Isokinetische Messung, präoperativ (Pat. C.S.)

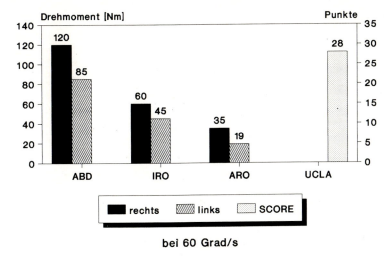

Abb. 2. Isokinetische Messung, 8. Woche postoperativ (Pat. C. S.)

tionsstellung sowie sog. „Press-ups". Des weiteren insbesondere zur Aufschulung der Außenrotatoren: Horizontale Schulterabduktion im Liegen mit dem Arm außenrotiert, horizontale Schulterabduktion mit dem Arm innenrotiert, Außenrotation in Seitenlage im Liegen mit Gewichten, Außenrotation des Armes im Stehen mit einem Deuser-Band gegen Widerstand.

14 Wochen postoperativ zeigen sich unter diesem Rehabilitationsprogramm die in Abb. 3 ablesbaren Werte; sowohl die Außenrotations- als auch die Abduktionsfähigkeit hat sich deutlich erhöht, um 25% bei der Abduktion, um fast die Hälfte für die Außenrotation.

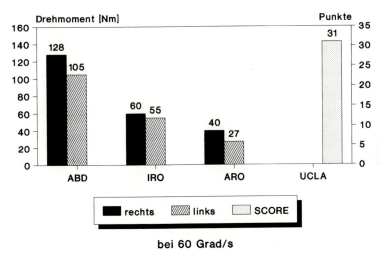

Abb. 3. Isokinetische Messung, 14. Woche postoperativ (Pat. C. S.)

Insgesamt kann gesagt werden, daß 8 Wochen postoperativ die Werte im „UCLA-Score" deutlich gegenüber präoperativ angestiegen sind (17/35 gegenüber 27/35), insbesondere aufgrund von deutlich reduzierten Schmerzen bei den Patienten und deutlich größerer Zufriedenheit gegenüber präoperativ. Die Kraftwerte, insbesondere für die Abduktion und Außenrotation, liegen im Mittel nur knapp 10% höher als präoperativ gemessen. Nach 14 Wochen und der erneuten Messung nochmaliges Steigern des „UCLA-Scores" auf 31/35 im Durchschnitt, die Maximalkraft bei 60°/s für Abduktion hat nun inzwischen im Durchschnitt 80% der gesunden Seite erreicht. Für die Außenrotation liegt sie im Durchschnitt bei 65–80% (Abb. 4), in gleichem Maße erhöhte sich die mittlere Leistung als Zeichen der Verbesserung des Trainingszustandes der Muskulatur.

Bei 3 der 20 Patienten bestand bereits präoperativ ein massiver Kraftunterschied der kranken gegenüber der gesunden Seite zwischen 70 und 90% bei Abduktion und Außenrotation. Diese Patienten zeigten im weiteren Verlauf ebenfalls eine deutliche Seitendifferenz nach 8 Wochen von weiterhin 60–80%, nach 14 Wochen immer noch eine über 50%ige Seitendifferenz. Diese Ergebnisse decken sich mit den von Ellman et al. [3]: Je größer die präoperativ erhobene muskuläre Schwäche, um so schlechter ist das postoperative Ergebnis, insbesondere die Abduktion und Außenrotation betreffend.

Diese Gruppe zeigte weiterhin auch die längste Vorgeschichte hinsichtlich der Schmerzen (4–6 Monate).

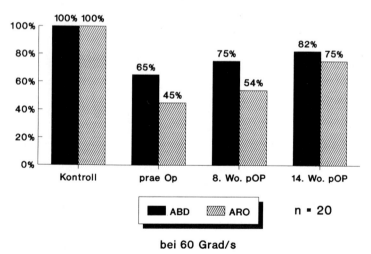

Abb. 4. Isokinetische Messung, Ergebnisse

Zusammenfassung

Es steht uns mit dem isokinetischen Kraftmeßsystem ein objektives, apparatives und vom Untersucher unabhängiges Meßsystem im Rahmen der Rehabilitation nach Rotatorenmanschettennähten zur Verfügung. Die Schulterbewegungen können in ihrer Komplexität von diesen isokinetischen Systemen nicht erfaßt werden und müssen in Einzelbewegungen „zerlegt" werden. Mit Hilfe dieser isokinetischen objektiven Messung läßt sich ein gezielterer Muskelaufbau mit einem für jeden Patienten individuell zusammengestellten Rehabilitationsprogramm erzielen. Endziel muß ein harmonisch aufeinander abgestimmtes Muskelspiel zwischen führender und stabilisierender Schultergelenkmuskulatur sein, die Dysbalance muß in eine Balance überführt werden.

Gefahren der isokinetischen Kraftmessung bestehen dann, wenn diese zu früh durchgeführt wird. Der Dynamometer kann Kräfte nur messen, sie aber nicht kontrollieren. Deswegen sind die auf die Nähte einwirkenden Kraftvektoren unberechenbar [9]. Hierin liegt ein möglicher Nachteil dieser Kraftmeßmethode. Die präoperativ erhobenen Meßwerte können bei sehr großen Differenzen insbesondere für die Abduktion und Außenrotation gegenüber der gesunden Seite von prognostischer Bedeutung sein: „The greater the weakness, the poorer the result" [3].

Literatur

1. Boenisch H, Huyer C, Wasmer G (1991) Standardisierte Schulteruntersuchung unter Berücksichtigung der computerisierten isokinetischen Kraftmessung. Sportverl-Sportschad 5:5–11
2. Cofield RH (1985) Current Concepts Review: Rotator cuff disease of the shoulder. J Bone Joint Surg [Am] 67:974–979
3. Ellman H, Hanker G, Bayer M (1986) Repair of the rotator cuff. J Bone Joint Surg [Am] 68:1136–1141
4. Grace T, Sweetser E, Nelson M, Yetens BS, Skiper BJ (1984) Isocinetic muscle imbalance and knee-joint injuries. J Bone Joint Surg [Am] 66:734–740
5. Hart DL et al. (1981) Cybex II date acquisition system. JOSPT 2:177–179
6. Herbeck B (1986) Der Nutzen apparativer Methoden zur Objektivierung des Trainingserfolges in der Rehabilitation. Z Krankengymn 38:335–336
7. Inman VI, Saunders M, Abbot LC (1944) Observation on the function of the shoulder joint. J Bone Joint Surg 26:1–30
8. Klinger D, Rosemeyer B (1990) Bewegungseinschränkungen nach Kapselbandoperation am Kniegelenk unter Berücksichtigung der Bandstabilität und der muskulären Situation bei isokinetischer Belastung. Sportverl-Sportschad 4:163–168
9. Paulos IE, Payne FC, Rosenberg TD (1987) Rehabilitation after anterior cruciate ligament surgery. In: Jackson DW, Drez D (eds) The anterior cruciate deficient knee. Mosby, St. Louis, pp 241–314
10. Perrin DH (1985) Upper extremity bilateral isocinetic strength in athletes and nonathletes. Med Sci Sports Exerc 17/2
11. Sherman WM et al. (1982) Isocinetic rehabilitation after surgery. Am J Sports Med 10:155–161
12. Townsend H, Jobe FW, Pink M, Perry J (1991) Electrographic analysis of the glenohumeral muscles during a baseball rehabilitation program. Am J Sports Med 19:264–272

Die Sonographie der operierten Rotatorenmanschette

M. Wildner, A. S. Terreri und P. Schlepckow

Die Sonographie hat sich als nichtinvasives Verfahren zur Diagnostik der periartikulären Schultergelenkerkrankungen in den vergangenen Jahren mit großem Erfolg etabliert. Sie ist insbesondere als Screeningverfahren bei traumatischen Rotatorenmanschettenrupturen (RMR) oder degenerativen Manschettendefekten weit verbreitet. Bei zunehmender Erfahrung mit dieser Untersuchungsmethode wird verschiedentlich schon auf die arthrographische Bestätigung einer sonographisch vermuteten RMR im Rahmen der präoperativen Abklärung verzichtet.

Über die Anwendung der Sonographie bei der postoperativen Beurteilung und Verlaufskontrolle der operierten Manschettenruptur wurde bisher wenig mitgeteilt. Die sonographische Inzidenz der Reruptur nach operativer Naht wird von Melzer [5] mit 26% angegeben, ein arthrographischer Kontrastmittelaustritt postoperativ wurde von Blauth u. Gaertner [1] bei 12 von 41 Schultern (29%) gefunden, von Calvert et al. [2] sogar bei 18 von 20 untersuchten Patienten.

Die Wertigkeit der Sonographie in der postoperativen Diagnostik der operativ versorgten RMR wurde von uns an 76 Schultern (69 Patienten) durchschnittlich 5,3 Jahre (1–12 Jahre) postoperativ untersucht (Operation 1978–1990). Der Defekt trat häufiger auf der dominanten Seite auf (68%), Männer waren deutlich öfter betroffen (83%) als Frauen. Die Supraspinatussehne war in 96% der Fälle alleine oder in Kombination mit der Infraspinatus- oder Subskapularissehne betroffen. Über die Hälfte (56%) der Rupturen waren größer als 3 cm.

Die Schultersonographie in der Diagnose der periartikulären Schultergelenkerkrankungen ist klassischerweise eingebettet zwischen klinischem und arthrographischem Befund. Etablierte sonographische Kriterien der primären RMR sind Sehnendefekte, eine anomale dynamische Untersuchung und mit Einschränkungen intratendinöse hyperechogene Areale.

Die Echomorphologie der operierten Rotatorenmanschette wurde von Crass et al. [3], von Mack et al. [4] sowie von Melzer u. Kroedel [5] beschrieben. In unserer Studie wurden die sonographischen Merkmale Hyperechogenität, Seh-

---

Orthopädische Abt., Universitätsklinikum Freiburg, Hugstetter Str. 55, W-7800 Freiburg, Bundesrepublik Deutschland nendefekt und Grenzschichtveränderung untersucht sowie Dickemessungen an der Sehne vorgenommen. 64 der nachuntersuchten 76 Schultern waren klinisch asymptomatisch. Dennoch war ein Sehnendefekt sonographisch bei 12 Schultern (19%) nachzuweisen, Grenzschichtveränderungen bei 51 Schultern (80%) und hyperechogene Bezirke 36mal (56%). Bei den 8 symptomatischen Schultern mit rezidivierenden Beschwerden (10%) fand sich ein Sehnendefekt 4mal (50%), Grenzschichtveränderungen 8mal (100%) und hyperechogene Bezirke 4mal (50%). Bei den 4 Patienten mit Reoperation bei bestätigter Reruptur der Manschette fand sich kein Sehnendefekt, jedoch ebenfalls Grenzschichtveränderungen in allen 4 Fällen und hyperechogene Bezirke bei 3 Fällen. In Übereinstimmung mit den oben genannten Autoren waren auch in unserem Kollektiv Grenzschichtveränderungen und intratendinöse hyperechogene Areale (Narbenbildung!) fast regelhaft bzw. häufig zu finden, ohne daß ihrem Vorhandensein diagnostische Bedeutung beigemessen werden kann. Allein ein Sehnendefekt darf als Hinweis für eine Reruptur gewertet werden, wobei seine Bedeutung für das weitere therapeutische Procedere vom klinischen Erscheinungsbild abhängig gemacht werden muß. Die operativ gesicherte Inzidenz der RM-Reruptur lag in unserem Kollektiv bei 5%, klinisch und sonographisch auffällig waren weitere 10% der Schultern. Allein aufgrund sonographischer Kriterien fand sich dabei jedoch ein Defekt bei insgesamt 21% der Schultern. Die Dickemessungen an der Supraspinatussehne ergaben auf der operierten Seite eine durchschnittliche Stärke von 6,1 mm, auf der nichtoperierten Seite von 7,7 mm. Postoperative Seitendifferenzen sind häufig und Ausdruck der degenerativen bzw. atrophischen Sehnenveränderungen. Von den 4 operativ gesicherten Rerupturen wiesen 3 präoperativ ein positives Arthrogramm auf. 6 der 8 klinisch auffälligen Schultern konnten arthrographisch weiter abgeklärt werden, dabei wurde 4mal ein Kontrastmittelaustritt beobachtet (75%). Die Wertigkeit der Arthrographie in der Diagnostik der RM-Reruptur ist aber durch einen häufig zu beobachtenden postoperativen Kontrastmittelaustritt eingeschränkt [1, 2].

Zusammenfassend kann gesagt werden, daß die Schultersonographie bei der Verlaufskontrolle der operierten RM unter entsprechenden Kautelen hilfreich und insbesondere der Nachweis eines Sehnendefektes bedeutsam ist. Die Schultersonographie sollte eingebettet werden zwischen klinischem Befund und einer arthrographischen Kontrolle, wobei ihr jedoch vermutlich eine größere Wertigkeit als der Arthrographie in der Diagnostik einer Reruptur zukommt.

Literatur

1. Blauth W, Gaertner J (1991) Ergebnisse postoperativer Arthrographien nach Naht rupturierter Rotatorenmanschetten. Orthopäde 20:262–265
2. Calvert PT, Packer NP, Stoker DJ, Bayley JIL, Kessel L (1986) Arthrography of the shoulder after operative repair of the torn rotator cuff. J Bone Joint Surg [Br] 68:147–150

3. Crass JR, Craig EV, Feinberg SB (1986) Sonography of the postoperative rotator cuff. AJR 146:561–564
4. Mack LA, Nyberg DA, Matsen FR, Kilcoyne RF, Harvey D (1988) Sonography of the postoperative shoulder. AJR 150:1089–1093
5. Melzer Ch, Kroedel A (1988) Sonographische Beurteilung der Rotatorenmanschette nach Rekonstruktion kompletter Rupturen. Fortschr Roentgenstr 149:408–413

Impingement der Schulter – Indikation und Ergebnisse der Akromioplastik nach Neer

M. Wiedemann, M. Uhl und A. Rüter

Die vordere Akromioplastik nach Neer [14] ist seit ihrer Einführung in die Therapie des Impingementsyndroms ein vielgeübtes Verfahren und fester Bestandteil der Operation bei Naht oder Refixation einer defekten Sehne der Rotatorenmanschette. Ihr Wert als additive Maßnahme bei einer Sehnenrekonstruktion durch die dauernde suffiziente Erweiterung des subakromialen Engpasses ist unbestritten und durch eine Reihe von Nachuntersuchungen bestätigt.

Kontroverse Meinungen finden sich bezüglich Indikation und Technik der Akromioplastik bei einer Engpaßsymptomatik ohne Vorliegen einer Verletzung der Strecksehnenhaube der Schulter. In den letzten Jahren mehren sich kritische Stimmen, die durch die operative Erweiterung des Defilees beim isolierten Impingementsyndrom eine Veränderung der Dynamik im subakromialen Nebengelenk – v. a. durch das postoperative Höhersteigen des Humeruskopfes – mit Verschlechterung eines degenerativen Sehnenschadens erwarten. Vor der leichtfertigen Durchführung des mechanisch einleuchtenden und schnell erlernbaren Eingriffs und vor einer Simplifizierung in diagnostischer und therapeutischer Hinsicht wird deshalb gewarnt [16].

Nach Neer handelt es sich beim Impingement um ein stadienhaft ablaufendes, degeneratives Krankheitsbild, das ohne adäquate Therapie in einem nicht genau abzuschätzenden Zeitraum in einer Ruptur der Rotatorenmanschette endet [14, 15]. Ursache ist die immer wiederkehrende Einklemmung v. a. des Ansatzes der Supraspinatussehne am Tuberculum majus während dessen Durchtrittsphase unter dem Fornix humeri, der aus der Vorderkante des Akromions, dem scharfkantigen Lig. coracoacromiale und dem Processus coracoideus gebildet wird [4]. In einem Winkelbogen von 60–120° wird der Sehnenansatz, der anlagemäßig über eine prekäre Gefäßversorgung verfügt, gleichsam unter dem Schulterdach ausgewrungen. Als Auslöser und Verstärker des Krankheitsbildes sind alle Prozesse anzuschuldigen, die die subakromiale Passage – auch nur geringfügig – einengen; dazu zählen subakromiale Osteophyten, eine Arthrose des ACG mit kaudaler Knochenapposition, ein fehlverheiltes Tuberculum majus, ein Os acromiale [2].

Klinik für Unfall- und Wiederherstellungschirurgie, Zentralklinikum Augsburg, Stenglinstr., W-8900 Augsburg, Bundesrepublik Deutschland

Zur Friktion der Sehne unter dem korakoakromialen Bogen kommt es v. a. in den Hauptbewegungsrichtungen des Armes, also in Anteflexion, bzw. leichter Abduktion und Innenrotation. Je nach Elevation und Rotationsstellung des Armes passiert das Tuberculum majus sowie die lange Bizepssehne einen anderen Abschnitt des Schulterdaches. Dadurch ist die hohe Koinzidenz von Impingementsyndrom und Tenosynovitis der LBS erklärt. Durch die repetitive subakromiale Anpressung wird außerdem die an der Unterseite des Akromions fixierte Bursa subacromialis/subdeltoidea sekundär in den Prozeß miteinbezogen und unterstützt durch Schwellung und Entzündungszeichen sowie durch eine Einschränkung der Gleitpotenz sekundär das Impingement.

Erweitert wird diese mehr mechanische Sicht durch funktionelle Aspekte [7]. Als rein kraftschlüssiges Gelenk erfordert die voll funktionsfähige Schulter eine suffiziente Muskulatur. Diese muß den Humeruskopf im Glenoid exakt zentrieren, um damit die Kranialisierungstendenz des Deltoideus aufzufangen. Eine Dysbalance durch Insuffizienz der Rotatoren, aber auch durch eine Schwächung der depressorischen Wirkung der LBS, sowie eine Schulterinstabilität, kann ein funktionelles Impingementsyndrom auslösen.

Das Stadium I nach Neer betrifft v. a. sportlich aktive junge Männer und besteht in einem Ödem der Bursa sowie Einblutungen am Ansatz der Supraspinatussehne am Tuberculum majus. Ursache ist eine wiederkehrende Überlastung durch exzessive subakromiale Anpressung, wie sie in einigen Sportarten (Schwimmen, Volleyball, Tennis, Baseball) vorkommt. Die klinischen Zeichen sind eindeutig, der Impingementtest läßt eine sichere Diagnose zu. Auf entsprechende konservative Therapie (Trainingspausen, Änderung der Technik, Aufwärmen, Aufbautraining der Rotatoren) bilden sich die Symptome schnell zurück, wobei allerdings bei Rückkehr zum Hochleistungssport eine ausgesprochene Rezidivfreudigkeit besteht.

Wiederholte Impingementattacken führen zu einer chronischen Entzündung der subakromialen Strukturen mit hyaliner Fibrose, beginnender Auffaserung und Mikrorissen von Supraspinatus- und langer Bizepssehne, Fibrose und Schwellung der Bursa, sowie Degeneration des Lig. coracoacromiale [17] (Stadium II nach Neer). Es handelt sich meist um Patienten zwischen 25 und 40 Jahren, die jahrelang über Schulterprobleme − oft auch auf der Gegenseite − klagen. Sportkarenz, Physiotherapie und die ganze Palette der konservativen Maßnahmen bessern das Schmerzbild meist nur zeitweise [9, 11]. Das klinische Bild wird bald durch die zunehmende Einsteifung im Schultergelenk überlagert und kompliziert. Radiologische Befunde fehlen, allenfalls läßt ein geringer Hochstand des Humeruskopfes eine Insuffizienz der Strecksehnenhaube vermuten.

Das Stadium III ist die manifeste Sehnenruptur − oft nach Bagatelltrauma −, wobei nach Angaben mehrerer Autoren ein Stadium II ohne adäquate Therapie zwangsläufig in die degenerative Sehnenruptur mündet. Es liegt das klinische Vollbild der Rotatorenmanschettenruptur mit erheblicher schmerzhafter Einschränkung der Schulterfunktion vor. Im Röntgenbild zeigen sich Sklerosierung und Zysten am Tuberculum majus, kaudale Osteophyten an Akromion oder ACG, ein Hochstand des Humeruskopfes teilweise exzessiven Ausmaßes. Sonographie und Arthrographie bestätigen die Diagnose.

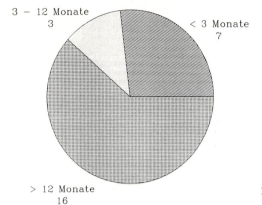

Abb. 1. Dauer der konservativen Vorbehandlung bei Impingementsyndrom

Eine Nachuntersuchung der mittels Akromioplastik versorgten Patienten soll unter folgenden Fragestellungen erfolgen:

- Welche Indikationen bestehen für die Akromioplastik bei Impingementsymptomatik ohne Sehnenruptur?
- Welche präoperativen Untersuchungen erlauben eine sichere Diagnosestellung?
- Wie lange soll die Dauer einer konservativen Vorbehandlung sein?
- Ist das angewendete Verfahren imstande, die Progredienz eines degenerativen Sehnenschadens aufzuhalten – ist eine Restitutio erreichbar?

Am Zentralklinikum Augsburg wurden 1986–1991 76 Patienten mit einem Engpaßsyndrom des Schultergelenkes operativ behandelt. Bei 45 Patienten lag nach präoperativer Diagnostik ein Defekt der Streckerhaube vor, der durch Naht oder Refixation der Sehne nach Debeyre, sowie Vornahme einer vorderen Akromioplastik versorgt wurde. Daneben wurde bei 31 Patienten (bei einem Patienten beidseitig) mit isoliertem Impingementsyndrom ohne präoperativ oder intraoperativ nachgewiesenen Sehnendefekt eine vordere Akromioplastik in der von Neer beschriebenen Technik durchgeführt. Diese Patienten, von denen 25 nachuntersucht werden konnten, sind Gegenstand der Untersuchung.

Es handelt sich um 13 männliche und 12 weibliche Patienten. Das mittlere Alter lag bei $46,6 \pm 8$ Jahren. In 15/25 Fällen war die dominante Seite betroffen. In 57% (15/26) wurde ein Trauma (meist Skisturz) für das Schmerzbild verantwortlich gemacht, in 43% (11/26) traten die Symptome spontan auf.

Die Dauer einer konservativen Vorbehandlung – wobei zwischen Schmerz- und Behandlungsbeginn häufig mehrere Monate lagen – ist Abb. 1 zu entnehmen. Im wesentlichen bestanden die konservativen Maßnahmen aus Physiotherapie, Ultraschall, Iontophorese, Interferenzstromtherapie, Injektionen von Lokalanästhetika an den Sehnenansatz oder in die Bursa subacromialis sowie aus der Verordnung nichtsteroidaler Antiphlogistika.

Zur Diagnosestellung bzw. Festlegung einer Operationsindikation wurden folgende Untersuchungen durchgeführt:

Sorgfältige klinische Untersuchung mit dem Anspruch, eine klare Diagnose bereits aufgrund des klinischen Bildes stellen zu können:

- Schmerzpunkte
- Muskelatrophien
- Schmerzausstrahlung
- Bewegungsumfang aktiv/passiv

Durchführung einer Reihe von Schultertests [18]:

- Jobe-Test
- Abduktionstest
- Yergasons-Test
- Adduktionstest
- Impingement sign
- Impingementtest

An apparativen Untersuchungen wurden bei allen Patienten a.-p.-Röntgenaufnahmen, sowie in den letzten Jahren zusätzlich Defileeaufnahmen des subakromialen Raumes (Röntgenröhre um 15° geneigt) durchgeführt. Bei 21 Patienten erfolgte die weitere Diagnostik durch Sonographie, bei 19 durch Arthrographie in der üblichen Technik mittels Punktion von ventral.

Diese Untersuchungsverfahren dienten v. a. dem Ausschluß bzw. dem Nachweis einer Läsion der Rotatorenmanschette sowie zur Beurteilung des subakromialen Raumes (kaudale Osteophyten an Akromion oder ACG-röntgenologisch erkennbar bei 3/26 Schultern, Bursitis der Burs subacromialis [12, 13, 19]. Weitere Befunde, die in wesentlichen Punkten das therapeutische Management beeinflussen können, sind ein posttraumatisches Impingement (fehlverheiltes Tuberculum majus oder Akromion nach Fraktur), die Tendinosis calcarea (bei 2 von 26 Schultern), sowie eine symptomatische Arthrose des AC-Gelenkes – in 4 von 26 Fällen.

Bei einer Reihe von Patienten wurde die Einklemmungssymptomatik durch andere Krankheitsbilder überlagert und kompliziert. In Frage kommen differentialdiagnostisch:

- Retraktive Kapsulitis (verschiedener Genese)
- Omarthrose
- Schulterinstabilität
- Monarthritis
- Nervenkompressionssyndrome (z. B. CTS)
- HWS-Erkrankungen (Arthrose, Diskusprolaps)

So fanden sich in unserem Krankengut insgesamt 10 Patienten, die wegen eines Zervikalsyndroms eine langdauernde konservative Vorbehandlung absolviert hatten. 2 dieser Patienten wurden vor der Schulteroperation, ein weiterer danach wegen einer Unkovertebralarthrose durch monosegmentale ventrale Spondylodese operativ versorgt.

Die Kriterien für eine ventrale Akromioplastik nach Neer wurden daraufhin wie folgt festgelegt:

- Mindestens 3–6 Monate suffiziente konservative Behandlung ohne Besserung, Leidensdruck, gestörte Nachtruhe (die Indikation richtete sich v. a. nach dem Verlauf des Schmerzbildes, nach dem Ansprechen auf die Therapie, sowie nach Einschränkungen in Sport und Alltag)
- Verbesserung der passiven Beweglichkeit präoperativ
- gute Motivation des Patienten
- eindeutige klinische Zeichen
- natives Röntgenbild: keine indirekten Zeichen der Rotatorenmanschettenruptur, keine Tendinosis calcarea, Einengung der subakromialen Passage
- Sonographie: keine Ruptur der Rotatorenmanschette, evtl. Bursitis
- Arthrographie: kein Defekt der Rotatorenmanschette

Operationstechnik:

- offenes Verfahren
- anterosuperiorer Zugang (modifizierter Säbelhieb)
- am Akromion osteoperiostale Flaps
- Splitting Deltoideus
- Resektion Lig. coracoacromiale
- Resektion dreieckförmige Schuppe vorderes Akromion
- Belassen der Bursa
- Entfernung kaudaler Osteophyten
- Resektion ACG nur bei klinisch symptomatischer Arthrose
- Refixation Deltoideus mit Naht
- 1 Woche Gilchrist-Verband – schneller Aufbau der Krankengymnastik

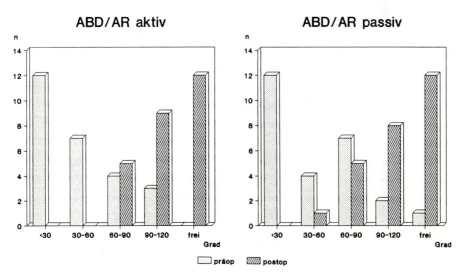

Abb. 2. Bewegungsausmaß im Verlauf: Abduktion (*ABD*) in Außenrotation (*AR*) (1986–1991, n = 26)

Der Zeitraum zwischen Operation und Nachuntersuchung betrug zwischen 1 und 5 Jahren (im Mittel 2,2). Die Untersuchung gliedert sich in 3 Teile; zum einen wurde das Bewegungsausmaß, zum anderen der Schmerzverlauf beurteilt. Abschließend wurde nach einer etwaigen Veränderung der körperlichen Aktivitäten gefragt.

Bezüglich des aktiven und passiven Bewegungsausmaßes in den Hauptbewegungsrichtungen prä- und postoperativ s. Abb. 2–4.

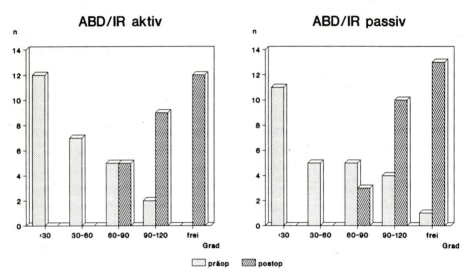

Abb. 3. Bewegungsausmaß im Verlauf: Abduktion in Innenrotation

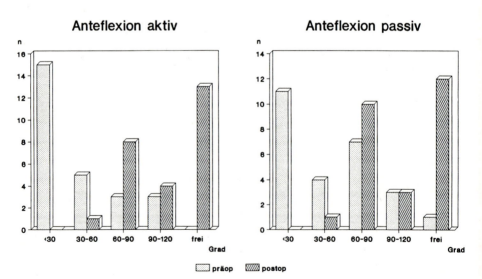

Abb. 4. Bewegungsausmaß im Verlauf: Anteflexion

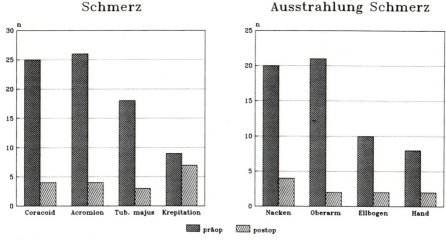

Abb. 5. Lokaler Schmerz und Schmerzausstrahlung (Verlauf)

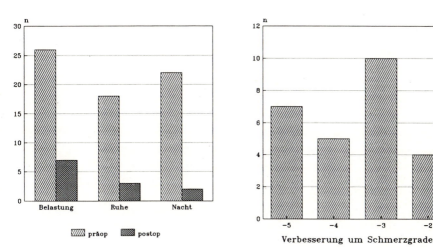

Abb. 6. Ruhe-, Belastungs-, Nachtschmerz

Abb. 7. Schmerzintensität im Verlauf (Grad 6: unerträglich, therapieresistent; Grad 5: unerträglich, beeinflußbar; Grad 4: stark; Grad 3: mäßig; Grad 2: leicht; Grad 1: schmerzfrei)

Der Schmerzverlauf wurde nach verschiedenen Einzelkriterien aufgeschlüsselt. An lokalen Befunden wurden die Triggerpunkte sowie die Schmerzausstrahlung beurteilt (s. Abb. 5). Weiterhin wurden die Patienten zur Veränderung der typischen Belastungs-, Ruhe- und Nachtschmerzen befragt, sowie gebeten, die prä- und postoperative Schmerzintensität einzustufen (s. Abb. 6, 7).

Als entscheidender Gradmesser für die Wirksamkeit des Verfahrens muß neben dem Schmerzverlauf die eventuelle sportliche Rehabilitation gelten. Die Einschätzung erfolgte nach dem in Tabelle 1 dargestellten Schema.

Tabelle 1. Sportliche Aktivitäten: Verlauf

Grad	Sportliche Tätigkeit	n vor Trauma	n präoperativ	n postoperativ
5	Leistungssport	0	0	0
4	Freizeitsport sehr aktiv	1	0	1
3	Freizeitsport aktiv	5	2	4
2	Freizeitsport wenig aktiv	9	8	8
1	Sportlich inaktiv	10	15	12

Insgesamt waren damit präoperativ 19 Patienten (76%) sportlich wenig oder gar nicht aktiv. Daran hat sich durch die Vornahme einer Akromioplastik nichts geändert. 4 sportlich aktive, motivierte Patienten wurden vollständig rehabilitiert. Eine Patientin, bei der eine Tendinosis calcarea im floriden Stadium vorlag, verschlechterte sich um eine Stufe. Es handelt sich dabei gleichzeitig um die einzige Patientin der Studie, die den Eingriff nicht mehr durchführen lassen würde.

Diskussion

Als sichere Indikation für die Akromioplastik muß die röntgenologisch oder sonographisch erkennbare Einengung der subakromialen Passage, z. B. nach fehlverheilter Fraktur des Tuberculum majus, v. a. aber bei Vorliegen subakromialer Osteophyten, gelten. Dies betrifft auch Osteophyten des ACG bei Arthrose sowie eine ausgeprägte chronische Bursitis subacromialis.

In der Mehrzahl der Fälle liegt allerdings keine apparativ nachweisbare Deformität vor, wodurch die Indikationsstellung für den Eingriff erschwert wird. Bei diesen Patienten – die alle unter dem Stadium Neer II, also mit chronischem Impingementsyndrom einzuordnen sind – gilt es, durch eine subtile präoperative, evtl. mehrfach zu wiederholende Untersuchung (durch den gleichen Untersucher) das Krankheitsbild einzukreisen und sich v. a. nicht mit einer Scheindiagnose, wie z. B. Periarthritis humeroscapularis, zufriedenzugeben. Die differentialdiagnostisch an erster Stelle in Frage kommende Ruptur der Sehnenhaube muß sonographisch oder arthrographisch ausgeschlossen werden.

Für die klinische Untersuchung haben sich v. a. das Impingement sign und der Impingementtest nach Neer bewährt. Die Durchführung des Tests – also die Injektion eines Lokalanästhetikums in die Bursa subacromialis – ist unbedingt zu fordern und differentialdiagnostisch aussagekräftig.

Nach Literaturangaben und aufgrund eigener negativer Erfahrungen muß davor gewarnt werden, in einem floriden Stadium einer Tendinosis calcarea eine Akromioplastik durchzuführen [5, 6]. Es handelt sich um ein eigendynamisches Krankheitsbild, das konservativ zu behandeln ist.

Im Zusammenhang mit der Indikationsstellung ist auch der Zeitraum einer konservativen Vorbehandlung zu diskutieren. Dieser wird in der aktuellen Literatur mit mindestens 6 Monaten bis zu 1 Jahr oder länger angesetzt. In unserem Kollektiv berichtete die Mehrzahl der Patienten, daß auch bei mehrmonatiger, oft mehrjähriger Physiotherapie keine Verbesserung von Beweglichkeit oder Schmerzen eintrat. Wesentlicher als der Zeitraum der konservativen Vorbehandlung erscheint deshalb der Verlauf. Tritt unter suffizienter Krankengymnastik über 3 Monate keinerlei Besserung ein, besteht ausgesprochener Leidensdruck und eine Störung der Nachtruhe, entschließen wir uns heute zum operativen Vorgehen.

Der in der Literatur gestellten Forderung, präoperativ die volle Beweglichkeit anzustreben, können wir uns nicht anschließen. Nahezu alle unsere Patienten hatten eine teilweise erhebliche Einschränkung v. a. für die Abduktion und Anteversion, die auch durch noch so intensive, schmerzhafte Physiotherapie nicht zu beseitigen war. Bei den meisten dieser Patienten kam es postoperativ nach entsprechender Behandlung zu einer erheblichen Vergrößerung des Bewegungsumfanges oder zum Erreichen der vollen Funktion.

Unsere Technik entspricht einer modifizierten Originaloperation nach Neer und wird in gleicher oder ähnlicher Form als Standard des offenen Vorgehens angesehen. Wesentlich erscheint das knöcherne Ablösen des M. deltoideus und die stabile Refixation, um damit eine frühfunktionelle Therapie zu ermöglichen [4–6, 8]. Die Bursa subacromialis sollte – auch wenn sie fibrotisch oder entzündlich verändert ist – nicht entfernt werden. Der klinischen Symptomatik nach erholt sie sich postoperativ und kann damit ihre Funktion als subakromiales Gleitpolster wieder erfüllen.

Eine standardmäßige Resektion des AC-Gelenkes – wie von einigen Gruppen empfohlen – wurde in unserem Kollektiv nicht durchgeführt [10]. Eine negative Beeinflussung der Ergebnisse durch das Belassen eines in den meisten Fällen klinisch und röntgenologisch gesunden AC-Gelenkes konnten wir nicht feststellen.

Die Akromioplastik beseitigt oder vermindert zumindest erheblich die Schmerzsymptomatik, die für den Patienten auch ganz im Vordergrund steht [1]. Dies dokumentiert – mit Ausnahme eines Patienten – auch diese Studie. Betroffen von der Schmerzreduktion sind alle befragten bzw. untersuchten Schmerzparameter, wie lokale oder ausstrahlende Schmerzen, aber auch Ruhe-, Bewegungs- oder nächtlicher Schmerz.

Interessant ist in diesem Zusammenhang die hohe Koinzidenz eines Impingementsyndroms mit einer HWS-Symtomatik im weiteren Sinne. Mehrere Patienten wurden über längere Zeiträume konservativ, aber auch operativ von neurologischer oder neurochirurgischer Seite behandelt, wurden allerdings erst schmerzfrei nach Vornahme einer Akromioplastik. Beobachten konnten wir auch das Neuauftreten eines Zervikalsyndroms nach Akromioplastik, wodurch in einem Fall eine Spondylodese erforderlich wurde.

Neben der Schmerzreduktion ist v. a. die Verbesserung des passiven, aber auch des aktiven Bewegungsumfanges beeindruckend. Die Mehrzahl der Patienten erlangt wieder den vollen Bewegungsspielraum des Schultergelenkes, wobei allerdings bei ca. 1/3 eine Kraftreduktion (durch positiven Jobe-Test nachgewiesen) persistierte. Dies stützt zumindest teilweise die Ansicht von Neer, daß es sich beim Impingementsyndrom um ein stadienhaft ablaufendes, degeneratives Geschehen der Rotatorenmanschette handelt. Bei der überwiegenden Zahl der von uns teilweise nach mehreren Jahren nachuntersuchten Patienten wurde durch die Operation allerdings eine schmerzfreie, voll funktionsfähige Schulter wiederhergestellt, was die Allgemeingültigkeit der Feststellung von Neer zumindest zweifelhaft erscheinen läßt. Für dieses Patientengut scheint zu gelten, daß sich der entzündliche Prozeß im subakromialen Nebengelenk als Folge der rezidivierenden Einklemmungen entweder nicht an der Supraspinatussehne manifestiert oder bis zu einem bestimmten Grad reversibel ist.

Eine unabdingbare Voraussetzung für den Erfolg der Operation ist die gute Motivation des Patienten. In den Fällen, in denen der starke Wunsch nach Wiederaufnahme einer Sporttätigkeit bestand, wurde auch eine sportliche Rehabilitation erreicht. Der größte Teil des Kollektivs bestand allerdings aus sportlich nicht aktiven Patienten. Von diesen erreichten postoperativ nahezu alle die gleiche Einsatzfähigkeit der betroffenen Schulter wie vor Beginn der Erkrankung.

Bei sorgfältiger, kritischer Indikationsstellung ist die von uns gewählte Modifikation der klassischen Neer-Akromioplastik ein sicheres Verfahren beim Impingementsyndrom Typ II zur Erzielung einer schmerzfreien, frei beweglichen Schulter und scheint geeignet, die Progredienz eines degenerativen Prozesses im subakromialen Raum aufhalten zu können.

Literatur

1. Bigliani LU, D'Alessandro DF, Duralde XA, McIlveen SJ (1989) Anterior acromioplasty for subacromial impingement in patients younger than 40 years of age. Clin Orthop 246:111–116
2. Freising S (1984) Die Ruptur der Rotatorenmanschette an der Schulter. Unfallheilkunde 87:317–325
3. Gerber Ch (1989) Die vordere Akromioplastik. Operat Orthop Traumatol 1:13–16
4. Gerber Ch, Terrier F, Ganz R (1985) The role of the coracoid process in the chronic impingement syndroms. J Bone Joint Surg [Br] 67:703
5. Gschwend N, Ivosevic-Radovanovic D, Brändli P (1986) Die operative Behandlung der Rotatorenmanschettenruptur. Hefte Unfallheilk 180:69–88
6. Gschwend N (1986) Degenerative Erkrankung der oberen Extremität. Z Orthop 124:408–417
7. Habermeyer P (1989) Sehnenrupturen im Schulterbereich. Orthopäde 18:257–267
8. Habernek H, Schmid L (1991) Ein modifizierter Zugang zur vorderen Akromioplastik. Unfallchirurgie 17/2:122–125
9. Hawkins RJ, Jeffrey SA (1987) Impingement syndrome in the absence of rotator cuff tear (stages I and II). Orthop Clin N Am 18:373–381
10. Jerosch J, Müller T, Sons HU, Castro WHM (1990) Die Korrelation von Degeneration des AC-Gelenkes und Rupturen der Rotatorenmanschette. Z Orthop 128:642–647
11. Kulenkampff HA, Reichelt A (1989) Untersuchungen zur konservativen und operativen Therapie des Supraspinatus-Syndroms. Akt Rheumatol 14:70–76

12. Lehrberger K, Löffler L, Pfister A, Smasal V, Engelhard A (1986) Arthroskopie und Sonographie bei der Schulterdiagnostik. Prakt Sport Traumatol Sportmed 4:26–38
13. Martinek H, Egkher E (1978) Die Bedeutung der Schultergelenksarthrographie für die Diagnose posttraumatischer Funktionsstörungen. Unfallchirurgie 4/4:215–220
14. Neer CS (1972) Anterior acromioplasty for the chronic impingement syndrome in the shoulder. A preliminary report. J Bone Joint Surg [Am] 54:41–50
15. Neer CS (1983) Impingement lesions. Clin Orthop 173:70–77
16. Ogilvie-Harris DJ, Wiley AM, Sattarian J (1990) Failed acromioplasty for impingement syndrome. J Bone Joint Surg [Br] 72/6:1070 2
17. Putz R, Reichelt A (1990) Strukturelle Befunde am Lig. coracoacromiale bei Rotatorenmanschettenruptur, Tendinosis calcarea und Supraspinatussyndrom. Z Orthop 128:46–50
18. Sperner G, Resch H, Golser K (1990) Klinisches Management bei Läsionen der Rotatorenmanschette. Unfallchirurg 93:309–314
19. Wirth CJ, Kohn D, Melzer Ch, Markl A (1990) Wertigkeit diagnostischer Maßnahmen bei Weichteilerkrankungen und Weichteilschäden des Schultergelenks. Unfallchirurg 93:339–345

Technik und Ergebnisse der arthroskopischen subakromialen Dekompression

N. P. Südkamp[1], Ph. Lobenhoffer[2], S. Hübner[2], A. Tempka[1], R. Hoffmann[1], N. P. Haas[1] und H. Tscherne[2]

Einleitung

J. J. Smith diagnostizierte 1834 als erster Risse der Rotatorenmanschette und beschrieb diese als Defekte der Schultergelenkkapsel bzw. als Defekte der Supraspinatussehne nahe der Ansatzstelle. Erst 100 Jahre später griff Codman [4] 1934 die Erkenntnisse von Smith erneut auf. Codman [4] war der Ansicht, daß eine Supraspinatusläsion hauptsächlich durch traumatische Ursachen entsteht. Mehrere andere Autoren äußerten in späteren Jahren hingegen die Ansicht, daß degenerative Veränderungen in der Manschette primäre Ursache der chronischen Rotatorenmanschettenruptur sind („tissue devitalization") [5, 12, 14, 15, 17].

In der Behandlung des Impingementsyndroms gibt es keine klaren Erkenntnisse, wie ein Defekt bzw. eine Ruptur der Rotatorenmanschette zu versorgen ist. Magnussen [11], Adams [1] und Wolfgang [21] sprachen sich gegen eine Versorgung eines Defektes bei Patienten aus, die älter als 40 Jahre sind. Sahlstrand [18] berichtete über schlechte Ergebnisse für Rotatorenmanschettennähte bei Patienten über 50 Jahre. Auch Watson [19] fand um so schlechtere Ergebnisse nach Naht einer Rotatorenmanschettenruptur, je größer der initiale Defekt der Manschette war.

Weiner und McNab [20] berichteten 1970, daß eine Naht der Rotatorenmanschette sehr häufig zu keinem Funktionsgewinn führt, 77% aller Patienten waren nach einer zusätzlichen Naht der Manschette schmerzfrei, aber bei 55% der Patienten betrug die Abduktion weniger als 90 Grad.

Hawkins und Hawkins [9] konnten zeigen, daß schlechte Resultate nach einer Rotatorenmanschettennaht abhängig sind von großen, chronischen Defekten, von einer länger andauernden Bewegungseinschränkung sowie einer schlechten Kooperation bei der Rehabilitation.

---

[1] Unfall- und Wiederherstellungschirurgie, Universitätsklinikum Rudolf Virchow, FU Berlin, Augustenburger Platz 1, W-1000 Berlin 65, Bundesrepublik Deutschland
[2] Medizinische Hochschule Hannover, Unfallchirurgische Klinik, Konstanty-Gutschow-Str. 8, W-3000 Hannover 61, Bundesrepublik Deutschland

Rockwood und Burkhead [16] empfehlen bei einer großen Ruptur das ausschließliche Débridement der Manschette und konnten damit zumindest eine anhaltende Schmerzfreiheit erzielen.

Earnshaw et al. [6] wiesen nach, daß die meisten Rotatorenmanschetten nach einer Naht nicht intakt bleiben; sie weisen darauf hin, daß die Schmerzfreiheit und die Wiederherstellung der Funktion das Operationsziel ist und nicht die anatomische Rekonstruktion der Rotatorenmanschette.

Ellman [7], Jalovaara et al. [10], Altchek et al. [2] und Gartsman [8] empfehlen eine Rotatorenmanschettennaht nur für mittlere Rupturgrößen zwischen 2 und 4 cm Größe; kleinere Rupturen müssen nicht, größere sollen nicht genäht werden.

Augereau [3] empfiehlt eine Deltoideuslappenplastik für massive Rotatorenmanschettendefekte und erzielte damit im Einjahresergebnis in 78% „klinisch befriedigende" Resultate.

Um bei der Problematik der Versorgung der Rotatorenmanschette beim Impingementsyndrom Stadium III weitere Aufschlüsse zu erhalten, führen wir an der Medizinischen Hochschule Hannover seit Februar 1988 eine prospektive Studie durch, bei welcher alle Patienten präoperativ und im weiteren postoperativen Verlauf nach dem UCLA-Score erfaßt werden. Bei der arthroskopischen subakromialen Dekompression erfolgt die Versorgung von Rotatorenmanschettendefekten lediglich in Form eines Débridements.

Indikation

Die Indikation zur arthroskopischen subakromialen Dekompression ist gegeben beim Impingementsyndrom des Stadiums II und III entsprechend der Einteilung nach Neer [13], wenn die konservative Therapie mit Krankengymnastik, Elektrotherapie (z.B. Iontophorese) und medikamentöser Behandlung in einem Zeitraum von mindestens 3 Monaten therapierefraktär bleibt.

Technik

In Allgemeinnarkose und Seitenlage erfolgt mit 50 Grad abduziertem und 15 Grad flektiertem Arm, der je nach Körpergewicht des Patienten mit 5–7 kg extendiert wird (Abb. 1), die Punktion des Schultergelenkes mit dem stumpfen Trokar im dorsalen „soft spot". Anschluß der Spülflüssigkeit an den Arthroskoptrokar, die Spülflüssigkeit wird durch eine druckgesteuerte Spülpumpe gefördert. Nach Auffüllen des Gelenkes mit Spülflüssigkeit wird für den Flüssigkeitsaustausch eine supraklavikuläre Kanüle im Neviaser Portal intraartikulär eingebracht.

Es folgt eine systematische Gelenkinspektion; ggf. kann nach Schaffen eines vorderen Arbeitszugangs in der Inside-out-Technik mit dem Wissinger-Stab ein

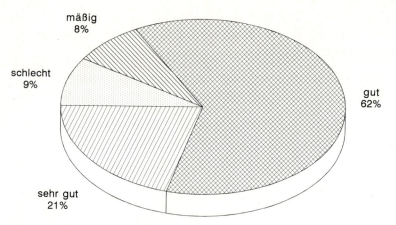

Abb. 1. Ergebnisse nach subakromialer Dekompression bei Impingementsyndromen Stadium II und III (UCLA-Score, n = 53)

Débridement von Partial- oder kompletten Rotatorenmanschettendefekten/-rupturen erfolgen. Bei der Herstellung des vorderen Arbeitszuganges ist darauf zu achten, daß er lateral des Processus coracoideus liegt, um eine Verletzung des N. musculocutaneus zu vermeiden.

Entfernen aller Instrumente aus dem Schultergelenk, Punktion der Bursa subacromialis über die bereits bestehende dorsale Stichinzision. Danach wird ein lateraler Arbeitszugang der Bursa subacromialis hergestellt. Als erster Schritt erfolgt zunächst die vordere Bursektomie mit dem Rotationsmesser. Anschließend wird das Rotationsmesser durch eine 5,5-mm-Kugelfräse ersetzt und der knöcherne Ansatz des Lig. coracoacromiale reseziert. Es wird zusätzlich auch das AC-Gelenk dargestellt, dort bestehende Osteophyten werden ggf. mit dem Abrader abgetragen. Als letzter Arbeitsschritt wird die anterolaterale Akromioplastik durchgeführt, wobei die Resektionshöhe ein- bis zweimal mit der Kugelfräse markiert wird, um damit eine ausreichende Resektionshöhe von mindestens 8–10 mm zu gewährleisten.

Abschließend erfolgt die Beurteilung zur bursaseitigen Rotatorenmanschette, ggf. mit erneutem Débridement der Manschette von der Bursaseite.

Postoperativ wird ein Gilchrist-Verband angelegt. Nachmittags findet der Verbandswechsel statt, die Stichinzisionen werden mit Steristrip verschlossen. Entfernen des Gilchrist-Verbandes, da eine weitere Ruhigstellung des Schultergelenkes nicht erwünscht ist. Entlassung am nächsten Tag, Fortführung der präoperativ eingeleiteten intensiven Krankengymnastik und Elektrotherapie.

Ergebnisse

Seit Februar 1988 wurden an der Unfallchirurgischen Klinik der Medizinischen Hochschule Hannover 188 arthroskopische subakromiale Dekompressionen

Tabelle 1. Seiten- und Geschlechtsverteilung

	Weiblich	Männlich	Rechts	Links
Geschlecht	39,2%	60,4%		
Seite			50,2%	49,1%

Tabelle 2. UCLA-Score

Kategorie	Punkte	Erläuterung
Schmerz	1	Starker Schmerz, konstant, unerträglich, häufig starke Medikamente
	2	Ständiger Schmerz, erträglich, gelegentlich starke Medikamente
	4	Kein oder nur ein geringer Schmerz in Ruhe, Auftreten bei geringer Aktivität
	6	Nur bei starken Aktivitäten
	8	Gelegentliche, leichte Schmerzen
	10	Keine Schmerzen
Funktion	1	Unfähig den Arm zu benutzen
	2	Nur leichte Aktivität möglich
	4	Leichte Hausarbeit und die meisten täglichen Verrichtungen möglich
	6	Meiste Hausarbeit, Haare waschen, BH anziehen, An- und Ausziehen, Einkaufen, Autofahren möglich
	8	Nur minimale Einschränkungen; Fähigkeit, Überkopfarbeiten durchzuführen
	10	Normale Aktivitäten
Aktive Anteversion	5	>150 Grad
	4	120–150 Grad
	3	90–120 Grad
	2	45–90 Grad
	1	30–45 Grad
	0	<30 Grad
Kraft bei Anteversion (manueller Muskeltest)	5	Grad 5 (normal)
	4	Grad 4 (gut)
	3	Grad 3 (ausreichend)
	2	Grad 2 (schlecht)
	1	Grad 1 (nur noch Muskelkontraktion)
	0	Grad 0 (nichts)
Patientenurteil	5	Zufrieden und besser
	0	Nicht zufrieden
Bewertungsschlüssel (maximale Punktzahl: 35)	34–35	Exzellent
	28–33	Gut
	21–27	Mäßig
	0–20	Schlecht

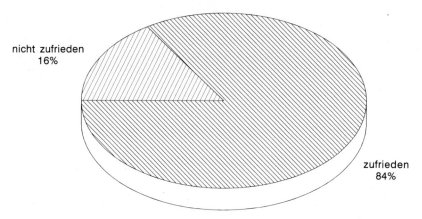

Abb. 2. Subjektive Beurteilung der Patienten

im Rahmen einer prospektiven Studie durchgeführt. Nachbeobachtungsergebnisse von mehr als 24 Monaten liegen in 53 Fällen vor, der durchschnittliche Nachbeobachtungszeitraum beträgt 32 Monate.

Die Verteilung der betroffenen Seite und des Geschlechts sind Tabelle 1 zu entnehmen. Das Durchschnittsalter der operierten Patienten betrug 53,6 Jahre, Maximum 70 Jahre, Minimum 30 Jahre.

Die Bewertung aller operierten Patienten erfolgte prospektiv nach dem UCLA-Score (Tabelle 2). Der maximale Punktwert betrug 35, Werte von 34 oder 35 wurden als sehr gut, Werte von 28–33 Punkten als gut, Werte von 21–27 als mäßig und Werte unter 20 Punkten als schlecht bewertet. Entsprechend des UCLA-Scores wurden postoperativ die in Abb. 1 dargestellten Ergebnisse erzielt, insgesamt konnten bei 91% der Fälle ein sehr gutes bis mäßiges Ergebnis nach mindestens postoperativ 2 Jahren objektiviert werden.

Das subjektive Ergebnis entspricht dem objektiven, 84% der Patienten waren zufrieden, 16% aller operierten Patienten waren nicht zufrieden (Abb. 2).

Die Aufschlüsselung der einzelnen Bewertungskriterien des UCLA-Scores ist in Abb. 3 im Vergleich prä- zu postoperativ dargestellt, die größten Verbesserungen ließen sich bei den Kategorien Schmerz, Funktion und im Gesamtergebnis erzielen. Die Beurteilung von Kraft und Anteversion erbrachte nur einen etwa 25–30%igen Zuwachs im Vergleich der präoperativen zu den postoperativen Ergebnissen.

Da im Rahmen der prospektiven Serie bei kompletten Rotatorenmanschettendefekten keine Versorgung der Manschette, sondern in allen Fällen lediglich ein Débridement durchgeführt wurde, sind die nach dem UCLA-Score bewerteten postoperativen Ergebnisse nachfolgend noch einmal für das Impingementsyndrom des Stadiums II und III gesondert aufgeschlüsselt (Abb. 4 und 5). Die Ergebnisse des Impingementsyndroms Stadium III sind erstaunlich gut und weisen nur in 7% schlechte Ergebnisse auf, obwohl bei 19 der 28 behandelten Fälle mit einer kompletten Ruptur diese im Durchmesser größer als 2 cm war.

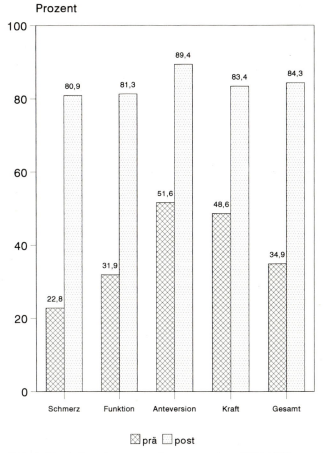

Abb. 3. Ergebnisse der prä- und postoperativen UCLA-Teilscores bei Impingementsyndromen (n = 53)

Bei der Unterscheidung der Stadien der versorgten Impingementsyndrome unterscheidet sich das Durchschnittsalter in den Gruppen nicht signifikant. Im Vergleich der prä- und postoperativen Teilscores nach dem UCLA-Score für das Impingementsyndrom Stadium II (Abb. 6) und Stadium III (Abb. 7) finden sich im Vergleich der prä- und postoperativen Scores statistisch signifikante Unterschiede (Irrtumswahrscheinlichkeit jeweils $p < 0{,}0000$ in beiden Gruppen). Besonders augenfällige Verbesserungen wurden hinsichtlich Schmerzreduktion und Funktionsverbesserung erzielt. Im Student-t-Test unterscheiden sich die Teilscores der Stadien II und III weder prä- noch postoperativ.

Auch im Vergleich der genauen Meßwerte der Schulterfunktion nach der Neutral-Null-Methode ergeben sich postoperativ bei Patienten mit einem Impingementsyndrom Stadium II (Abb. 8) und Stadium III (Abb. 9) signifikante Verbesserungen bezüglich Abduktion und Anteversion, die Irrtumswahr-

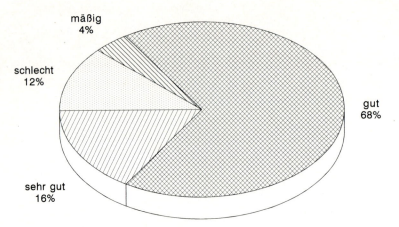

Abb. 4. Ergebnisse nach subakromialer Dekompression bei Impingementsyndrom Stadium II (UCLA-Score, n = 25)

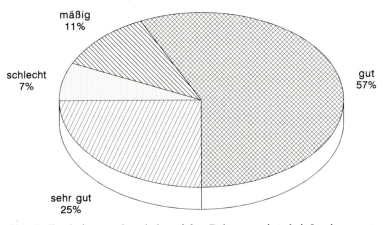

Abb. 5. Ergebnisse nach subakromialer Dekompression bei Impingementsyndrom Stadium III (UCLA-Score, n = 28)

scheinlichkeiten betragen jeweils p < 0,002. Die übrigen Funktionen sind praktisch unverändert, hier bestanden präoperativ meist auch keine wesentlichen Einschränkungen.

Die Aufschlüsselung der Ergebnisse nach dem UCLA-Score in Abhängigkeit von der intraoperativ festgestellten Rotatorenmanschettenpathologie ergab keinen signifikanten Zusammenhang mit der Ausdehnung einer Teilruptur beim Impingementsyndrom des Stadiums II (Abb. 10) oder einer kompletten Ruptur im Stadium III (Abb. 11).

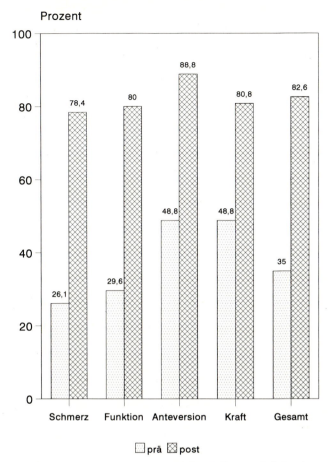

Abb. 6. Prä- und postoperative UCLA-Teilscores bei Impingementsyndrom Stadium II (n = 25)

Diskussion

Die Analyse von 53 Impingementsyndromen des Stadiums II und III anhand von Nachuntersuchungsergebnissen von mehr als 2 Jahren ergibt nahezu identische Ergebnisse unabhängig von der nachweislichen Rotatorenmanschettenpathologie. Die Resultate des Impingementsyndroms Stadium III sind praktisch gleich den Ergebnissen des Stadiums II, obwohl in keinem Fall eine Naht der Rotatorenmanschettenruptur erfolgt ist. Dies beruht möglicherweise auf der Tatsache, daß die operierten Patienten fast ausschließlich durch ihre Schmerzen und nicht so sehr durch die Funktionseinschränkung beeinträchtigt waren.

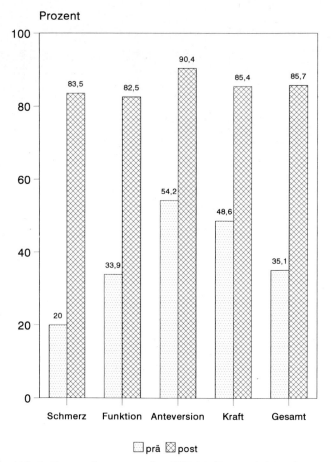

Abb. 7. Prä- und postoperative UCLA-Teilscores bei Impingementsyndrom Stadium III (n = 28)

Die Ergebnisse widersprechen den Forderungen von Ellman [7], Jalovaara et al. [10], Altchek et al. [2] sowie Gartsman [8], die eine Versorgung der Rotatorenmanschettenruptur bei einer Größenausdehnung von 2–4 cm fordern, da in den vorliegenden Fällen die überwiegende Anzahl der Patienten mit einer Ruptur der Rotatorenmanschette eine solche Größenausdehnung aufwies.

Unsere bisherigen Ergebnisse zeigen, daß das alleinige Débridement von Rotatorenmanschettenrupturen bei Patienten, die älter als 50 Jahre sind, zu durchaus günstigen Resultaten führt, während Sahlstrand [18], Watson [19], Weiner und McNab [20] sowie Hawkins und Hawkins [9] für diese Altersgruppe bei einer Naht der Rotatorenmanschette überwiegend schlechte Resultate berichteten.

Es bleibt abzuwarten, ob bei ausschließlichem Débridement der Rotatorenmanschette die weiteren Langzeitergebnisse des Impingementsyndroms Stadium III entsprechend positiv verlaufen.

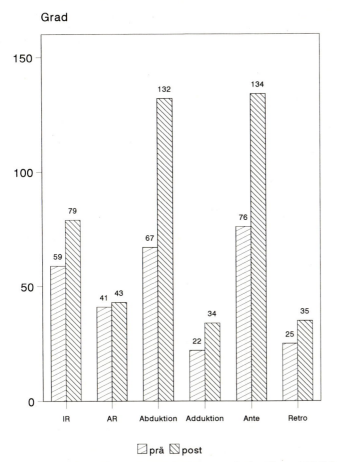

Abb. 8. Mittelwerte der Schulterfunktion nach der Neutral-Null-Methode beim Impingementsyndrom Stadium II (n = 25), Anteversion und Abduktion statistisch signifikant unterschiedlich (p < 0,002)

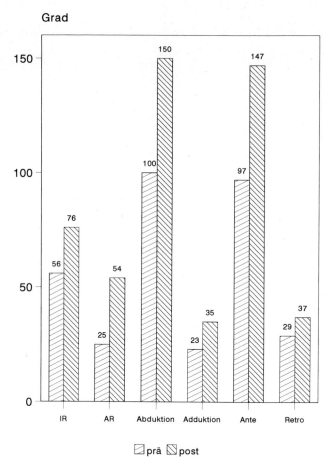

Abb. 9. Mittelwerte der Schulterfunktion nach der Neutral-Null-Methode beim Impingementsyndrom Stadium III (n = 28), Anteversion und Abduktion statistisch signifikant unterschiedlich (p < 0,002)

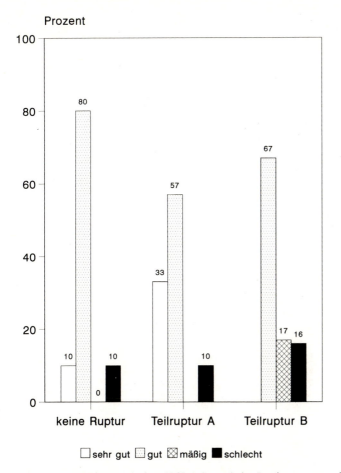

Abb. 10. Ergebnisse nach dem UCLA-Score beim Impingementsyndrom Stadium II in Abhängigkeit von der Rotatorenmanschettenpathologie (n = 25)

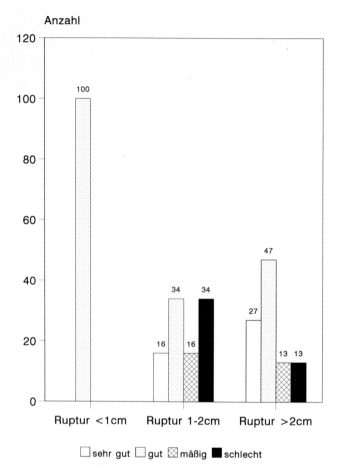

Abb. 11. Ergebnisse nach dem UCLA-Score beim Impingementsyndrom Stadium III in Abhängigkeit von der Rotatorenmanschettenpathologie (n = 28)

Literatur

1. Adams JC (1964) Outline of orthopedics, 5th edn. Livingstone, Edinburgh
2. Altchek DW, Warren RF, Wickiewicz TL, Skyhar MJ, Ortiz G, Schwartz E (1990) Arthroscopic acromioplasty. Technique and results. J Bone Joint Surg [Am] 72/8: 1198–1207
3. Augereau B (1991) Rekonstruktion massiver Rotatorenmanschettenrupturen mit einem Deltoidlappen. Orthopäde 20/5:315–319
4. Codman EA (1934) The shoulder: Rupture of the supraspinatus tendon and other lesions in or about the subacromial bursa. Todd, Boston
5. DePalma AF (1963) Surgical anatomy of the rotator cuff and the natural history of degenerative periarthritis. Surg Clin North Am 43:1507–1520
6. Earnshaw P, Desjardins D, Sarkar K, Uthoff HK (1982) Rotator cuff tears: the role of surgery. Can J Surg 25 1/1:60–63

7. Ellman H (1987) Arthroscopic subacromial decompression: analysis of one- to three-year results. Arthroscopy 3/3:173–181
8. Gartsman GM (1990) Arthroscopic acromioplasty for lesions of the rotator cuff. J Bone Joint Surg [Am] 72/2:169–180
9. Hawkins RH, Hawkins RJ (1985) Failed anterior reconstruction for shoulder instability. J Bone Joint Surg [Br] 67/5:709–714
10. Jalovaara P, Puranen J, Lindholm RV (1989) Decompressive surgery in the tendinitis and tear stages of rotator cuff disease. Acta Orthop Belg 55/4:581–587
11. Magnusson R (1959) Nordisk lörobok i ortopedi. Svenska bokförlaget Bonniers, Stockholm
12. Moseley HF, Goldie I (1963) The arterial pattern of the rotator cuff on the shoulder. J Bone Joint Surg [Br] 45:780–789
13. Neer CS 2d (1983) Impingement lesions. Clin Orthop 173:70–77
14. Olsson O (1953) Degenerative changes in the shoulder joint and their connection with shoulder pain. A morphologic and clinical investigation with special attention to the cuff and biceps tendon. Acta Chir Scand (Suppl) 181:1–130
15. Rathbur JB, McNab I (1970) The microvascular pattern of the rotator cuff. J Bone Joint Surg [Br] 52:540–553
16. Rockwood CA Jr, Burkhead WZ (1988) Management of patients with massive rotator cuff defects by acromioplasty and cuff debridement. Orthop Trans 12:190–191
17. Rothman RH, Parke WW (1965) The vascular anatomy of the rotator cuff. Clin Orthop 41:176
18. Sahlstrand T (1989) Operations for impingement of the shoulder. Early results in 52 patients. Acta Orthop Scand 60/1:45–48
19. Watson M (1985) Major ruptures of the rotator cuff. The results of surgical repair in 89 patients. J Bone Joint Surg [Br] 67/4:618–624
20. Weiner DS, Macnab I (1970) Ruptures of the rotator cuff: follow-up evaluation of operative repairs. Can J Surg 13/3:219–227
21. Wolfgang GI (1974) Surgical repair of tears of the rotator cuff of the shoulder. Factors influencing the result. J Bone Joint Surg [Am] 56:14–26

Teil V
Frische und habituelle Schulterluxationen

Diagnostik, Therapie und Nachbehandlung von frischen und habituellen Schulterluxationen

H. Resch

Pathogenetisch ist zwischen der unidirektionalen, der multidirektionalen und der willkürlichen Schulterinstabilität zu unterscheiden. Diese 3 Formen haben lediglich das teilweise oder vollständige Austreten des Kopfes aus der Pfanne gemeinsam. Ihre Unterscheidung, welche primär klinisch erfolgt, ist von größtem therapeutischen Interesse, da ihre Behandlung grundsätzlich verschieden ist. Während sich die unidirektionale Instabilität sehr gut chirurgisch behandeln läßt, ist die operative Vorgangsweise bei den beiden anderen Formen mit Zurückhaltung anzuwenden.

Diagnostik

Die Diagnose einer unidirektionalen vorderen oder hinteren Instabilität ist üblicherweise allein durch das Vorliegen von Luxationsröntgenbildern gegeben. Schwierigkeiten können aber entstehen, wenn eine klare traumatische Genese bei der Erstluxation fehlt und wenn Luxationsbilder nicht vorliegen. Desgleichen können Schwierigkeiten bei der Diagnostik von rezidivierenden Subluxationen entstehen.

Unterscheidung unidirektional-multidirektional

Die Unterscheidung kann deshalb schwierig sein, weil bei manchen Patienten mit unidirektionaler Instabilität die Erstluxation durch ein inadäquates Trauma aufgetreten ist. Diese Patienten haben häufig auch hyperlaxe Gelenke. Die Laxität dieser Gelenke ist jedoch üblicherweise bei der multidirektionalen Instabilität sehr viel eindrucksvoller und häufig schon durch das spontane Auftreten einer Dellenbildung unterhalb des Akromions bei hängendem Arm (Sulcus sign nach [27]) gekennzeichnet. Die sichere Abgrenzung erfolgt durch die Arthroskopie: Liegen sekundäre Läsionen wie Bankart- oder Hill-Sachs-Läsion vor, so handelt es sich um eine unidirektionale Instabilität. Eine multi-

---

Univ.-Klinik für Unfallchirurgie, Anichstr. 35, A-6020 Innsbruck direktionale Instabilität weist niemals sekundäre Läsionen auf. Die alleinige Untersuchung in Narkose zur Unterscheidung ist unsicher, da der Muskeltonus ausgeschaltet ist und die Auslenkung nur noch von der Kapselgröße abhängt. Die Kapselgröße ist aber nicht pathognomonisch für die multidirektionale Instabilität, da auch beim Gesunden große individuelle Unterschiede bestehen. Da bei diesen „atraumatischen unidirektionalen Instabilitäten" signifikant gehäuft flache und auch antevertierte Pfannen gefunden wurden [3], ist in diesen besonderen Fällen eine präoperative CT-Abklärung zu empfehlen [4]. Bei der klassischen traumatischen unidirektionalen Schulterinstabilität ist ein präoperatives CT (nach Möglichkeit Doppelkontrast-CT) für die Operationsplanung hilfreich, da es Aufschluß über die Größe der Bankart-Läsion gibt, aber nicht unbedingt erforderlich. Anstatt eines CT können auch spezielle Röntgenaufnahmen (Bernageau-Aufnahme, Westpoint-Aufnahme [4]) durchgeführt werden, die in der Regel ebenfalls ausreichend Auskunft über den Zustand der knöchernen Pfanne geben. Bei Unschlüssigkeit, ob ein knöcherner Pfannenaufbau zu erfolgen hat oder nicht, kann man die endgültige Entscheidung vom intraoperativen Befund abhängig machen, indem man den Beckenkamm mitabdeckt.

Rezidivierende Subluxation

Die rezidivierende Subluxation hat üblicherweise eine klassische Anamnese mit „Dead-arm-Syndrom" [6] bei Abduktions-Außenrotationsbewegung (einschießender Schmerz, der etwa 1 – 2 h lang zur Inaktivität zwingt). Meist wird von den Patienten auch ein hör- und fühlbares Schnappen angegeben. Bei der klinischen Untersuchung ist der Apprehensiontest positiv, d. h., bei passiver Abduktion und Außenrotation des Armes durch den Arzt fürchtet der Patient das Auslösen einer neuerlichen Subluxation. Erfahrungsgemäß findet sich bei rezidivierender Subluxation häufig ein abgelöstes Labrum glenoidale, das undisloziert an seinem ursprünglichen Ort liegt. Aus diesem Grunde ergibt das Doppelkontrast-CT in diesen Fällen manchmal falsch-negative Befunde [4]. Hier hat sich die Arthroskopie mit Häkchenabtastung dem Doppelkontrast-CT als überlegen erwiesen. Zudem kann mit der Arthroskopie meist auch gleich eine Therapie angeschlossen werden.

Begleitverletzung der Rotatorenmanschette

Grundsätzlich sollte bei Patienten ab dem 40. Lebensjahr nach einer Luxation eine Sonographie oder Arthrographie durchgeführt werden, da es ab diesem Zeitpunkt häufig zu einer Rotatorenmanschettenruptur als Begleitverletzung kommt. Ganz allgemein kann gesagt werden, daß der dringende Verdacht auf eine Rotatorenmanschettenruptur gegeben ist, wenn ein Patient Tage nach der Reposition noch Schmerzen mit Ausstrahlung in den Oberarm verspürt.

Behandlung

Erstluxation (eigenes Vorgehen)

Bei Patienten mit einem knöchernen Pfannenrandfragment, das eine Dicke von 5 mm und mehr aufweist, ist eine hochgradige Instabilität gegeben. Es empfiehlt sich in diesen Fällen innerhalb der 1. Woche offen oder arthroskopisch das Fragment zu reponieren oder zu verschrauben. Bei allen übrigen Patienten mit Erstluxation empfiehlt sich die Zuordnung der Patienten in 2 Gruppen: 1. Patienten mit Überkopfaktivität (sportlich, beruflich): Diesen Patienten wird wegen der geforderten extremen glenohumeralen Beweglichkeit die Operation nahegelegt, wobei diese meist arthroskopisch erfolgen kann. 2. Patienten ohne schulterbeanspruchende Tätigkeit: Diese Patienten werden über die statistische Wahrscheinlichkeit, ein Rezidiv zu bekommen (etwa 50%), aufgeklärt, und es wird ihnen die Entscheidung über operatives oder konservatives Vorgehen überlassen. Bei Entscheidung zur konservativen Behandlung wird der Arm für etwa 3 Wochen in einer leichten Schulterbandage immobilisiert. Durch die Ruhigstellung entsteht eine leichte Kapselschrumpfung, die wegen der fehlenden Notwendigkeit, das Gelenk endlagig vollständig auszutrainieren, den Patienten vor einer neuerlichen Luxation schützt. Die abwartende Haltung nach Erstluxation erscheint uns gerechtfertigt, da das Auftreten einer neuerlichen Luxation die Prognose einer Operation nicht verschlechtert.

Rezidivierende Schulterluxation [5]

Grundsätzlich kann nach einer 2. Luxation von rezidivierend gesprochen und dem Patienten die Operation nahegelegt werden. Bei der Operation konzentriert sich das Interesse zur Gänze auf die Bankart-Läsion. Wie die Erfahrung gezeigt hat, ist die Hill-Sachs-Läsion von nachgeordneter Bedeutung. Die beiden Kriterien Stabilität und vollständige Wiederherstellung der Funktion können nur auf der Basis einer weitgehend normalen knöchernen Pfanne erreicht werden. Ist diese sekundär durch Fraktur verkleinert, muß sie in ihrer ursprünglichen Größe wiederhergestellt werden. Bei einem weitgehend normalen knöchernen Glenoid ist das Verfahren der Wahl die Operation nach Bankart (etwa 85% aller Patienten im eigenen Krankengut). Die Refixation des Labrum-Kapsel-Komplexes erfolgt mit transossär geführten Nähten, kann aber auf unterschiedliche Weise durchgeführt werden. Wichtig ist die stabile Refixation bei gleichzeitiger Verkürzung der Kapsel auf ihre ursprüngliche Länge. Erfahrungsgemäß hat sich gezeigt, daß die Kapselrefixation bei einer Abduktionsstellung von 60 Grad und einer Außenrotationsstellung von 30 Grad zu einer weitgehend freien postoperativen Beweglichkeit führt.

Ist die Pfanne durch eine Pfannenrandfraktur zu klein geworden (Verhältnis der Querdurchmesser von Kopf und Pfanne unterhalb von 0,58 oder bei einer Fragmentdicke von mehr als 2 mm), so ist eine Wiederherstellung des knöchernen Pfannenrandes durch eine Spanoperation notwendig. 2 Möglichkeiten bieten sich an:

J-Spanplastik: Bei dieser neuen Operationstechnik wird ein kleiner Knochenspan vom Beckenkamm unter Mitnahme der Crista und der Außenkortikalis entnommen und wie ein „J" modelliert. Der Span, der etwa 12 mm breit und 10 mm tief ist, besteht aus einem Einfalz- und einem Erweiterungsschenkel. Der Span wird mit dem Einfalzschenkel etwa 5 mm von der Knorpel-Knochen-Grenze entfernt in einen zuvor gemeißelten Knochenschlitz eingetrieben, bis der Erweiterungsschenkel dem Pfannenrand satt aufliegt. Dieser wird nun mit einer hochtourigen olivenförmigen Fräse glatt an den benachbarten Knorpel anmodelliert. Durch unterschiedliche Dicke der beiden Schenkel kann der Pfannenrand unterschiedlich stark angehoben bzw. die Pfanne unterschiedlich vergrößert werden. Der Span liegt vollständig intraartikulär, da die Kapsel über ihm End-zu-End verschlossen wird. Durch die Einbindung in die Gelenkfunktion resorbiert sich der Span nicht, wie mehrjährige CT-Kontrollen bewiesen haben.

Eden Hybinette (verschraubt): Weist das Fragment eine Dicke von mehr als 1/4 des Querdurchmessers der Pfanne auf und kann das Fragment selbst nicht verschraubt werden, wird ein Pfannenaufbau mit einem kortikospongiösen Span vom Beckenkamm (ungefähr 2×2,5 cm) an den Pfannenrand angelegt und mit 2 Kleinfragmentschrauben fixiert. Anschließend wird er mit einer olivenförmigen Fräse an den Knorpel anmodelliert. Aufgrund seiner Größe kann die Kapsel nicht End-zu-End vernäht, sondern muß transossär am Spanrand fixiert werden. Der Span liegt somit nur zum Teil intraartikulär.

„Atraumatische" unidirektionale Schulterluxation

Bei dieser unidirektionalen Sonderform, bei der die Erstluxation durch ein inadäquates oder fehlendes Trauma ausgelöst wurde, liegt, wie eigene Untersuchungen gezeigt haben, signifikant gehäuft eine sehr flache Pfanne vor. Aus diesem Grund ist in diesen Fällen eine CT-Untersuchung zu empfehlen (s. oben). Ist die knöcherne Pfanne vollkommen flach, sollte der vordere Pfannenrand durch eine J-Span-Plastik leicht angehoben werden (cave: keine Überkorrektur!). Das Ausmaß der Anhebung muß vom CT abgelesen werden. Grundsätzlich ist aber die operative Behandlung dieser Sonderform die gleiche wie bei der traumatischen Form. Mit dieser differenzierten Vorgangsweise konnte die Rezidivrate auf 1% gesenkt werden (von insgesamt 380 offen operierten Patienten), wobei die Einschränkung der Außenrotation durchschnittlich 9% der Gegenseite betrug. In den letzten Jahren wurde zunehmend eine arthroskopische Technik verwendet, die die offene Operation nach Bankart zu imitieren versucht. Es handelt sich dabei um die sog. „extraartikuläre Limbusrefixation" [5], bei der der Labrum-Kapsel-Komplex von außen (extrakapsulär) an den Pfannenrand mit Schrauben oder resorbierbaren Nieten anfixiert wird.

Das Refixationsmittel wird durch den M. subscapularis hindurch über einen sog. vorderen unteren Zugang, der etwa 2 cm unterhalb der Korakoidspitze gelegen ist, an den Pfannenrand herangeführt. Der N. musculocutaneus wird dabei durch eine besondere Zugangsweise geschont. Da aber die durchschnittliche Nachuntersuchungszeit mit bisher 17 Monaten noch zu kurz ist für ein definitives Urteil, wird darüber noch nicht ausführlich berichtet.

Postoperative Behandlung

Diese ist bei allen offenen und arthroskopischen Operationen gleich. Immer wird der Arm für 2 Wochen in einer leichten, bei der Körperpflege abzunehmenden Schulterbandage ruhiggestellt. Anschließend ist die Flexion im Schultergelenk bis 90 Grad erlaubt (d. h. der Patient darf den Arm zum Waschen und Frisieren gebrauchen). Die Abduktion und die Außenrotation jenseits der Neutralstellung ist untersagt. Mit Beginn der 6. postoperativen Woche sind Bewegungsübungen in allen Ebenen einschließlich der Außenrotationen erlaubt. Bis etwa zur 10. postoperativen Woche sollte die Beweglichkeit weitgehend wiederhergestellt sein. Ab der 13. Woche ist die Sportfähigkeit gegeben sowie die volle körperliche Belastung erlaubt. Überkopfsportarten können mit Beginn des 5. postoperativen Monats durchgeführt werden.

Multidirektionale Instabilität

Diese angeborene Instabilitätsform, die von Neer erstmals beschrieben wurde, ist in therapeutischer Hinsicht streng von der unidirektionalen Form zu trennen. Sie ist durch die Abkürzung AMBRI [1] gut charakterisiert: *A* bedeutet atraumatisch, d. h. der Beginn ist fast immer schleichend, *M* multidirektional, d. h. die Instabilität besteht in mindestens 2 Richtungen, *B* bilateral, d. h. die Instabilität ist fast immer beidseitig vorhanden, *R* Rehabilitation, d. h. die konservative Therapie mit Muskelkräftigung ist die Behandlung der Wahl, und *I* Inferior capsular shift, d. h. bei Versagen der konservativen Behandlung ist diese von Neer u. Foster beschriebene Technik die Operation der Wahl [2]. Bei Unsicherheit, ob eine unidirektionale Schulterinstabilität mit Hyperlaxität oder ob eine multidirektionale Instabilität vorliegt, sollte eine Arthroskopie durchgeführt werden (s. oben). Liegen keine sekundären Läsionen vor, sollte mit der Operation Zurückhaltung geübt werden, da die Versagerrate auch bei Anwendung der Capsular-shift-Operation hoch ist. Häufig klagen die Patienten über impingementartige Beschwerden („Instabilitätsimpingement"), da die Instabilität auch nach oben besteht. Eine Akromioplastik hat aber wenig Aussicht auf Erfolg, da die Instabilität das Hauptproblem darstellt.

Therapie der multidirektionalen Instabilität

Primär sollte ein Muskelkräftigungsprogramm zur Kräftigung der Rotatorenmanschette versucht werden. Erst bei Versagen der konservativen Therapie und starken Beschwerden ist die Operation unter Anwendung der Inferior-capsular-shift-Operation gerechtfertigt.

Willkürliche Schulterinstabilität

Diese meist in der Kindheit beginnende Instabilitätsform wird durch einseitiges Anspannen einzelner Muskel bzw. Muskelgruppen hervorgerufen. Nach der Pubertät geht diese Form häufig in eine spontane Instabilität (meist nach hinten) über. Die Instabilität tritt dann spontan bei Flexion des Armes über die Horizontale auf und unterliegt nicht mehr der Kontrolle des Patienten. Obwohl bei spontaner Instabilität Ähnlichkeit zur multidirektionalen Instabilität besteht, ist sie trotzdem von dieser zu trennen, da eine untere Instabilität (charakteristisch für multidirektionale Instabilität) mit dem typischen Sulcus sign meist fehlt. Bei den Verrenkungen handelt es sich immer um Teilverrenkungen, die sich spontan wieder reponieren. Da es sich um eine angeborene Instabilitätsform handelt, ist meist Beidseitigkeit gegeben. Sekundäre Läsionen kommen meist nicht vor und wenn, dann nur in Form einer oberflächlichen Auffaserung des Labrums durch das häufige Hinausgleiten (da während der Subluxation die Muskulatur angespannt ist, entstehen am Pfannenrand viel höhere Druckkräfte als bei der multidirektionalen Form).

Behandlung

Im Kindesalter ist das willkürliche Auslösen der Subluxationen streng zu untersagen. Im Jugendalter kann, solange die Instabilität nicht zu weit fortgeschritten ist, durch Unterlassen der Luxationen bzw. durch Unterlassen von Bewegungen, die die Luxation auslösen, gemeinsam mit einem gezielten Muskeltraining auf konservativem Wege eine Besserung erzielt werden.

Trainingsprogramm

Hintere Instabilität: Täglich 2mal 15 min Training mit einer sog. „Königsfeder" (Kräftigung der vorderen Steuermuskel).

Vordere Instabilität: Täglich 2mal 15 min Training mit einem Trainingsexpander (Kräftigung der hinteren dorsalen Steuermuskel).

Ist die Instabilität bereits fortgeschritten, d. h. wenn sie nicht mehr der Kontrolle des Patienten unterliegt, ist meist eine Operation unumgänglich. Als Verfahren der Wahl wird auch hier die Inferior-capsular-shift-Operation nach Neer angegeben, wobei diese an der Seite der Instabilität durchgeführt wird. Wir haben nunmehr seit einigen Jahren gute Erfahrungen mit der Kombination von Capsular-shift-Operation und einer dorsalen J-Span-Plastik gemacht. Grundsätzlich sollten Capsular-shift-Operationen an der Dorsalseite unter Verwendung des Judet-Zuganges (Ablösung des spinalen Anteiles des M. deltoideus) durchgeführt werden, da nur dieser Zugang ein exaktes Arbeiten am anatomischen Hals erlaubt.

Postoperative Behandlung

Sowohl die alleinige Capsular-shift-Operation als auch eine Kombination mit einer J-Span-Plastik: Der Arm wird für 3 Wochen in einem Gips-Desault-ähnlichen Verband in Adduktion und 20 Grad Innenrotation ruhiggestellt. Anschließend wird mit vorsichtiger Bewegungstherapie begonnen, wobei die forcierte Innenrotation für insgesamt 8 Wochen unterlassen werden muß.

Literatur

1. Matsen FA, Thomas CS, Rockwood AC (1990) Anterior glenohumeral instability. In: Rockwood CA, Matsen FA (eds) The shoulder. Saunders, Philadelphia
2. Neer CS, Foster CR (1980) Inferior capsular shift for involuntary inferior and multidirectional instability of the shoulder. J Bone Joint Surg [Am] 62:897–908
3. Resch H (1989) Die vordere Instabilität des Schultergelenkes. Hefte Unfallheilk 202:115–166
4. Resch H (1990) Röntgenabklärung bei Schulterluxation einschließlich Doppelkontrast-Computertomographie. In: Habermeyer P, Krüger P, Schweiberer L (Hrsg) Schulterchirurgie. Urban & Schwarzenberg, München
5. Resch H, Beck E (1991) Schulterluxation – Schulterinstabilität. In: Hertel P (Hrsg) Breitner, Chirurgische Operationslehre, Bd X. Urban & Schwarzenberg, München
6. Rowe CR (1987) Recurrent transient anterior subluxation of the shoulder. Chir Orthop Relat Res 223:11–19

Welche Röntgeneinstellungen sind bei Verdacht auf Schulterluxation notwendig?

L. Rudig, J. Ahlers und G. Ritter

Unter den Luxationen der großen Gelenke ist das Schultergelenk am häufigsten betroffen. Von ca. 12 Erstluxationen auf 100000 Menschen im Jahr entfällt die Mehrzahl auf jugendliche Patienten [4]. Die gutachterliche Beschäftigung mit Spätschäden übersehener Luxationen hat uns veranlaßt, der radiologischen Primärdiagnostik verstärkte Aufmerksamkeit zu widmen. Welche der standardisierten und leicht durchzuführenden Projektionstechniken sind notwendig, um eine subtile Diagnostik bzw. einen sicheren Ausschluß einer Luxation zu ermöglichen?

Es stehen 5 Standardprojektionen zur Verfügung, deren Leistungsvermögen und Indikationsbereiche dargestellt werden sollen.

a.-p.-Projektion

Da die Ebene der Schultergelenkpfanne um etwa 30–35° aus der Sagittalebene nach medial geneigt ist, entsteht bei der Abbildung eine Überlappung des Kopfes und der Pfanne, wobei im Normalfall die Konturen des Kopfes parallel zum vorderen Pfannenrand verlaufen müssen (Abb. 1). Vor allem die hintere subakromiale Verrenkung wird auf dieser Aufnahme in mehr als 60% der Fälle übersehen [2]. Der Wert der a.-p.-Aufnahme liegt hauptsächlich in der ersten Information und der Diagnostik bzw. im Ausschluß knöcherner Verletzungen.

Glenoidal-tangentiale Projektion

Hierbei handelt es sich um die „tatsächliche" a.-p.-Projektion, bei der wir den Gelenkspalt einsehen können. Durch Ausgleich der physiologischen Neigung der Schultergelenkpfanne, also durch Anhebung der kontralateralen Körperseite um etwa 35°, stellt sich der Gelenkspalt gleichmäßig und einsehbar dar

---

Klinik für Unfallchirurgie, Universitätsklinikum Mainz, Langenbeckstr. 1, W-6500 Mainz 1, Bundesrepublik Deutschland

Welche Röntgeneinstellungen sind bei Verdacht auf Schulterluxation notwendig? 283

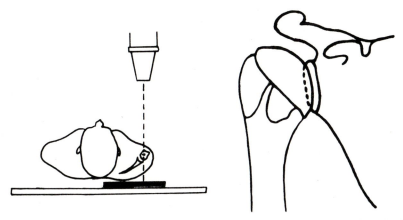

Abb. 1. Röntgenaufnahmetechnik und schematische Darstellung des Schultergelenkes in der a.-p.-Projektion

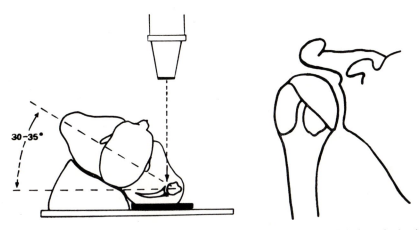

Abb. 2. Röntgenaufnahmetechnik und schematische Darstellung des Schultergelenkes in der glenoidal-tangentialen Projektion

(Abb. 2). Zeigt sich nur die geringste Überlagerung von Kopf und Pfanne, so muß eine Luxation vorliegen. Die glenoidal-tangentiale Projektion ist somit die ideale Aufnahmetechnik zum Nachweis von Luxationen sowie zur Kontrolle nach erfolgter Reposition. Zur sicheren Darstellung der Luxationsrichtung wird jedoch eine echte 2. Ebene benötigt.

Transskapuläre Projektion

Die „tatsächliche" laterale Projektion steht senkrecht zu der glenoidal-tangentialen Projektion. Auf der transskapulären Aufnahme ist eindeutig die Luxa-

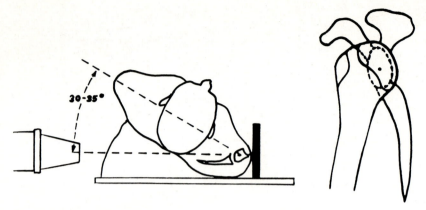

Abb. 3. Röntgenaufnahmetechnik und schematische Darstellung des Schultergelenkes in der transskapulären Projektion

tionsrichtung zu erkennen. Das knorpeltragende Kopfsegment und nicht der Kopfmittelpunkt muß sich auf die V-förmige Figur projizieren, die sich aus dem Zusammenlaufen der Knochenanteile von Akromion, Korakoid und Skapula ergibt (Abb. 3). Diese Aufnahme wird von den Patienten problemlos toleriert, da lediglich eine Schrägstellung mit der verletzten Schulter kassettenseitig erforderlich ist und der Oberarm bei gebeugtem Ellenbogen am Körper angelegt sein muß [1].

Axial-axilläre Projektion

Bei der axial-axillären Projektion wird der Arm so weit wie möglich abduziert, die Röntgenplatte über der Schulter angelegt und die Röntgenröhre von kaudal nach kranial eingestellt. Sowohl Impressionen des Oberarmkopfes als auch die Luxationsrichtung des Kopfes nach vorne oder hinten stellen sich sehr gut dar. Bei der frischen Luxation läßt sich diese Aufnahme wegen der schmerzhaften Abduktionshemmung im Schultergelenk jedoch oft nicht korrekt durchführen.

Transthorakale Projektion

Aufgrund der Übereinanderprojektion von Kopf, Pfanne und Skapula ist diese Einstellung zur Beurteilung von Luxationen ungeeignet. Ihre Bedeutung liegt vielmehr in der Beurteilung subkapitaler Oberarmbrüche, deren Abkippung nach vorne oder hinten relativ gut erkennbar ist.

Wie leicht eine Luxation übersehen werden kann, beweist das Beispiel eines 30jährigen Patienten, der mit seinem Mountainbike gestürzt war. Bei der klini-

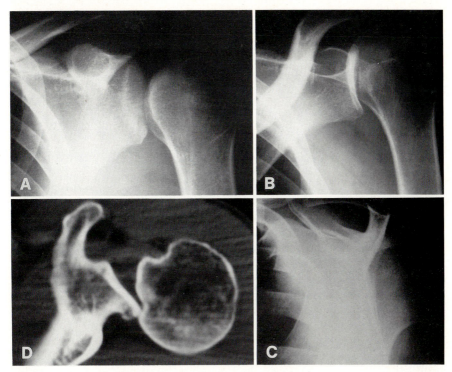

Abb. 4A–D. Hintere Schulterluxation links bei einem 30jährigen Patienten. A a.-p.-Projektion, B glenoidal-tangentiale Projektion, C transskapuläre Projektion, D Computertomographie

schen Untersuchung war die linke Schulter stark druckschmerzhaft und in ihrer Beweglichkeit schmerzhaft eingeschränkt, der linke Arm wurde fast physiologisch in Adduktion und leichter Innenrotation gehalten. Die konventionelle a.-p.-Aufnahme gestattet den Frakturausschluß, gibt jedoch keinen eindeutigen Hinweis auf eine mögliche Luxation. Erst die glenoidal-tangentiale Projektion beweist, daß es sich um eine Luxation handeln muß: Anstelle des normalerweise gleichmäßig einsehbaren Gelenkspaltes stellt sich eine deutliche Überlagerung von Humeruskopf und Pfanne dar. Der Verdacht auf eine hintere Schulterluxation wird in der transskapulären Projektion bestätigt. Hier projiziert sich der Kopfmittelpunkt dorsal der Y-Figur aus Akromion, Korakoid und Skapula. Im CT wird die hintere Schulterverrenkung nochmals eindrucksvoll dargestellt (Abb. 4).

In jedem Fall sollte bei klinisch eindrucksvoller Schulterverrenkung erst geröntgt und dann reponiert werden, da an knöchernen Begleitverletzungen neben den Humeruskopfimpressionsfrakturen Frakturen des Tuberculum majus und Pfannenrandbrüche in bis zu 40% der Fälle bei Erstluxationen der Schulter beobachtet werden [3]. Wird bei rein klinisch diagnostizierter Schulterluxation zunächst reponiert und erst später geröntgt, stellt sich bei dann sichtbaren

Frakturen die eventuelle gutachterliche Frage, ob die knöcherne Begleitverletzung traumabedingt war oder durch die Reposition der Luxation eintrat. Darüber hinaus kann bei ungewöhnlich leicht zu reponierender und rein klinisch vermuteter Schulterluxation ohne Röntgenbild vor der therapeutischen Maßnahme nicht nachgewiesen werden, ob tatsächlich eine Luxation vorgelegen hat.

Zusammenfassung

Bei Patienten mit Schultertraumen bzw. Verdacht auf Schulterluxation ist eine *Röntgendiagnostik vor therapeutischen Maßnahmen* unerläßlich. Die *a.-p.-Projektion* dient als *Übersichtsaufnahme* insbesondere zur Erkennung von Frakturen und groben Dislokationen. Als *zweite Ebene* dient die *transskapuläre* Projektion zur Diagnostik bzw. zum Ausschluß hinterer Luxationen. Im Einzelfall ist weitere Röntgendiagnostik unter Einschluß der *glenoidal-tangentialen* und *axial-axillären* Einstellung notwendig. Bei dieser gestaffelten Vorgehensweise sind Schulterluxationen sicher erkennbar und forensische Probleme, die sich aus dem Übersehen der Verrenkung ergeben können, zu vermeiden.

Literatur

1. Blatter G, Sutter P (1990) Die hintere Schulterluxation. Eine Verletzung, die häufig übersehen wird. Schweiz Med Wochenschr 120:1400–1405
2. Hoffmann R (1988) Schulterluxation. Hefte Unfallheilkd 197:50–56
3. Kreitner KF, Schild H, Becker HR, Müller HA, Ahlers J (1987) Die Schulterluxation. Eine klinisch-radiologische Spätuntersuchung. Fortschr Röntgenstr 147/4:407–413
4. Kröner K, Lind T, Jensen J (1989) The epidemiology of shoulder dislocation. Arch Orthop Trauma Surg 108:288–290

Stellenwert der Sonographie bei der Schulterluxation – Korrelation mit der CT-Arthrographie und der Magnetresonanztomographie (MRT)

U. Cordes[1], W. Konermann[1] und Th. Vestring[2]

Einleitung

Die klinische und röntgenologische Diagnosesicherung eines eingetretenen Schulterluxationsereignisses fällt nicht schwer. Problematischer stellt sich bei persistierenden Beschwerden und/oder Instabilitäten die Wahl des am besten geeigneten Diagnostikverfahrens dar. Reichen sonographische Untersuchungen allein aus? Welchen Stellenwert haben die High-tech-Verfahren CT und MRT?

Material und Methode

20 Patienten mit einem röntgenologisch dokumentierten Luxationsereignis der Schulter wurden sowohl MR-tomographisch und CT- arthrographisch als auch sonographisch untersucht.

Die MRT (1,5 Tesla, Magnetom, Fa. Siemens) wurde mittels einer speziell für die Schulter entwickelten Oberflächenspule in Spin-Echo-Technik (parakoronare Schnittführung: T1-gewichtet, Protonen- und T2-gewichtet, axiale Schnittführung: T1-gewichtet) und in Gradienten-Echo-Technik (axiale Schnittführung: FLASH 20-D, sagittale Schnittführung: FISP 70-3D) durchgeführt. Für die axialen Schnitte kam die Off-Center-Zoom-Methode zur Anwendung.

Die CT-Arthrographie wurde in Doppelkontrasttechnik (2 ml nicht ionisches Kontrastmittel, durchschnittlich 9 ml Raumluft) nach Punktion des Schultergelenkes über einen ventralen Zugang angefertigt.

Die Sonographie wurde mit einem 5 und 7,5 MHz Linearschallkopf (Sonoline SL 1, Fa. Siemens) durchgeführt. Zur Beurteilung erfolgten jeweils 2 senk-

---

[1] Klinik und Poliklinik für Allgemeine Orthopädie,
[2] Institut für Klinische Radiologie – Röntgendiagnostik, WWU Münster, Albert-Schweitzer-Str. 33, W-4400 Münster, Bundesrepublik Deutschland

recht zueinander stehende Schnitte im dorsalen, lateralen und ventralen Kompartment.

Ergebnisse

Hill-Sachs-Läsion

Von den insgesamt 14 Hill-Sachs-Läsionen konnten lediglich 6 röntgenologisch diagnostiziert werden.

CT- und MR-tomographisch konnten alle 14 knöchernen Defekte unabhängig von der Größe und Tiefe erkannt werden.

Sonographisch ließen sich primär 13 Läsionen nachweisen. Bei dem zunächst übersehenen Defekt handelte es sich um einen sehr kleinen Defekt, der bei hängendem Arm unter dem Akromion zu liegen kam und dadurch der möglichen Schallausrichtung entzogen wurde. Erkennen konnte man den Defekt bei eleviertem Arm.

Labrumläsion und/oder ventrale Kapsellösung

Das Nativ-CT und die Sonographie zeigten sich bei diesen Weichteil- und Knorpelschäden dem CT-Arthrogramm und dem MRT eindeutig unterlegen. Lediglich 2 Labrumläsionen ließen sich sonographisch im Gegensatz zu 15 durch CTA und MRT gesicherten nachweisen. Unterschiede in der Sensitivität zwischen CT-Arthrogramm und MRT konnten nicht festgestellt werden.

Als Sequenz mit der höchsten diagnostischen Ausbeute erwies sich die $T2^*$ gewichtete Gradientenechosequenz bei der MR-Untersuchung. Bei der korrespondierenden T1-gewichteten Spin-Echo-Sequenz wurden nicht alle Labrumläsionen erkannt.

Die im Sinne einer vorderen Kapselablösung zu wertende ventrale Taschenbildung konnte *nur CT-arthrographisch* gesichert werden (7 von 20) (Abb. 1).

Instabilität

Als einziges Verfahren bietet die Sonographie die Möglichkeit einer dynamischen Unterscheidung. Daher war es möglich, bei einigen Luxationen eine Untersuchung in eine hintere und inferiore Richtung zu treffen.

Begleitverletzungen

Bei einigen Luxationen kam es infolge des Traumas zu einer Rotatorenmanschettenruptur. Die nicht-invasiven Verfahren Sonographie und MRT zeigten eine gleich hohe Aussagefähigkeit wie die invasive CT-Arthrographie (s. auch Beitrag Konermann, S. 204).

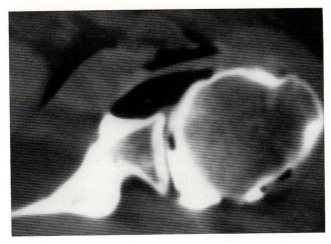

Abb. 1. CT-Arthrogramm. Vordere Kapselablösung im Sinne einer ventralen Taschenbildung

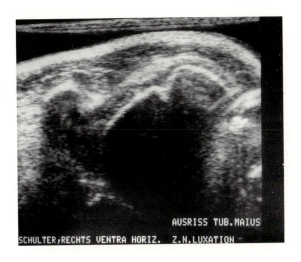

Abb. 2. Sonogramm: Tuberculum-majus-Ausriß

Bei 2 Patienten lag eine Ausrißfraktur des Tuberculum majus vor. Bei allen 3 bildgebenden Verfahren ließ sich die Dislokation sicher nachweisen (Abb. 2 und 3).

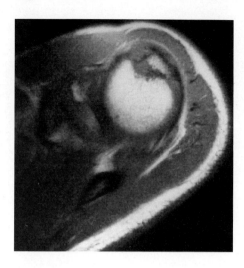

Abb. 3. MRT: Tuberculum-majus-Ausriß

Diskussion

Pathomorphologische Begleitschäden nach einer Schulterluxation lassen sich in unterschiedlicher Gewichtung durch die Sonographie, die CT-Arthrographie und das MRT diagnostizieren.

Überraschenderweise muß festgestellt werden, daß das Nativröntgenbild in weniger als 50% unserer Fälle eine sichere Aussage über eine Hill-Sachs-Läsion machen konnte. Sonographie, CT-Arthrographie und MRT sind in ihrer Zuverlässigkeit gleich hoch, wobei dies für die Sonographie nur dann gilt, wenn auch eine dynamische Untersuchung bei eleviertem Arm durchgeführt wird, da das Akromion die vollständige Kopfbeurteilung im Schallfenster bei statischer Untersuchungstechnik nicht zuläßt.

Die Labrumläsion ist die Domäne des nicht-invasiven MRT mit T2*gewichteten Gradientenechosequenzen und des CT-Arthrogramms. Die Sonographie ist derzeit nicht in der Lage, diese Diagnosesicherheit zu erzielen.

Diesen Nachteil kann die Sonographie aber bei der Instabilitätsprüfung ausgleichen. Sie erlaubt durch die dynamische Untersuchung die Feststellung der Instabilitätsrichtung unter Bildkontrolle. Die Nichtinvasivität, die Strahlenfreiheit und die unkomplizierte Reproduzierbarkeit stellen im Vergleich mit der erweiterten Röntgendiagnostik (BV-Kontrolle, Luxationsstatus mit Zielaufnahme) einen weiteren wertvollen Vorteil dar.

Die CT-Arthrographie erbringt in der Beurteilung der ventralen Kapselablösung bei fehlendem intraartikulärem Erguß die zuverlässigsten Ergebnisse. Diese Ergebnissicherung könnte im Rahmen der MRT nur bei intraartikulärer Gadoliniuminjektion erreicht werden, wodurch der Vorteil der Nichtinvasivität verloren geht.

Knöcherne Begleitschäden im Sinne eines Tuberculum-majus-Ausrisses lassen sich durch alle 3 Verfahren sichern. Weichteilschäden, insbesondere Rotatorenmanschettenrupturen, lassen sich sonographisch und MR-tomographisch mit hoher Sicherheit feststellen, wobei die parakoronare und sagittale Schnittführung beim MR die komplette Rotatorenmanschette erfaßt.

Schlußfolgerung

Nach Abschluß der ersten Diagnostikmaßnahmen (klinische Untersuchung, Nativröntgen) bei der Schulterluxation empfiehlt sich die Sonographie als Screeningmethode. Die Vorzüge liegen in der hohen Treffsicherheit bei fast allen Läsionen, in der Nichtinvasivität, in der Reproduzierbarkeit und der dynamischen Untersuchungstechnik. Sollte nach Abschluß der genannten Diagnostik keine eindeutige Feststellung über die entstandenen Verletzungsfolgen möglich sein, empfiehlt sich der Einsatz modernster bildgebender Verfahren. Das Doppelkontrast-CT erhält durch die mögliche Sicherung einer ventralen Kapselablösung den Vorzug vor dem MRT.

Arthroskopie nach der Schulterluxation – Befunde und Konsequenzen

M. Hofmeister, H. Hempfling und J. Probst

Einleitung

Die Schulterarthroskopie ist seit über 10 Jahren zunehmend fester Bestandteil der Diagnostik und Therapie nach der Schulterluxation. Durch die direkte Beurteilung der Pathomorphologie ist eine viel differenziertere Beurteilung der intraartikulären Befunde möglich geworden. Die Vielzahl der Operationsverfahren und der Behandlungen erfuhr durch arthroskopisch kontrollierte Verfahren intra- und extraartikulärer Operationen eine zunehmende Ausweitung.

Material und Methode

In der Zeit vom 1. 1. 1989 bis 31. 3. 1992 arthroskopierten wir an der BG-Unfallklinik Murnau 50 Patienten nach Schulterluxation. Es handelt sich dabei um 12 Arthroskopien unmittelbar nach Erstluxation, 14 Arthroskopien in einem Zeitraum durchschnittlich 12 Monate nach Erstluxation, und 24 Arthroskopien nach Rezidivluxationen, durchschnittlich 36 Monate nach Erstluxation (Tabelle 1). Es handelt sich um 48 traumatische vordere untere Luxationen und 2 multidirektionale Instabilitäten bei Querschnittslähmung. Das Durchschnittsalter der 10 Frauen und 40 Männer lag bei 37,3 Jahren. Das Durchschnittsalter der unmittelbar nach Erstluxation untersuchten Patienten betrug 33,2 Jahre, der nach 12 Monaten untersuchten 53,7 Jahre und der Patienten mit Rezidivluxation 31,5 Jahre.

Die Untersuchung erfolgt in Allgemeinnarkose und Seitenlage. Wir wählen routinemäßig zur Diagnostik den hinteren Zugang. Bei Auffüllen des Schultergelenkes mit durchschnittlich 40–70 ml Ringer-Lösung können schon erste Rückschlüsse auf Verletzungsform bzw. Gelenkvolumen gemacht werden. Die Untersuchung erfolgt unter Video und Gas, bei Hämarthros unter Spülung mit Ringer-Lösung. Die Verwendung eines Tasthakens von ventral ist erforderlich,

---

Berufsgenossenschaftliche Unfallklinik Murnau, Prof.-Küntscher-Str. 8, W-8110 Murnau, Bundesrepublik Deutschland

Tabelle 1. Arthroskopie bei Schulterluxation (1. 1. 89 – 31. 3. 92)

Arthroskopie (n = 50)	Untersuchungs-zeitpunkt	Alter (Jahre)
12 nach Erstluxation	3 Tage	33,2
14 nach Erstluxation	12 Monate	53,7
24 nach Rezidivluxation	36 Monate	31,5
		Durchschnitt 37,3

und bei der arthroskopischen Operation liegt ein Arbeitskanal ebenfalls ventral. Der Arm ist so abgedeckt, daß eine freie Bewegung in alle Richtungen möglich ist, eine Schulterhalterung ist nicht notwendig.

Befunde

Die retrospektive Auswertung der Arthroskopieberichte ergibt bei den Erstluxationen das Vorhandensein osteochondraler Hill-Sachs-Läsionen in 5 Fällen. Rein chondrale Verletzungen lagen in 3 Fällen vor. Ohne Hill-Sachs-Defekt waren 4 Patienten. 12 Monate nach Erstluxation ergibt sich ein ähnliches Verteilungsbild mit 4 osteochondralen und 2 chondralen Hill-Sachs-Läsionen, sowie 8 Patienten ohne Hill-Sachs-Läsion. Nach Erstluxation konnte in 12 von 26 Fällen keine Hill-Sachs-Delle festgestellt werden.

Alle 24 Patienten mit Rezidivluxationen wiesen mehr oder weniger tiefe Hill-Sachs-Läsionen auf.

Die Bankart-Verletzungen wurden in Anlehnung an Rowe [16] in 4 Typen eingeteilt: Es fanden sich 4 Verletzungen vom Typ I, 6 vom Typ II und 2 knöcherne Verletzungen vom Typ IV bei frischer Luxation. Bei den verzögert arthroskopierten Patienten fanden sich nicht so klar einteilbare Befunde, so daß hier nur zwischen nichtknöcherner und knöcherner Verletzung unterschieden werden konnte. 12 Befunde konnten dem Typ I–III zugeordnet werden, 2 Befunde entsprachen dem Typ IV.

Bei den Rezidivluxationen war der Limbus häufig unfallbedingt degenerativ abgeflacht bzw. er fehlte vollständig. Die Ligg. glenohumeralia inferior und medium waren durch Narbenregenerate ersetzt oder fehlten vollständig. Knöcherne Pfannendefekte waren 3mal auf Verletzungen vom Typ IV zurückzuführen.

Besonders hervorzuheben sind die Begleitveränderungen. Bei keinem der Patienten unter dem 40. Lebensjahr wurde eine Verletzung der Rotatorenmanschette festgestellt. 7 von 14 verzögert arthroskopierten Patienten, die überwiegend wegen verbliebener Beschwerden oder Bewegungseinschränkungen zur Untersuchung kamen, wiesen mehr oder weniger große Defekte der Rotatorenmanschette auf.

Tabelle 2. Befunde bei der Schulterluxation

n = 50	Hill-Sachs-Läsion		Bankart-Läsion		Sonstige	
Erstluxation	Osteochondral	5	Typ I	4	Frei Gelenkkörper	2
(n = 12)	Chondral	3	Typ II	6	Luxation bei Arthroskopie	3
	Ohne	4	Typ IV	2		
Erstluxation	Osteochondral	4	Typ I – III	12	Rotatorenmanschetten rupturen	7
(n = 14)	Chondral	2			Freie Gelenkkörper	2
	Ohne	8	Typ IV	2	Rezessus verwachsen	4
Rezidivluxation	Osteochondral	24	Typ I – III	21	Freie Gelenkkörper	0
(n = 24)	Chondral	0			Rotatorenmanschette	4
	Ohne	0	Typ IV	3	Luxation bei Arthroskopie	15
					Aussackung der Schultervorderwand	10

Freie Gelenkkörper lagen insgesamt 4mal vor, vermutlich stammen diese von abgelösten osteochondralen Oberarmkopfverletzungen. Verklebte Recessus fanden sich 4mal. Lediglich bei den Rezidivluxationen fand sich in 10 Fällen eine Aussackung der Schultervorderwand (vgl. Tabelle 2). 18mal konnte in Narkose unter arthroskopischer Sicht eine Luxation ausgelöst werden.

Therapie

Bei den 12 Erstluxationen wurde in 9 Fällen die Indikation zur operativen Behandlung gestellt. 8 arthroskopische Operationen und eine Derotation wurden durchgeführt. 3 Patienten bedurften keiner operativen Behandlung, da die alleinige Ruhigstellung bei idealer Position der Verletzung eine vollständige Heilung versprach. Bei den durch schmerzhafte Bewegungseinschränkung und Schultersteife beeinträchtigten Patienten wurde keine arthroskopische Operation durchgeführt. Darüber hinaus wurde eine Derotation und eine Subskapularisraffung nach Putti Platt durchgeführt. 8mal mobilisierten wir das Schultergelenk in Narkose. Ohne Operation blieben die beiden Patienten mit multidirektionaler Instabilität.

Bei den Rezidivluxationen erfolgte 6mal eine arthroskopische Operation in der Technik nach Johnson [8, 9]. Hier konnte durch Refixierung der Ligg. glenohumeralia inferior bzw. des vorderen unteren Limbus eine Stabilität der Gelenkstrukturen wieder hergestellt werden. Bei großer Hill-Sachs-Delle erfolgte in 14 Fällen die Derotationsosteotomie nach Weber [20] in der Modifikation nach Burri. Zusätzlich erforderliche Maßnahmen an der Vorderwand, Raffung der Subskapularissehne sowie Kapseloperationen nach Bankart [1] oder Resch

Tabelle 3. Konsequenzen nach Arthroskopie bei Schulterluxation

Erstluxation (n = 12)	Arthroskopische Operation/Stapel	8
	Derotation nach Weber	1
	Keine	3
Erstluxation (n = 14)	Arthroskopische Operation/Stapel	0
	Derotation nach Weber	1
	Putti Platt	1
	Mobilisierung	8
	Akromioplastik	2
	Keine	2
Rezidivluxation (n = 24)	Arthroskopische Operation/Stapel	6
	Derotation nach Weber	14
	Putti Platt/Resch	8
	Eden Hybinette	3
	Akromioplastik	4
	Keine	0
Komplikationen	Narkose und Arthroskopie	0
	Arthroskopie-Operation/Stapel (n = 14)	3
	Derotation	0
	Eden Hybinette	1

[14, 15] wurden 8mal ausgeführt. Der Aufbau des Glenoidrandes nach Eden Hybinette [3, 7] war 3mal erforderlich. Die Behandlung der Rotatorenmanschette durch Akromioplastik nach Neer erfolgte in 4 Fällen (vgl. Tabelle 3).

Die Nachbehandlung arthroskopischer Operationen wird durch die 3wöchige Ruhigstellung der Schulter eingeleitet. Anschließend wird die Schulter unter strikter Vermeidung der Außenrotation und der Abduktion über 90° mobilisiert. Die Patienten nach Derotationsosteotomien können, sofern keine Kapsel- bzw. Sehnenraffung erfolgt ist, frühfunktionell, d. h. unmittelbar nach der Operation, nachbehandelt werden.

Alle arthroskopisch operierten Patienten unterzogen sich einer Kontrollarthroskopie nach 6 Wochen zur Staple-Entfernung. Hierbei konnte der Behandlungserfolg überprüft werden. Dies halten wir für erforderlich, da es häufig zu Fehllagen und Lockerungen kommt.

Ergebnisse

Arthroskopische Operation

Bei der arthroskopischen Kontrolle und der klinischen Untersuchung durchschnittlich 12–18 Monate nach Refixierung konnte bei 10 von 15 Patienten ein fester vorderer Limbus festgestellt werden. Die Beweglichkeit der Schulter war 7mal frei und 3mal bis zu 30° bei Außenrotation eingeschränkt. Bei 3 Patienten konnte keine Fixierung des Limbus erreicht werden. Hier traten auch wie-

Tabelle 4. Ergebnisse der operativen Behandlung nach Schulterluxation

Arthroskopische Operation/Staple (n = 15)	Fester Limbus, freie Beweglichkeit	7
	Außenrotation eingeschränkt bis 20°	3
	Instabiler Limbus	5
	Komplikationen	3
Derotation (n = 16)	Beschwerdefrei, freie Beweglichkeit	13
	Reluxationen	0
	Außenrotation eingeschränkt bis 30°	3
	Komplikationen	0

derkehrend Subluxationszustände auf. Vollständige Luxationen entstanden nicht. Komplikationen waren durch Staple-Lockerungen und Fehllagen in 3 Fällen zu verzeichnen.

Derotationen

13 der 16 Patienten mit Derotationen sind beschwerdefrei und frei beweglich. Reluxationen traten in keinem Fall auf. 3 Patienten wiesen eine Einschränkung der Außenrotation auf. Komplikationen traten bei den Derotationen nicht auf (vgl. Tabelle 4).

Zusammenfassung

Die alleinige konservative Behandlung nach Schulterluxation führt in großer Zahl zu Rezidiven (s. Tabelle 5). In Übereinstimmung mit der Literatur fanden wir bei fast der Hälfte unserer Patienten mit Erstluxation eine Hill-Sachs-Läsion. Die chondrale Hill-Sachs-Läsion sehen wir bei einer durchschnittlichen Knorpeldicke von 4–7 mm am Oberarmkopf auch als schwerwiegende Verlet-

Tabelle 5. Reluxationen (in %) nach traumatischen Schulterluxationen in Abhängigkeit vom Patientenalter (konservative Therapie)

Autor	Jahr	Patientenalter in Jahren			
		<20	20–30	30–40	>40
McLaughlin [12]	1967	95%	96%		
Rowe [16]	1980	94%	79%	50%	40%
Simonet [18]	1984	66%	82%		
Henry [5]	1982		88%		
Hovelius [6]	1987	55%	37%		12%
Resch [14]	1989	84%	64%		13% (>61)

zung an. Fast 50% der Patienten haben also keine Hill-Sachs-Läsion nach der Erstluxation. Alle von uns untersuchten Patienten mit Rezidivluxationen dagegen wiesen zum Teil tiefe Hill-Sachs-Läsionen auf. Wir schließen daraus, daß diese bei Rezidivluxationen eingetreten sein müssen.

Die von uns festgestellten Bankart-Läsionen betrafen nur zu einem geringen Anteil den knöchernen Pfannenrand. Überwiegend waren die Verletzungen im Bereich des Limbus bzw. im Bereich der Ligg. glenohumeralia. Die Behandlungsmöglichkeit und der Behandlungserfolg einer frischen Bankart-Läsion ist direkt nach der Erstluxation am größten. Die differenzierte Beurteilung der Läsionen ist aber nur mit der Arthroskopie möglich. Die arthroskopische Operation in der Technik nach Johnson [8, 9] ermöglicht in gleicher Sitzung ohne Mehraufwand eine Refixierung des Limbus bzw. der Bandstrukturen. Die Rekonstruktion des vorderen Limbus bei Rezidivluxationen wurde, sofern kein Gewebedefekt bestand, versucht.

Bei keinem Patienten mit frischer Erstluxation und keinem Patienten unter dem 40. Lebensjahr haben wir eine defekte Rotatorenmanschette gesehen. Nach DePalma [2] weisen 50% der 50- bis 60jährigen Defekte der Rotatorenmanschette auf. Entsprechend den Unfallmechanismen und entsprechend der Literatur gehen wir davon aus, daß auch die gefundenen Rotatorenmanschettendefekte nicht Unfallfolge, sondern degenerative Prozesse sind. Dies ist insbesondere bei der gutachterlichen Beurteilung nach Schulterluxation zu beachten. Das Problem bei über 40jährigen Patienten ist nicht die Reluxation, sondern die Schultersteife, häufig durch den unfallunabhängigen Rotatorenmanschettendefekt bedingt.

Die Indikation zur Derotationsosteotomie besteht bei Rezidivluxation bei nicht refixierbarem Limbus bzw. Lig. glenohumerale inferior und bei tiefreichender osteochondraler Hill-Sachs-Delle. Bei auslösbarer Luxation mit Einhaken der Hill-Sachs-Delle am Pfannenrand ist die Indikation auf jeden Fall gegeben.

Die arthroskopische Operation, nach Resch [15] bei 80% der an Rezidivluxation leidenden Patienten möglich, mit den verschiedenen refixierenden Techniken führt nicht in jedem Falle zum gewünschten Erfolg. Die Rezidivraten sind nach Gohlke und Eulert [4] durchwegs niedriger als nach konservativer Behandlung (vgl. Tabelle 6).

Tabelle 6. Ergebnisse der arthroskopischen Stabilisierung bei vorderer Schulterinstabilität. (Nach [4])

Autor	Jahr	Methode	n	Reluxationsrate (%)
Morgan [13]	1987	Transglenoidale Bankart-Naht	25	0
Johnson [8]	1989	Stapling	195	21
Caspari	1989	Transossäre Naht	80	6
Warner [19]	1990	Resorbierbare Spreiz-Dübel	32	9
Landsiedl [11]	1990	Bankart-Naht	60	7

Schlußfolgerung

Wir schlagen entsprechend der von uns erhobenen Befunde und Ergebnisse bei jeder Erstluxation unter dem 40. Lebensjahr die Arthroskopie vor. Über dem 40. Lebensjahr sehen wir zunächst keine Indikation zur Arthroskopie. Hier sollte erst arthroskopiert werden, wenn eine Bewegungseinschränkung im Sinne des Rotatorenmanschettendefektes vorliegt. Bei Patienten, die älter als 40 Jahre sind, schlagen wir zur Vermeidung einer sog. „secondary frozen shoulder" die frühfunktionelle Behandlung vor. Bei Rezidivluxationen kann mit der Arthroskopie entschieden werden, ob eine Refixierung des Limbus mit arthroskopischer Operation möglich ist oder ob eine Derotation mehr Erfolg verspricht.

Literatur

1. Bankart ASB (1938) The pathology and treatment of recurrent dislocation of the shoulder joint. Br J Surg 26:23–29
2. De Palma AF (1973) Surgery of the shoulder, 2nd edn. Lippincott, Philadelphia
3. Eden R (1918) Zur Operation der habituellen Schulterluxation unter Mitteilung eines neuen Verfahrens bei Abriß am inneren Pfannenrande. Dtsch Z Chir 144:269
4. Gohlke F, Eulert J (1991) Operative Behandlung der vorderen Schulterinstabilität. Orthopäde 20:266–272
5. Henry JH, Genung JA (1982) Natural history of glenohumeral dislocation revisited. Am J Sports Med 10:135–137
6. Hovelius L (1987) Anterior dislocation of the shoulder in teen-agers and young adults. J Bone Joint Surg [Am] 69/3:393–399
7. Hybinette S (1932) De la transplantation d'un fragment osseux pour remidier oux luxation recidivantes de l'epante. Constantions et resultats operaioires. Acta Chir Scand 71:411–455
8. Johnson LL (1989) Arthroscopic stapling capsulography IV. Internat Congress on Surgery of the shoulder, New York
9. Johnson LL (1980) Arthroscopy of the shoulder. Orthop Clin North Am 11:197–204
10. Landsiedl F, Meznik C (1989) Operationstechnik und Frühergebnisse bei der arthroskopischen Behandlung der rezidivierenden vorderen Schulterluxation. Arthroskopie 2:177–183
11. Landsiedl F (1990) Arthroskopische Therapie der rezidivierenden vorderen Schulterluxation nach Sportverletzungen. Vortrag
12. McLaughlin HL, MacLellan DI (1967) Recurrent anterior dislocation of the shoulder. J Trauma 7:191–201
13. Morgan CD, Bodenstab AB (1987) Arthroscopic bankart suture repair: technique and early results. Arthroscopy 3/2:111–122
14. Resch H (1989) Verletzungen und Erkrankungen des Schultergelenks. Hefte Unfallheilkd 206
15. Resch H (1992) Various arthroscopic refixation techniques in recurrent shoulder dislocation sutures, screws, staples. J Bone Joint Surg [Br] 74 (Suppl 2)
16. Rowe CR (1980) Acute and recurrent anterior dislocation of the shoulder. Orthop Clin North Am 11:253–270
17. Rowe CR (1988) The shoulder. Churchill Livingstone, New York

18. Simonet WT, Cofield RH (1984) Prognosis in anterior shoulder dislocation. Am J Sports Med 12:19–24
19. Warner JJP, Pagnani MJ, Warren RF (1990) Arthroscopic Bankart-repair utilizing an adsorbable cannulated fixation device. IV. Internat Congress of the European Society for Surgery of the shoulder and the elbow, Milano
20. Weber BG (1979) Die gewohnheitsmäßige Schulterverrenkung. Unfallheilkunde 82:413–417

Zur Prophylaxe
der posttraumatisch rezidivierenden Schulterluxation

M. Nossek und K. Tittel

Einleitung

Die vordere untere Schulterluxation ist die häufigste Form der traumatischen Erstluxation; Literaturangaben liegen bei über 95% der Fälle [2]. In Abhängigkeit vom Entstehungsmechanismus und von der Ausbildung der Schultermuskulatur resultieren aus der Luxation eine Ruptur der Rotatorenmanschette, ein Riß oder Abriß des Labrum glenoidale, eine Bankart-Läsion oder eine Impressionsfraktur des Humeruskopfes. Begleitverletzungen können ferner ein Abriß des Tuberculum majus, eine subkapitale Humerusfraktur, Nerven- und/oder Gefäßläsionen sein [3].

Während letztere einer klinischen und röntgenologischen Routinediagnostik nicht entgehen, erfordern die vorgenannten Schäden an den Gelenkstrukturen ein erweitertes diagnostisches Vorgehen.

Methodik

Wir reponieren an unserer Klinik in Kurznarkose und nutzen dabei regelmäßig die kurze Phase unmittelbar nach der Reposition, in der der Patient noch relaxiert ist, um vorsichtig eine evtl. bereits klinisch feststellbare Reluxationsbereitschaft zu erfassen. In solchen Fällen und bei Nachweis einer Hill-Sachs-Delle (Hermodsson-Delle [4]) auf den Routineaufnahmen der Schulter in 2 Ebenen bzw. auf der Spezialeinstellung nach Hermodsson versuchen wir, eine Arthrographie und ein CT unter Kontrastmittelgabe in das Gelenk zu veranlassen [5]. Hier hat sich eine gedeihliche Zusammenarbeit mit den Radiologen im Hause entwickelt, bei denen wir, u. a. durch regelmäßige intraoperative Demonstrationen, viel Verständnis für unsere Fragestellungen bewirkt haben.

Falsch-negative Ergebnisse werden durch entsprechend gutes Know-how, z.B. gezielte Manöver des verletzten Schultergelenkes während der Untersu-

---

Abt. für Unfallchirurgie, Evangelisches Krankenhaus Oldenburg, Steinweg 13–17, W-2900 Oldenburg, Bundesrepublik Deutschland

chung, vermieden. Ein gesondertes Problem stellen bereits eingetretene Verklebungen an der Rotatorenmanschette dar, durch die sich eine Ruptur dem Nachweis entziehen kann. Wir tragen dem Faktor Zeit dadurch Rechnung, daß wir die Untersuchung während der ersten 3–4 Tage anstreben [6].

Ergebnisse

In einer Stichprobe von November 1989 bis April 1992 haben wir 50 traumatische Erstluxationen behandelt, und zwar vordere untere Luxationen. Aus der Gesamtgruppe wurden 11 Fälle operativ behandelt, wobei 5 davon operationsbedürftige Begleitverletzungen aufwiesen. Bei konventionellem Röntgen war in 5 Fällen eine Hill-Sachs-Delle nachweisbar, einer erweiterten Diagnostik wurden 13 Patienten zugeführt. Diese größere Untergruppe entstand aus Hinweisen des klinischen Bildes auf manifeste Gelenkverletzungen.

Die erweiterte Diagnostik ergab in 1 Fall einen Normalbefund, in den 12 anderen Fällen leitete sich aus dem CT- bzw. Arthrographiebefund eine Operationsindikation ab. Einverständniserklärungen zur Operation aufgrund dieses Befundes haben wir in 6 Fällen erzielen können. Den 6 anderen Patienten konnte die Notwendigkeit des Eingriffs nicht vermittelt werden.

Diskussion

Aus unseren Zahlen geht hervor, daß nur ein verhältnismäßig kleiner Anteil von Operationen verbleibt, der aufgrund subtiler Diagnostik durchgeführt werden konnte. Dabei war immerhin mehr als 1/3 der Fälle für uns von besonderem Interesse, weil wir eine Hill-Sachs-Delle nachgewiesen bzw. aufgrund des Mechanismus und der Klinik eine erweiterte Diagnostik veranlaßt haben. Hinweise auf manifeste Verletzungen und drohenden schicksalhaften Verlauf waren also gegeben.

Die erweiterte Diagnostik ist nur in einem Fall ohne Befund geblieben. Dieses Ergebnis spricht dafür, daß eine gute Indikationsstellung erfolgt ist; dies ist auch in Anbetracht der Invasivität des Verfahrens, der Kosten und der Auslastung des CT unbedingt zu fordern.

Die Diskrepanz zwischen Operationsindikationen aufgrund von CT bzw. Arthrographie und Einverständniserklärungen zur Operation weist darauf hin, daß es ein Akzeptanzproblem von seiten der Patienten, möglicherweise auch von seiten der behandelnden/beratenden Hausärzte gibt, das durch Informationsmangel entstanden sein dürfte. In der Patientenaufklärung liegt also eine wichtige und typische ärztliche Aufgabe.

Literatur

1. Meeder PJ (1987) Frische und veraltete Schultergelenksverrenkungen. Unfallmedizinische Tagungen der Landesverbände der gewerblichen Berufsgenossenschaften 66:235
2. Matter P, Stromsoe K, Senn E (1979) Die traumatische Schulterluxation. Unfallheilkunde 82:407
3. Poigenfürst J, Schreinlechner UP (1987) Schulterverrenkungen – Verletzungsformen und Repositionstechnik. Hefte Unfallheilkd 186:77
4. Hermodsson J (1934) Röntgenologische Studien über die traumatischen und habituellen Schultergelenkverrenkungen nach vorn und nach hinten. Acta Radiol [Suppl] 20
5. Richter FJ (1986) Computertomographie. Unfallmedizinische Tagungen der Landesverbände der gewerblichen Berufsgenossenschaften 61
6. Neer CS (1990) Shoulder reconstruction. Saunders, Philadelphia London Toronto

Der Langzeitverlauf nach Schulterluxation

C. Voigt, R. Rahmanzadeh und M. Neudecker

Einleitung

Die Articulatio humeri als Hauptgelenk des Schultergürtels hat von allen großen Körpergelenken die größte Luxationsneigung. Nach Rowe [10] zeigt die Analyse von 1603 Verletzungen des Schultergürtels in 690 Fällen eine Fraktur der Klavikula, gefolgt von der Luxatio humeri in 500 Fällen. Dabei handelt es sich in 98% um sog. vordere, in 2% um hintere Luxationen. Nicht selten resultiert aus der traumatischen Erstluxation eine habituelle Schulterluxation.

Anatomie

Im Laufe der Entwicklungsgeschichte wird mit zunehmendem Fortschreiten der Evolution die vordere Extremität mehr und mehr in Funktion und Form umgebildet. Die Primaten haben bereits eine weit entwickelte Spezialisierung der „Arme": So ist die Hand bereits als Greifwerkzeug ausgebildet und wird zum Schwinghangeln benutzt. Bei großem Bewegungsumfang ist deshalb eine erhebliche Festigkeit des Gelenkes erforderlich. Bei den Affen sind tiefe und große Gelenkpfannen in der Articulatio humeri sowie eine Retrotorsion des Humeruskopfes um 80° vorhanden, um diesen Aufgaben gerecht zu werden.

Der am Ende dieser Evolutionsreihe stehende Mensch hat eine noch weiter reichende Beweglichkeit des Armes erlangt. Um dieses zu ermöglichen, ist die Artikulation zwischen Kopf und Pfannenanteil auf das Verhältnis von 5:1 reduziert. Die Stabilität des Gelenkes wird nahezu ausschließlich muskulär gewährleistet, ein schwacher Bandapparat besteht nahezu ausschließlich aus Kapselanteilen.

Dennoch ist auch dieses Gelenk verhältnismäßig großen Belastungen, beispielsweise beim Tragen von Lasten, jedoch auch beim Auffangen von Stürzen durch den aufrechten Gang, ausgesetzt. Die Diskrepanz zwischen der weit-

---

Abt. für Unfall- und Wiederherstellungschirurgie, Klinikum Steglitz der FU Berlin, Hindenburgdamm 30, W-1000 Berlin 45, Bundesrepublik Deutschland

reichenden Beweglichkeit, der geringen knöchernen Artikulationsfläche und nahezu fehlender Bandführung äußert sich in der hohen Luxationstendenz dieses Gelenkes.

Trifft eine von vorn nach hinten gerichtete Kraft den abduzierten und außenrotierten Arm (beispielsweise bei Ballsportarten), so kommt es zu einer vorderen Luxation des Schultergelenkes. Gleiches geschieht, wenn der horizontal erhobene Arm retroduziert wird (Kopfsprung). Ein häufiger weiterer Mechanismus für die vordere Luxation ist der direkte Sturz auf die Schulter seitlich oder von hinten, wie er bei Fußball, Eishockey oder Skilaufen auftritt. Besonders ältere Patienten erleiden diesen Luxationsmechanismus, indem sie ohne wesentliche Reaktion beim Ausrutschen oder Stolpern seitlich auf die Schulter oder den Rücken stürzen.

Eine typische Begleitverletzung bei dieser Luxationsart ist die posterolaterale Kopfimpression, die bereits 1861 von Flower beschrieben und nach der Publikation 1940 mit dem Namen Hill-Sachs verbunden wird [9]. Eine weitere Verletzung liegt im Abriß des Limbus glenoidalis ventral und ventrokaudal, die sog. Bankart-Läsion. Auch diese Verletzung wurde bereits 1887 durch Caird [10] beschrieben.

Zur hinteren Luxation kommt es, wenn der innenrotierte und adduzierte Humerus flektiert gehalten wird und die Innenrotatoren (M. latissimus dorsi, M. pectoralis major, M. subscapularis) zu einem starken Übergewicht gegenüber den schwachen Außenrotatoren kommen. Dies ereignet sich beispielsweise bei Stromunfällen und bei Krampfanfällen.

Definition der Luxationsform

Nach Zilch et al. [17] wird eine rezidivierende Schulterluxation als eine sich wiederholende Verrenkung nach traumatischer Erstluxation, ausgelöst durch ein erneutes Trauma, definiert.

Die habituelle Schulterluxation hingegen ist die bei geringsten Anlässen auftretende Verrenkung des Schultergelenkes, die meist nicht selbst reponiert werden kann.

Untersuchungskollektiv

In einer retrospektiven Studie wurden 240 Patienten mit Schulterluxation vom 1.1.1980 – 31.12.1985 aus den Erste-Hilfe-Büchern des Klinikums Steglitz aus 175560 chirurgischen Erste-Hilfe-Fällen herausgesucht. Zum Zeitpunkt der geplanten Nachuntersuchung mußte das Erstereignis mindestens 5 Jahre zurückliegen. Der Nachuntersuchungszeitraum umfaßte 5–45 Jahre nach Erstluxation, im Mittel 9,4 Jahre. Die Ergebnisse dieser retrospektiven Studie sind also Spätergebnisse.

177 Patienten hatten eine traumatische Erstluxation, 24 Patienten eine rezidivierende Luxation und 39 Patienten eine habituelle Luxation des Schultergelenkes.

Mit Beginn der Nachuntersuchung waren 46 Patienten verstorben, 21 waren nicht zu ermitteln, 12 wohnten außerhalb von Berlin. Es konnten also 161 Patienten zur Nachuntersuchung aufgefordert werden. An alle Patienten wurden mit der Aufforderung zweiseitige Fragebögen verschickt. 106 Fragebögen wurden auswertbar zurückgegeben, 76 Patienten erschienen zur klinischen Nachuntersuchung.

Zur Nachuntersuchung wurde ein 4seitiger Dokumentations- und ein 3seitiger Nachuntersuchungsbogen angelegt. Die Nachuntersuchung umfaßte die klinische Prüfung der Beweglichkeit und der Kraft, die Bestimmung der Umfangsmaße und der Funktionsprüfungen, klinische Festigkeitsuntersuchungen der Gelenke sowie die Erhebung weiterer klinischer Befunde.

Die Röntgenuntersuchung umfaßte Aufnahmen der Schultern mit innenrotiertem Oberarm in anterior-posteriorem Strahlengang sowie axiale Untersuchungen des Schultergelenkes beim sitzenden Patienten und abduziertem Oberarm. 14 Patienten lehnten Röntgenaufnahmen ab.

Im Behandlungskollektiv war das Verhältnis von männlichen zu weiblichen Patienten 1:1. Bei der Erstluxation bestand ein Maximum in der Altersklasse der 30jährigen (20–40 Jahre) Männer, bei den Frauen in der Gruppe der 80jährigen (70–90 Jahre). Diese Verteilung befindet sich in Übereinstimmung mit der Literatur.

In unserem Patientenkollektiv kam es in 84,4% zu einer eindeutigen vorderen Luxation. In 3% wurde eine hintere Luxation diagnostiziert, eine Schulter luxierte nach kranial. Bei 12% der Patienten war die Luxationsrichtung mit axillär angegeben, ohne daß rekonstruiert werden konnte, ob die Luxationsrichtung nach vorne oder hinten bestand.

Als Begleitverletzungen diagnostizierten wir in 32,4% der Fälle lateral-dorsale Humeruskopfimpressionen. 17,9% der Patienten erlitten eine Fraktur des Tuberculum majus, in 4,5% der Fälle konnten wir mit konventionellen Röntgenaufnahmen Pfannenrandfrakturen nachweisen. Weitere wesentliche Begleitverletzungen waren Plexusläsionen bei 2 Patienten.

Ergebnisse

Allgemeines

86% der Patienten mit Schulterluxation im genannten Zeitraum hatten eine Erstluxation erlitten. 61% davon erlitten im Beobachtungszeitraum keine weiteren Luxationen, 25% rezidivierende Luxationen, bei 14% kam es zur Ausbildung einer habituellen Schultergelenkluxation.

Beweglichkeit

Die *Beweglichkeit* im Bereich der verletzten Schulter nahm bei 47,4% der Patienten ab. Die Einteilung der Bewegungseinschränkungen wurde nach den Grenzwerten der Winkelgradklassen nach Josenhans [4] durchgeführt. Dabei zeigte sich eine Hemmung der *Abduktion* bei 19,7% bewegungseingeschränkter Patienten. Die Einschränkung betrug im Seitenvergleich im Mittelwert 43° (10–80°). Zweithäufigste Einschränkung war die *horizontale Retroduktion* mit 17,1%. Der Mittelwert der Einschränkungen lag bei 19° (10–25°).

Die *Außendrehung bei 90° abduziertem Oberarm* war die dritthäufigste Einschränkung der Beweglichkeit (15,8%). Die kranke Schulter konnte im Mittelwert um 31° weniger außenrotiert werden (15–80°). Die vierthäufigste Einschränkung mit 14,5% war die *Außendrehung mit angelegtem Oberarm*. Die Verringerungen betrugen im Seitenvergleich zwischen 15 und 40, durchschnittlich 24°. Die *Anteversion* war am fünfthäufigsten mit 13,5% eingeschränkt, der Mittelwert lag bei 50° mit einer Spannweite von 20–80°. Die restlichen 7 geprüften Bewegungsrichtungen summierten sich auf 20% der Bewegungseingeschränkten.

Die Bewertung der Kraft erfolgte nach dem Schema von De Palma [2]. Sie ergab bei 13,2% der Patienten eine Verminderung der Kraft auf der Luxationsseite.

Eine Einschränkung bei den Funktionsgriffen bestand bei 32,9% der Nachuntersuchten. Es wurden im wesentlichen Nackengriff, Schürzengriff, Haare kämmen, Mund erreichen, das Herabholen eines leeren Koffers vom Schrank sowie das Aufheben einer Tasche und das Wegtragen derselben geprüft.

Bei Befragung klagten 25% der Patienten über Schmerzen in der ehemals luxierten Schulter, 70% von ihnen empfanden diese nur anläßlich bestimmter Bewegungen, 30% klagten jedoch über Ruheschmerzen. 12% berichteten über eine Wetter- und Temperaturempfindlichkeit des Schultergelenkes seit der 1. Luxation.

Beweglichkeit und Alter

Im Nachuntersuchungskollektiv waren bei 24 Patienten klinisch Bewegungseinschränkungen festzustellen. Dabei waren bei der Erstluxation 8% dieser Patienten unter 30 Jahre alt, 37% bis 60 Jahre und 55% über 60 Jahre.

Köhler et al. [6] sowie Kohfahl et al. [7] konnten ähnliche Abhängigkeiten zwischen dem Alter bei der Erstluxation und der eingeschränkten Beweglichkeit der betroffenen Schulter herausarbeiten.

Ruhigstellungsdauer und Rezidivluxation

Im Rahmen dieser retrospektiven Studie wurde versucht, eine Korrelation zwischen der Dauer der Ruhigstellung und dem Rezidiv der Luxation aufzustellen.

Es zeigte sich, daß 50% der Patienten, die eine Zweitluxation erlitten, diese innerhalb von 6 Monaten nach dem 1. Ereignis hatten. 2/3 der Zweitluxationen waren innerhalb des 1. Jahres nach dem Erstereignis aufgetreten.

Die Ruhigstellung im Desault-Verband betrug im Mittel 10 Tage; 3 Wochen oder länger waren nur 11,7% der Patienten mit dieser Behandlungsart ruhiggestellt worden. Dagegen war bei der Behandlung mit der Thoraxabduktionsschiene eine mittlere Ruhigstellung von 29 Tagen zu verzeichnen; 5 Wochen oder länger wurden noch 33,2% der Patienten behandelt.

Bei der Gegenüberstellung der Patienten, die eine Ruhigstellung bis zu 1 Woche erhalten hatten, zeigte sich eine Rezidivrate von 24% gegenüber den Patienten, die 3 Wochen oder länger ruhiggestellt waren und eine Rezidivrate von 36% aufwiesen. Es ist also in der Tendenz eher eine ansteigende Rezidivrate bei länger dauernder Ruhigstellung zu verzeichnen. Die Dauer der Ruhigstellung hat mit Sicherheit keinen Effekt auf die Reluxationshäufigkeit. Dieses Ergebnis geht konform mit Schiller et al. [14], Vogt et al. [15], Ryf u. Matter [12] sowie Henry u. Genund [3]. Hingegen stellt Watson-Jones [16] fest, daß bei konsequenter Ruhigstellung von 3 Wochen kein Luxationsrezidiv an der Schulter auftritt. Kadletz u. Resch [5] zeigen, daß eine Fixationsdauer von 3–4 Wochen mit Reluxationsraten um 33% den prozentual besten Erfolg ergibt, gegenüber unfixierter Behandlung mit einer Reluxationsrate von 77%.

Es ist jedoch wesentlich, die differenzierte Betrachtung der Ruhigstellungszeiten mit den Rezidivraten in den einzelnen Altersgruppen zu korrelieren. Dabei zeigt sich in Übereinstimmung mit der Literatur [1], daß bei Patienten mit einem Alter bis zu 30 Jahren bei der Erstluxation in bis zu 80% der Fälle mit einem Luxationsrezidiv zu rechnen ist, jedoch nur in etwa 20% der Fälle bei Patienten im Alter über 70 Jahren.

Die Rezidivrate sinkt nahezu linear bis zum Alter von 50 Jahren ab, um in diesem Alter etwa 20% zu erreichen. Dann bleibt die Rezidivrate konstant bis etwa zum 80. Lebensjahr. Rowe u. Sakellarides [11] konnten bei 321 Patienten mit vorderer Schulterluxation und 136 Rezidivluxationen ähnliche Ergebnisse erarbeiten; dabei zeigte die Altersgruppe bis 20 Jahre eine 94%ige Rezidivrate, die Altersgruppe über 40 Jahre nur eine 14%ige Rezidivrate.

Die Reluxationsrate wird also hauptsächlich vom Lebensalter des Patienten beim Zeitpunkt der Erstluxation beeinflußt, ein Einfluß der Dauer der Ruhigstellung auf die Rezidivrate besteht nicht.

Humeruskopfimpression und Fraktur des Tuberculum majus

Es wurde versucht, eine Korrelation zwischen der Humeruskopfimpression bei Erstluxation sowie dem Auftreten von Rezidivluxationen herzustellen.

Es zeigt sich, daß eine Humeruskopfimpression bei 93% der Patienten mit rezidivierender Schulterluxation vorhanden ist. Bei Patienten mit habitueller Luxation besteht die Humeruskopfimpression bei 75%, jedoch nur bei 37% der Patienten, die eine einmalige Schulterluxation erlitten.

Bei der traumatischen Erstluxation konnte die Humeruskopfimpression in 57% der Fälle nachgewiesen werden. Die Humeruskopfimpression disponiert also eindeutig zur Reluxation.

Die Altersverteilung der Humeruskopfimpression zeigt eine deutliche Häufung bei den Patienten der Altersgruppe um 30 Jahre. Diese steht in Einklang mit den Untersuchungen von Kreitner et al. [8], dagegen im Widerspruch zu den Ergebnissen von Scharf et al. [13], die bei 56 Humeruskopfimpressionen nur 34% in der Gruppe unter 50 Jahren, dagegen 66% bei den über 50jährigen vorfanden.

Die Fraktur des Tuberculum majus konnte bei 24% der Patienten mit traumatischer Erstluxation diagnostiziert werden. 5% der Patienten, die später unter rezidivierenden Schulterluxationen litten, hatten ursprünglich einen Abriß des Tuberculum majus. Demgegenüber hatten 34% der Patienten mit einmaliger Schulterluxation beim Erstereignis einen Ausriß des Tuberculum majus. Nach den hier vorliegenden Untersuchungsergebnissen ist die Häufung der Tuberculum-majus-Ausrisse auf die älteren Jahrgänge verschoben mit einem Maximum zwischen 70 und 80 Jahren. Die Untersuchungen von Kreitner et al. [8] unterstützen dies. Auch Scharf et al. [13] fanden bei Schulterluxationen mit Verletzung des Tuberculum majus eine ähnliche Altersverteilung, dabei war bei 34% der Patienten unter und bei 66% der Patienten über 50 Jahre die entsprechende Verletzung aufgetreten. Auch Rowe [10] stellte bei seinen Patienten mit Verletzungen des Tuberculum majus ein Durchschnittsalter von über 60 Jahren fest.

Schlußfolgerung

Der Verlauf nach traumatischer Schultergelenkluxation ist durch das Alter des Patienten und das Verletzungsmuster vorgegeben. Eine positive Korrelation zwischen Ruhigstellungsdauer und Reluxation ist nicht gegeben. Geringes Lebensalter bei der Erstluxation läßt die rezidivierende oder habituelle Luxation befürchten. Patienten mit hohem Lebensalter neigen selten zur Reluxation. Diese Patienten haben jedoch häufiger Bewegungseinschränkungen als der junge Verletzte.

Liegt eine Humeruskopfimpression vor, so ist die Wahrscheinlichkeit für eine Reluxation oder habituelle Luxation deutlich größer. Der Abriß des Tuberculum majus betrifft häufiger den alten Menschen, Patienten mit Abrissen des Tuberculum majus neigen seltener zu Rezidivluxationen oder zur habituellen Schultergelenkluxation.

Literatur

1. Buchinger W, Matuschka H (1987) Der Einfluß der Fixationsdauer auf die Rezidivhäufigkeit von Schulterverrenkungen. Hefte Unfallheilkd 186:133–134
2. DePalma AF (1982) Surgery of the shoulder, 3rd edn. Lippincott, Philadelphia
3. Henry JH, Genung JA (1982) Natural history of glenohumeral dislocation, revisited. Am J Sports Med 10:135
4. Josenhans G (Hrsg) (1984) Funktionsprüfungen und Befunddokumentation des Bewegungsapparates. Thieme, Stuttgart
5. Kadletz R, Resch H (1987) Die Prognose der traumatischen Schulterluxation. Hefte zur Unfallheilkd 186:146–148
6. Köhler H, Köveker GB, Sattel W, Stankovic P (1987) Prognose und Verlauf erstmaliger Schultergelenksluxationen – eine katamnestische Untersuchung. Hefte Unfallheilkd 186:152–156
7. Kohfahl J, Stegmann T, Muhr G, Tscherne H (1984) Die traumatische Schulterluxation. Funktionelle Spätergebnisse unter Berücksichtigung der Reluxationshäufigkeit. Akt Traumatol 14:164–168
8. Kreitner KF, Schild H, Becker HR, Müller HA, Ahlers J (1987) Die Schulterluxation. Eine klinisch-radiologische Spätuntersuchung. Fortschr Röntgenstr 147/4:407–413
9. Rockwood CA, Green DP (1984) Fractures in adults, vol I, 2nd edn. Lippincott, Philadelphia
10. Rowe CR (ed) (1988) The shoulder. Churchill Livingstone, New York Edinburgh London Melbourne
11. Rowe CT, Sakellarides HT (1961) Factors related to recurrences of anterior dislocations of the shoulder. Clin Orthop 20:40–47
12. Ryf C, Matter P (1988) Einfluß der Fixationsdauer nach traumatischer Schulterluxation auf Rezidivhäufigkeit und Restbeschwerden. Hefte Unfallheilkd 195:294–297
13. Scharf W, Hertz H, Weinstabl R (1987) Über die Rezidivquote nach traumatischer vorderer Schulterluxation. Hefte Unfallheilkd 186:149–151
14. Schiller K, Habermeyer P, Silverstrin G, Diestel P, Brunner U (1987) Die Entwicklung der Schulterinstabilität nach Schulterluxation. Hefte Unfallheilkd 186:103–108
15. Vogt H, Matter P, Holzach P (1987) Wechselbeziehung zwischen Behandlung und Rezidivhäufigkeit nach erstmalig traumatischer Schulterluxation. Hefte Unfallheilkd 186:127–132
16. Watson-Jones R (1957) Fractures and joint injuries, 4th edn. Williams & Wilkins, Baltimore
17. Zilch H, Friedebold G, Kefenbaum A (1984) Zur Entwicklung einer habituellen Schulterluxation aus einer ersten traumatischen Luxation. Hefte Unfallheilkd 163:204

Zur Behandlung des großen Humeruskopfdefektes bei hinterer Schulterluxation

J. Ahlers, L. Rudig und G. Ritter

Die hintere Schulterluxation ist mit 2% aller Formen der Schulterverrenkung eine ausgesprochen seltene Verletzung [4]. Aber gerade wegen der Rarität der Verletzung und der Schwierigkeiten in der Diagnostik sind Komplikationen nicht selten. Ätiologisch kommen neben dem seltenen direkten Trauma überwiegend Verletzungen durch Stromeinwirkungen und als nicht unerhebliche Ursache Krampfanfälle in Frage. Gerade bei dieser Gruppe der Patienten bleibt die Verletzung der Schulter aus verschiedenen Gründen oft über längere Zeit verborgen. In der Literatur werden unterschiedliche Aussagen über den begleitenden knöchernen Schaden am Humeruskopf infolge der hinteren Schulterluxation gemacht. Einige Autoren sind der Auffassung, daß tiefe Impressionsfrakturen nur selten zu beobachten sind. Andere Autoren vertreten die Meinung, daß die hintere Schulterluxation immer mit einem mehr oder weniger großen Defekt durch die Impression des Humeruskopfes einhergeht. Unsere Erfahrung ist, daß die dorsale subakromiale Schulterluxation immer einen Humerusdefekt hervorruft, wobei das Ausmaß des Defektes um so größer ist, je länger die Luxation besteht. Die Ursache hierfür ist recht eindeutig. Der Humeruskopf wird gegen den hinteren Pfannenrand gepreßt und bricht dort ein. Durch den weiterbestehenden Druck wird der Defekt im Laufe der Zeit größer. Es kommt neben der Impression ganz offensichtlich durch Ischämie auch zu einer partiellen Humeruskopfnekrose. Zur Behandlung derartiger Kopfdefekte werden in der Literatur unterschiedliche Verfahren angegeben. Eine alleinige Reposition des Kopfes ist oft nicht als genügend anzusehen, da sich der Humeruskopf bei der Innendrehung des Armes mit dem Defekt gegen den dorsalen Pfannenrand einstellt und nach dorsal herausdreht.

Der prinzipielle Ansatz der operativen Behandlungsverfahren ist unterschiedlich. Nach dem Operationsverfahren von McLaughlin [2] wird die Sehne des M. subscapularis am Tuberculum minus abgetrennt und durch einen Bohrkanal im Humeruskopf so durchgezogen, daß die Sehne in den Defekt verlagert wird. Bei dem Operationsverfahren nach Neer [3] wird die Sehne des M. subscapularis einschließlich des osteotomierten Tuberculum minus in den Defekt verlagert und dort mit einer Schraube fixiert. Die Methode ist hinsichtlich

---

Klinik und Poliklinik für Unfallchirurgie, Universitätsklinikum Mainz, Langenbeckstr. 1, W-6500 Mainz 1, Bundesrepublik Deutschland

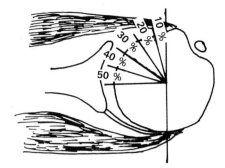

Abb. 1. Schematische Darstellung der Defektgrößen der gelenkbildenden Flächen am Humeruskopf (%)

der Leistungsfähigkeit beschränkt, da nur bis zu einer bestimmten Defektgröße eine Wirkung zu erwarten ist. Nach der allgemeinen Auffassung in der Literatur sind Defekte von bis zu 30% der gelenkbildenden Fläche noch nach diesen Operationsverfahren zu versorgen. Die subkapitale Derotationsosteotomie nach Weber [5] geht nach einem anderen Prinzip vor: Hier wird versucht, durch Außendrehung des Humeruskopfes bzw. Innendrehung des Humerusschaftes den Defektbereich, also den „reversed Hill-Sachs-Defekt", so weit nach außen zu drehen, daß er bei der Innendrehung des Armes nicht mehr an den dorsalen Pfannenrand heranreicht. Auch dieses Verfahren kann nur bei einer bestimmten Größe des Humeruskopfdefektes wirksam werden. Nach Hawkins et al. [1] sind die Operationsverfahren bei Defekten von über 50% der Gelenkflächen grundsätzlich nicht mehr wirksam (Abb. 1).

Sie empfehlen bei Defekten dieser Größenordnung eine Arthroplastik bzw. einen Gelenkersatz. Im einzelnen propagiert er ein differenziertes Vorgehen, wie folgt:

Defekte unter 20% sollen, wenn möglich, geschlossen reponiert und funktionell nachbehandelt werden. Defekte von 20–45% der gelenkbildenden Fläche können durch eine Transposition des Tuberculum minus nach Neer behandelt werden. Liegt der Defekt über 45%, empfiehlt er eine Kopfersatzoperation sowie zusätzlich ggf. eine Spanplastik der hinteren Pfanne, da bei längerer Luxationsstellung der dorsale Pfannenrand ebenfalls zerstört wird. Wir haben einen anderen Weg beschritten, um große Defekte des Humeruskopfes zu behandeln. Das eigene Operationsverfahren beruht auf einer Wiederherstellung der Kopfkontur mit Beseitigung des Defektes. Der Kopf wird hierbei vollständig wieder aufgebaut. Wir haben zur Defektauffüllung autologen Beckenkammspan verwendet, der in den Defekt paßgenau eingesetzt wird. Der Eingriff erfolgt von ventral, der Defekt ist von diesem Zugang aus gut einzustellen. Der Span wird exakt in den Defekt eingefügt und anschließend mit Schrauben fixiert (Abb. 2).

Der Span wird bündig mit der Knorpeloberfläche des Restkopfes geformt. Durch die Wiederherstellung der Kopfkontur wird eine weitere Luxation des Oberarmkopfes nach dorsal verhindert. Postoperativ kann unter Vermeidung der Innendrehbewegung sofort bewegt werden. Wir haben dieses Operationsverfahren bei 6 Patienten mit 7 dorsalen Schulterluxationen durchgeführt, also

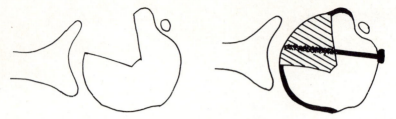

Abb. 2. Eigene Vorgehensweise bei großen Humeruskopfdefekten: Anmodellierter Beckenkammspan, der durch Verschraubung im Humeruskopf fixiert wird

bei einem Patienten mit einer doppelseitigen Luxation. Zur Beurteilung der Langzeitveränderungen am Humeruskopf haben wir 3 der operierten Patienten nachuntersucht. Die Untersuchungen berücksichtigen neben der klinischen Prüfung der Schulterfunktion eine MRT- bzw. CT-Untersuchung der operierten Schulter. Die Funktionen des Schultergelenkes waren erstaunlich gut, die Beweglichkeit war bis auf eine etwa endgradige Einschränkung der Innendrehbewegung in allen Ebenen fast frei.

Das Röntgenbild zeigte in allen Fällen einen vollständigen Einbau des Spanes. Die kernspintomographische Untersuchung erfolgte mit der Fragestellung über die Vitalität des Spanes und der Erfassung eines möglichen Aufbaues eines Knorpelüberzuges über dem implantierten bzw. eingebauten Span. Im MRT fand sich bei aller Vorsicht in der Beurteilung, die durch die Metallartefakte eingeschränkt war, ein Überzug über dem Knochenspan, der als Knorpelstruktur zu interpretieren ist.

Literatur

1. Hawkins RJ, Neer II CS, Planta RM, Mendoza FX (1987) Locked posterior dislocation of the shoulder. J Bone Joint Surg [Am] 69:9–18
2. McLaughlin HL (1952) Posterior dislocation of the shoulder. J Bone Joint Surg [Am] 34:584–590
3. Neer II CS, Watson KC, Stanton FJ (1982) Recent experience of total shoulder replacement. J Bone Joint Surg [Am] 64:319–337
4. Samilson RL, Miller E (1983) Posterior dislocation of the shoulder in athletes. Clin Orthop 32:69–86
5. Weber BG (1969) Operative treatment for recurrent dislocation of the shoulder. Injury 1:107–109

Die verhakte hintere Schulterluxation – Therapie und Ergebnisse

P. Keppler, U. Holz und F. W. Thielemann

Die verhakte hintere Schulterluxation ist eine sehr seltene Luxationsform. Ihre Häufigkeit beträgt 1–2% aller Schulterluxationen, wie Becker u. Weyand [1] in einer Sammelstudie von 8140 Schulterluxationen zeigten.

Das wesentliche Merkmal dieser seltenen Luxationsform ist die ventromedial gelegene Impressionsfraktur im Humeruskopf („reverse Hill-Sachs-Lesion"), welche dem hinteren Pfannenrand anliegt [6].

Der typische Unfallmechanismus der hinteren verhakten Schulterluxation ist der Sturz auf den flektierten, innenrotierten und adduzierten Arm.

Direkte und indirekte Schultertraumen sind in ca. 70% die Ursache der hinteren Schulterluxation. Ca. 30% der Luxationen werden muskulär ausgelöst, wobei die Hauptursache die große Gruppe der Krampfanfälle ist [9].

Die klinischen und radiologischen Merkmale können leicht übersehen werden, v. a. dann, wenn nur eine a.-p.-Aufnahme des Schultergelenkes angefertigt wird. So wird in über 60% der Fälle die Diagnose der verhakten hinteren Schulterluxation vom erstuntersuchenden Arzt nicht gestellt [2].

Die typischen klinischen Zeichen sind die fixierte Innenrotation bei adduziertem oder flektiertem Arm sowie ein sofortiges Mitdrehen der Skapula bei aktiver oder passiver Abduktion [12].

Bei klinischem Verdacht auf eine hintere Schulterluxation ist eine radiologische Abklärung indiziert. Das sog. „Muldenzeichen" in der a.-p.-Projektion ist das einzige spezifische Zeichen der verhakten hinteren Schulterluxation; es ist in 75% der Fälle nachweisbar [3]. Mit einer zusätzlichen axialen oder tangentialen Aufnahme kann die Diagnose einer hinteren Schulterluxation eindeutig gestellt werden.

Zur Operationsplanung ist eine computertomographische Untersuchung des Schultergelenkes besonders geeignet, da eine genaue Beurteilung der Humeruskopfimpressionsfraktur möglich ist. Auch werden Begleitfrakturen am Glenoid und Humeruskopf, welche bei der konventionellen Röntgenaufnahme nicht sichtbar sind, erfaßt [4] (vgl. Abb. 2).

Abteilung für Unfall- und Wiederherstellungschirurgie, Katharinenhospital, Kriegsbergstr. 60, W-7000 Stuttgart 1, Bundesrepublik Deutschland

Material und Methoden

Vom April 1988 bis Juli 1991 wurden in der Abteilung für Unfall- und Wiederherstellungschirurgie, Katharinenhospital Stuttgart, 12 Patienten mit einer hinteren verhakten Schulterluxation operativ behandelt (Tabelle 1). 9mal war die rechte und 3mal die linke Schulter luxiert, die dominante Seite war in 90% der Fälle betroffen. Das mittlere Alter der 6 Frauen und 6 Männer betrug 52 Jahre (40–78 Jahre).

Die Ätiologie der hinteren Schulterluxation war bei 7 Patienten ein direktes oder indirektes Schultertrauma, bei 5 Patienten ein Krampfanfall unterschiedlicher Genese. Die mittlere Dislokationsdauer betrug 130 Tage (2–400 Tage), die Größe der Impressionsfraktur variierte zwischen 20 und 40% der Gelenkoberfläche des Humeruskopfes. Bei 9 Patienten konnte zusätzlich zur Impressionsfraktur eine Fraktur am Humeruskopf bzw. an der Gelenkpfanne feststellt werden. Als einzige postoperative Komplikation trat bei einem Patienten eine transiente Axillarisparese auf.

Behandlung

Drehosteotomie

Bei 10 Patienten wurde eine Drehosteotomie durchgeführt (Abb. 1 und 2). Der operative Zugang erfolgte durch den Sulcus deltoideus. Nach L-förmiger Inzision der Subskapularissehne und der Gelenkkapsel sowie Inspektion des Gelenkknorpels der Gelenkpfanne erfolgte eine offene Reposition des Humeruskopfes. Das Ausmaß der notwendigen relativen Innenrotation des distalen Humerus wurde empirisch intraoperativ festgelegt. Nach dem Einschlagen der Kinderkondylenplatte in den Humeruskopf wurde eine Drehosteotomie im Collum chirurgicum durchgeführt. Die Operationswunde wurde schichtweise verschlossen und ein Gilchrist-Verband bis zum 14. postoperativen Tag angelegt.

Die *Nachbehandlung* erfolgte nach folgendem Schema:
- bis zur 3. postoperativen Woche Pendelübungen bei abgelegtem Gilchrist-Verband in allen Ebenen,
- 3. bis 6. postoperative Woche passive Bewegungsübungen, Flexion < 90 Grad, Abduktion < 90 Grad, keine Außenrotation über die Neutral-Null-Position,
- 6. bis 12. postoperative Woche aktive Bewegungsübungen in allen Ebenen.

Hebung der Impressionsfraktur

Bei weiteren 2 Patienten konnte die Impressionsfraktur mit dem Stößel wieder angehoben und mit Spongiosa unterfüttert werden.

Tabelle 1. Patienten mit einer hinteren verhakten Schulterluxation (HVSL), welche im Zeitraum vom April 1988 bis Juli 1991 operativ behandelt wurden

Patienten	Alter/Geschlecht	Ätiologie	Luxationsseite	Dislokationsdauer (Tage)	Einweisungsdiagnose	Impressionsfraktur (%)	Operationstechnik	Nachuntersuchungszeit (Monate)	Ergebnis	Punkte
1	50 Jahre, männlich	Bergunfall	Links	2	HVSL	35	Hebung des Defektes	42	Sehr gut	90
2	48 Jahre, männlich	Autounfall	Rechts	11	HVSL	20	Hebung des Defektes	22	Gut	80
3	60 Jahre, männlich	Krampfanfall	Rechts	175	Akuter Schub bei PcP	30	Drehosteotomie	31	Gut	85
4	56 Jahre, weiblich	Krampfanfall	Rechts	231	HVSL	40	Drehosteotomie	25	Gut	85
5	74 Jahre, weiblich	Sturz	Rechts	123	Arthritis	20	Drehosteotomie	24	Gut	85
6	78 Jahre, weiblich	Sturz	Rechts	21	Schulterprellung	20	Drehosteotomie	15	Befriedigend	65
7	45 Jahre, weiblich	Epilepsie	Links	65	Schulterprellung	25	Drehosteotomie	5	Gut	85
8	41 Jahre, männlich	Sturz	Rechts	102	„frozen shoulder"	30	Drehosteotomie	18	Sehr gut	100
9	41 Jahre, männlich	Sturz	Rechts	400	HVSL	40	Drehosteotomie	14	Schlecht	40
10	40 Jahre, männlich	Sturz	Rechts	50	„frozen shoulder"	20	Drehosteotomie	32	Befriedigend	65
11	40 Jahre, weiblich	Epilepsie	Links	85	Schulterprellung	30	Drehosteotomie	22	Gut	85
12	51 Jahre, weiblich	Krampfanfall	Rechts	295	HVSL	35	Drehosteotomie	14	Schlecht	45

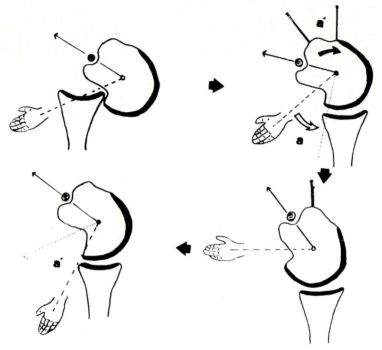

Abb. 1. Prinzip der Drehosteotomie bei einer hinteren verhakten Schulterluxation

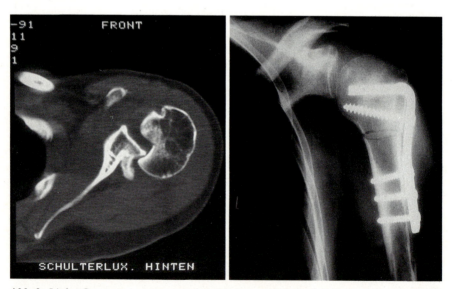

Abb. 2. *Links:* Computertomogramm einer hinteren verhakten Schulterluxation mit großer Impressionsfraktur (Patientin 7). *Rechts:* postoperative Kontrolle nach der Durchführung einer Drehosteotomie bei einer hinteren verhakten Schulterluxation (Patientin 7)

Dabei wurde zur Freilegung des Humeruskopfes ein vorderer S-förmiger Zugang gewählt. Nach Längsspaltung des M. deltoideus sowie Anschlingung des M. subscapularis dicht an seinem Ansatz am Tuberculum majus wurde dieser durchtrennt. Nach Eröffnung der Gelenkskapsel konnte die Impressionsfraktur und die Beschaffenheit des Gelenkknorpel beurteilt und eine offene Reposition durchgeführt werden.

Von einem Fenster lateral und distal des Tuberculum minus wurde der Defekt mit einem breiten Stößel vorsichtig angehoben und mit Spongiosa unterfüttert. Es folgte ein schichtweiser Wundverschluß sowie die Anlage eines Gilchrist-Verbandes bis zum 14. postoperativen Tag.

Die *Nachbehandlung* erfolgte nach dem oben aufgeführten Schema mit der Ausnahme, daß mit den Pendelübungen erst nach der 2. postoperativen Woche begonnen wurde.

Ergebnisse

Im Mittel wurden die Patienten nach 22 Monaten nachuntersucht, die Beurteilung der Schulterfunktion erfolgte nach der Bewertungsskala von Rowe u. Zarins (Tabelle 2).

Danach hatten 2 Patienten ein sehr gutes, 6 ein gutes, 2 ein befriedigendes und 2 ein schlechtes postoperatives Ergebnis (Abb. 3). Die durchschnittliche Punktzahl betrug 76 Punkte, entsprechend einem guten Ergebnis.

Diskussion

Die Therapie der hinteren verhakten Schulterluxation ist von dem Gesundheitszustand des Patienten, der Beschwerdesymptomatik und Funktion, der Dauer der bestehenden Dislokation sowie der Größe der Impressionsfraktur abhängig. Eine konservative Behandlung sollte auf inoperable Patienten und inaktive Patienten beschränkt bleiben, da mit einer erheblichen Bewegungseinschränkung im Schultergelenk gerechnet werden muß [4].

Zur Diagnostik der hinteren verhakten Schulterluxation ist eine Röntgenaufnahme der Schulter im a.-p., im axialen oder, falls diese nicht toleriert wird, im tangentialen Strahlengang notwendig [13].

Zur genauen präoperativen Beurteilung des dislozierten Schultergelenkes ist jedoch eine computertomographische Untersuchung des Schultergelenkes erforderlich, da hier die Impressionsfraktur sowie Begleitfrakturen am Glenoid oder Humeruskopf eindeutig diagnostiziert werden können, woraus sich therapeutische Konsequenzen ableiten.

Eine geschlossene Reposition sollte dann versucht werden, wenn die Impressionsfraktur kleiner als 20% der Humeruskopfgelenkfläche ist, keine Begleitfrakturen am Glenoid vorhanden sind und die Luxationsdauer 4 Wochen nicht überschreitet.

Tabelle 2. Beurteilungsschema der Schulterfunktion nach Rowe u. Zarins

	Sehr gut (90–100 Punkte)	Gut (70–89 Punkte)	Befriedigend (50–69 Punkte)	Schlecht (<50 Punkte)
Schmerzen				
keine – 30 Punkte geringe – 25 Punkte mäßige – 20 Punkte schwere – 0 Punkte	Keine Schmerzen	Geringe Beschwerden, keine Analgetika	Mäßige beeinträchtigende Schmerzen, gelegentlich Analgetika	Stark beeinträchtigende Schmerzen, ständig Analgetika
Bewegung				
100% der normalen Elevation, Außen- und Innenrotation – 40 Punkte 75% der normalen Elevation, Außen- und Innenrotation – 30 Punkte 50% der normalen Elevation, keine Außen- oder Innenrotation – 20 Punkte <25% der normalen Elevation, keine Außenrotation oder Innenrotation – 0 Punkte	100% der normalen Schulterbewegung	75% der Elevation, Innen- und Außenrotation	50% der Elevation, keine Innen- oder Außenrotation	Patient kommt gerade zum Gesicht, keine Rotation

Die verhakte hintere Schulterluxation – Therapie und Ergebnisse

Funktion		
Normale Kraft, Gebrauchsfähigkeit und Stabilität – 30 Punkte	Uneingeschränkte Arbeitsfähigkeit, sportliche Aktivitäten Normale Kraft beim Heben, Stoßen und Werfen, keine Instabilität	
Geringe Einschränkung der Gebrauchsfähigkeit und Kraft, keine Instabilität – 25 Punkte	Gering bis mäßige Einschränkungen bei der Arbeit und beim Sport; keine Instabilität	
Mäßige Einschränkung der Gebrauchsfähigkeit und Kraft; Instabilität der Schulter in gewissen Positionen – 15 Punkte		Mäßige Behinderung bei Überkopfarbeiten und beim Heben, Werfen nicht möglich, geringe bis mäßige Instabilität des Armes in gestreckter Position
Schwerer Verlust der Kraft starke Einschränkung der Gebrauchsfähigkeit und rezidivierende Sub- oder Luxationen – 0 Punkte		Patient kann mit dem Arm nicht arbeiten, rezidivierende Sub- oder Luxationen

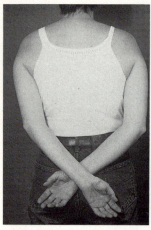
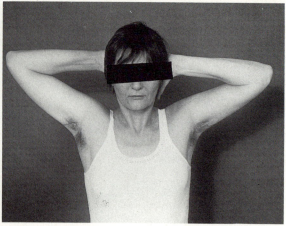

Abb. 3. Funktionsaufnahmen 5 Monate nach der Durchführung einer Drehosteotomie bei einer hinteren verhakten Schulterluxation (Patientin 7)

Bei dem Repositionsmanöver wird ein Zug am flektierten adduzierten Arm und gleichzeitig ein Druck von dorsal auf den Humeruskopf ausgeübt, in der Absicht, den dislozierten Humeruskopf von dorsal in die Gelenkpfanne zu befördern [4]. Bei einer längeren Dislokationsdauer ist ein Repositionsversuch aufgrund einer Kapselschrumpfung und Ansammlung von fibrösem Gewebe im Glenoid nicht mehr indiziert [12].

Nach einer erfolgreichen geschlossenen Reposition muß durch eine Innenrotation des Unterarmes geprüft werden, ob es zur spontanen Reluxation kommt, was dann eine operative Behandlung zur Folge hätte. Hawkins et al. [4] empfehlen anschließend eine 6wöchige Ruhigstellung der betroffenen Extremität in 20 Grad Außenrotation. Nach Thielemann u. Holz [13] sollte jedoch eine reponierte Schulter bei einem über 40jährigen Patienten höchstens für 2 Wochen ruhiggestellt werden.

Bei frischen, d.h. maximal 14 Tage alten, Impressionsfrakturen, welche größer als 20% der Humeruskopfgelenkfläche sind, ist nach Pfister et al. [8] die Anhebung des Defektes durch ein im nicht knorpeltragenden Teil des Humeruskopfes oder im subkapitalen Bereich angelegtes Fenster die Therapie der Wahl.

Im eigenen Patientengut wurde bei 2 Patienten diese Operation mit einem guten und einem sehr guten Ergebnis durchgeführt. In beiden Fällen konnte die Knorpelfläche des Humeruskopfes wiederhergestellt werden. Besonders eignet sich dieses Operationsverfahren bei der sog. „Ping-Pong-Verletzung" des humeralen Gelenkknorpels. Im allgemeinen ist jedoch eine Anhebung der Impressionsfraktur technisch sehr anspruchsvoll und sollte deshalb dem erfahrenen Operateur vorbehalten sein.

Bei Impressionsfrakturen, welche älter als 2 Wochen und größer als 20% sind, sind eine offene Reposition sowie weitere operative Maßnahmen zur Verhinderung der Reluxation indiziert.

McLaughlin [6] beschrieb 1952 eine Operationstechnik, bei welcher er die Subskapularissehne in dem Impressionsdefekt mit Drähten fixierte und somit eine Reluxation verhinderte. Neer [7] publizierte 1975 ebenfalls gute postoperative Ergebnisse dieser Operationsmethode. Hawkins et al. [4] modifizierten diese Operationstechnik 1978. Sie fixierten die Subskapularissehne einschließlich des Tuberculum minus mit einer Spongiosaschraube im Impressionsdefekt und konnten damit gute bis sehr gute Ergebnisse erzielen. Der Nachteil dieser Methode ist eine relativ hohe Reluxationsrate (2 von 9 Patienten) sowie eine 4wöchige Ruhigstellung des betroffenen Schultergelenkes vor allem beim älteren Patienten.

Eine hintere Pfannenrandplastik mit einem Beckenspan wurde 1971 von Roberts u. Wickstrom [11] publiziert. Diese Operationsmethode ist v. a. für verhakte hintere Schulterluxationen mit kleinen Impressionsdefekten (15–20%) und für rezidivierende hintere Luxationen geeignet.

1985 führte Vukov [14] erstmals bei einem Patienten mit einer hinteren verhakten Schulterluxation eine subkapitale Drehosteotomie durch.

Die Vorteile der Drehosteotomie sind eine sofortige intakte Gelenkoberfläche, eine übungsstabile Osteosynthese und eine funktionelle postoperative Behandlung, was v. a. bei älteren Patienten von größter Wichtigkeit ist. Wesentliche prognostische Faktoren bei der Drehosteotomie sind die Beschaffenheit des Gelenkknorpels und die Größe der Impressionsfraktur im Humeruskopf. Vukov [14] publizierte 1985 ein sehr gutes postoperatives Ergebnis bei einem Patienten mit einer 28 Tage alten hinteren verhakten Schulterluxation.

Im eigenen Patientengut konnte bei einer Patientin mit einer Impressionsfraktur von 40% der Humeruskopfgelenkfläche und einer Dislokationsdauer von 231 Tagen noch ein gutes postoperatives Ergebnis erzielt werden. Bei einer längeren Dislokationsdauer ist bei den eigenen wie auch bei den in der Literatur publizierten Fällen der Gelenkknorpel so weit degeneriert, daß mit einem schlechten postoperativen Ergebnis gerechnet werden muß [10]. Als einzige Komplikation trat bei einem Patienten eine transiente Axillarisparese auf. Der N. axillaris, welcher am unteren Rand des M. subscapularis verläuft, ist v. a. bei einem kontrakten und fibrotisch veränderten Muskel gefährdet und bedarf deshalb der besonderen Beachtung [12].

Nicht selten ist bei alten verhakten hinteren Schulterluxationen der dorsale Pfannenrand fast vollständig destruiert. Hier kann mit einer hinteren Pfannenplastik nach Roberts u. Wickstrom [11] in Kombination mit einer Drehosteotomie ebenfalls noch ein gutes bis sehr gutes postoperatives Ergebnis erreicht werden [5]. Der Nachteil einer Drehosteotomie bei der verhakten hinteren Schulterluxation ist eine Einschränkung der Außenrotation, jedoch wird diese vom Patienten nicht als störend empfunden [12].

Eine krankengymnastische Übungsbehandlung sollte schon am 2. postoperativen Tage begonnen werden, um ein optimales Therapieergebnis zu erreichen.

Bei Patienten mit einer größeren Impressionsfraktur als 40% der Humeruskopfgelenkfläche oder einem stark degenerierten Gelenkknorpel, was einer Dislokationsdauer von ca. 8 Monaten entspricht, sollte eine prothetische Versorgung des Schultergelenkes in Erwägung gezogen werden [4].

Literatur

1. Becker R, Weyand F (1990) Die seltene, doppelseitige Schulterluxation. Unfallchirurg 93:66–68
2. Blatter G, Suter P (1990) Die hintere Schulterluxation. Schweiz Med Wochenschr 120:1400–1405
3. Cisternino SJ, Rogers LF, Stufflebam BC, Kruglik GD (1978) The trough line: A radiographic sign of posterior shoulder dislocation. Am J Roentgenol 130:951–954
4. Hawkins RJ, Neer CS, Pianta RM, Mendoza FX (1987) Locked posterior dislocation of the shoulder. J Bone Joint Surg [Am] 69:9–18
5. Kadletz R, Resch H (1990) Verhakte hintere Schulterverrenkung. Unfallchirurgie 16:270–275
6. McLaughlin HL (1952) Posterior dislocation of the shoulder. J Bone Joint Surg [Am] 34:548–590
7. Neer CS (1975) Fractures and dislocations of the shoulder. In: Rockwood CA, Green DP (eds) Fractures, vol 1. Lippincott, Philadelphia, pp 713–714
8. Pfister U, Röhner H, Weller S (1985) Diagnostik und Therapie der traumatischen Schulterluxation nach dorsal. Unfallchirurgie 11:12–16
9. Poigenfürst J, Buch J, Eber K (1986) Die hintere Schulterverrenkung. Unfallchirurgie 12:171–175
10. Porteous MJL, Miller AJ (1990) Humeral rotation osteotomy for chronic posterior dislocation of the shoulder. J Bone Joint Surg [Br] 72:468–469
11. Roberts A, Wickstrom J (1971) Prognosis of posterior dislocation of the shoulder. Acta Orthop Scand 42:328–337
12. Rowe CR, Zarins B (1982) Chronic unreduced dislocations of the shoulder. J Bone Joint Surg [Am] 64:494–505
13. Thielemann FW, Holz U (1989) Die differenzierte Diagnostik der Schulterluxation mit besonderer Berücksichtigung der hinteren Luxation. Akt Traumatol 19:274–280
14. Vukov V (1985) Posterior dislocation of the shoulder with a large anteromedial defect of the head of the humerus. Int Orthop 9:37–40

Arthroskopische Verfahren bei der vorderen Schulterinstabilität

P. Habermeyer

Die modernen arthroskopischen Verfahren zur Behandlung der Schulterinstabilität machen den bewährten offenen Operationstechniken zunehmend Konkurrenz. Dies hat rationale und irrationale Gründe. Die orthopädische Chirurgie bewegt sich dabei auf einem ähnlichen Spannungsfeld wie die Abdominalchirurgie mit z. B. der laparoskopischen Gallenblasenentfernung. Um die geschlossenen „minimalinvasiven" Operationstechniken auf das Niveau der herkömmlichen Operationen zu heben, bedarf es jedoch einer stetigen Evaluation und hieraus resultierender Verbesserung der Methodik. Mit diesem Beitrag soll ein aktueller Überblick über die verschiedenen arthroskopischen Techniken und ihre Resultate gegeben werden.

Pathomorphologie der vorderen und unteren Schulterinstabilität

Im Gegensatz zur offenen Operation kann ein arthroskopisches Procedere keine korrigierenden Eingriffe an den knöchernen Strukturen des Schultergelenks durchführen. Aus diesem Grund scheiden von vorneherein folgende Läsionen für die Arthroskopie aus:

- knöcherne Bankart-Läsion,
- ausgedehnter Hill-Sachs-Defekt,
- Pfannendysplasie.

Die arthroskopischen Verfahren sind demnach den Weichteilkorrekturen vorbehalten, die aber den größten Anteil bei der Schulterluxation darstellen. Es gilt nun sich einen Überblick über die Pathomorphologie der Weichteilstrukturen zu verschaffen. Die *primär traumatische*, chronisch rezidivierende vordere Luxationsform zeigt folgende Verletzungsmöglichkeiten:

- Bankart-Defekt,
- Perthes-Läsion,

Sportklinik Stuttgart, Taubenheimstr. 8, W-7000 Stuttgart 50, Bundesrepublik Deutschland

– SLAP-Läsion (4 Formen),
– isolierter Kapseleinriß (selten),
– HAGL-Läsion (Humeral Avulsion of Glenohumeral Ligaments),
– Rotatorenmanschettenruptur (bei älteren Patienten).

Mit der Bankart- und Perthes-Läsion (kapsuläres Stripping vom Pfannenhals ohne Labrumablösung) ist obligat die Insuffizienz des inferioren glenohumeralen Bandes verbunden, mit der SLAP-Läsion die Destabilisierung des Ansatzes der langen Bizepssehne. Besonders die Ablösung des Labrum glenoidale am vorderen unteren Pfannenrand und die damit verbundene Destabilisierung des unteren Bandapparates verursachen in erster Linie die vordere Luxation. Hinzu kommt der Verlust einer Unterdruckstabilisierung durch den Einriß des Labrum glenoidale [2]. Der Angriffspunkt für die Arthroskopie liegt in der Refixation des abgelösten Labrums und des Bandapparates.

Die *habituelle* Schulterluxation besitzt im Unterschied zur chronischen Instabilität die folgenden pathologischen Varianten:

– fehlende Anlage eines Labrum glenoidale (Non-Bankart-Defekt),
– fehlende Anlage der glenohumeralen Bänder,
– Volumenerhöhung der Kapsel,
– pathologisches Elastizitätsmodul,
– muskulär-dynamische Insuffizienz.

Die arthroskopischen Techniken müssen sich auf eine Reduzierung des Gelenkvolumens konzentrieren. Bandersatztechniken haben das experimentelle Stadium noch nicht überwunden.

Für den Arthroskopiker eignen sich besser die isolierten vorderen traumatischen Instabilitätsformen, die vorderen unteren Luxationsformen weisen häufig habituelle Komponenten mit auf.

Indikationen für arthroskopische Verfahren

Eine international gesicherte Indikation für den arthroskopischen Einsatz ergibt sich bei chronisch rezidivierender vorderer und unterer (Sub-)Luxation und habitueller vorderer und unterer (Sub-)Luxation mit Bankart-/Perthes-Läsion. Darüber hinausgehende Indikationen müssen heute noch als ungesichert eingestuft werden.

Bei der erstmaligen traumatischen Luxation des jungen Erwachsenen gibt es primär keine zwingende Indikation zum arthroskopischen Vorgehen. Hier empfehlen wir die Ruhigstellung im Gilchrist-Verband für die Dauer von 3 Wochen mit anschließender krankengymnastischer Übungsbehandlung unter Vermeidung der Außenrotation für weitere 3 Wochen. Handelt es sich jedoch um einen Hochleistungssportler oder um eine Sportart mit erhöhtem Rezidivrisiko, z. B. Kanusport oder Klettersport, so raten wir zum arthroskopischen Operieren.

Arthroskopische Verfahren

Nahttechniken

Caspari-Technik: Das von Caspari [1] 1982 entwickelte Verfahren bedient sich einer speziellen Nahtzange (Concept), mit der Kapselgewebe und das untere glenohumerale Band mit Einzelfäden versehen werden. Mit diesen Fäden kann der Kapsel-Band-Apparat hochgezogen und angespannt werden. Über einen zentralen transglenoidalen Bohrkanal werden die Einzelfäden nach dorsal in die Fossa infraspinata durchgezogen und dort über einer Weichteilbrücke miteinander verknotet.
Spezielle Risiken: Verletzung des N. suprascapularis.
Nachteile: Knoten über einer Weichteilbrücke, keine exakte anatomische Rekonstruktion des Labrums über dem Limbus.

Modifizierte Morgan-Technik: Diese Technik entwickelte Morgan [4] ebenfalls 1982, 1989 wurde sie modifiziert. Anstelle einer Nahtzange kommt eine kanülierte Faßzange (Arthrex) zum Einsatz, mit welcher das abgelöste Labrum- und Bandgewebe genau an seinen anatomischen Ursprungsort reponiert werden kann. Über die zentrale Kanüle der Faßzange wird nach korrekter Reposition des Gewebes ein Kirschner-Draht mit Öse transglenoidal gebohrt, welcher das Fadenmaterial ähnlich der Caspari-Technik nach dorsal transportiert. Um über dem vorderen Limbus eine stabile Naht zu erreichen, muß 2mal gebohrt werden, damit ein 2. Faden eingezogen werden kann. Mit Hilfe eines Knotenschiebers gelingt es, von vorne einen doppelten Knoten über Labrum- und Bandapparat zu schieben und somit über dem Glenoidrand absolut stabil zu verankern. Dorsalseitig sind die Fäden nicht über einer Weichteilbrücke verknotet, sondern als Ankerknoten über dem Skapulahals gesichert.
Spezielle Risiken: Verletzung des N. suprascapularis.

Rose-Technik: Der New Yorker Orthopäde D. Rose schlägt mit seinem Verfahren einen Mittelweg zwischen der Caspari- und der Morgan-Technik ein. Mit einer speziell kanülierten Ahle (Acufex) versieht er das untere glenohumerale Band und das Labrum mit Einzelnähten. Über 2 Bohrkanäle, entsprechend Morgan, werden diese Fäden nach dorsal ausgeführt und dann wiederum wie bei Caspari über der Hautbrücke verknotet.
Spezielle Risiken: Verletzung des N. suprascapularis.
Nachteile: Knoten über Weichgewebe.

Wolf-Technik: Die neueste Entwicklung stammt aus San Francisco von Wolf et al. [6]. Er verzichtet auf die transglenoidale Bohrtechnik, um die Fäden zu verankern, sondern benützt statt dessen 2–3 Fadenanker (Mitek), welche am vorderen unteren Limbusrand eingebohrt werden. An diese Anker wird das abgelöste Labrum- und Bandgewebe refixiert. Anstelle der Mitek-Anker verwenden wir in jüngster Zeit Fadendübel (Arthrex), welche kostengünstiger sind und nach dem selben Prinzip funktionieren.

Spezielle Risiken, z. B. eine Nervenläsion ergeben sich nicht.
Nachteile: Technisch sehr anspruchsvoll, teures Implantat.

Stapler

Die von Johnson [3] inaugurierte Technik der Stapler-Fixation hat aufgrund ihrer einfachen und schnellen Handhabung bisher die weiteste Verbreitung gefunden. Das Prinzip besteht darin, mit einem von ventral eingebrachten Stapler das untere glenohumerale Band anzuheben und gegen den Pfannenrand zu fixieren. Durch eine Drehbewegung des Staplers gelingt es, auch einen Kapselshift zu erreichen.
Spezielle Risiken: Zerstörung des Pfannenrandes.
Nachteile: Stapler-Lockerung und -Wanderung, Notwendigkeit der Wiederentfernung, Traumatisierung des Labrums, starre Fixierung mit der Gefahr einer Instabilitätsarthrose.
Weiterentwicklung: Seit Sommer 1992 sind die Stapler als biologisch abbaubare Implantate erhältlich.

Schraubentechnik

Ursprünglich als intraartikuläres Verfahren entwickelt, hat Resch ein kanüliertes Schraubensystem für die extraartikuläre Fixation des Kapsel-Band-Apparates angegeben [5]. Über ein zusätzliches anteroinferiores Portal wird unter arthroskopischer Sicht ein Führungsdraht eingebracht, mit dessen Hilfe das abgelöste Gewebe an seinen Ursprungsort reponiert wird. Über den Führungsdraht wird eine kanülierte Titanschraube (Leibinger) in den Pfannenrand eingeschraubt, welche später wieder entfernt werden kann. Der Schraubenkopf kommt extrakapsulär zu liegen.
Spezielle Risiken: Verletzung des N. musculocutaneus.
Nachteile: Gefahr des Implantatbruches bzw. -wanderung, starre Fixation mit der Möglichkeit der Beeinträchtigung der Kapselelastizität (hoop tension).

Suretac

Eine weitere Möglichkeit stellen die von Russel Warren, New York, konzipierten resorbierbaren Suretac (Acufex) dar. Mit einem Gewebespanner wird vorgängig der Bandapparat nach kranial gestrafft. Dann wird ein Ziel- und Bohrdraht von intraartikulär durch das abgelöste Gewebe gebohrt, über den dann der resorbierbare Suretac eingeschlagen wird, der die Kapsel gegen den Pfannenrand fixiert.
Nachteile: Abbrechen des Suretacs, intraartikuläre Wanderung des Implantates, erhebliche Weichteiltraumatisierung durch voluminöses Implantat.

Ergebnisse

Caspari hat auf der 11. Jahrestagung der nordamerikanischen Arthroskopiegesellschaft, Boston, von einer Reluxationsrate von 4% nach arthroskopischer Naht berichtet. Auf der selben Tagung bezifferte L. Johnson seine Redislokationsrate für den Zeitraum 1985–1987 mit 13%. Die Versagerquote bei der extraartikulären Schraubentechnik betrug bei Resch 5,1%. Für die Nahttechnik nach Morgan liegen die entsprechenden Werte bei 5,1% [4] bzw. bei 5,7% (Habermeyer). Da noch kein ausreichender Beobachtungszeitraum vorliegt, kann über Ergebnisse von Rose, Warren und Wolf et al. [6] nicht berichtet werden.

Diskussion

„I personally have more failure due to diagnostic judgement than due to technical failures" (L. Johnson, Boston 1992). Dieses Zitat bringt die Schwierigkeit der arthroskopischen Schulterstabilisierung auf einen Punkt. Der Mißerfolg tritt immer dann ein, wenn habituelle Instabilitätskomponenten übersehen werden. Allgemeine Gelenkslaxität, erhöhter Elastizitätsmodul der Schulterkapsel, Fehlanlage der Bänder und des Labrums und ossäre pathologische Momente müssen erkannt und offenen Verfahren zugeführt werden. So haben wir in unserem Krankengut bei der offenen Operation nach Bankart-Neer eine Rezidivinstabilität von 1,2% (unveröffentlichte Daten). Dies deckt sich mit den Erfahrungen von Resch (persönliche Meinung). Um zukünftig bessere Erfolge mit den arthroskopischen Verfahren zu erreichen, bedarf es v. a. einer sorgfältigen Anamnese, präoperativer Diagnostik, Instabilitätsprüfung in Narkose und der diagnostischen Arthroskopie mit exaktem Staging der intraartikulären Pathologie.

Die Vorteile der geschlossenen Techniken sind:

- niedrige Morbidität,
- bessere Kosmetik,
- geringerer Schmerz,
- Verkürzung der Verweildauer bzw. ambulantes Verfahren,
- gute Akzeptanz beim Patienten.

Zukünftige Verbesserungen wird man durch die Operationstechniken und von Seiten der Implantate erreichen. Ansätze hierzu sind:

- Vermeiden von Nervenläsionen durch rein ventrale Verfahren (Dübel- oder Ankertechnik),
- Verbesserung kapselplastischer Maßnahmen,
- Einsatz von neuen Zielgeräten,
- biologisch abbaubare Implantate.

Literatur

1. Caspari RB (1988) Arthroscopic reconstruction for anterior shoulder instability. Tech Ortop 3/1:59–66
2. Habermeyer P, Schuller U, Wiedemann E (1992) The intra-articular pressure of the shoulder: An experimental study on the role of the glenoid labrum in stabilizing the joint. J Arthrosc Relat Res 8/2:166–172
3. Johnson LL (1986) Arthroscopic surgery, principles and practice. Mosby, St. Louis
4. Morgan C (1991) Arthroscopic transglenoid Bankart suture repair. Operat Tech Orthop 1/2:171–179
5. Resch H (1991) Neuere Aspekte in der arthroskopischen Behandlung der Schulterinstabilität. Orthopäde 20:273–281
6. Wolf E, Wilk RM, Richmond JC (1991) Arthroscopic Bankart repair using suture anchors. Operat Tech Orthop 1/2:184–191

Differenzierte Diagnostik und Therapie bei der chronischen Schultergelenkinstabilität

W. Vosberg[1], K. Weise[1], R. Braunschweig[2] und W. Tittl[1]

Einleitung

Die Behandlung der chronischen Schultergelenkinstabilität erfordert eine detaillierte Kenntnis der krankhaften angeborenen oder traumatisch erworbenen Veränderungen am Schultergelenk, die den rezidivierenden Luxationen ursächlich zugrunde liegen. Erst dann kann eine entsprechend dem Kausalitätsprinzip die Ursache behebende oder abschwächende operative Therapie wirksam eingreifen.

Diagnostik

Bei der Behandlung von Patienten mit einer chronischen Instabilität des Schultergelenkes stehen wir immer wieder vor der Frage, wieviele diagnostische Maßnahmen ergriffen werden müssen, um sich vorab ein klares Bild über die Form der Instabilität und die ihr zugrunde liegenden pathomorphologischen Befunde zu machen. Schon allein aus forensischen Gründen können wir uns allein auf die Angaben des Patienten nicht verlassen, und müssen zumindest ein gewisses Mindestmaß an objektiver Dokumentation fordern.

Während wir uns bei der *Indikationsstellung* für einen operativen Eingriff auf die anamnestischen Angaben über die Zahl der Luxationen verlassen müssen, ist die *Richtung der Instabilität* immer durch klinische und apparative Untersuchungen zu objektivieren. Obwohl die hintere Instabilität extrem selten ist – in der Literatur wird sie mit 1% angegeben –, wäre ein Übersehen einer derartigen Luxationsform für den Patienten fatal. Wir fordern daher, daß – wenn immer möglich – eine Röntgendokumentation der betroffenen Schulter *in luxiertem Zustand* vorgelegt wird, aus der die Luxationsrichtung eindeutig zu

---

[1] Berufsgenossenschaftliche Unfallklinik Tübingen, Schnarrenbergstr. 95, W-7400 Tübingen, Bundesrepublik Deutschland
[2] Abt. für Radiologische Diagnostik, Eberhard-Carls-Universität, Hoppe-Seyler-Str. 3, W-7400 Tübingen, Bundesrepublik Deutschland

erkennen ist. In Fällen, in welchen eine radiologische Dokumentation nicht existiert, muß präoperativ eine eindeutige Abklärung erfolgen.

Neben den subjektiven Angaben des Patienten ist die *dynamische Untersuchung* der betroffenen Schulter am sitzenden Patienten meist sehr aufschlußreich. Die eine Hand des Untersuchers führt den Arm in entsprechende Rotations- oder Anspreizbewegung, während die andere Hand das Schultergelenk von hinten umgreift; so können drohende Luxationen oder Subluxationsstellungen häufig ertastet werden. Zusätzlich empfiehlt sich die gleichzeitige Untersuchung des Schultergelenkes unter *Bildwandlerdurchleuchtung*, die bei fehlenden röntgenmorphologischen Veränderungen in den meisten Fällen zumindest die Instabilitätsrichtung nachvollziehen läßt.

Von manchen Autoren wird die dynamische Untersuchung unter Sonographiekontrolle angegeben. Da es sich bei den Patienten, die einer so ausführlichen Diagnostik unterzogen werden, meist ohnehin um unklare Fälle handelt, halten wir die Sonographie zur eindeutigen Festlegung der Instabilitätsrichtung für zu ungenau.

Die *konventionelle Röntgenaufnahme* des Schultergelenkes in a.-p.- und Axialprojektion ist neben den Spezialprojektionen zur Darstellung eines Hill-Sachs-Defektes ein statisches Untersuchungsverfahren, das fester Bestandteil der Diagnostik von rezidivierenden Luxationen ist. In Fällen von posttraumatischer Instabilität gibt sie Auskunft über knöcherne Verletzungen am Pfannenrand, z. B. in Form eines Pfannenrandbruches oder einer erkennbaren Abflachung oder Auswalzung des Pfannenrandes. Die Spezialprojektion des Oberarmes bei Innenrotation und Adduktion gibt Auskunft über das Vorliegen einer Impressionsfraktur der Humeruskopfkalotte – den sog. *Hill-Sachs-Defekt* –, der im Falle einer Luxation durch Impression des harten Pfannenrandes in den relativ weicheren Humeruskopf resultiert, in entsprechender endgradiger Rota-

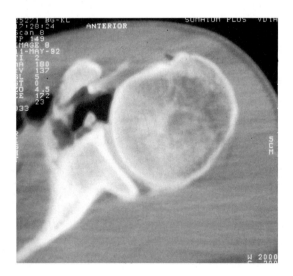

Abb. 1. Bei unauffälligem Befund der konventionellen Röntgendiagnostik zeigt das Arthro-CT eine Ablösung des Labrum glenoidale (sog. Bankart-Läsion) am Vorderrand der Gelenkpfanne

tionsstellung des Oberarmes zu einem Einhaken am Pfannenrand führt und als Ursache für die Rezidivluxation gilt.

Bei den konstitutionellen Instabilitäten läßt sich meist ebenfalls aus der konventionellen Röntgendarstellung das Verhältnis des Durchmessers der Gelenkpfanne zu dem des Oberarmkopfes bestimmen. Der in der Literatur angegebene vertikale und transversale *Glenohumeralindex* ist als Verhältnis des maximalen Durchmessers der Pfanne zum maximalen Durchmesser des Kopfes definiert, und bei Werten kleiner 1/2 zumindest als prädisponierender Faktor für eine chronische Instabilität anzusehen.

Als weiteres statisches Untersuchungsverfahren steht uns für die Suche nach pathologischen Gelenkveränderungen das *Arthro-CT* zur Verfügung. Mit hoher Präzision und Zuverlässigkeit ist diese Methode in der Lage, auch nicht knöcherne Verletzungen im Gelenkbereich zu verifizieren und diese einer gewissen Wertigkeit zuzuordnen. Neben der sehr eindrucksvollen Darstellung der Hill-Sachs-Impressionen leistet die Methode die bildliche Darstellung von Ablösungen bzw. Einrissen des Labrum glenoidale – den sog. Bankart-Läsionen (s. Abb. 1) – und von Kapseldissektionen am Skapulahals. Darüber hinaus läßt sich problemlos der Glenohumeralindex ausmessen und errechnen.

Das Arthro-CT hat unserer Erfahrung nach eine so hohe Aussagekraft und Treffsicherheit, daß es durch eine direkte optische Inspektion des Gelenkes im Rahmen einer Schultergelenkarthroskopie nicht wesentlich übertroffen werden kann. Der rein diagnostischen Arthroskopie räumen wir demnach im Rahmen der Behandlung chronischer Schultergelenkinstabilitäten keinen Stellenwert ein, da sie im Vergleich zum Arthro-CT bei gleicher Sensitivität als invasive Methode den deutlich höheren Aufwand mit erhöhtem Risiko und geringerer Akzeptanz durch den Patienten darstellt.

Zusammenfassend möchten wir daher festhalten, daß für die präoperative Beurteilung und Planung bei chronischer Schultergelenkinstabilität neben der klinischen Untersuchung des Patienten die Röntgendiagnostik der betroffenen Schulter unabdingbar ist, was sich in vielen Fällen auch durchaus als ausreichend erweisen kann. Bei Zweifel über die Instabilitätsrichtung oder evtl. pathomorphologische Befunde ist die dynamische Untersuchung unter dem Bildverstärker und das Arthro-CT des betroffenen Gelenkes nützlich und in der Regel ausreichend.

Indikationsstellung

Die genaue präoperative Abklärung dient nicht zuletzt der Auswahl und Planung des Therapieverfahrens. Es ist eine Vielzahl von Operationsmethoden bekannt, die sich an dem jeweils vorliegenden Pathomechanismus der Rezidivluxationen orientieren. Aus didaktischen Gründen und zur leichteren Durchführbarkeit einer Qualitätskontrolle halten wir es für wichtig, die Anzahl der angewandten Techniken in einer Klinik auf das geringstmögliche Maß zu begrenzen.

Dem *Kausalitätsprinzip* nach stehen sich 2 Methoden gegenüber:

- die Rekonstruktion oder plastische Erweiterung des Pfannenrandes in Luxationsrichtung,
- das Derotieren des Humeruskopfes in die der Luxationsrichtung entgegengesetzte Position.

Eine Kombination beider Prinzipien ist möglich, aber nur selten erforderlich.

Ein Überblick über die in den Jahren 1983–1991 in unserer Klinik durchgeführten 224 Eingriffe bei chronischer Schultergelenkinstabilität zeigt, daß der Anteil an hinteren Instabilitäten mit 6,7% erwartungsgemäß gering war, mit 207 (92,4%) Fällen handelte es sich überwiegend um vordere Instabilitäten. Während bis 1988 als vordere Spanplastik die Technik nach Eden-Hybinette mit Verwendung eines homologen Kortikalisspanes favorisiert wurde, ist diese Methode inzwischen völlig zugunsten der Anschraubung eines autologen Beckenkammspanes verlassen (Tabelle 1). Ursache hierfür sind nicht zuletzt

Tabelle 1. Übersicht der angewandten Operationsverfahren in den Jahren 1983–1991: Abwendung von der Eden-Hybinette-Plastik, Zunahme der Rotationsosteotomien

Operation	Gesamt	83–88	89	90	91
Eden-Hybinette	98	96	2	–	–
Vordere Spanplastik	21	5	5	1	10
Hintere Spanplastik	11	8	1	–	2
Rotationsosteotomie	90	33	16	15	26
Kombination Spanplastik + Rotationsosteotomie	2	–	–	2	–
Andere	2	2	–	–	–
	224	144	24	18	38

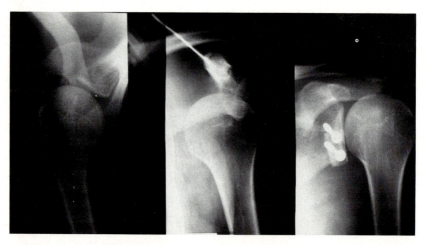

Abb. 2. Anschraubung eines autologen Beckenkammspanes an den vorderen unteren Pfannenrand bei Pfannendysplasie und chronischer vorderer Instabilität

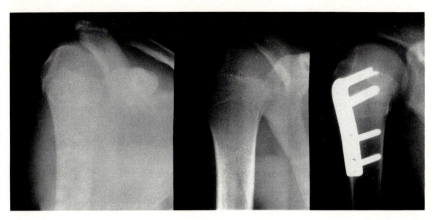

Abb. 3. Rotationsosteotomie nach Weber bei Hill-Sachs-Defekt und rezidivierenden vorderen Luxationen, Osteosynthese mit kleiner Winkelplatte

die erheblichen logistischen Probleme bei der Beschaffung von sicher infektionsfreien Fremdspänen im Zeitalter der HIV-Infektion. Die vordere Spanplastik führen wir durch, wenn eindeutig eine Läsion im Bereich des Pfannenrandes oder ein erhebliches Mißverhältnis von Humeruskopf zur Gelenkpfanne als Ursache für die Instabilität nachgewiesen ist (Abb. 2). In allen Fällen, die eine Hill-Sachs-Impression am Humeruskopf nachweisen, oder bei welchen intraoperativ kein pathologischer Befund am Pfannenrand gefunden wird, führen wir die subkapitale Rotationsosteotomie nach Weber durch. Die Stabilisierung erfolgt in der Regel durch Osteosynthese mit einer kleinen Winkelplatte (Abb. 3). In allen Fällen von vorderer Instabilität wird beim Gelenkverschluß die Sehne des M. subscapularis entweder durch Doppelung verkürzt oder eine Lateralisierung nach Lange durchgeführt, um hierdurch die Außenrotation des Humerus zumindest frühpostoperativ einzuschränken.

Ergebnisse

Eine *Nachuntersuchung* von 142 Patienten aus den Jahren 1983–1988 zeigt einen Anteil von 116 (81,6%) Männern gegenüber 26 (18,4%) Frauen, wovon über 70% sich zum Zeitpunkt der Operation zwischen dem 15. und 30. Lebensjahr befanden. Mehr als die Hälfte der Patienten ließ sich innerhalb der ersten 3 Jahre nach der erstmaligen Luxation bzw. nach dem erstmaligen Auftreten des Instabilitätsgefühls operieren.

Eine Analyse der *Ursachen für die Erstluxation* ergibt, daß in etwa 2/3 aller Fälle ein adäquates Unfallereignis angegeben wird und der Anteil der konstitutionellen Instabilitäten (14,6%) vergleichsweise gering ist (Tabelle 2).

Eine Auswertung der *präoperativen Röntgenbefunde* zeigt hingegen, daß bei immerhin 1/3 aller Patienten (35%) radiologisch die Zeichen einer Pfannen-

Tabelle 2. Ursache der Erstluxation bei den in den Jahren 1983–1988 operierten chronischen Schultergelenkinstabilitäten (n = 144)

	n (%)	
Sportunfall	81 (56,2)	Rezidivierend Posttraumatisch
Verkehrsunfall	9 (6,3)	
Arbeitsunfall	7 (4,9)	
Häuslicher Unfall	2 (1,4)	
Bagatelltrauma	16 (11,1)	Konstitutionell
Spontanluxation	5 (3,5)	
Keine Angaben	23 (16,0)	

dysplasie bestanden. Auffallend häufig (36%) war ein Hill-Sachs-Defekt nachweisbar, während Pfannenrandläsionen in der konventionellen Röntgentechnik selten (ca. 6%) nachweisbar waren. *Die Technik des Arthro-CT stand uns damals noch nicht zur Verfügung!*

Perioperative Komplikationen waren bei allen durchgeführten Eingriffen selten: In 3 Fällen (2×Eden-Hybinette, 1× Rotationsosteotomie) war postoperativ ein passagerer sensibler Ausfall im N.-radialis-Bereich festzustellen. Bei einer Spanplastik nach Eden-Hybinette kam es zu einer Skapulahalsfraktur, die nicht speziell behandlungsbedürftig war. Nach einer Rotationsosteotomie war eine Hämatomrevision erforderlich.

Im Rahmen der *Nachuntersuchung* konnten 104 von 142 Patienten nach durchschnittlich 4 1/2 Jahren postoperativ erfaßt werden.

An *Spätkomplikationen* fanden sich in 4 Fällen Reluxationen. Bei einem Patienten war bei einer konstitutionellen vorderen Instabilität eine Spanplastik nach Eden-Hybinette durchgeführt worden, 8 Monate später kam es bei radiologisch nachweisbarer Spanauslockerung zu einer Reluxation, welche konservativ behandelt wurde und einmalig blieb. Bei 3 Patienten handelte es sich um Rotationsosteotomien; in 2 Fällen erfolgte als Zweiteingriff eine vordere Spanplastik, der dritte Fall erwies sich als multidirektionale Instabilität und wurde mit einer modifizierten Löffler-Plastik unter Verwendung eines Trevirabandes versorgt.

Die Erfahrung zeigt uns, daß die Patienten mit einer vorderen Spanplastik zumindest frühpostoperativ deutlich mehr unter Schmerzen und funktioneller Beeinträchtigung der operierten Schulter leiden, als dies bei den Patienten mit Rotationsosteotomie der Fall ist. Bei der Nachuntersuchung 3–7 Jahre postoperativ waren jedoch keine wesentlichen Differenzen mehr zwischen den beiden Hauptgruppen mit vorderer Spananschraubung bzw. Eden-Span und Rotationsosteotomie in bezug auf *Restbeschwerden*, subjektiv empfundene *Bewegungseinschränkung* und tatsächlich objektiv meßbare *funktionelle Einschränkungen* der operierten Schulter festzustellen (Tabelle 3). Insgesamt war die Zahl der Patienten mit relevanter Bewegungseinschränkung letztlich gering.

Tabelle 3. Verbliebene Bewegungseinschränkung bei n = 95 nachuntersuchten Patienten 3 – 7 Jahre nach Operation einer chronischen vorderen Instabilität

	Vordere Spanplatte + Eden-Hybinette n = 70 (100%)	Rotationsosteotomie n = 25 (100%)
Abduktion		
140 – 90°	4 (5,7)	1 (12)
< 90°	2 (2,8)	1 (4)
Anteversion		
140 – 90°	11 (16)	3 (12)
< 90°	–	–
Außenrotation		
60 – 40°	2 (2,8)	1 (4)
< 40°	9 (13)	3 (12)

Zusammenfassung

Die Behandlungsergebnisse bestätigen, daß bei differenzierter Anwendung der bekannten operativen Grundprinzipien in Abhängigkeit vom prä- und intraoperativ erhobenen pathomorphologischen Befund sowohl die Spanplastik als auch die subkapitale Humerusrotationsosteotomie gut geeignete Operationsverfahren zur Behandlung einer chronischen Schultergelenkinstabilität sind. Obwohl uns die klinischen Erfahrungen zeigen, daß Patienten nach einer vorderen Spanplastik zumindest in der frühpostoperativen Phase im Vergleich zu den Rotationsosteotomien vermehrt unter Schmerzen und Bewegungseinschränkung in der betroffenen Schulter leiden, sollten doch die festgestellten pathologisch-anatomischen Gelenkveränderungen durch Wahl eines befundbezogenen Operationsverfahrens therapiert werden. Das pathologisch-anatomische Substrat bestimmt gleichsam ursächlich das zu wählende Operationsverfahren. Einen wesentlichen Beitrag leistet hierzu das Arthro-CT im Rahmen der präoperativen Diagnostik, das in bis dahin unklaren Fällen meist den entscheidenden Hinweis zur Wahl des Therapieverfahrens gibt.

Die Behandlung der akuten und chronischen vorderen Schulterinstabilität: Arthroskopische Operationstechnik nach Caspari

N. P. Südkamp[1], Ph. Lobenhoffer[2], A. Tempka[1], R. Hoffmann[1], N. P. Haas[1] und H. Tscherne[2]

Einleitung

1890 wiesen Broca u. Hartmann [4, 5] auf die Bedeutung einer Läsion im vorderen unteren Bereich des Pfannenrandes hin, die sie als Ablösung der Gelenkkapsel interpretierten. 1906 definierte Perthes [13] verschiedene Ursachen für die rezidivierende Schulterluxation, u. a. den ventralen Kapsel-Labrum-Komplex, und Bankart [1, 2] erkannte in dieser Läsion die Hauptursache für das erneute Auftreten einer Luxation. Beide zeigten die Notwendigkeit der Reinsertion der ventralen Kapsel bzw. des Limbus auf. Die Kenntnis der biomechanischen Stabilisatoren im Bereich der vorderen Schulter geht auf systematische Untersuchungen von Turkel et al. [17] im Jahre 1981 zurück.

Indikation

Entsprechend den Untersuchungen von Reeves [14] kommt es bei einer traumatischen Schulterluxation beim jüngeren Patienten überwiegend zu einem Abriß des Labrums am vorderen Glenoid, während beim älteren Menschen lediglich die Kapsel reißt. Rowe [15], McLaughlin u. MacLellan [10], Simonet u. Cofield [16], Henry u. Genung [8] und Wheeler et al. [18] beschrieben entsprechend hohe altersabhängige Reluxationsraten nach adäquatem Trauma von über 90%. Wir sehen daher die Indikation zur Refixation bei frischen vorderen traumatischen Schulterluxationen bei Patienten bis 45 Jahre und bei chronisch rezidivierenden vorderen Luxationen auf dem Boden einer traumatischen Genese. Ausgeschlossen sind Patienten mit willkürlicher Schulterluxation und multidirektionalen Instabilitäten. Bei den multidirektionalen Instabilitäten kommen andere chirurgische Verfahren zur Anwendung [12].

---

[1] Unfall- und Wiederherstellungschirurgie, Universitätsklinikum Rudolf Virchow, FU Berlin, Augustenburger Platz 1, W-1000 Berlin 65, Bundesrepublik Deutschland
[2] Medizinische Hochschule Hannover, Unfallchirurgische Klinik, Konstanty-Gutschow-Str. 8, W-3000 Hannover 61, Bundesrepublik Deutschland
Sämtliche Abbildungen wurden angefertigt von Herrn Karl-Horst Richardt, Illustrationsabteilung der Medizinischen Hochschule Hannover.

Zur Therapie frischer oder rezidivierender Schulterluxationen, die sich anamnestisch auf eine traumatische Ursache zurückführen lassen und eine Bankart-Läsion aufweisen, eignen sich arthroskopische Operationsverfahren. Die bisher bekannten arthroskopischen Operationsverfahren basieren auf dem Prinzip der Refixation der Bankart-Läsion und werden technisch durch Staples [7, 9] oder Naht [6, 11] realisiert. Wir verwenden in einer prospektiven Studie das Verfahren nach Caspari [6], deren Technik und Ergebnisse nachfolgend dargestellt sind.

Instrumentarium

Neben einer Arthroskopiekamera und einer Spülpumpe werden die folgenden Instrumente benötigt: 30°-Optik, Universalshaver mit Rotationsmesser und Abrader, Tasthaken, Spülkanülen, ein Suture punch Set (Shutt-Concept[3]), Bohrer, Drill-Guide (Shutt-Concept[3]), Durchziehdrähte (Shutt-Concept[3]) und PDS-Nahtmaterial[4].

Operationstechnik

In Allgemeinnarkose erfolgt zunächst die Narkoseuntersuchung. Danach wird der Patient in Seitenlage gelagert, der Arm 70 Grad abduziert und 20 Grad

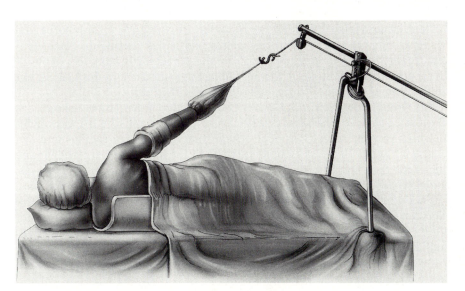

Abb. 1. Lagerung des Patienten mit Extension des Armes

---

[3] Shutt-Concept: Fa. Friedrichsfeld GmbH, Abt. Medizintechnik, Steinzeugstr. 50, W-6800 Mannheim, Bundesrepublik Deutschland
[4] Fa. Ethicon, W-2000 Norderstedt, Bundesrepublik Deutschland

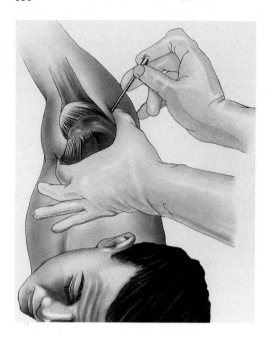

Abb. 2. Punktion des Schultergelenks mit dem scharfen Arthroskoptrokar

flektiert. Über einen Seilzug wird der Arm mit einem Extensionsgewicht von 5–7 kg – je nach Körpergewicht – extendiert (Abb. 1).

Über einen dorsalen Zugang im ‚Softspot' zwischen M. infraspinatus und M. supraspinatus wird in Höhe des Gelenkspaltes das Gelenk mit einem spitzen Trokar in Zielrichtung auf den Processus coracoideus punktiert (Abb. 2). Der spitze Trokar wird gegen die 30°-Optik ausgetauscht und das Gelenk mit Spülflüssigkeit (isotone Ringer-Laktatlösung) aufgefüllt.

Zur Orientierung wird das Dreieck, begrenzt durch den Humeruskopf, das Glenoid und die Bizepssehne, eingestellt und die systematische Inspektion des Gelenkes vorgenommen. Besonderes Augenmerk ist auf den Limbus und den Humeruskopf (Hill-Sachs-Läsion) zu richten. Entsprechend der Ausdehnung der Bankart-Läsion ist ein vorderer Arbeitszugang zu schaffen, mit dem das Vorlegen der Nähte und das Bohren der Durchziehdrähte ermöglicht wird.

Über die Schleuse erfolgt nun das Abradieren des Glenoidhalses mit einem Abrader oder einer Kugelfräse, die vom Universalshaver angetrieben wird (Abb. 3). Dieses Abradieren wird sowohl bei frischer als auch chronischer Instabilität im Bereich der Bankart-Läsion durchgeführt. Nach ausreichender knöcherner Anfrischung des Glenoidhalses wird die Spülkanüle gegen die Suture-Punch-Schleuse ausgetauscht.

Danach werden im Bereich der gesamten Bankart-Läsion PDS-Nähte der Stärke Null mit einer der speziellen Nahtzangen vorgelegt und nach ventral ausgeleitet (Abb. 4 und 5).

Über die Schleuse wird anschließend der Drill-Guide eingebracht und in der 2-Uhr-Position direkt unterhalb des Glenoidrandes positioniert. In dorsome-

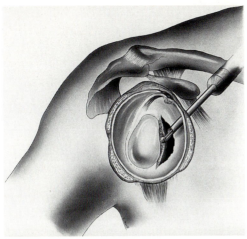

Abb. 3. Anfrischen des Glenoidhalses im Bereich der Bankart-Läsion mit einer Kugelfräse

Abb. 4. Einbringen der Nähte im Bereich des abgelösten Labrumkomplexes mit der speziellen Nahtzange

Abb. 5. Übersicht über die ventral ausgeleiteten Fäden

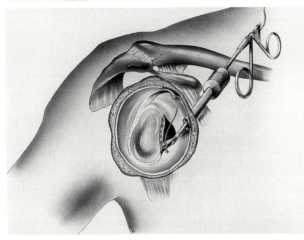

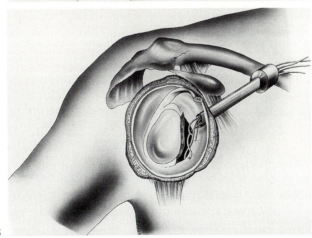

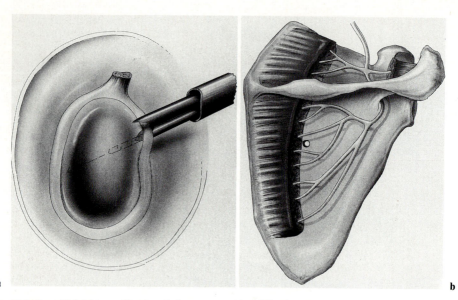

Abb. 6. a Zielrichtung für den Bohrvorgang mit Hilfe des Drill-Guide in ventrodorsaler Richtung. **b** Lage der Austrittsstelle des Bohrkanals auf der dorsalen Seite der Skapula mit Lagebeziehung zum N. suprascapularis

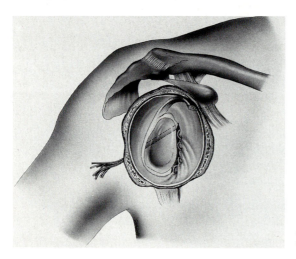

Abb. 7. Dorsal ausgeleitete und angespannte Nähte

dialer Richtung wird der Durchziehdraht durch die Skapula gebohrt und dorsal unterhalb der Spina scapulae aus der Haut herausgeleitet (Abb. 6). Der Austrittspunkt soll möglichst weit medial und unterhalb der Spina scapulae liegen, um Verletzungen des N. suprascapularis zu vermeiden [3]. Es folgt die Inzision der Haut im Bereich der Austrittsstelle. Danach werden die Fadenenden in die dafür vorgesehene Öse des Durchziehdrahtes eingefädelt und durch-

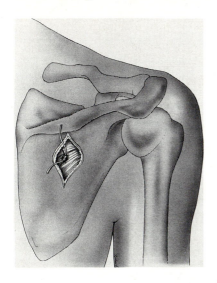

Abb. 8. Knoten der Fäden über einer Faszienbrücke des M. infraspinatus

gezogen. Nachdem die Fäden dorsal ausgeleitet sind, werden sie zunächst von Hand gestrafft (Abb. 7). Die Refixation der Bankart-Läsion kann arthroskopisch betrachtet und mit einem von ventral eingebrachten Tasthaken überprüft werden. Ist die erzielte Adaptation zufriedenstellend, wird der Arm von der Extension abgehängt, adduziert, innenrotiert und die Fadenenden auf der Infraspinatusfaszie verknotet, nachdem ein Teil der Fäden mit Hilfe einer Nadel durch die Faszie gestochen wurde (Abb. 8).

Nachbehandlung

Postoperativ wird die Haut im Bereich der Inzisionen mit Carbostesin infiltriert und der Arm in einem Gilchrist-Verband[5] ruhiggestellt. Dieser Verband wird für 4 Wochen während der Nacht getragen; während des Tages ist der Arm in einer Omotrain-Bandage[6] geführt, der die Bewegung in die nicht erlaubten Richtungen erschwert. Für 4 Wochen darf nicht über 90 Grad abduziert oder antevertiert werden, die Außenrotation ist in dieser Zeit ganz und gar verboten. Am 1. postoperativen Tag beginnt eine krankengymnastische Übungsbehandlung, die diese Einschränkungen berücksichtigt.

---

[5] Fa. Beiersdorf AG, Unnastr. 48, W-2000 Hamburg 20, Bundesrepublik Deutschland
[6] Fa. Bauerfeind GmbH & Co., Arnoldstr. 15, W-4152 Kempen 1, Bundesrepublik Deutschland

Ergebnisse

Von Caspari [6] liegen bereits Fünfjahresergebnisse vor. Er hat in 92% gute Resultate, in 4% Redislokationen und in 4% Subluxationen. Damit liegen die Ergebnisse dieses Verfahrens im „oberen" Bereich der Operationsverfahren für Schulterinstabilitäten. In Abhängigkeit vom gewählten Operationsverfahren werden von verschiedenen Autoren Redislokationsraten von 3,5 – 33% angegeben.

Eigene Ergebnisse liegen in 77 Fällen vor. 25 Patienten sind länger als 24 Monate operiert, und zwar zwischen 24 und 36 Monaten, durchschnittlich 28,1 Monate.

Das Durchschnittsalter dieser 25 Patienten betrug 27,5 Jahre. Der jüngste Patient war zum Zeitpunkt der Operation 17 Jahre, der älteste 76 Jahre alt.

Die Patienten wurden prospektiv nach dem Rowe-Schema (Tabelle 1) prä- und postoperativ beurteilt. Der durchschnittliche präoperative Punktwert betrug 34 Punkte (Minimum 5, Maximum 40 Punkte). Postoperativ lag der Punktwert zwischen 80 und 100 Punkten, durchschnittlich 93,2 Punkte.

Postoperativ wurde in 11 von 25 (44%) Fällen ein sehr gutes Ergebnis mit 100 Punkten entsprechend dem Rowe-Schema erreicht. In 12 von 25 Fällen (48%) erzielten wir ein gutes Ergebnis mit durchschnittlich 90 Punkten. In einem dieser 2 Fälle (8%) kam es zu einer Reluxation. Damit konnten wir bisher in 92% sehr gute und gute Ergebnisse erzielen.

Tabelle 1. Rowe-Schema (maximale Punktezahl: 100; exzellent: 100, gut: 95 – 70, befriedigend: 65 – 50, schlecht: <45)

Stabilität

Punkte	
50	Keine Luxation, keine Subluxation, negativer Apprehensionstest
30	Keine Luxation, keine Subluxation, positiver Apprehensionstest
10	Subluxation
0	Reluxation

Bewegung

Punkte	
20	Freie Beweglichkeit in allen Richtungen
15	75% Außenrotation, 100% Abduktion, Anteversion, Innenrotation
10	50% Außenrotation, 75% Abduktion, Anteversion, Innenrotation
5	0% Außenrotation, 50% Abduktion, Anteversion, Innenrotation

Funktion

Punkte	
30	Keine Einschränkungen bei Arbeit und Sport, kein oder nur geringer Diskomfort
25	Milde Limitation bei Arbeit und Sport, milder Diskomfort
10	Moderate Limitation bei Arbeit und Sport, moderater Diskomfort
0	Deutliche Limitation bei Arbeit und Sport, Schmerzen

Literatur

1. Bankart ASB (1923) Recurrent or habitual dislocation of the shoulder joint. Br Med J 2:1123–1133
2. Bankart ASB (1938) The pathology and treatment of recurrent dislocation of the shoulder. Br J Surg 26:23–28
3. Bigliani LU, Dalsey RM, McCann PD, April EW (1990) An anatomical study of the suprascapular nerve. Arthroscopy 6/4:301–305
4. Broca A, Hartmann H (1890) Contribution à l'étude des luxations de l'épaule. Bull Soc Ana Paris 5 4:312–315
5. Broca A, Hartmann H (1890) Contribution à l'étude des luxations de l'épaule (luxations anciennes, luxations récidivantes). Bull Soc Anat Paris 4/6:416–424
6. Caspari D (1990) Operative arthroskopy. Raven, New York
7. Hawkins RB (1989) Arthroskopic stapling repair for shoulder instability: A retrospective study of 50 cases. Arthroscopy 5/2:122–128
8. Henry JH, Genung JA (1982) Natural history of glenohumeral dislocation revisited. Am J Sport Med 10:135–137
9. Johnson LL (1986) Shoulder arthroscopy. In: Klein EA, Falk KH, O'Brian T (eds) Arthroscopic surgery: Principles & practice. Mosby, St. Louis
10. McLaughlin HL, MacLellan DI (1967) Recurrent anterior dislocation of the shoulder. J Trauma 7:191–201
11. Morgan CD, Bodenstab AB (1987) Arthroscopic Bankart suture repair: technique and early results. Arthroscopy 3/2:111–122
12. Neer CS, Foster CR (1980) Inferior capsular shift for involuntary inferior and multidirectional instability of the shoulder. J Bone Joint Surg [Am] 62:897–908
13. Perthes G (1906) Über Operationen bei habitueller Schulterluxation. Dtsch Z Chir 85:199–227
14. Reeves B (1969) Acute anterior dislocation of the shoulder. Ann R Coll Surg Engl 43:255–273
15. Rowe CR (1988) The shoulder. Churchill Livingstone, New York Edinburgh London Melbourne
16. Simonet WT, Cofield RH (1984) Prognosis in anterior shoulder dislocation. Am J Sports Med 12:19–23
17. Turkel SJ, Panio MW, Marshall JL, Girgis FG (1981) Stabilizing mechanisms preventing anterior dislocation of the glenohumeral joint. J Bone Joint Surg [Am] 63:1208–1217
18. Wheeler JH, Ryan JB, Arciero RA, Molinari RN (1989) Arthroscopic versus nonoperative treatment of acute shoulder dislocations in young athletes. Arthroscopy 5/3:213–217

Therapie der rezidivierenden und habituellen Schulterluxation mit der J-Spanplastik

K. Golser[1], H. Resch[1], G. Sperner[1] und H. Thöni[2]

Die vordere Schulterluxation ist ein sehr häufiges und alle Altersgruppen betreffendes Verletzungsmuster. Das Problem in der Behandlung dieser Verletzung stellt eine verbleibende Instabilität im Sinne wiederkehrender vollständiger Luxationen oder Subluxationen des Gelenkes dar. Die Instabilitäten können grundsätzlich nach dem Entstehungsmechanismus (Abb. 1) in traumatische (rezidivierende) und atraumatische (habituelle) Instabilitäten eingeteilt werden, wobei die atraumatischen Luxationen in habituell unidirektionale, habituell willkürliche und habituell multidirektionale Instabilitäten unterteilt werden.

Die operative Therapie einer Schulterinstabilität erfordert ein differenziertes Vorgehen. Einerseits muß durch eine genaue klinische Untersuchung eine Zuordnung der Instabilität hinsichtlich des Entstehungsmechanismus (traumatisch – atraumatisch) durchgeführt werden, andererseits gilt es, durch die präoperative Doppelkontrastcomputertomographie zusätzliche pathologische Pfannenparameter zu erkennen, um dann das geeignete therapeutische Vorgehen wählen zu können. Die Indikation zur Durchführung einer J-Spanplastik beruht vorwiegend auf der richtigen Interpretation des Computertomogramms.

Doppelkontrastcomputertomographie

Im Rahmen der präoperativen Doppelkontrast-CT können sowohl die knöchernen Strukturen als auch die stabilisierenden Weichteile des Schultergelenkes beurteilt werden. Die Beurteilung der computertomographischen Parameter an Kopf und Pfanne läßt zumeist die Wahl des richtigen Operationsverfahrens zu [7, 10]. Es müssen die Pfannengröße-, -krümmung, -neigung und der Zustand des knöchernen Pfannenrandes beurteilt werden [6].

---

[1] Univ.-Klinik für Unfallchirurgie Innsbruck, Anichstr. 35, A-6020 Innsbruck
[2] Department für Unfallchirurgie KH Zell am See, Paracelsusstr. 3, A-5700 Zell am See

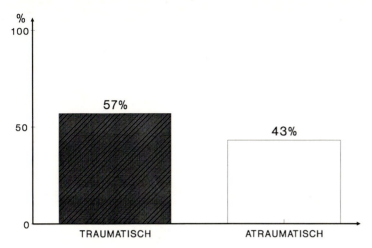

Abb. 1. Entstehungsmechanismus der Erstluxation (n = 45)

Patienten und Methodik

Zwischen 1985 und 1991 wurden an der Univ.-Klinik für Unfallchirurgie in Innsbruck 45 Patienten mit einer unidirektionalen traumatischen oder atraumatischen Schulterluxation einer J-Spanplastik unterzogen. Patienten mit willkürlicher und multidirektionaler Instabilität sind in diesem Krankengut nicht berücksichtigt. 39 Patienten waren männlich, 6 weiblich. Das Durchschnittsalter lag bei 28,6 Jahren (17–58). Betreffend dem Entstehungsmechanismus handelte es sich in 26 Fällen (57%) um traumatische Luxationen, in 19 Fällen (43%) um atraumatische Luxationen. Die präoperative Abklärung bestand in allen Fällen in der Durchführung einer genauen klinischen Untersuchung, eines Nativröntgenbildes, sowie einer Doppelkontrast-CT.

Doppelkontrast-CT-Befunde (Abb. 2)

Es ergab sich 20mal (44%) eine zu flache Pfanne, wobei diese in 17 Fällen mit einer atraumatischen Luxationsgenese kombiniert war (das entspricht 65% der atraumatischen Luxationen). Eine pathologische Schulterblattpfannenneigung im Sinne einer verminderten Retro- bzw. Anteversion der Pfanne wurde bei 6 Patienten (13%) gefunden. Knöcherne Bankart-Läsionen wiesen 26 untersuchte Schultergelenke (57%) auf.

Bei 11 Patienten handelte es sich um Reoperationen nach erfolgloser Bankart-Operation, 34mal wurde die J-Spanplastik primär angewendet.

Die J-Spanplastik wurde standardisiert von einer kleinen Gruppe von 4 Operateuren durchgeführt, die Nachbehandlung war bei allen Patienten in bezug auf die Dauer der Ruhigstellung gleich.

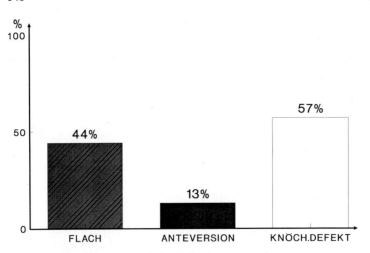

Abb. 2. Computertomographische Befunde präoperativ

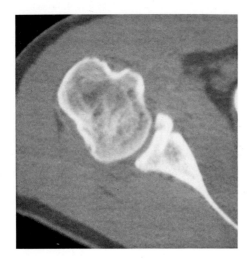

Abb. 3. CT-Kontrolle nach 6 Monaten: Vollständiger knöcherner Einbau des J-Spans

Postoperativ wurden je nach geographischer Distanz der Patienten ein- bis zweimalige Nativ-CT-Kontrollen des implantierten Spans nach 6 und 12 Monaten durchgeführt (Abb. 3). Die Nachuntersuchungszeit lag durchschnittlich bei 30 Monaten (6–69). Ausgewertet wurde nach dem Rowe-Schema [9].

Technik

Der Patient wird halbsitzend gelagert, zusätzlich zur Schulter wird der laterale Beckenkamm steril mitabgedeckt. Anschließend wird ein vorderer Zugang zum

Schultergelenk über den Sulcus deltoideopectoralis angelegt, die beiden Muskeln werden stumpf getrennt, die V. cephalica geschont und nach lateral samt Deltoideus verzogen [1]. Die korakobrachiale Muskelgruppe wird an der Korakoidspitze im sehnigen Anteil eingekerbt; nur bei sehr engen Raumverhältnissen ist eine V-förmige Osteotomie der Korakoidspitze notwendig. Anschließend Ablösen der Subskapularissehne nach Anschlingen derselben am Muskelsehnenübergang und Abpräparation von der Gelenkkapsel mit dem Skalpell. Nach Setzen von Hohmann-Hebeln am Pfannenrand wird in maximaler Außenrotationsstellung entlang des vorderen Pfannenrandes die Arthrotomie durchgeführt. Dann wird der Luxationshebel eingesetzt und das mediale Kapselperiostgewebe eingeschnitten und türflügelartig aufgeklappt. Schließlich werden subperiostal Hohmann-Hebel am Skapulahals und am unteren Pfannenpol eingesetzt, so daß der knöcherne vordere Pfannenrand vollständig exponiert wird. Anschließend wird etwa 5 mm medial der Knorpel-Knochen-Grenze ein 2 cm langer und ca. 12 mm tiefer Schlitz divergierend zur Pfannenebene eingemeißelt. Nun wird üblicherweise von der Außenkortikalis der Crista iliaca ein $1,5 \times 1,5$ cm breiter und langer, sowie 1 cm tiefer kortikospongiöser Span entnommen und mit der Rückseite des oszillierenden Sägeblattes J-förmig modelliert. Dabei kann durch die verschiedene Gestaltung des Einfalz- bzw. Pfannenerweiterungsschenkels auf die individuellen Gegebenheiten der Pfanne Rücksicht genommen werden, so daß sowohl eine Pfannenrandanhebung als auch eine Pfannenerweiterung in unterschiedlichem Ausmaß möglich ist. Vor einer Überkorrektur der Pfannenneigung bzw. Krümmung muß wegen der Gefahr einer Inkongruenzarthrose gewarnt werden. Vor dem Einschlagen des Spans muß darauf geachtet werden, daß vorher die Osteotomie mit dem Meißel noch einmal aufgedehnt und der Pfannenrand mit einer Fräse so präpariert wird, daß der Span eine möglichst breite kongruente Auflagefläche findet. In jedem Fall muß der knöcherne Pfannenrand mit der Fräse angefrischt werden, um ein knöchernes Anheilen des spongiösen Schenkels zu erreichen. Das Einschlagen erfolgt mit einem speziellen Dornstößel (Fa. Leibinger), wobei der Dorn in der Verlängerung der Außenkortikalis angesetzt werden muß,

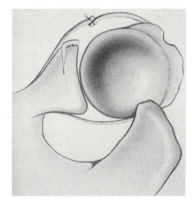

Abb. 4. Schematische Darstellung des implantierten J-Spans: Span: intraartikulär, Kapsel: End-zu-End

da sonst die Gefahr einer Spanfraktur besteht. Der Span muß satt eingeschlagen werden, so daß sich die spongiöse Fläche gut an den Pfannenrand anpreßt. Dann wird der pfannenerweiternde Schenkel mit einer hochtourigen Olivenfräse so modelliert, daß ein stufenloser Übergang vom Gelenkknorpel zum Span entsteht.

Der Verschluß der Gelenkkapsel erfolgt bei 60° Abduktion und 30° Außenrotation, wobei mediale und laterale Kapsel End-zu-End über dem Span vernäht werden. Eine eventuelle Kapselraffung ist bei starker Überdehnung der Kapsel möglich. Der Span kommt somit vollständig intraartikulär zu liegen (Abb. 4).

Abschließend Reinsertion der Subskapularissehne End-zu-End, sowie Vernähen der eingekerbten korakobrachialen Muskelursprünge [8].

Nachbehandlung

Postoperativ erfolgt eine Ruhigstellung mit einer speziellen abnehmbaren Schulterbandage für die Dauer von 3 Wochen. Zwischen der 3. und 6. Woche werden dem Patienten Pendel- und Bewegungsübungen in der Sagittalebene bis 90° Flexion erlaubt. Ab der 6. Woche Freigabe der Beweglichkeit und physikalische Therapie. Mit vorsichtigem Kraft- und Schwimmtraining kann begonnen werden. Forcierte Außenrotation bzw. Außenrotation-Abduktion soll nicht vor der 12. Woche durchgeführt werden.

Ergebnisse

In Anlehnung an das Rowe-Schema wiesen nur 2 Patienten ein schlechtes Ergebnis auf, ein Patient ein mäßiges Ergebnis und 42 Patienten gute und sehr gute Ergebnisse (Abb. 3). Es kam bei keinem Patienten nach J-Spanplastik zu einer Reluxation. Eine seitengleiche Beweglichkeit postoperativ konnte bei 17 Patienten (38%) erreicht werden. 28mal lag ein Außenrotationsdefizit im Vergleich zur nicht operierten Schulter vor. Bei 0° Abduktion war die Außenrotation durchschnittlich um 8° (0-35) vermindert, bei 90° Abduktion um durchschnittlich 10° (0-40). Eine Bewegungseinschränkung in der Flexion wurde bei 7 Patienten (15%) beobachtet. Einen positiven Apprehensionstest wiesen 4 Patienten (8%) auf.

Diskussion

Die Wahl des richtigen Operationsverfahrens stellt mitunter den entscheidenden Schritt in der erfolgreichen Therapie einer Schulterinstabilität dar. In vie-

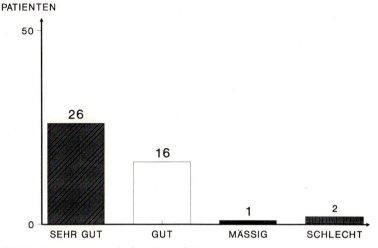

Abb. 5. Auswertung nach dem Rowe-Schema

len Fällen ist durch das Vorliegen eines knöchernen Pfannenranddefektes, einer Pfannendysplasie oder einer zu flachen und/oder antevertierten Pfanne eine Rekonstruktion oder Korrektur der knöchernen Pfanne notwendig. Die Durchführung einer J-Spanplastik hat gegenüber anderen Verfahren [2–5] mehrere Vorteile:

1. Pfannenerweiterung und Korrektur mit einem Transplantat möglich.
2. Keine Anwendung metallischer Implantate notwendig.
3. Gute Einheilungstendenz durch intraartikuläre Lage des Spans, somit geringe Gefahr einer Osteolyse.

Demgegenüber muß erwähnt werden, daß die J-Spanplastik ein anspruchsvolles Operationsverfahren darstellt. Besonders das Meißeln des Spanaufnahmeschlitzes kann bei unkorrekter Durchführung zur Pfannenfraktur führen. Weiter besteht die Möglichkeit der Spanfraktur bei falschem Aufsetzen des Dornstößels.

In unserer Nachuntersuchung wiesen nur 3 Patienten mäßige bzw. schlechte Ergebnisse auf, was einer Erfolgsrate dieser Operationstechnik von 93% entspricht. Die Analyse der 3 schlechten Fälle konnte bei 2 Patienten eindeutig einen zu voluminösen Einfalzschenkel des J-Spanes mit Überkorrektur der Pfannenkrümmung als Ursache für das Versagen der Technik aufdecken. In einem Fall konnte die Ursache für das schlechte Ergebnis nicht geklärt werden. Die Tatsache, daß trotz des hohen Anteils von atraumatischen Luxationen in unserem Patientengut der implantierte J-Span eine Reluxation in allen Fällen verhindern konnte, beweist die Effizienz dieses Verfahrens. Die Kombination von Pfannenerweiterung und Korrektur der Pfannenkrümmung und/oder -neigung ermöglicht somit eine volle Stabilität ohne relevante Bewegungseinschränkung.

Schlußfolgerungen

Die J-Spanplastik stellt das operative Verfahren der ersten Wahl bei Vorliegen einer unidirektionalen traumatischen oder atraumatischen Schulterluxation unter folgenden Bedingungen dar:

1. kleine Gelenkpfanne (primär durch Dysplasie oder sekundär durch knöcherne Bankart-Läsion bis 5 mm Breite),
2. flache Pfanne,
3. antevertierte Pfanne,
4. als Reoperation bei gescheiterter vorausgegangener Instabilitätsoperation (Kapselrekonstruktion).

Literatur

1. Bauer R, Kerschbaumer F, Poisel S (1986) Operative Zugangswege in Orthopädie und Traumatologie. Thieme, Stuttgart New York
2. Eden R (1918) Zur Operation der habituellen Schulterluxation unter Mitteilung eines neuen Verfahrens bei Abriß am inneren Pfannenrand. Dtsch Z Chir 114:268
3. Eyre-Brook ALL (1957) Recurrent dislocation of the shoulder. Wiederherstellungschir Traumatol 4:1
4. Hybinette S (1932) De la transplantation d'un fragment osseux pour remédier aux luxations récidivantes de l'épaule: constations et résultats opératoires. Acta Chir Scand 71:411
5. Lange M (1944) Die operative Behandlung der gewohnheitsmäßigen Verrenkung an Schulter, Knie und Fuß. Z Orthop 75:162
6. Resch H (1989) Die vordere Instabilität des Schultergelenkes. Hefte Unfallheilkd 202:115–166
7. Resch H, Benedetto KP, Lang Th (1987) Die differenzierte Therapie der rezidivierenden Schulterluxation nach röntgenologischer, computertomographischer und arthroskopischer Abklärung. Hefte Unfallheilkd 186:365–370
8. Resch H, Beck E (1991) Schulterluxation – Schulterinstabilität. In: Hertel P (Hrsg) Breitner, Chirurgische Operationslehre, Bd X. Urban & Schwarzenberg, München
9. Rowe CR, Southmayd WW (1978) The Bankart procedure. J Bone Joint Surg [Am] 60/1:1–16
10. Sperner G, Resch H (1988) Die vordere Instabilität des Schultergelenkes. In: Resch H, Beck E (Hrsg) Praktische Chirurgie des Schultergelenkes. Frohnweiler, Innsbruck

Operative Behandlung
der habituellen Schulterluxation
mit der von Mittelmeier modifizierten Technik
nach Eden-Lange

T. Siebel, P. Lanta, J. Heisel und E. Schmitt

Einleitung

Mehr als 50% aller Luxationen betreffen das Schultergelenk, welches das beweglichste Kugelgelenk verkörpert. Die Ursache hierfür liegt zum einen in der kleinen sehr flachen Pfanne, die nur 1/3 des Humeruskopfes bedeckt, zum anderen in der schlaffen, weiten Gelenkkapsel. Die Sicherung des Humeruskopfes in der Pfanne erfolgt nahezu ausschließlich muskulär. Hierbei kommt dem M. subscapularis eine zentrale Funktion zu [22].

Zumeist treten *Schulterluxationen primär* nach Traumata auf [29, 35]; demgegenüber sind Verrenkungen aufgrund anlagebedingter Veränderungen wie *Pfannendysplasie* oder *Bandschwäche* sowie Folgezustände nach *Lähmungen* relativ selten [10, 29, 35, 36]. Im Rahmen der traumatisch bedingten Primärluxation kommt es zur Kapselüberdehnung [30] oder gar zum Kapseleinriß [26, 27, 33]; des weiteren kann das Labrum glenoidale rupturieren (Bankart-Läsion) [1, 4, 9, 21, 47]. Zusätzlich kann eine Impressionsfraktur im Bereich des dorsalen Humeruskopfanteiles im Sinne einer Hill-Sachs-Läsion auftreten [7, 11, 32].

Bezüglich der diagnostischen Abklärung nach Erstluxation kommt der Sonographie eine tragende Rolle zu, da neben einem Defekt im Bereich der Rotatorenmanschette auch eine Rißbildung des Labrum glenoidale oder auch eine Hill-Sachs-Läsion zumeist verifiziert werden können, wodurch dann das weitere Procedere wesentlich beeinflußt wird [12, 20, 39].

Die *Genese* einer konsekutiven *habituellen Schulterluxation* ist in der überwiegenden Zahl der Fälle auf eine ungenügende Therapie der Primärverrenkung zurückzuführen [25]. Die nach erfolgter Reposition und entsprechender diagnostischer Abklärung (Sonographie) eingeleitete Gelenkruhigstellung ist in der Regel zu kurz, um die Ausbildung einer straffen Kapselbandnarbe zu ermöglichen [8]; so daß dadurch eine präformierte Luxationsbereitschaft initiiert wird [14, 15, 25, 41].

Orthopädische Universitätsklinik und Poliklinik, W-6650 Homburg/Saar, Bundesrepublik Deutschland

Durch eine operative Behandlung der Erstluxation im Sinne einer arthroskopischen Limbusrefixation konnten Glötzer et al. [6] eine deutliche Reduzierung der Reluxationstendenz erreichen. Eine Kontraindikation ergibt sich jedoch bei Bestehen einer ausgeprägten Bankart-Läsion sowie einer knöchernen Verletzung des Pfannenrandes. Die *konservative Therapie* der habituellen Schulterluxation mit orthopädischen Apparaten oder Injektionen zur Anregung einer Bindegewebeneubildung bietet keine große Erfolgsaussicht.

Operative Behandlungsverfahren und eigene Technik

Die ersten Behandlungsmethoden der rezidivierenden Schulterluxation wurden bereits 400 v. Chr. von Hippokrates beschrieben, der nach Einstecken eines Glüheisens in die vordere Schultergegend den Arm in Adduktion und Innenrotation fixierte [17]. Mittlerweile existieren in der Literatur bezüglich der operativen Behandlung der habituellen Verrenkungsneigung über 250 verschiedene Verfahren. Diese lassen sich im wesentlichen in *Kapseloperationen* [1, 2, 24, 38], *Fesselungseingriffe* [3, 16, 27], *Muskeloperationen* nach Putti-Platt [28, 33, 40] sowie *knöcherne Eingriffe* [5, 13, 18, 48] zusammenfassen. Hierbei erscheinen die Operationsmethoden der Kapselrekonstruktion nach Bankart bzw. Putti-Platt, die Knochenspanoperation nach Eden, Hybinette und Lange sowie kombinierte Eingriffe nach Weber mit Subskapularisraffung und Rotationsosteotomie am erfolgversprechendsten.

Von Eden wurde 1918 erstmalig die Methode der knöchernen Verriegelung des Luxationsweges mittels eines nach Gelenkeröffnung lose in die vordere Kapselperiosttasche eingeführten Tibiaspanes, der den vorderen unteren Pfannenrand erweitert, vorgestellt. Hybinette verwendete bei identischer Technik im selben Jahr hierzu einen Beckenspan. Der wesentliche Nachteil dieser beiden Operationsmethoden liegt in der ungenügenden Fixation des Spanes und der hierdurch bestehenden Begünstigung einer vorzeitigen Omarthrosenentwicklung. Lange beschrieb 1942 erstmalig ein Verfahren, bei dem der Knochenspan extraartikulär parallel zum vorderen Pfannenrand eingeschlagen wird, was ein Anheben der Fossa glenoidalis bewirkt. Der wesentliche Vorteil dieser Operationsmethode liegt zum einen in der stabilen Spanfixierung, zum anderen in der Vermeidung des unmittelbaren Span-Humerus-Kontaktes [18, 42, 46]. Von Mittelmeier wurde 1966 die Operationstechnik nach Lange dergestalt modifiziert, daß er die Schultergelenkkapsel im Bereich des ventralen Pfannenrandes eröffnete und den Knochenspan unter visueller Kontrolle der glenoidalen Gelenkfläche einblockte. Hierbei wird der Span so eingeschlagen, daß der spongiöse Anteil in Richtung Gelenkfläche und Humeruskopf zu liegen kommt, da dieser Spananteil sich unter Vermeidung eines übermäßig harten und dauerhaften Druckes auf den Humeruskopf den neuen Gegebenheiten schneller anpassen kann.

Der entscheidende Vorteil dieser optischen Kontrollmöglichkeit liegt darin, daß der Span in exakter Verlängerung der Pfannenrundung eingebracht werden kann. Zusätzlich lassen sich hier ggf. freie Gelenkkörper entfernen, Destruktionen am Humeruskopf erkennen (Hill-Sachs-Läsion), die Limbusverhältnisse (Bankart-Läsion) sowie die Pfannenrandgleitrinnen abklären. Zur Vermeidung eines direkten Humeruskopf-Span-Kontaktes wird zwischen den Span und das Gelenk eine Kapsellefze eingeschlagen, was eine gleichzeitige Kapselraffung bewirkt. Außerdem erfolgt eine Lateralisation des M. subscapularis mit zusätzlichem ventralem Stabilisierungseffekt.

Kasuistik

Von 1966 – 1991 wurden an der Orthopädischen Universitätsklinik Homburg/Saar *171 Patienten* mit habitueller Schulterluxation mit der von Mittelmeier modifizierten Technik nach Eden-Lange operiert (insgesamt 179 Eingriffe). Das *Geschlechtsverhältnis* betrug 130 Männer und 41 Frauen. Hinsichtlich der *Lokalisation* zeigte sich ein leichtes Überwiegen der rechten Seite mit 105 Fällen gegenüber der linken mit 74. 8mal wurde eine bilaterale zweiseitige operative Stabilisierung notwendig (Tabelle 1). Bei 2 Patienten war bereits alio loco eine Voroperation durchgeführt worden. Dabei handelte es sich einmal um eine Kapseloperation nach Putti-Platt, in einem anderen Fall um eine fehlgeschla-

Tabelle 1. Kasuistik (1966 – 1991): 171 Patienten mit 179 habituellen Schulterluxationen

Geschlechtsverteilung (n = 171)	
Männlich	130
Weiblich	41
Seitenverteilung (n = 179)	
Rechtsseitig	97
Linksseitig	66
Bilateral	8

Tabelle 2. Alters- und Geschlechtsverteilung (n = 179)

	Gesamt (n = 171)	Männer (n = 130)	Frauen (n = 41)
Bis 10 Jahre	10	6	4
Bis 20 Jahre	26	16	10
Bis 30 Jahre	78	63	15
Bis 40 Jahre	43	39	4
Bis 50 Jahre	10	6	4
Bis 60 Jahre	3	0	3
Bis 70 Jahre	1	0	1

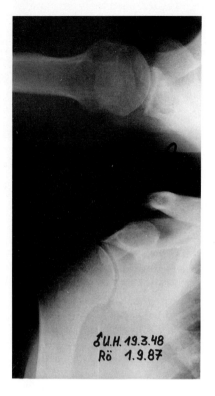

Abb. 1. W. H.; männlich; 39 Jahre; rechte Schulter. Traumatisch bedingte Erstverrenkung 1979. Infolge einer habituellen Luxation nach ventral erfolgte in demselben Jahr alio loco die Operation nach Eden-Lange. Aufgrund einer Spannekrose und einer gleichzeitig bestehenden Rotatorenmanschettenruptur traten erneute Luxationen auf. Nach dem Rezidiveingriff in der orthopädischen Universitätsklinik Homburg/Saar am 24. 9. 1987, in dessen Rahmen sowohl die modifizierte Operation nach Eden-Lange als auch eine Naht der rupturierten Supraspinatussehne sowie eine Akromioplastik durchgeführt wurde, ist der Patient mittlerweile vollkommen beschwerdefrei

gene Operation nach Eden-Lange, wobei es zur Spannekrose gekommen war (Abb. 1).

Das *durchschnittliche Alter der Patienten* zum Zeitpunkt des operativen Primäreingriffes an der Orthopädischen Universitätsklinik Homburg/Saar errechnete sich auf 25,4 Jahre (Tabelle 2). Als *Ursache für die Primärluxation* wurde in 155 Fällen ein Trauma angegeben; dabei handelte es sich 98mal um Sportverletzungen. In den übrigen 24 Fällen trat die erste Verrenkung bei Alltagsbewegungen (Pfannendysplasie) oder im Rahmen von Krampfanfällen (Epilepsie) auf. Bezüglich der *Luxationsrichtung* zeigt sich ein deutliches Überwiegen nach ventral mit 172 Fällen, wogegen Luxationen nach dorsal nur in 3 Fällen diagnostiziert wurden. Allerdings wurde bei 4 Patienten sowohl eine Luxationstendenz nach ventral als auch nach dorsal röntgenologisch objektiviert.

Die *durchschnittliche Reluxationsquote* lag bei 11,9 (Streuung: 4- bis 80mal). 8 Patienten erlitten Zusatzverletzungen in Form einer Humerusfraktur (4 Fälle), einer Klavikulafraktur (2 Fälle), einer Akromioklavikulargelenksprengung (2 Fälle) bzw. eines knöchernen Ausrisses des Pfannenrandes (3 Fälle) (Tabelle 3). Nach dem Eingriff wurde noch im Operationssaal jeweils eine Thoraxabduktionsschiene angelegt, die am 1. postoperativen Tag dann durch einen Thoraxabduktionsgips ersetzt wurde. Nach Ablauf von 4 Wochen erfolg-

Tabelle 3. Primär- und Sekundärluxationen (n = 179)

Ursache der Primärluxation	
Trauma	155
(davon 98 Sportunfälle)	
Ohne Trauma	24
(Epilepsie, Pfannendysplasie)	
Zusatzverletzungen im Rahmen der Primärluxation	
Humerusfraktur	4
Klavikulafraktur	2
AC-Gelenksprengung	2
Pfannenfraktur	3
Luxationsrichtung	
Ventral	172
Dorsal	3
Ventral/dorsal	4
Ruhigstellung nach Reposition	
Keine	63
Bis 1 Woche	64
Bis 2 Wochen	22
Bis 3 Wochen	22
Über 3 Wochen	8
Durchschnittliche	
– Luxationsanzahl präoperativ	11,9
– Repositionsanzahl in Narkose	1,8
– Anzahl eigenständiger Repositionen	8,3

te die Schalung des Gipses; es schloß sich eine zunächst passive Krankengymnastik, die zunehmend aktiven Charakter bekam, an. Konnte der Arm dann aktiv über die Horizontale mühelos gehalten werden, so wurde der Gips vollständig entfernt. Für einen Zeitraum von 3 Monaten postoperativ sollte der Patient Schleuder- und Wurfbewegungen vermeiden.

Ergebnisse

An *postoperativen Komplikationen* trat in einem Fall ein tiefer Wundinfekt auf, welcher nach Revision ohne bleibende Gelenkschädigung oder Spanabstoßung zur Ausheilung gebracht werden konnte. Bei 6 Patienten wurde eine oberflächliche Wundheilungsstörung beobachtet, die ebenfalls folgenlos abheilte. In einem Fall wurde eine passagere Plexusirritation elektromyographisch objektiviert. Thrombosen oder Embolien wurden nicht diagnostiziert. Des weiteren war bei einem Patienten eine Fissur im Bereich der Tibiaspanentnahmestelle, bei einem weiteren eine Fissur im Bereich der Fossa glenoidalis aufgetreten.

Tabelle 4. Postoperative Komplikationen (modifizierte Operation nach Eden-Lange) (n = 179)

Oberflächliche Wundheilungsstörung	6
Tiefer Wundinfekt	1
Plexusirritation (passager)	1
Kapselverklebung	2
Fissur der Gelenkpfanne	1
Fissur an Tibiaspanentnahmestelle	1

In beiden Fällen kam es zur folgenlosen knöchernen Konsolidierung der Defekte (Tabelle 4). Die Patienten wurden durchschnittlich 19 Monate postoperativ *ambulant nachbetreut.*

Die klinischen Kontrolluntersuchungen ergaben in 2 Fällen Hinweise auf eine ventrale Restinstabilität. Bezüglich der letzten *röntgenologischen Kontrolle,* die durchschnittlich 11,4 Monate postoperativ erfolgte, wurde nur in einem Fall eine Spanresorption beobachtet. Bei den übrigen Patienten war eine gute knöcherne Integration des Spanes eingetreten. Eine Spanfraktur wurde nicht registriert.

Tabelle 5. Behandlungsergebnisse (n = 179)

Postoperative klinische Nachuntersuchung (durchschnittlich 19 Monate postoperativ)		
Restinstabilität		2
Reluxation		10
Postoperative Röntgenkontrolle (durchschnittlich 11,4 Monate postoperativ)		
Gute knöcherne Spanintegration		178
Spanresorption		1
Spanfraktur		–
Rezidiveingriffe:		
– Narkosemobilisation		2
– Operation nach Eden-Lange		4
– Arthrodese		1
Subjektive Beurteilung des Operationsergebnisses (n = 109)		
Sehr gut	52	Uneingeschränkte Schultergelenkbeweglichkeit, völlig beschwerdefrei
Gut	23	Uneingeschränkte Schultergelenkbeweglichkeit, Schulterschmerzen bei starker Belastung
Befriedigend	20	Endgradige Bewegungseinschränkung, schon bei mäßiger Belastung Schulterschmerzen
Schlecht	14	Starke belastungsabhängige Schmerzen, deutliche Bewegungseinschränkung (10 Reluxationen)

Im Rahmen einer *Fragebogenaktion (durchschnittlicher postoperativer Nachbeobachtungszeitraum 10,2 Jahre)* antworteten 109 von 171 angeschriebenen Patienten. Dabei wurde das Operationsergebnis subjektiv 52mal als sehr gut bezeichnet; d. h. es bestand bei uneingeschränkter Schultergelenkbeweglichkeit völlige Beschwerdefreiheit; 23 Patienten, die nur unter starker Belastung des Armes über geringe Schulterschmerzen berichteten, stuften das Ergebnis mit gut ein. In 20 Fällen wurde aufgrund einer endgradigen Bewegungseinschränkung, zumeist der Außenrotation und Abduktion, sowie schon bei mäßiger Belastung auftretender Schmerzen das Ergebnis nur mit befriedigend bewertet. Von 14 Patienten, die postoperativ über starke Belastungsschmerzen klagten und bei denen in 10 Fällen durchschnittlich 8,4 Monate postoperativ eine Reluxation aufgetreten war, wurde das Operationsergebnis als schlecht beurteilt. Bei den letzten Fällen mit Reluxation handelt es sich u. a. um 4 Epileptiker, die erneute Verrenkungen im Rahmen eines Krampfanfalles erlitten. Lediglich bei 4 Patienten wurde durchschnittlich 6 Monate nach dem Primäreingriff eine erneute schulterstabilisierende Operation durchgeführt; bei einem Epileptiker wurde aufgrund eines nicht zu stabilisierenden Gelenkes letztendlich eine Arthrodese unumgänglich (Tabelle 5). Aufgrund persistierender Beschwerden waren 5 Patienten dazu gezwungen, den Beruf zu wechseln. 23 Patienten waren nach eigener Aussage trotz operativer Versorgung nicht mehr in der Lage, eine schulterstrapazierende sportliche Betätigung weiterzubetreiben.

Andererseits berichteten 60% der Befragten, daß sie uneingeschränkt sportfähig seien, wobei auch extreme Disziplinen wie Speerwurf und Tennis ausgeübt wurden. Von 109 Befragten würden 94 Patienten demselben operativen Eingriff wieder zustimmen.

Diskussion

In den meisten Fällen unseres Krankengutes lag der habituellen Schulterluxation eine traumatisch bedingte Primärluxation zugrunde. Hier war bei über 90% der Patienten entweder gar keine oder nur eine kurzfristige Ruhigstellung der Schulter erfolgt.

Heute geht die Empfehlung dahin, eine entsprechende diagnostische Abklärung mittels Sonographie und Röntgenkontrolle durchzuführen. Läßt sich sonographisch eine Bankart-Läsion nachweisen, so sollte im Rahmen einer Arthroskopie die Refixation des Limbus versucht werden. Ein Bruch der Fossa glenoidalis stellt hierbei jedoch eine Kontraindikation dar. Liegt keine Bankart-Läsion vor, so sollte das Schultergelenk bei jüngeren Patienten nach Einrenkung für 3 Wochen in einem Abduktionsverband ruhiggestellt werden. Nur im hohen Lebensalter (über 60 Jahre) erscheint eine nur kurzfristige Ruhigstellung im Desault-Verband indiziert.

Kommt es dennoch zu einer habituellen Schulterluxationsneigung, so ist ein operatives Vorgehen im Sinne der von Mittelmeier modifizierten Operationstechnik nach Eden-Lange anzuraten. Der Vorteil dieser Methode besteht zum einen darin, daß durch die Kapseleröffnung das Gelenk inspiziert und notwendige operative Maßnahmen eingeleitet werden können; weiterhin erlaubt diese Maßnahme eine exakte Spanpositionierung. Durch Zuwendung des spongiösen Spananteiles zum Humeruskopf und Interposition einer Kapsellefze wird etwaigen Druckschäden am Oberarmkopf entgegengewirkt und gleichzeitig die Kapsel ventral gerafft.

Die Stabilisierungsquote bei unserem Patientengut war insgesamt zufriedenstellend. Bei den 10 Versagerfällen lag darüber hinaus 4mal eine neurogene Grunderkrankung vor, die für die Reluxation wesentlich verantwortlich war. Von den übrigen 6 Patienten wurde eine deutliche Reduzierung der Luxationshäufigkeit berichtet.

Aufgrund der entscheidenden operativen Vorteile und der nachweisbar guten postoperativen Ergebnisse erachten wir die von Mittelmeier modifizierte Operationstechnik nach Eden-Lange bei habitueller Schulterluxation für empfehlenswert (Abb. 2).

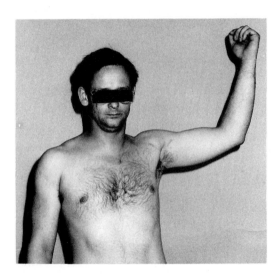

Abb. 2. K.M.; männlich; 21 Jahre; linke Schulter. Habituelle Schulterluxation nach ventral infolge einer traumatisch bedingten Primärluxation (6.83). Zwischenzeitlich war die Schulter 38mal luxiert; dabei hatte der Patient 35 Repositionen selbstständig durchgeführt. Nach erfolgter Operation mit der modifizierten Eden-Lange-Technik am 27. 4. 1984 gibt der Patient, der hier die freie Außenrotationsbeweglichkeit demonstriert, trotz körperlich schwerer beruflicher Tätigkeit (Waldarbeiter) und sportlicher Aktivität (Handball) im Rahmen der letzten klinischen Nachuntersuchung am 25. 5. 1992 bei uneingeschränkter Schultergelenkbeweglichkeit vollkommene Beschwerdefreiheit an

Zusammenfassung

Bericht über 171 Patienten mit habitueller Schulterluxation, die an der Orthopädischen Universitätsklinik Homburg/Saar von 1966–1991 operativ behandelt wurden. Durchschnittliches Operationsalter 25,4 Jahre. Operatives Vorgehen mit der von Mittelmeier 1966 eingeführten modifizierten Technik nach Eden-Lange, welche auf einer Spaneinbolzung unter visueller Kontrolle am eröffneten Schultergelenk basiert. Des weiteren wird hierbei die Gelenkkapsel gerafft und zwischen spongiösem Knochenspananteil und Humeruskopf interponiert. Zusätzlich erfolgt die Lateralisation der Sehne des M. subscapularis.

Nachuntersuchung von 109 Patienten durchschnittlich 10,2 Jahre postoperativ. In 90% zufriedenstellende subjektive und objektive Ergebnisse. Bei 10 Patienten war eine Reluxation aufgetreten, wobei diese 4mal im Rahmen eines epileptischen Krampfanfalls auftraten.

Bei habitueller Schulterluxation mit vollständiger Limbuszerstörung, sekundärer Abflachung der ventralen Fossa glenoidalis ohne gleichzeitig ausgeprägte Hill-Sachs-Läsion empfehlen wir das nach Mittelmeier modifizierte operative Vorgehen.

Literatur

1. Bankart ASB (1923) Recurrent or habitual dislocation of the shoulder. Br Med J 2:1132
2. Bardenheuer B (1886) Die Verletzungen der oberen Extremitäten. Dtsch Chir 63:268
3. Bateman JE (1963) Gallie technique for repair of recurrent dislocation of the shoulder. Surg Clin North Am 43:1655–1662
4. Berner W, Tscherne H (1983) Arthroskopische Diagnostik von Schultergelenksverletzungen. Hefte Unfallheilkd 165:165–168
5. Eden R (1918) Zur Operation der habituellen Schulterluxation unter Mitteilung eines neuen Verfahrens bei Abriß am inneren Pfannenrand. Dtsch Z Chir 144:269–280
6. Glötzer W, Benedetto K, Künzel KH, Gaber O (1987) Technik der arthroskopischen Limbusrefixation. In: Gächter A (Hrsg) Arthroskopie der Schulter. Enke, Stuttgart
7. Hermodson I (1933) Zur Röntgenologie der Schulterluxation. Acta Radiol 14:275–282
8. Heisel J, Kopp K (1982) Behandlungsergebnisse nach frischer traumatischer Schulterluxation. Akt Traumatol 12:195–197
9. Hertz H (1987) Primäre Rekonstruktion des Limbus glenoidalis nach erstmaliger traumatischer Luxation. Hefte Unfallheilkd 186:135–136
10. Hierholzer G, Pingel P, Rehn J, Wessely J (1972) Die habituelle Schulterluxation und ihre operative Behandlung. Arch Orthop Trauma Surg 73:164–175
11. Hill HA, Sachs MD (1940) The grooved defect of the humeral head. A frequently unrecognized complication of dislocation of the shoulder joint. Radiology 35:690–700
12. Hinzmann J, Behrend R, Heise U (1988) Sonographische Beurteilung typischer Läsionen bei der Schulterluxation. Z Orthop 5/126:570–573
13. Hybinette S (1932) De la transplantation d'un fragment osseux pour remédier aux luxations récidivantes de l'épaule, constatations et résultats opératoires. Acta Chir Scand 71:411–445
14. Jaskulka R, Ittner G, Schedl R (1987) Zur Prognose der primären traumatischen Schulterverrenkung. Hefte Unfallheilkd 186:140–145

15. Kadletz R, Resch H (1987) Die Prognose der traumatischen Schulterluxation. Hefte Unfallheilkd 186:146–149
16. Kirschner E (1913) Der gegenwärtige Stand und die nächsten Aussichten der autoplastischen, freien Fascienübertragung. Beitr Klin Chir 86:5
17. La Chapelle EH, Moll PJ (1958) Treatment of recurrent anterior dislocation of the shoulder by quadruplasty, a four-fold operation. Arch Chir Neerl 10:190
18. Lange M (1944) Die operative Behandlung der gewohnheitsmäßigen Verrenkung an Schulter, Knie und Fuß. Z Orthop 75:162
19. Lange M (1962) Die Behandlung der habituellen Schulterluxation. Med Klin 57:1602–1605
20. Lehrberger K, Löffler L, Engelhard A (1987) Sonographie und Arthroskopie der Schulter. Ergänzung oder Konkurrenz? In: Gächter A (Hrsg) Arthroskopie der Schulter. Enke, Stuttgart, S 21–30
21. Lim TE (1987) Artroscopie van de schouder. Ned Tijdschr Geneeskd 10/131:404–407
22. Lippert MJ, Paar O, Danner T (1988) Die rezidivierende Schulterluxation. Zur Sportfähigkeit nach operativer Therapie. Sportverletz Sportschaden 2:100–105
23. Magnusson PB, Stack JK (1943) Recurrent dislocation of the shoulder. J Am Med Assoc 123:889
24. Mauclaire MP (1923) Luxations récidivantes de l'épaule traitées par la capsuleraphie et les greffes ostéopériostiques à la partie inférieure et à la partie antérieure à cheval sur la capsule et sur le rebord glénoidien. Bull Mém Soc Chir 49:1110
25. Mittelmeier H, Nizard M, Heretsch P (1981) Behandlungsergebnisse der habituellen Schulterluxation mit einer modifizierten OP-Technik. Z Orthop 119:422–426
26. Moseley HF (1963) The basic lesion of recurrent anterior dislocation. Surg Clin North Am 43:1631–1635
27. Nicola T (1949) Acute anterior dislocation of the shoulder. J Bone Joint Surg [Am] 31:153–159
28. Osmond-Clarke H (1965) Recurrent dislocation of the shoulder. J Bone Joint Surg [Br] 47:194
29. Plaue R (1981) Die Schultergelenksverrenkung, einschließlich der gewohnheitsmäßigen Schultergelenksverrenkung. Unfallmed Tag 46:17–28
30. Reeves B (1966) Arthrography of the shoulder. J Bone Joint Surg [Br] 48:424–435
31. Reeves B (1969) Acute anterior dislocation of the shoulder. Ann R Coll Surg Eng 44:255–273
32. Rowe CR (1956) Prognosis in dislocations of the shoulder. J Bone Joint Surg [Am] 38:957–977
33. Rowe CR (1980) Acute and recurrent anterior dislocations of the shoulder. Orthop Clin North Am 11:253–270
34. Saha AK (1967) Anterior recurrent dislocation of shoulder. Acta Orthop Scand 68:479–493
35. Saha AK (1978) Rezidivierende Schulterluxation. Enke, Stuttgart (Bücher der Orthopädie, 22)
36. Schellnack K, Büttner K, Garz G, Paul U (1983) Zur operativen Behandlung der rezidivierenden, habituellen und permanenten Schulterluxation. Beitr Orthop Traumatol 30:512–519
37. Schmitt E, Heisel J, Mittelmeier H (1985) Ergebnisse der operativen Behandlung der habituellen Schulterluxation durch eine modifizierte Eden-Lange-Technik. Orthop Praxis 6:512–520
38. Schultze EOP (1914) Die habituellen Schulterluxationen. Arch Klin Chir 104:138–173
39. Stotz S, Gieler U (1987) Die Sonographie als bildgebendes Diagnoseverfahren am Schultergelenk. Therapiewoche 37:3996–4000
40. Symeonides PP (1972) The significance of the subscapularis muscle in the pathogenesis of recurrent anterior dislocation of the shoulder. J Bone Joint Surg [Br] 54:476–483
41. Vogt H, Matter P (1987) Wechselbeziehung zwischen Behandlung und Rezidivhäufigkeit nach erstmalig traumatischer Schulterluxation. Hefte Unfallheilkd 186:127–132

42. Viernstein K (1951) Zur Behandlung der habituellen Schulterluxation. Verh Dtsch Orthop Ges 8:38–121
43. Weber BG (1969) Operative treatment for recurrent dislocation of the shoulder. Preliminary report. Injury 1:107–109
44. Weber BG (1976) Indikation, Technik und Ergebnisse verschiedener Operationsverfahren bei habitueller Schulterluxation. Hefte Unfallheilkd 126:104–112
45. Weber BG (1979) Die gewohnheitsmäßige Schulterverrenkung. Unfallheilkunde 82:413–417
46. Witt AN (1947) Beitrag zur Behandlung der habituellen Schulterluxation. Chirurg 17/18:688–693
47. Zarins B, Boyle JJ (1988) Shoulder arthroscopy and arthroscopic surgery. In: Rowe CR (ed) The shoulder. Churchill Livingstone, New York Edinburgh London Melbourne, pp 79–92

Rotationsosteotomie nach Weber — Indikation, Technik, Ergebnisse

I. Hoellen, G. Hehl, P. Grünler und S. Grenzner

Einleitung

Schon Hippokrates [10] beschrieb eine operative Behandlung der rezidivierenden Schultergelenkluxation: Mit glühendem Eisen wurde eine Narbenplatte zur Verstärkung der vorderen Schultergelenkkapsel herbeigeführt. Mittlerweile sind über 200 Operationsverfahren zur Behandlung der habituellen und rezidivierenden Schulterluxation entwickelt worden.

Nach traumatischer Erstluxation kommt es bei jungen Sportlern in bis zu 95% zu Reluxationen [20, 22].

Ursächlich verantwortlich sind:

- Zerreißungen im Band-Kapsel-Apparat
- Abrisse des Limbus glenoidalis
- knöcherne Pfannenrandabrisse
- Humeruskopfimpressionsfrakturen

Dominierender pathogenetischer Faktor für die rezidivierende Schultergelenkluxation nach traumatischer Erstluxation ist die von Hermodsson 1934 und von Hill und Sachs 1940 beschriebene Humeruskopfimpressionsfraktur, der sog. „Hill-Sachs-Defekt" [8, 9], welcher bei Patienten mit frischen Schulterluxationen in bis zu 72% [3], bei Patienten mit rezidivierender Schultergelenkluxation in bis zu 100% gefunden wird [1, 7, 9, 18, 19, 24]. Bei Abduktion und Außenrotation des Humeruskopfes kommt es zu einer Art „Einklinkmechanismus", der zum Überhebeln des Humeruskopfes über die flache Pfanne führt.

Bei den klassischen Operationsverfahren [3, 13, 23] verhindert die Verstärkung der vorderen Gelenkkapsel die Außenrotation und damit das Einrasten der Impression, die Beweglichkeit des Schultergelenkes wird damit jedoch erheblich eingeschränkt.

Bei der von Weber beschriebenen subkapitalen Rotationsosteotomie wird die Einschränkung der Außenrotationsfähigkeit des Armes durch eine iatrogene Innenrotation des Humeruskopfes kompensiert [25].

Abt. für Unfallchirurgie, Hand-, plastische und Wiederherstellungschirurgie, Universitätsklinik und Poliklinik, Steinhövelstr. 9, W-7900 Ulm, Bundesrepublik Deutschland

Indikation

Die Indikation zur subkapitalen Rotationsosteotomie mit Subskapularisraffung nach Weber ist gegeben bei Reluxation des Schultergelenks ohne adäquates Trauma nach vorangehender traumatischer Schultergelenkerstluxation. Voraussetzung ist der Nachweis eines Hill-Sachs-Defektes und der Ausschluß eines Bankart-Defektes. Ausnahmeindikation ist die habituelle vordere Schultergelenkluxation bei Vorliegen eines großen Hill-Sachs-Defektes.

Präoperative Diagnostik

Die Anamnese gibt Auskunft über Ursache und Zeitpunkt der Erstluxation, das verwandte Repositionsmanöver sowie die Häufigkeit und Ursachen der Reluxationen.

Die klinische Untersuchung muß eine multidirektionale Instabilität sowie eine willkürliche Schultergelenkluxation ausschließen, der positive Apprehensionstest bestätigt die vordere Instabilität.

An technischen Untersuchungen fordern wir:

1. Sonographie
2. Röntgen
3. Arthro-CT

Die Sonographie als nichtinvasive und nicht strahlenbelastende Methode gibt bei entsprechender Erfahrung des Untersuchers sichere Auskunft über das Vorliegen eines Hill-Sachs-Defektes, einer Rotatorenmanschettenruptur sowie eines Labrumabrisses.

Konventionelle Röntgenaufnahmen zeigen knöcherne Bankart-Läsionen, Tuberculum-majus-Abrisse sowie in der Tangentialaufnahme nach Hermodsson die Hill-Sachs-Impression.

Die von uns seit 3 Jahren routinemäßig durchgeführte Computertomographie mit Kontrastmittel dokumentiert mit hoher Sicherheit vordere Band-Kapsel-Zerreißungen in Verbindung mit Labrumabrissen. Des weiteren kommen knöcherne Veränderungen der Schultergelenkpfanne sowie die Hill-Sachs-Impression sicher zur Darstellung.

Operationstechnik

In halbsitzender Position des Patienten wird das Operationsgebiet so abgedeckt, daß der Arm während der Operation frei beweglich bleibt. Der Hautschnitt erfolgt unterhalb des Processus coracoideus zur vorderen Achselfalte im Sulcus deltoideopectoralis. Unter Schonung der V. cephalica wird der

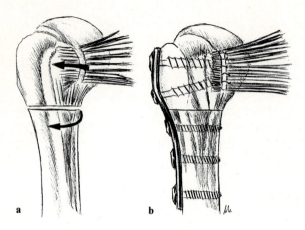

Abb. 1a, b. Operationstechnik

M. deltoideus stumpf nach lateral gedrängt. Nach Durchtrennung der Fascia clavi pectoralis kommt in Außenrotation des Oberarmes die Sehne des M. subscapularis zur Darstellung [2]. Nahe der Insertion am Tuberculum minus wird nach Mobilisation die Sehne mit 2 kräftigen Fäden angeschlungen und durchtrennt (Abb. 1a).

Bei Ausschluß von Veränderungen im Bereich des Pfannenrandes bzw. des Limbus wird auf eine Eröffnung des Gelenkes verzichtet. Die lange Bizepssehne wird dargestellt, lateral davon wird das Periost inzidiert, Hohmann-Hebel werden eingesetzt. Proximal im Humeruskopf wird ein Kirschner-Draht lateral der Bizepssehne, ein weiterer im Winkel von 25° medial davon ca. 2 Querfinger unterhalb der zu wählenden Osteotomie eingebracht. Es wird nun eine schmale 5-Loch-DCP lateral des kranialen Kirschner-Drahtes vorgebogen, die 2 proximalen Löcher werden im Humeruskopf vorgebohrt. Nach nochmaliger Überprüfung des korrekten Sitzes der Hohmann-Hebel wird nun quer subkapital in Höhe des Collum chirurgicum osteotomiert. Der Humerusschaft wird gegenüber dem Kopf nach außen rotiert, bis die Kirschner-Drähte auf einer Höhe liegen. Unter Ausnutzung des Kompressionseffektes werden die bereits vorgebohrten Schrauben im Humeruskopf (Spongiosaschrauben, Großfragment) nicht vollständig eingeschraubt, danach folgt das exzentrische Besetzen des 4. und 5. Plattenloches, und nacheinander das Anziehen der Schrauben. Die Osteotomie gerät dabei unter maximale Kompression. Die angeschlungene Subskapularissehne wird um ca. 1,5 cm überlappend an ihrer Insertionsstelle refixiert (Abb. 1b).

Nachbehandlung

Unmittelbar postoperativ wird das Schultergelenk mit Gilchrist-Verband ruhiggestellt. Nach Redon-Entfernung erfolgt funktionelle Übungsbehandlung des Armes – unter Vermeidung der Außenrotation für 6 Wochen – und krankengymnastische Übungstherapie. Nach knöcherner Konsolidierung der Osteotomie Vollbelastung des Armes. Metallentfernung ca. 1 Jahr postoperativ.

Eigene Ergebnisse

Vom 1. 1. 1986 bis 30. 6. 1991 wurden in der unfallchirurgischen Abteilung der Universitätsklinik Ulm 64 Patienten mit rezidivierenden Schultergelenkluxationen nach der von Weber beschriebenen Methode operiert, 60 von ihnen konnten durchschnittlich 2 7/12 Jahre postoperativ nachuntersucht werden.

Zur Nachuntersuchung haben wir einen standardisierten Erhebungsbogen entwickelt, der die Vorgeschichte, den Operations- und postoperativen Verlauf sowie die subjektiven Beschwerden zum Nachuntersuchungszeitpunkt erfaßt;

Tabelle 1. Bewertungsschema (nach Rowe)

	Punkte
Stabilität	
• Negativer Apprehensionstest Keine Reluxation oder Subluxation	40
• Apprehensionstest positiv, keine Reluxation oder Subluxation	30
• Rezidivierende Subluxation	10
• Reluxation	0
Schmerzen	
• Keine	10
• Wenig	5
• Stark	0
Beweglichkeit	
• Seitengleich frei in allen Ebenen	20
• Nur Außenrotation bis 25% eingeschränkt	15
• Außenrotation bis 50% eingeschränkt, andere Ebenen bis 25% eingeschränkt	5
• Einschränkung in allen Ebenen über 25%	0
Funktion	
• Keine Behinderung bei Sport oder Arbeit	30
• Mäßige Einschränkung bei Sport und Arbeit, Überkopfarbeiten kaum möglich	15
• Deutliche Einschränkung bei Sport und Arbeit, Überkopfarbeiten nicht möglich	0
Mögliche Gesamtpunktzahl	100
Graduierung	
Sehr gutes Ergebnis	90 – 100
Gutes Ergebnis	75 – 89
Befriedigendes Ergebnis	51 – 74
Schlechtes Ergebnis	bis 50

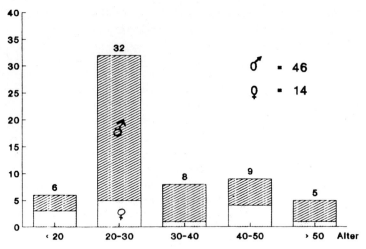

Abb. 2. Alters- und Geschlechtsverteilung (n = 80)

die körperliche Untersuchung umfaßt Funktionstests, die Messung des seitenvergleichenden Bewegungsausmaßes, den neurologischen Befund sowie eine seitenvergleichende isometrische Kraftmessung.

Die Gesamtbeurteilung erfolgt nach dem von Rowe vorgeschlagenen Punkteschema (Tabelle 1).

Unsere Patienten waren zum Operationszeitpunkt im Durchschnitt 26,4 Jahre alt (17–71 Jahre) (Abb. 2).

Es handelt sich um 14 Frauen und 46 Männer. 58 Patienten gaben an, Rechtshänder zu sein, die Arbeitshand ist jedoch nicht bevorzugt von der rezidivierenden Schulterluxation betroffen. 7 Patienten wurden beidseits operiert.

Die Zeitspanne zwischen Erstluxation und operativer Versorgung betrug im Durchschnitt 68 Monate, minimal 3 Monate, maximal 30 Jahre. Im Durchschnitt kamen bis zur Rotationsosteotomie 3 Reluxationen vor, es waren jedoch 26 Patienten in unserem Krankengut, bei denen mehr als 15 Reluxationen aufgetreten waren.

Die stationäre Behandlungsdauer betrug im Durchschnitt 5,2 Tage.

An perioperativen Komplikationen fand sich ein subkutaner Infekt, der durch lokale Revision problemlos zur Ausheilung gebracht wurde, sowie ein tiefes Hämatom nach Metallentfernung, welches ausgeräumt werden mußte. In einem Fall zeigte sich bei der Kontrolle nach 6 Wochen eine Schraubenlockerung als indirektes Zeichen einer Instabilität im Osteotomiebereich. Bei subjektiver Beschwerdefreiheit wurde mit der Belastung noch nicht begonnen, nach 4 Wochen war die Osteotomie knöchern überbrückt. In einem Fall fanden wir eine Pseudarthrose im Osteotomiespalt; die indolente Patientin war zu den vereinbarten Nachkontrollen nicht erschienen, sie war fast beschwerdefrei. Anläßlich der Nachkontrolle, 3,5 Jahre postoperativ, war das Osteosynthesematerial völlig disloziert. Es wurde mittlerweile eine Reosteosynthese mit Anlagerung eines kortikospongiösen Spanes und Schultergelenkmobilisation durchgeführt. Die Pseudarthrose ist mittlerweile knöchern konsolidiert.

Reluxationen

In 7 Fällen wurden anläßlich der Nachuntersuchung Reluxationen festgestellt: 4 Patienten hatten (2 vor, 2 nach Metallentfernung) bei freier Beweglichkeit des Schultergelenkes und subjektiver Beschwerdefreiheit ihre vollen sportlichen Aktivitäten wieder aufgenommen (männliche Patienten zwischen 22 und 27 Jahren). Dabei war es zu erneuten Stürzen mit Außenrotations- bzw. Abduktionstrauma des Schultergelenkes und erneuter vorderer Luxation gekommen (2mal alpiner Skisport, 1mal Sturz vom Pferd, 1mal Sturz beim Bodenturnen). Die Patienten waren auswärts durch Ruhigstellung behandelt worden, erneute Reluxationen waren danach nicht wieder aufgetreten. Bei einem dieser Patienten ließ sich bei der Nachkontrolle eine Subluxation provozieren, der Apprehensionstest war bei den beiden anderen positiv. Bei 3 Patienten waren nach Metallentfernung ohne adäquates Trauma erneut Reluxationen aufgetreten. Der Mechanismus war in allen 3 Fällen eine extreme Außenrotation des Armes (1mal beim Werfen, 2mal beim Schwimmen). Eine Revisionsoperation fand nicht statt, da die Patienten unter Einschränkung ihrer sportlichen Aktivitäten subjektiv beschwerdefrei waren und sich nicht weiterbehandeln lassen wollten. Von den 60 Patienten hatten 47 ein völlig stabiles Schultergelenk. 7 weitere Patienten zeigten einen positiven Apprehensionstest.

Beschwerden

Völlig beschwerdefrei, auch bei Maximalbelastungen in Sport und Arbeit, waren 35 der 60 Patienten; 25 Patienten gaben geringe Beschwerden an, dazu zählten bei mehr als der Hälfte der Patienten auch gelegentliche Wetterfühligkeit und Mißempfindungen im Narbenbereich. 7 Patienten hatten Beschwerden nur bei Extrembelastungen mit Außendrehung des Armes, 6 Patienten gaben Beschwerden bei starker Belastung an. Ruheschmerzen oder Bewegungsschmerzen ohne Belastung hatte keiner der Patienten (Abb. 3).

51 der 60 Patienten gaben an, daß sie ohne Einschränkung wieder sportlich aktiv seien; auch der beruflichen Tätigkeit konnten die meist körperlich arbeitenden Patienten ohne Einschränkung nachgehen (Abb. 3). 24 von diesen 51 Patienten hatten infolge ihrer rezidivierenden Schulterluxationen vor der Operation die sportliche Aktivität praktisch aufgegeben. 6 Patienten gaben an, daß sie aus Angst vor erneuten Schulterluxationen sportliche Aktivitäten, insbesondere Überkopfsportarten, einschränkten. 3 Patienten betrieben keinen Sport mehr und hatten auch den Beruf gewechselt.

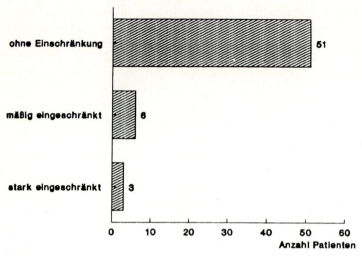

Abb. 3. Beurteilung der Funktion (Sport/Arbeit) (n = 60)

Beweglichkeit

Nacken- und Schürzengriff waren bei allen operierten Patienten frei möglich. 20 Patienten zeigten eine völlig freie Beweglichkeit des operierten Schultergelenkes. 25 Patienten hatten eine geringe Einschränkung der Außenrotation von weniger als 25% im Vergleich zur gesunden Seite, 12 Patienten waren bis zu 50% in der Außenrotation behindert (Abb. 4). 3 Patienten zeigten eine globale Einschränkung der Beweglichkeit; bei diesen 3 Patienten handelte es sich um

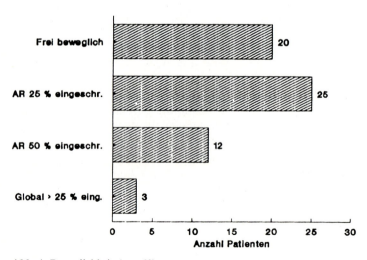

Abb. 4. Beweglichkeit (n = 60)

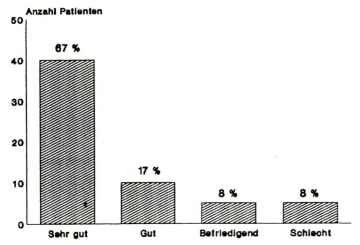

Abb. 5. Ergebnis nach dem Punkteschema nach Rowe (n = 60)

diejenigen, welche die sportlichen Aktivitäten vollständig eingestellt und einen Berufswechsel vorgenommen hatten.

Ergebnisse (nach dem Punkteschema von Rowe) (Tabelle 1, Abb. 5)

Mit mehr als 90 Punkten fand sich nach dem Bewertungsschema bei 36 Patienten ein sehr gutes Ergebnis, mit mehr als 75 Punkten bei 10 Patienten ein gutes Ergebnis, und bei 5 Patienten mit mehr als 50 Punkten ein befriedigendes Ergebnis. Bei 5 Patienten zeigte sich ein schlechtes Ergebnis; darin waren alle Patienten mit Reluxationen sowie 2 Patienten mit Bewegungseinschränkung, positivem Apprehensionstest und subjektiven Beschwerden enthalten.

Subjektive Einschätzung

Anläßlich der Nachuntersuchung wurden die Patienten aufgefordert, subjektiv eine Graduierung in „sehr gut", „zufrieden" und „nicht zufrieden" vorzunehmen; weiter wurden sie gefragt, ob sie sich anläßlich des erreichten Ergebnisses in gleicher Weise wieder operieren lassen würden; erstaunlicherweise waren nur 3 Patienten mit dem Operationsergebnis nicht zufrieden, es handelt sich dabei um 1 Patienten mit Reluxation sowie 2 Patienten mit Belastungsbeschwerden und Bewegungseinschränkung im Schultergelenk. Auch die 2 anderen Patienten mit erneuten Luxationen waren insgesamt zufrieden; es handelt sich dabei jedoch auch um Patienten, die eine lange präoperative Anamnese mit mehr als 15 Luxationen vor der Rotationsosteotomie hatten.

Diskussion

Mit der Rotationsosteotomie nach Weber steht ein Operationsverfahren für rezidivierende Schultergelenkluxationen zur Verfügung, das unseres Erachtens auch von in der Schulterchirurgie weniger erfahrenen Operateuren problemlos durchgeführt werden kann, zumal das benötigte Instrumentarium an allen unfallchirurgisch tätigen Kliniken vorhanden ist.

Voraussetzung für ein gutes Resultat ist die auf einwandfreier präoperativer Diagnostik basierende Indikationsstellung, d. h. Vorliegen einer posttraumatischen Reluxation mit Nachweis eines Hill-Sachs-Defektes und Ausschluß eines Bankart-Defektes.

In unserer Nachuntersuchung fanden wir insgesamt 7 postoperative Reluxationen, davon waren 4 durch erneute adäquate Unfallmechanismen entstanden und daher nicht der Operationsmethode anzulasten. Es bleibt eine postoperative Reluxationshäufigkeit von 5% (3 Patienten). Auch wenn diese Häufigkeit der durchschnittlichen postoperativen Luxationen den Literaturangaben [26] auch anderer Operationsverfahren [11, 14–16, 21] entspricht, stellt sich die Frage nach den Ursachen der Reluxationen:

In unserem Krankengut fällt bei standardisiertem operativem Vorgehen die große Zahl der Operateure bei der Rotationsosteotomie (11) und bei der Metallentfernung (23) auf. Alle Reluxationen traten nach Metallentfernung auf; möglicherweise war es dabei zu Verletzungen im Bereich des Ansatzes des M. subscapularis gekommen. Bei diesen Patienten war auch präoperativ eine Bankart-Läsion nicht sicher ausgeschlossen worden, da eine routinemäßige Arthro-CT erst seit 1990 durchgeführt wurde.

Im Gegensatz zu anderen Autoren [6, 26] finden wir in unserem Patientengut eine deutliche Einschränkung der Außenrotationsfähigkeit. Dies führt auch insgesamt zu einem schlechteren Ergebnis nach dem Rowe-Schema, als von Fischer [6] und Weber [26] angegeben. Ursache könnte eine zu vorsichtige Nachbehandlung mit langfristiger Vermeidung der Außenrotation sein, was zu Schrumpfungsprozessen der Gelenkkapsel führt. Die subjektive Einschätzung der Patienten mit 95% gut oder sehr gut ist sehr zufriedenstellend, ebenso die in über 80% der Patienten erzielte volle Sportfähigkeit.

Für die rezidivierende Schultergelenkluxation mit großem Hill-Sachs-Defekt und Ausschluß einer Bankart-Läsion ist unseres Erachtens die Rotationsosteotomie nach Weber mit Subskapularisraffung weiterhin die Methode der Wahl.

Literatur

1. Adams JC (1948) Dislocation of the shoulder. J Bone Joint Surg [Br] 30/1:26–38
2. Bauer R, Kerschbaumer F, Poisel S (1986) Operative Zugangswege in Orthopädie und Traumatologie. Thieme, Stuttgart
3. Connolly JF (1972) Humeral head defects associated with shoulder dislocations: their diagnostic and surgical significants. Am Orthop Res 21:42–54

4. Fischer M (1988) Subkapitale Humerus-Rotationsosteotomie nach Weber bei vorderer habitueller Schulterluxation. Hefte Unfallheilkd 195:199–204
5. Fischer M, Hardegger F (1992) Die Humerusdrehosteotomie nach Weber bei vorderer habitueller Schulterluxation. In: Die Schulter. Thieme, Stuttgart
6. Hall RH, Isaac F, Booth CR (1959) Dislocation of the shoulder with special reference to accompanying small fractures. J Bone Joint Surg [Am] 41:489–494
7. Hermodsson I (1934) Röntgenologische Studien über die traumatischen und habituellen Schultergelenkverrenkungen nach vorne und unten. Acta Radiol [Suppl] 20
8. Hill HA, Sachs MD (1940) The groved defect of the humeral head: frequently unrecognized complication of dislocation of the shoulder joint. Radiology 35:690–700
9. Hippokrates (1927) Works of Hippokrates with an English translation by WHS Johnes and ET Withington. Heinemann, London
10. Kohlmann H (1987) Ergebnisse der operativen Therapie der rezidivierenden Schulterluxation mit einer modifizierten Operationstechnik nach Putti-Platt. Hefte Unfallheilkd 186:392–396
11. Madler M, Mayer B, Klein L, Habermeyer P, Huber R (1988) Wertigkeit von konventioneller Röntgendiagnostik und Computertomographie im Nachweis von Hill-Sachs-Defekten und knöchernen Bankartläsionen bei rezidivierender Schultergelenkluxation. Fortschr Röntgenstr 148/4:384–389
12. Magnuson PB (1945) Treatment of recurrent dislocation of the shoulder. Surg Chir Am 25:14–20
13. May VR (1970) Modified Bristow operation for anterior recurrent dislocation of the shoulder. J Bone Joint Surg [Am] 52:1010–1016
14. Melzer CP, Krödel A, Refior HJ (1986) Klinische und röntgenologische Spätergebnisse nach operativer Behandlung der habituellen Schulterluxation in der Technik nach M. Lange. Z Orthop 124:703–706
15. Morrey BF, Janes JM (1976) Recurrent anterior dislocation of the shoulder. Long term in follow up of the Putti-Platt and Bankart procedures. J Bone Joint Surg [Am] 58:252–256
16. Paar O, Smagal V, Reiser M, Bernett P (1987) Ergebnisse nach subkapitaler Rotationsosteotomie wegen rezidivierender Schulterluxation. Hefte Unfallheilkd 186:402–405
17. Palmer J, Widen A (1948) The bone block method for recurrent dislocation of the shoulder joint. J Bone Joint Surg [Br] 30:53–58
18. Rokous JR, Feagin JA, Abbott HG (1972) Modified axillary roentgenogram. Clin Orthop 82:84
19. Rowe CR (1956) Prognosis in dislocations of the shoulder. J Bone Joint Surg [Am] 38:957–977
20. Rowe CR, Patel D, Southmayed WW (1978) The Bankart procedure. J Bone Joint Surg [Am] 60:1–16
21. Rowe CR (1980) Acute and recurrent anterior dislocation of the shoulder. Orthop Clin North Am 11:253–269
22. Saha AK (1981) Recurrent dislocation of the shoulder. Physiopathology and operative corrections, 2nd edn. Thieme, Stuttgart
23. Warren RF (1983) Subluxation of the shoulder in athletes. Clin Sports Med II/2:339–354
24. Weber BG (1969) Operative treatment for recurrent dislocation of the shoulder. Injury 1:107–109
25. Weber BG, Simpson LA, Hardegger F (1984) Rotational humeral osteotomy for recurrent anterior dislocation of the shoulder associated with a large Hill-Sachs-lesion. J Bone Joint Surg [Am] 66:1443–1449

Indikation und Technik der modifizierten Operation nach Bankart unter Verwendung des Mitek-Titan-Ankers

H. Georgousis[1], R. T. Müller[1] und W. A. Wallace[2]

Einleitung und Indikation

Zur Behandlung der rezidivierenden anterioren Schulterinstabilität wurden zahlreiche Verfahren mit unterschiedlichen Erfolgsraten entwickelt [6, 9]. Bankart [2] erkannte bereits 1923 die Abscherung des anterior-inferioren Kapsel-Labrum-Komplexes vom Glenoid als eine wesentliche Läsion bei der vorderen glenohumeralen Instabilität. Diese nach Bankart benannte Läsion ist in 85% der Fälle [15] bei der anterioren Schulterinstabilität vorzufinden.

Zahlreiche Studien [7, 11, 12, 18] haben die funktionell wichtige Rolle der bei der Bankart-Läsion verletzten anterior-inferioren Kapsel-Labrum-Strukturen bei der Stabilisierung des Glenohumeralgelenkes gezeigt. Insbesondere wurde auf die Wichtigkeit des Lig. glenohumerale inferius mit seiner Aufhängung am Labrum glenoidale und seine stabilisierende Rolle beim abduzierten und außenrotierten Arm hingewiesen.

Diese ätiologischen Erkenntnisse führten beim Vorfinden einer Bankart-Läsion zum therapeutischen Prinzip der anatomischen Rekonstruktion am Ort des Geschehens.

Dies erfolgt mit ausgezeichneten Ergebnissen [15] und sehr geringen Funktionseinbußen des Schultergelenkes mit der von Bankart selbst beschriebenen Operationstechnik [2, 3], so daß dieses Verfahren heutzutage für viele als Referenztechnik gilt. Bei der Originaltechnik werden nach Schaffung von gebogenen Knochenkanälen am Glenoidrand, die durch die Knorpelfläche ziehen, die Verankerungsfäden gelegt. Dieser Schritt bleibt trotz einer Vielzahl entwickelter Hilfsmittel wie Zangen, gebogenen Pfrieme, spezielle Bohrer und Osteotome [1, 15–17] technisch anspruchsvoll. Die Knochenbrücken können in seltenen Fällen ausreißen. In jedem Fall kommt es zu einer Beeinträchtigung des Glenoidknorpels.

---

[1] Orthopädische Univ.-Klinik, Universität-GHS-Essen, Hufeland Str. 55, W-4300 Essen 1, Bundesrepublik Deutschland
[2] Dept. of Orthopaedic and Accident Surgery, University Hospital, Queen's Medical Centre, Nottingham, UK

Dies hat zu einer Vielfalt von technischen Modifikationen geführt, die über Stifte [13, 19], Metallklammern [4, 5, 8], Metallplatten [10] bis zu Schrauben [20] reichen. Jede dieser Methoden ist mit spezifischen Vor- und Nachteilen behaftet [20]. In den weiteren Bemühungen, eine Modifizierung der Technik, unter Vermeidung der gebogenen Knochenkanäle und Verzicht auf große metallische Implantate und der damit verbundenen Probleme, zu erreichen, wurden in letzter Zeit verschiedene Nahtverankerungstechniken entwickelt, welche nach ähnlichem Prinzip arbeiten. Zu erwähnen sind hierbei die Techniken für Acufex-Tag, Mitek GII-Anker, Statak-Anker (Zimmer), und die von uns klinisch angewandte und hier vorzustellende Technik für Mitek-Anker.

Das Implantat: Verankerungsprinzip

Der Mitek-Anker ist ein kleines metallisches Implantat mit 2 Komponenten: ein Titankörper und ein Nitenol-(Nickel-Titan-)Bogen (Abb. 1). Der Anker wird mit einem vorzugsweise nicht resorbierbaren Faden armiert, welcher durch ein Loch im Titankörper zieht. Ankergrößen richten sich nach der Stärke des zu verwendenden Nahtmaterials (0, 2, 2/0, 4/0). Der Nitenol-Bogen besitzt elastische Formbestandseigenschaften, die es ihm ermöglichen, während der Einführung in das Bohrloch sich zu strecken, um dann wiederum seine gebogene Form anzunehmen, welche die Basis der Verankerung im subkortikalen Knochen darstellt (Abb. 1).

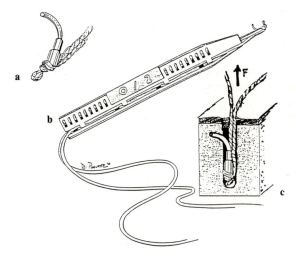

Abb. 1. a Der Nahtanker hat einen Nitenol-Bogen, der an einem Titankörper befestigt ist. In dem Körper befindet sich ein Loch, durch welches das Nahtmaterial gezogen und verknotet wird. b Der mit einer Naht armierte Anker wird in den Bohrkanal mit Hilfe eines Setzinstrumentes plaziert. c Der Ankerbogen verhakt sich durch Zug (F) in der subkortikalen Spongiosa

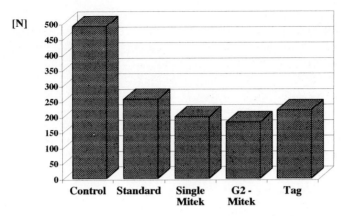

Abb. 2. Graphische Darstellung der erzielten Stabilitätswerte für verschiedene Bankart-Techniken an Leichenschultern. Kontrollgruppe ist die intakte anatomische Situation

Biomechanische Tests: Verankerungsstabilität

Eigene biomechanische Tests des Erstautors in der Arbeitsgruppe um W. A. Wallace in Nottingham/U. K. an nach Alter, Geschlecht und Seite randomisierten 50 Leichenschultern haben gezeigt, daß die vorgestellte Technik mit Mitek-Ankern in bezug auf die Stabilität der operativ erzielten Bankart-Rekonstruktion nicht wesentlich – zumindest statistisch (Student-T-Test) – nicht signifikant von anderen modifizierten Bankart-Techniken [Mitek-GII (182±73 N) und Acufex-Tag-Dübel (220±93 N)] differiert (Abb. 2). Alle modifizierten Techniken konnten ähnliche Stabilitätswerte im Vergleich zu Standard-Bankart-Technik (255±44 N), welche nach Rowe et al. [15] durchgeführt wurde, erbringen, sie waren jedoch statistisch signifikant schwächer ($p < 0{,}015$). Diese Signifikanz konnte lediglich für die Acufex-Tag-Gruppe nicht dargestellt werden.

Zusammenfassend konnte in Übereinstimmung mit anderen Arbeitsgruppen [14] festgestellt werden, daß der Mitek-Naht-Anker im glenoidalen Knochen für eine ausreichende Fixation zur Heilung der Weichteile sorgt.

Operationstechnik

Es erfolgt die übliche Beach-chair-Lagerung des Patienten unter Verwendung eines deltoideopektoralen Zuganges zur Darstellung der vorderen Kapsel nach der von Rowe et al. [15] beschriebenen Technik. Dabei wird jedoch auf eine regelmäßige Osteotomie des Korakoids verzichtet. Die jetzt dargestellte Kapsel wird durch vertikale Inzision (knapp lateral des Glenoidrandes) eröffnet. Das

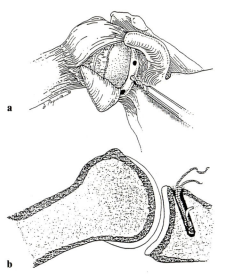

Abb. 3. a Es werden 3 Bohrlöcher am Glenoidrand plaziert; hier bei ca. 1, 3 und 5 Uhr. **b** Die Bohrlöcher werden vom vorderen Glenoidrand in Richtung Glenoidhals ausgerichtet. Die Nahtanker werden mit den Bögen von der Glenoidfläche abgewandt plaziert. Der Gelenkknorpel wird nicht verletzt. (Modifiziert nach [14])

Gelenk wird nun inspiziert, die Bankart-Läsion identifiziert und der vordere Glenoidrand dargestellt und angefrischt.

Es erfolgt jetzt die Plazierung von üblicherweise 3 Bohrlöchern, beginnend von unten (ca. 5 Uhr) nach oben im Abstand von 10–15 mm und ca. 0–2 mm medial des Glenoidrandes. Dabei werden die speziell entsprechend den Ankergrößen im Set mitgelieferten Bohrer verwandt, welche eine definierte Bohrtiefe ermöglichen (2 Anker; 2,7-mm-Bohrer; 2 cm Tiefe) und für eine Abschrägung des Bohrlochrandes sorgen, um die Reibung der Naht am Rand zu reduzieren (Abb. 1). Die Bohrlöcher werden dabei in einem sicheren Winkel weg von der Glenoidfläche gesetzt (Abb. 3).

Mit dem Setzinstrument werden jetzt die mit Fäden armierten Anker, unter Vermeidung von Drehbewegungen, in die Bohrlöcher eingeführt (Abb. 4). Dabei wird darauf geachtet, daß der Bogen des Ankers weg vom subchondralen Knochen und in Richtung Spongiosa des Glenoidhalses zeigt (Abb. 3).

Das Setzinstrument wird nun entfernt; nach einer kurzen Wartezeit (ca. 10 s), welche der Remodellierung der Bogenform des Ankers dient, wird der Anker durch leichten Zug an den Fäden (ca. 5 kg) in der subkortikalen Spongiosa verklemmt. Die über die Anker gesicherten Fäden werden nun zur anatomischen Refixierung des Kapsel-Labrum-Komplexes verwandt (Abb. 4). Es bleibt anzumerken, daß an dieser Stelle bei entsprechend zusätzlich vorliegender Kapselpathologie diese durch Raffung bzw. eine Kapselplastik mitversorgt werden kann. Die durchtrennte Subskapularissehne wird End-zu-End vernäht und die Operation mit dem Wundverschluß beendet.

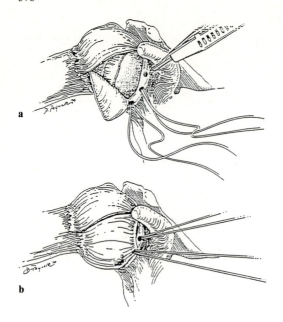

Abb. 4. a Jeder Anker ist mit doppelter Naht armiert. **b** Es erfolgt anatomische Refixierung des Kapsel-Labrum-Komplexes. Bei Bedarf kann zusätzliche Raffung der inferioren Kapsel erfolgen. (Modifiziert nach [14])

Nachbehandlung

Diese entspricht unserem bisherigen Nachbehandlungsschema: Die Immobilisierung der Schulter erfolgt in einem modifizierten Gilchrist-Verband für 3 Wochen. Isometrische Kräftigung der Schultermuskeln mit Ausnahme der Innenrotatoren und Mobilisierung des Ellenbogens und Handgelenkes werden am 1. postoperativen Tag begonnen. Ab der 3. Woche erfolgt die aktiv assistive Übungsbehandlung unter Schulterniveau bei Vermeidung der Außenrotation. Ab der 6. Woche Freigabe in allen Ebenen. Sport kann ab dem 3. Monat, Kontaktsportarten können ab dem 6. Monat betrieben werden.

Zusammenfassung

Die vorgestellte Modifikation der Operation nach Bankart unter Verwendung von Mitek-Ankern ist in unserer bisherigen Erfahrung als deutliche technische Erleichterung im Hinblick auf eine suffiziente Bohrlochfixierung des zu reinserierenden Kapsel-Labrum-Komplexes im Vergleich zur Standardtechnik zu bewerten. Die biomechanischen Tests zeigen ausreichende Verankerungsstabilitäten im glenoidalen Knochen. Eine Beeinträchtigung des glenoidalen Knorpels wird vermieden. Eine Änderung des Nachbehandlungsschemas ist nicht notwendig.

Erste eigene Zwischenergebnisse sowie die anderer Arbeitsgruppen [14] bei einem bisher noch insgesamt kleinen Patientenkollektiv entsprechen denen der

Standardtechnik und sind somit sehr ermutigend. Die endgültige Effektivität dieser und anderer technischer Modifikationen jedoch werden erst prospektive Langzeitstudien zeigen können.

Literatur

1. Alfred KS (1950) A simplified drill for the Bankart operation. J Bone Joint Surg [Am] 32:943
2. Bankart ASB (1923) Recurrent or habitual dislocation of the shoulder joint. Br Med J 2:1132–1133
3. Bankart ASB (1938) The pathology and treatment of recurrent dislocation of the shoulder joint. Br J Surg 26:23–29
4. Boyd HB, Hunt HL (1957) Recurrent dislocation of the shoulder, the staple capsulorraphy. J Bone Joint Surg [Am] 47:1514–1520
5. Du Toit GT, Roux D (1956) Recurrent dislocation of the shoulder. A 24-year study of the Johannesburg stapling operation. J Bone Joint Surg [Am] 38:1–12
6. Freeman III BL (1992) Recurrent dislocations. In: Crenshaw AH (ed) Campbell's operative orthopaedics, vol 2, 5th edn. Mosby, St. Louis, pp 1408–1490
7. Galinat BJ, Howell SM (1987) The containment mechanism: The primary stabilizer of the glenohumeral joint. Read at the 54th AAOS meeting, SF/CA, Jan. 1987
8. Matthews LS, Vetter WL, Oweida SJ et al. (1988) Arthroscopic Staple capsulorraphy for recurrent anterior shoulder instability. Arthroscopy 4:106–111
9. Matsen III FA, Thomas ST, Rockwood CA (1990) Glenohumeral instability. In: Rockwood CA, Matsen III FA (eds) The shoulder, vol 1. Saunders, Philadelphia, pp 577–612
10. Mosley HF (1969) Shoulder lesions, 3rd edn. Livingston, Edinburgh, p 199
11. Mosley HF, Overgaard B (1962) The anterior capsular mechanism in recurrent anterior dislocation of the shoulder. Morphological and clinical studies with special reference to the glenoid labrum and the glenohumeral ligaments. J Bone Joint Surg [Am] 44:913–927
12. O'Brian SJ, Neves MC, Arnoczky SP et al. (1990) The anatomy and histology of the inferior glenohumeral ligament complex of the shoulder. Am J Sports Med 18:449–456
13. Reider B, Inglis AE (1982) Brief note, the Bankart procedure modified by the use of prolene pull-out sutures. J Bone Joint Surg [Am] 64:628–629
14. Richmond JC, Donaldson WR, Fu F, Harner CD (1991) Modification of the Bankart reconstruction with a suture anchor. Am J Sports Med 19:343–346
15. Rowe CR, Patel D, Southmaid WW (1978) The Bankart procedure, a long-term end-result study. J Bone Joint Surg [Am] 60:1–16
16. Rowe CR, Zarins B (1981) Recurrent transient subluxation of the shoulders. J Bone Joint Surg [Am] 63:863–872
17. Schwartz DJ (1968) The Bankart shoulder repair made easier. Clin Orthop 56:69–72
18. Turkel SJ, Panie MW, Marshall JL, Girgis RJ (1981) Stabilizing mechanisms preventing anterior dislocation of the glenohumeral joint. J Bone Joint Surg [Am] 63:1208–1217
19. Viek P, Bell BT (1959) The Bankart shoulder reconstruction, the use of pull-out wires and other practical details. J Bone Joint Surg [Am] 41:236–342
20. Zuckerman JD, Matsen FA (1984) Complications about the glenohumeral joint to the use of screws and staples. J Bone Joint Surg [Am] 66:175–180

CT-Arthrographie der Schulter nach operativer Versorgung ventraler Instabilitäten

K.-F. Kreitner[1], M. Lehmann[2], H. Schild[1] und P. Kirschner[3]

Einleitung

Zur Therapie ventraler Schulterinstabilitäten stehen verschiedenste Operationsverfahren zur Verfügung, wobei sich bis heute kein Verfahren eindeutig durchgesetzt hat. Obwohl als Behandlungsziele die Verhinderung der Reluxation und die möglichst vollständige Erhaltung der Schulterfunktionen allgemein anerkannt sind, wird der Operationserfolg immer noch vorwiegend an der Reluxationsrate gemessen. Liegt diese durchschnittlich bei ca. 3%, ist der Anteil an Schultergelenken mit bleibenden Funktionseinschränkungen sicher höher [5, 11, 12, 19].

In der vorliegenden Untersuchung wurden Patienten, die sich einem einheitlichen Operationsverfahren unterzogen, sowohl klinisch als auch CT-arthrographisch nachuntersucht. Unter anderem sollte überprüft werden, inwieweit postoperativ durchgeführte CT-Arthrographien Aussagen über residuelle oder neu aufgetretene Instabilitäten und über den Funktionszustand des Schultergelenkes ermöglichen.

Patientengut und Methodik

25 Patienten (21 Männer und 4 Frauen) im Alter von 20–65 Jahren (Durchschnitt 32 Jahre), konnten nach einem postoperativen Intervall von durchschnittlich 4,1 Jahren (1–7 Jahre) untersucht werden. Bei ihnen war eine Knochenspanplastik in modifizierter Technik nach Lange [9] durchgeführt worden.

Die Beurteilung des Operationsergebnisses erfolgte nach dem von Rowe u. Zarins [18] vorgeschlagenen Bewertungsschema. Subluxationen nach ventral

---

[1] Klinik mit Poliklinik für Radiologie, Johannes Gutenberg-Universität Mainz, Langenbeckstr. 1, W-6500 Mainz, Bundesrepublik Deutschland
[2] Abteilung für Orthopädische Chirurgie und Traumatologie, Kantonsspital, CH-4101 Basel-Bruderholz
[3] Abt. für Unfallchirurgie, St. Vincenz- und Elisabeth-Hospital Mainz, An der Goldgrube 11, W-6500 Mainz, Bundesrepublik Deutschland

oder dorsal wurden klinisch mit Hilfe der von Gerber u. Ganz [3, 4] und Rowe et al. [17, 18] angegebenen Apprehension-, sowie vorderen und hinteren Schubladentests festgestellt.

Das Vorgehen bei der CT-Arthrographie wurde bereits an anderer Stelle ausführlich beschrieben [8]. Zur Optimierung der räumlichen Auflösung wurden alle Bilddaten in einem Rohdatenspeicher gesammelt und danach seitengetrennt rekonstruiert. Die nicht-operierte, „gesunde" Schulter diente unter der Annahme symmetrischer Gelenkverhältnisse als präoperatives Korrelat zur traumatisch und/oder operativ veränderten Schulter.

Ergebnisse

Aus Tabelle 1 geht die Bewertung der Operationsergebnisse nach den von Rowe u. Zarins [18] angegebenen Kriterien hervor.

Postoperativ bestehende Instabilitäten wurden bei 12 Patienten festgestellt. Wenngleich Reluxationen nach ventral nicht mehr auftraten, so konnte durch die genannten Funktionstests bei 10 Patienten eine residuelle ventrale Subluxation nachgewiesen werden. Bei 6 von 10 Patienten lag in der CT-Arthrographie ein pathologischer Befund am medialen skapulären Ansatz der Gelenkkapsel vor (Abb. 1). In 3 Fällen fand sich eine ausgedehnte Raffung der ventralen Kapsel, in einem weiteren Fall konnten die kapsulären Strukturen durch exzessive Luftübertritte in die Weichteile nicht ausreichend beurteilt werden. Eine Ablösung der ventralen Gelenkkapsel von der Skapula wurde bei 1 von 15 Patienten mit ventral stabilem Schultergelenk festgestellt.

Bezüglich des Nachweises residueller ventraler Instabilitäten ergab sich somit in 20 von 25 Fällen (80%) eine Befundkorrelation zwischen CT-Arthrographie und klinischer Untersuchung. Hintere Instabilitäten lagen in 3 Fällen vor, in einem Fall war diese kombiniert mit einer residuellen ventralen Instabilität (Abb. 2). CT-arthrographisch konnten in allen Fällen pathologische Veränderungen des dorsalen Labrum glenoidale, verbunden mit einem mehr oder weniger ausgeprägten dorsalen Kapselrezessus, nachgewiesen werden.

Tabelle 1. Bewertung der Operationsergebnisse aus klinischer Sicht

Ergebnis	Traumatische Instabilität		Atraumatische Instabilität		Gesamt	
	n	%	n	%	n	%
Sehr gut	5	46	1	7	6	24
Gut	2	18	–	–	2	8
Ausreichend	4	36	3	21	7	28
Schlecht	–	–	10	71	10	40
Gesamt	11	100	14	100	25	100

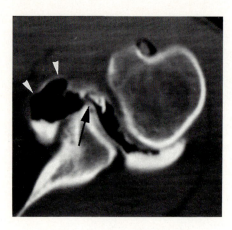

Abb. 1. 25jähriger Patient mit postoperativ residueller ventraler Subluxation. Abriß des ventralen Labrum glenoidale (→) und präskapuläre Taschenbildung (▶); extraskapuläre Spanresorption

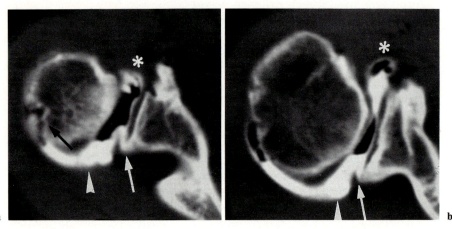

Abb. 2a, b. 31jährige Patientin mit postoperativer bidirektionaler Instabilität. Raffung der ventralen Kapsel (*), Abriß des dorsalen Labrum glenoidale (*weißer Pfeil*) und weite dorsale Gelenkkapsel (▶); Hill-Sachs-Läsion (*schwarzer Pfeil*). **a** Schnitt durch das obere Gelenkdrittel, **b** Schnitt durch das mittlere Gelenkdrittel

10 von 12 Patienten mit einem postoperativ schmerzhaften Schultergelenk wiesen z. T. ausgedehnte Raffungen der ventralen Gelenkkapsel auf. In der Regel war dies mit einer mehr oder weniger starken Einschränkung der Schulterfunktion verbunden. Funktions- und Bewegungseinschränkungen der Schulter wurden aber auch bei normal weiter Kapsel und bei präskapulären Taschenbildungen vorgefunden, so daß von der Weite der ventralen Kapsel nicht auf das Ausmaß einer Funktionseinschränkung geschlossen werden konnte.

Die Analyse der operativ veränderten Pfannenmorphologie zeigte in allen Fällen einen Einbau des autologen kortikospongiösen Knochenspanes. In 4 von 25 Fällen fand sich eine vollständige, in 3 von 25 Fällen eine partielle Re-

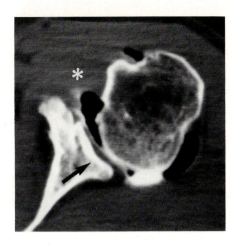

Abb. 3. Glenoidale Knickbildung als präarthrotische Deformität (→), Raffung der ventralen Gelenkkapsel (*)

sorption des extraskapulären Spananteils. Durch den eingebauten Span kam es in 4 von 25 Fällen zu einer Zunahme der Pfannenkrümmung und bei 7 von 25 Patienten zu einer Ventralisation der Gelenkpfanne. Glenoidale Knickbildungen (Abb. 3) und zur Inkongruenz der Gelenkflächen führende Stufenbildungen wurden bei jeweils 5 Patienten beobachtet, so daß präarthrotische Deformitäten bei insgesamt 10 von 25 Patienten (40%) vorlagen.

Präoperativ lag eine durchschnittliche Retroversion des Glenoids von 2,8°, postoperativ von 10,8° vor, so daß eine im Mittel um 8° zunehmende Retroversion erzielt wurde. Posterolaterale Humeruskopfimpressionsfrakturen wurden bei 20 von 25 Patienten, eine reverse Hill-Sachs-Läsion bei einem Patienten beobachtet.

Diskussion

Die hohe diagnostische Treffsicherheit der CT-Arthrographie bei glenohumeralen Instabilitäten konnte in mehreren Studien belegt werden [1, 2, 7, 15, 21]. Über CT-arthrographische Untersuchungen nach rekonstruktiven Schultereingriffen gibt es bislang nur wenige Erfahrungen [20]. Danach ist die CT-Arthrographie in der Lage, bei neu aufgetretenen Instabilitätsrichtungen oder bei Reluxationen die zugrundeliegenden pathomorphologischen Substrate aufzuzeigen.

In der vorliegenden Untersuchung konnten dorsale Instabilitäten durch den Nachweis von Labrumläsionen und das Vorliegen eines weiten dorsalen Gelenkrezessus erfaßt werden. Die genaue klinische Untersuchung ergab, daß bei 2 Patienten eine präoperativ nicht erkannte multi- bzw. bidirektionale Instabilität bestanden hat. Durch die somit fehlindizierte ventrale Stabilisierung kam es postoperativ zur Intensivierung der hinteren Instabilität. Im 3. Fall lag primär eine atraumatische ventrale Instabilität vor. Durch eine starke Raffung der ventralen Gelenkkapsel sowie durch eine um 18° zunehmende Retroversion der Gelenkpfanne entwickelte sich eine sekundäre hintere Instabilität.

Bezüglich des Nachweises residueller ventraler Instabilitäten korrelierte die CT-Arthrographie nur in 80% mit der Klinik. Dies lag hauptsächlich daran, daß bei ausgedehnten Kapselraffungen eine pathologische Kapselinsertion an der Skapula nicht mehr nachgewiesen werden konnte. Sichere Aussagen zu Funktionsausmaß bzw. -einschränkung und Bewegungsumfang der operierten Schulter sind CT-arthrographisch nicht möglich. Allerdings weist eine ausgedehnte Kapselraffung auf ein schlechtes klinisches Ergebnis hin. Dies stimmt mit den Erfahrungen anderer Arbeitsgruppen überein [5, 11].

Die axiale Schnittführung der CT erlaubt eine überlagerungsfreie Darstellung der operativ veränderten Pfannenmorphologie. Deren Analyse zeigt, daß die durch das Operationsverfahren angestrebte Zunahme der Pfannenkrümmung [9, 12] zur Korrektur einer zu flachen Pfanne nur bei 4 von 25 Patienten erreicht wurde. Statt dessen kam es z. T. zu ausgedehnten Retroversionen des Glenoids, die im Einzelfall in Verbindung mit einer ausgedehnten Weichteilraffung das Auftreten einer hinteren Instabilität begünstigen können. Obwohl fortgeschrittene sekundärarthrotische Veränderungen nach einem durchschnittlichen postoperativen Intervall von 4 Jahren nicht nachzuweisen waren, wiesen 10 von 25 Patienten (40%) zur Arthrose disponierende glenoidale Stufen- oder Knickbildungen auf. Über ähnliche Erfahrungen berichten Melzer et al. [12], die nach einer durchschnittlichen Beobachtungszeit von 13,5 Jahren bei 12 von 21 Patienten (57%) sekundärarthrotische Veränderungen sahen.

Schlußfolgerungen

Neu aufgetretene Instabilitätsrichtungen bzw. Reluxationen nach operativer Schulterrekonstruktion stellen eine Indikation zur Durchführung einer CT-Arthrographie des Schultergelenkes dar. Ihr Einsatz ist bei einem schlechten postoperativen Ergebnis als Ergänzung zur klinischen Untersuchung gerechtfertigt, wenn sich hieraus therapeutische Konsequenzen ergeben. Die CT-Arthrographie gestattet nach Knochenblockoperationen eine exzellente Beurteilung der operativ veränderten Pfannenmorphologie.

Literatur

1. Callaghan JJ, McNiesh LM, Dehaven JP, Savory CG, Polly DW (1988) A prospective comparison study of double contrast computed tomography (CT) arthrography and arthroscopy of the shoulder. Am J Sports Med 16:603–809
2. Deutsch AL, Resnick D, Mink JH et al. (1984) Computed and conventional arthrotomography of the glenohumeral joint: normal anatomy and clinical experience. Radiology 153:603–609

3. Gerber Ch, Ganz R (1984) Clinical assessment of instability of the shoulder. With special reference to anterior and posterior drawer tests. J Bone Joint Surg [Br] 66:551–556
4. Gerber Ch, Ganz R (1986) Diagnostik und kausale Therapie der Schulterinstabilitäten. Unfallchirurg 89:418–428
5. Hawkins RH, Hawkins RJ (1985) Failed anterior reconstruction for shoulder instability. J Bone Joint Surg [Br] 67:709–714
6. Helweg G, Nedden zur D, Oberhauser A, Knapp R, Resch H (1991) Postoperative computed tomographic examination of the shoulder. Eur Radiol [Suppl] 1:77
7. Kreitner K-F, Lehmann M, Zapf S, Wenda K, Schild H (1990) Möglichkeiten der CT-Arthrographie in der Diagnostik von Schulterinstabilitäten. Fortschr Röntgenstr 153:510–515
8. Kreitner K-F, Lehmann M, Mildenberger P, Kirschner P, Schild HH (1991) CT-Arthrographie der Schulter nach operativer Versorgung ventraler Instabilitäten. Fortschr Röntgenstr 155:299–304
9. Lange M (1957) Die habituelle Schulterluxation. Wiederherstell Chir Trauma 4:32–43
10. Lehmann M (1991) Modifizierte Knochenspanplastik nach M. Lange zur Therapie rezidivierender Schulterluxationen. Klinische und radiologische Ergebnisse. Inauguraldissertation, Mainz
11. McAuliffe TB, Pangayatselvan T, Bayley I (1988) Failed surgery for recurrent anterior dislocation of the shoulder. J Bone Joint Surg [Br] 70:798–801
12. Melzer C, Manz P, Krödel A, Stürz H (1989) Operative therapy for recurrent shoulder dislocation with special regard to long-term clinical and radiological results using M. Lange technique. Arch Orthop Trauma Surg 108:107–111
13. Moseley HF, Övergaard B (1962) The anterior capsular mechanism in recurrent anterior dislocation of the shoulder. J Bone Joint Surg [Br] 44:913–927
14. Neer CS, Foster CR (1980) Inferior capsular shift for involuntary inferior and multidirectional instability of the shoulder. J Bone Joint Surg [Am] 62:897–908
15. Rafii M, Minkoff J, Bonamo J, Firooznia H, Jaffe L, Golimbu C, Sherman O (1988) Computed tomography (CT arthrography) of shoulder instabilities in athletes. Am J Sports Med 16:352–361
16. Rockwood CA jr, Gerber Ch (1985) Die multidirektionale Schulterinstabilität als Hauptursache für Fehlergebnisse uniplanarer Schulterrekonstruktionen. In: Refior HJ, Plitz W, Jäger M, Hackenbroch MH (Hrsg) Biomechanik der kranken und gesunden Schulter. Thieme, Stuttgart, S 174
17. Rowe CR, Patel D, Southmayed WW (1978) The Bankart procedure. J Bone Joint Surg [Am] 60:1–16
18. Rowe CR, Zarins B (1981) Recurrent transient subluxation of the shoulder. J Bone Joint Surg [Am] 63:863–872
19. Rowe CR, Zarins B, Cuillo JV (1984) Recurrent anterior dislocation of the shoulder after surgical repair. J Bone Joint Surg [Am] 66:159–168
20. Singson RD, Feldman F, Bigliani LU, Rosenberg ZS (1987) Recurrent shoulder dislocation after surgical repair: double-contrast CT arthrography. Radiology 164:425–428
21. Singson RD, Feldman F, Bigliani L (1987) CT arthrographic patterns in recurrent glenohumeral instability. Am J Roentgenol 149:749–753

Teil VI
Verschiedenes

Langzeitergebnisse nach operativ und konservativ behandelten Bizepssehnenrupturen

S. Zimmer-Amrhein, A. Meißner, R. Rahmanzadeh und C. Niemann

Bizepssehnenrupturen betreffen in 96% die lange, in 3% die distale und in etwa 1% die kurze Bizepssehne [1, 11]. Als wesentliche Teilursache der Ruptur der langen Bizepssehne werden degenerative Veränderungen im Zusammenhang mit der Beanspruchung der Sehne in ihrem Verlauf durch das Schultergelenk angesehen [3, 5, 6, 11].

Zielsetzung der vorliegenden Studie ist es abzuklären, inwieweit die operative Behandlung der Ruptur der langen Bizepssehne der konservativen Behandlung überlegen ist. Dazu werden die bei uns operierten Patienten mit konservativ behandelten Patienten und Angaben aus der Literatur verglichen.

Patienten und Methode

Von 1978 – 1992 wurden an unserer Klinik 28 Patienten mit 30 proximalen Bizepssehnenrupturen operativ versorgt, und zwar 23 mit Naht der langen Bizepssehne auf die kurze, wobei wenn möglich zusätzlich eine periostale Naht am Korakoid durchgeführt wurde, 3mal erfolgte eine direkte Naht bei muskelnahem Abriß, 1mal eine Raffung der Sehne bei veralteter Ruptur. Bei 3 Patienten, die in letzter Zeit operiert wurden, erfolgte die transossäre Fixation der Sehne subkapital am Humerus.

Die Behandlung erfolgte durch kurzzeitige Ruhigstellung im Desault- oder Gilchrist-Verband für 3 – 4 Tage und anschließende krankengymnastische Übungsbehandlung von durchschnittlich 3 1/2 Monaten (4 Wochen bis 1 Jahr).

Des weiteren wurden 5 Patienten mit 6 Rupturen der langen Bizepssehne nachuntersucht, die außerhalb konservativ jeweils unterschiedlich behandelt worden waren: einmal mit Elektrotherapie, 2mal mit Massage und Krankengymnastik (insgesamt 10 Behandlungen), 2mal mit Spritzenbehandlung, einmal ohne Behandlung.

Abt. für Unfall- und Wiederherstellungschirurgie, Klinikum Steglitz der FU Berlin, Hindenburgdamm 30, W-1000 Berlin 45, Bundesrepublik Deutschland

Ergebnisse

Auswertung der Krankenunterlagen

Somit erfaßten wir 33 Patienten mit 36 Rupturen: 30 Männer (91%) und 3 Frauen (9%) im Alter von 35–80 Jahren (Durchschnittsalter 47,9 Jahre). 26 Patienten mit 29 Rupturen konnten nachuntersucht werden. Das Intervall zwischen Trauma und Nachuntersuchung betrug 4 Monate bis 14 Jahre, im Mittel 57 Monate. An Komplikationen sahen wir eine persistierende Sensibilitätsstörung im Versorgungsbereich des N. radialis, einmal periostale Kalzifikationen am Humerus, einmal mußte eine Reruptur der langen Bizepssehne operativ revidiert werden.

Nachuntersuchung

Bei der Nachuntersuchung gaben 16 von 21 operierten (75%) sowie alle konservativ behandelten Patienten leichte bis mittelstarke Beschwerden im Sinne eines Kraftdefizits bei Beugung des Unterarmes, einer Bewegungseinschränkung des Schultergelenkes oder Belastungsschmerzen im Oberarm an. 6 operierte Patienten klagten zudem über neurologische Symptome wie Kribbeln im Arm oder Gefühlsstörungen im Narbenbereich.

Bewegungseinschränkungen in der Schulter, gemessen nach der Neutral-Null-Methode, fanden sich bei 6 (27%) der operierten und bei 5 von 6 (80%) konservativ behandelten Patienten. Bewegungseinschränkungen im Ellenbogengelenk waren in beiden Kollektiven nicht nachweisbar.

Der gemessene Kraftverlust bei Beugung des Unterarms im Vergleich zum gesunden Gegenarm betrug nach operativer Versorgung im Durchschnitt 6%, nach konservativer Behandlung sogar 15% (Tabelle 1).

Die Gesamtbewertung der Spätergebnisse ergab unter Berücksichtigung der subjektiven Beschwerden, der gemessenen isometrischen Beugekraft im Unterarm, der Bewegungseinschränkung im Schultergelenk sowie des kosmetischen Ergebnisses in 76% gute bis sehr gute Ergebnisse bei der Naht der langen Bizepssehne möglichst korakoidnahe auf die kurze Bizepssehne. Über die anderen Verfahren kann wegen der kleinen Fallzahl kein wertendes Urteil abgegeben werden. Wesentlich schlechter waren die Spätergebnisse nach konservativer Therapie (Tabelle 2).

Tabelle 1. Kraftverlust bei Beugung des Unterarms im Vergleich zum Gegenarm

	Operativ (n = 23) %	Konservativ (n = 6) %
Spektrum	0–18	0–33
Durchschnitt	6	15

Tabelle 2. Gesamtbeurteilung der Spätergebnisse

Operativ behandelte Bizepssehnenrupturen (n = 23)

	Transossäre Fixation am Humerus	Fixation auf KBS	Andere
Sehr gut und gut	1	14 (76%)	2
Befriedigend und schlecht	1	4	1

Konservativ behandelte Bizepssehnenrupturen (n = 6)

	Elektrobehandlung 1 (10×)	Massage und Krankengymnastik 2 (je 10×)	Medikamentös 2	Keine Behandlung 1
Sehr gut und gut	–	1	1	–
Befriedigend und schlecht	1	1	1	1

Sonographisch konnten bei 63% der operierten sowie bei allen konservativ behandelten Patienten degenerative Veränderungen am Schultergelenk, wie Degeneration der Rotatorenmanschette, z. T. mit Ruptur, Impingement oder eine Omarthrose, nachgewiesen werden.

Bei den konservativ behandelten Patienten fiel sonographisch auf, daß die ruturierte Sehne spontan auf dem Caput breve M. bicipitis vernarbt. Sie verliert sich dort in einer hyperreflexiven Narbenzone, die ähnlich wie die Narbe nach operativer Refixation der Sehne auf der kurzen Bizepssehne imponiert.

Diskussion

Die vorliegenden Ergebnisse weisen in 76% der Fälle gute und sehr gute Ergebnisse mit der von Gilcreest 1934 [4] (Abb. 1) beschriebenen Naht der langen Bizepssehne auf die kurze auf, so daß sich diese Methode mit Verfahren messen kann, die in jüngerer Zeit beschrieben wurden. Sennerich et al. [11] (Abb. 2) berichten 1991 von 69% guten und sehr guten Ergebnissen nach der Fixation der Sehne subkapital am Humerus mit einer transossären Durchzugsnaht; Dederich [1] berichtet über 81% gute und sehr gute Ergebnisse nach Refixation der Sehne mit der sog. „Schlüssellochoperation".

Im Vergleich zu konservativ behandelten Patienten waren die Ergebnisse nach operativer Versorgung bei den meisten Autoren deutlich besser [3, 10]. Zu bedenken ist jedoch, daß es sich bei den konservativ behandelten Patienten um eine Negativauswahl in bezug auf Alter und Trainingszustand handelt, die deshalb keiner operativen Therapie zugeführt wurden. Das angewandte Spektrum der Behandlungsformen dokumentiert des weiteren eindrucksvoll die therapeutische Polypragmasie bei der konservativen Behandlung. Aus der uns vor-

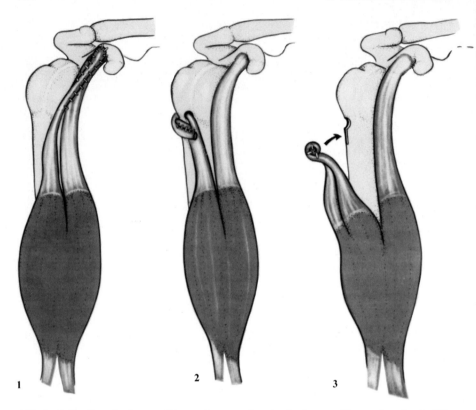

Abb. 1. Refixation der langen Bizepssehne am Ansatz der kurzen Bizepssehne (nach Gilcreest 1938)

Abb. 2. Transossäre Durchzugsnaht (nach Sennerich et al. 1991)

Abb. 3. Schlüssellochoperation (nach Dederich 1984)

liegenden Literatur [1, 7, 10, 12] ist keinerlei Empfehlung zu Form oder Dauer konservativer Behandlung zu entnehmen.

Vergleicht man die Vor- und Nachteile der operativen und konservativen Therapie, stellt sich die Frage, ob ein repräsentatives randomisiertes Patientenkollektiv unter geschulter physiotherapeutischer Behandlung im Sinne eines isometrischen Aufbautrainings des kurzen Bizepskopfes und des M. brachialis nicht ähnlich gute Ergebnisse erzielen könnte, wie operativ behandelte Patienten (Tabelle 3).

Tabelle 3. Vor- und Nachteile der operativen und konservativen Therapie

Vorteile der operativen Therapie	Vorteile der konservativen Therapie
Bessere Funktion des Schultergelenkes?	Kein allgemeines und spezifisches Operationsrisiko
Bessere Beugekraft im Unterarm?	Ambulante Behandung
Besseres kosmetisches Ergebnis	Kostengünstig
Nachteile der operativen Therapie	**Nachteile der konservativen Therapie**
Allgemeines Operationsrisiko	Schlechtere Funktion des Schultergelenks?
Gefahr postoperativer Komplikationen	Geringere Beugekraft im Unterarm?
Stationäre Behandlung	Persistierender Muskelbauch
Narbe am Oberarm	

Zusammenfassung

Bei Rupturen der langen Bizepssehne, die operativ durch Fixation auf die kurze Bizepssehne versorgt wurden, sind vorwiegend gute bis sehr gute Ergebnisse in bezug auf die Funktion des Schulter- und Ellenbogengelenkes und der Beugekraft im Unterarm zu erzielen. Das entspricht den Ergebnissen, die auch mit anderen Verfahren erreicht werden. Die konservativ versorgten Patienten zeigten deutlich schlechtere Ergebnisse, wobei diese jedoch meist eine ungünstigere Ausgangssituation aufwiesen und die Behandlung in allen Fällen in bezug auf Art und Dauer unzureichend war.

Unseres Erachtens hat trotz des schlechteren Gesamtergebnisses die konservative Behandlung weiterhin ihren Stellenwert, insbesondere für Patienten, die keine schwere körperliche Arbeit leisten; vorausgesetzt, sie wird in ähnlich konsequenter Weise durchgeführt wie die Nachbehandlung operierter Patienten.

Literatur

1. Dederich R (1984) Die Risse der Bizepssehnen unter besonderer Berücksichtigung der Schlüsselloch-Operation. Unfallheilkunde 87:13–19
2. Dines D, Warren RF, Inglis AE (1982) Surgical treatment of lesions of the long head of the biceps. Clin Orthop 164:165–171
3. Gay B (1984) Muskel- und Sehnenrupturen an der oberen Extremität. Chirurg 55:1–6
4. Gilcreest EL (1934) The common syndrome of rupture, dislocation and elongation of the long head of the biceps brachii. Surg Gynecol Obstet 58:322–340
5. Habermeyer P, Kaiser E, Knappe M, Kreusser T, Wiedemann E (1987) Zur funktionellen Anatomie und Biomechanik der langen Bizepssehne. Unfallchirurg 90:319–329
6. Hannesschläger G, Riedelberger W, Neumüller H, Schwarzl G (1989) Läsionen der langen Bizepssehne – Pathogenese und Nachweis mit bildgebenden Verfahren (Sonogra-

phie, Röntgen, Arthrographie, Computer-Tomographie). Fortschr Röntgenstr 151/3: 331–337
7. Harris AI, Bush-Joseph ChA, Bach BR jr (1990) Massive heterotopic ossification after biceps tendon rupture and tenodesis. Clin Orthop 225:284–287
8. Korn S, Schünke M (1989) Das Blutgefäßsystem der langen Bizepssehne. Unfallchirurg 92:43–47
9. Hollmann W, Hettinger Th (1990) Sportmedizin, Arbeits- und Trainingsgrundlagen. Schattauer, Stuttgart New York (3. durchgesehene Auflage)
10. Mariani ME, Cofield RH, Askew LJ, Guoping L, Chao EYS (1988) Rupture of the tendon of the long head of the biceps brachii. Clin Orthop 228:233–239
11. Sennerich Th, Ahlers J, Ritter G, Schneider C, Nix WA (1991) Diagnostik, Therapie und Ergebnisse nach Bizepssehnenrupturen. Unfallchirurg 94:176–181
12. Sturzenegger M, Beguin D, Grünig B, Jakob RP (1986) Muscular strength after rupture of the long head of the biceps. Arch Orthop Trauma Surg 105:18–23

Posttraumatische Schulterarthrodese – eine Kapitulation?

S. Mackowski, A. Dávid und O. Russe

Einleitung

Die Versteifungsoperation des glenohumeralen Gelenkes nach Trauma gehört heute zu den Seltenheiten. Während noch bis vor etwa 15 Jahren Trümmerfrakturen des Humeruskopfes häufiger mit einer Versteifung oder Resektion des Gelenkes behandelt werden mußten, kann heute auch in schwierigen Fällen durch den endoprothetischen Ersatz des Schultergelenkes eine hervorragende Funktion erreicht werden [9, 10]. Auch in unserer Klinik wird bei 4-Segmentbrüchen des Humeruskopfes primär der Endoprothetik Vorrang eingeräumt, so daß die Indikation für eine Arthrodese des glenohumeralen Gelenkes heute nur noch in ausgewählten Fällen gestellt wird. Dies sind in erster Linie chronische Infektionen mit Destruktion oder Atrophie der Weichteile, langwierige Inkongruenzarthrose nach Trauma mit erheblicher Bewegungseinschränkung, Verklebung und Schrumpfung der Weichteile sowie neurogen bedingte Instabilitäten des Schultergelenkes, wie sie beispielsweise nach Plexusläsionen auftreten können. Über diese, wenn auch geringen Erfahrungen soll berichtet werden.

Patienten und Methoden

Von 1986–1991 wurden bei 6 Patienten die Schultergelenke operativ versteift und durchschnittlich 3,2 Jahre nach diesem Eingriff einer funktionellen Analyse unterzogen. Bei allen Patienten wurde eine Platten- und Schraubenkompressionsarthrodese über einen erweiterten dorsalen Zugang vorgenommen [12, 15].

In halbsitzender Position wird ein gerader Schnitt unmittelbar unterhalb des Spina dorsalis der Skapula bis zum Ansatz des M. deltoideus ausgeführt. Nach Freilegen des lateralen Anteils der Crista scapulae wird die Akromionspitze

---

Chirurgische Universitätsklinik und Poliklinik „Bergmannsheil", Gilsungstr. 14, W-4630 Bochum 1, Bundesrepublik Deutschland

1 cm vor ihrem Ende abgetrennt. Der M. deltoideus wird nach distal-lateral abgeschoben. Jetzt wird die Kapsel weitgehend reseziert und die Gelenkflächen werden entknorpelt. Auch die Unterfläche des Akromions wird angefrischt, bis es zu spongiösen Blutungen kommt. Das Labrum glenoidale wird vollständig reseziert. Nun wird der Oberarmkopf – sofern noch vorhanden – in die verbliebene Schulterpfanne und unter das Akromion derart eingestellt, daß eine Abduktion von 25–45°, eine Anteflexion von 20–30° und eine Innenrotation von 25–35° resultiert [3]. Eine große 10/12-Loch-DC-Platte wird über dem Humerus und dem Schulterblatt angeformt. Unter Plazierung von 1–2 Zugschrauben wird die Platte fixiert. Es kann notwendig werden, den Humeruskopf etwas nach kranial zu verschieben, um einen guten knöchernen Kontakt zwischen Humeruskopf und Akromion sicherzustellen. Nur bei unsicherem Halt oder osteoporotischem Knochen wurde eine zweite 6-Loch-Platte (2 Fälle) dorsal plaziert.

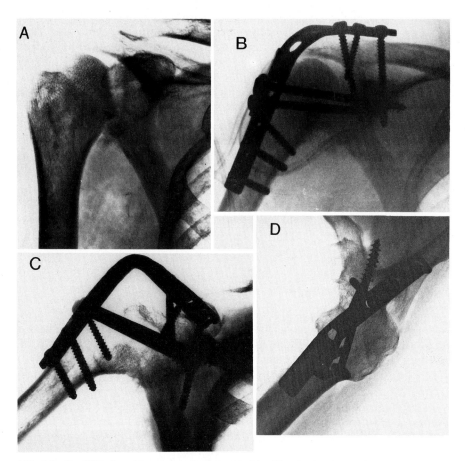

Abb. 1 A–D. 64jähriger Mann, Schultergelenkinfekt. Vor Arthrodese erfolgen 3 Eingriffe zur Infektsanierung. **A** Schulter a.-p. vor Arthrodese, **B** postoperativ, **C, D** 3,5 Jahre nach Arthrodese

Die Versteifung des Schultergelenkes wurde 4mal wegen chronischen Gelenkinfektes mit nachfolgender Destruktion des Weichteilmantels und 2mal wegen Ausfall des Plexus brachialis gestellt (Abb. 1). Das Durchschnittsalter der 3 Frauen und 3 Männer betrug 50 Jahre. 5mal war das rechte und 1mal das linke Schultergelenk betroffen. Bei 3 Patienten mußte der Oberarmschaft in die Pfanne eingestaucht und Defektzonen mußten mit kortikospongiösen Spänen aufgefüllt werden, da bei vorangegangenen Revisionen wegen Infektes der Humeruskopf entfernt worden war. In allen anderen Fällen wurde eine ergänzende Spongiosaplastik durchgeführt.

Ergebnisse

Postoperative Komplikationen wie Hämatombildung oder Infektionen wurden nicht beobachtet. Zur Bewertung des funktionellen Ergebnisses wurde das Schema nach Hawkins u. Neer [3] leicht modifiziert (Tabelle 1). In diesem Schema werden insbesondere die Position der Arthrodese, knöcherne Konsolidierung, Schmerzen und subjektive Einschätzung des Behandlungsergebnisses sowie die Behinderung bei täglichen Verrichtungen, im Beruf und Sport erfaßt. Hervorzuheben ist, daß die Patienten nur noch geringe Schmerzen bei Belastungen hatten. Während die Einschränkungen im Beruf und Sport ausgeprägt waren, wurden sie bei der täglichen Verrichtung als nicht sehr ausgeprägt beschrieben (Tabelle 1).

Tabelle 1. Spezielle Funktionstestung. (Nach [3]). + = gut ausführbar, ± = mit Einschränkung, − = nicht ausführbar, 0 = geschlechtsspezifische Funktion

Patienten	1	2	3	4	5	6
Haare kämmen	+	−	−	±	−	−
Gesicht waschen	+	±	±	+	±	±
Rasieren	+	0	0	+	−	0
Waschen der Achselhöhle (auf der entgegengesetzten Seite)	+	+	−	+	−	+
Anstreichen	+	−	−	−	−	−
Hämmern	+	−	−	−	−	−
Leiter besteigen	−	−	−	−	−	−
Erreichen der Seitentasche	+	+	+	+	+	+
Erreichen der Gesäßtasche	−	−	−	+	−	−
Schließen eines Gürtels	+	+	+	−	−	−
Anziehen des BH	0	+	−	0	0	−
Binden von Schuhen	+	+	+	−	−	+
Anziehen von Socken	+	+	+	−	−	+
Toilettenhygiene	+	−	−	−	−	−

Verständlicherweise waren Überkopfarbeit und Tätigkeiten hinter dem Rücken wie das Binden einer Schürze nicht möglich. Über eine Einschränkung der hygienischen Verrichtungen berichteten 2 Patienten. Kein Patient war aber hierbei auf fremde Hilfe angewiesen. Bei Bestimmung des Bewegungsausmaßes konnten alle Patienten den Arm bis 80° abduzieren. Die Rückführung des Armes gelang bis 10°, das Vorwärtsführen bis 40° im Durchschnitt. Alle Patienten konnten mit dem betroffenen Arm den Mund und das gegenüberliegende Schultergelenk erreichen. 5 Patienten waren mit dem operativen Ergebnis sehr zufrieden. Vor allem die Schmerzfreiheit wurde als besonders positiv empfunden. Lediglich 1 Patient mit verbliebenen Schmerzen war mit dem Ergebnis der Arthrodese trotz einer verbliebenen Elevation bis 80°, einer Abduktion von 70° und einer Einwärtsdrehung von 90° nicht zufrieden.

Diskussion

Seit der exakten Analyse der Humeruskopffrakturen und der Klassifikation durch Neer [9] können diejenigen Verletzungen erfaßt werden, deren konservative Behandlung oder operative Rekonstruktion überwiegend zu funktionell ungünstigen Ergebnissen führt. Dies sind insbesondere die 4-Fragmentfrakturen oder Luxationsfrakturen, die heute überwiegend durch Resektion und Oberarmkopfprothese behandelt werden [9]. So konnte die Inzidenz posttraumatischer, schmerzhafter Schultersteifen entscheidend gesenkt werden. Voraussetzung ist aber, daß die endoprothetische Versorgung rechtzeitig vor Ausbildung einer Weichteilschrumpfung und Verklebung vorgenommen wird. Bei optimaler und frühzeitiger Therapie dieser 4-Fragmentfrakturen kann die posttraumatische Arthrose und die möglicherweise notwendige glenohumerale Arthrodese vermieden werden. Die Hauptindikation für die Schulterarthrodese bleibt heute daher auf postinfektiöse Gelenkdestruktionen und Plexus-brachialis-Läsionen beschränkt [3, 11]. Bei unvollständiger Destruktion der Rotatorenmanschette gibt es unterschiedliche Auffassungen. Während Cofield u. Briggs [1] sowie Rowe [14] eine Arthrodese erwägen, favorisiert Neer [9] die Implantation einer Totalendoprothese.

Diese restriktive Indikationsstellung für eine glenohumerale Versteifung spiegelt sich auch in den wenigen Publikationen in der Literatur aus neuerer Zeit wider. So beträgt der Anteil von Arthrodesen nach Frakturen bei Cofield u. Briggs [1] ca. 15%, bei Pfeil u. Martini [11] sogar nur 5%. Alle Autorengruppen wenden die Arthrodese überwiegend nach Plexus-brachialis-Paralysen an. Wir sehen ebenfalls erhebliche funktionelle Vorteile bei Ausfall der schultergelenkführenden Muskulatur. Vor allem Patienten mit einer oberen Plexusläsion profitieren bei Erhalt der aktiven Ellenbogen- und Handgelenkbeweglichkeit von einem stabilisierten Schultergelenk. Dies bestätigen auch die Nachuntersuchungen von Pfeil u. Martini [11], sowie Cofield u. Briggs [1]. Unbefriedigend sind dagegen die Resultate bei vollständigem Plexusausfall, da der Arm auch bei steifem Schultergelenk funktionslos bleibt. Hier muß die Amputation erwogen werden, falls nicht durch Plexusrekonstruktion oder Muskeltranspositionen eine Funktionsverbesserung erzielt werden kann.

Die Gelenkinfektion ist die 2. wesentliche Indikation für einen versteifenden Eingriff. Sowohl die eigenen Patienten als auch die von Cofield u. Briggs [1], Hawkins u. Neer [3] und Rowe [14] behandelten Patienten waren v. a. wegen der erzielten Schmerzfreiheit mit dem Ergebnis in bis zu 85% sehr zufrieden. Alle unsere wegen eines Infektes operierten Patienten berichteten, daß sie nach dem Eingriff den Arm auch wesentlich häufiger und effektiver einsetzen konnten. Ganz entscheidend war aber die Schmerzfreiheit. Diese Erfahrungen machte auch Cofield und seine Arbeitsgruppe [1]. Die meisten Patienten berichteten verständlicherweise über eine bleibende Behinderung bei Tätigkeiten in Schulterhöhe [1, 3].

Die Arthrodese sollte als interne Osteosynthese durchgeführt werden [4, 5, 8, 12]. Einige Autoren favorisieren die isolierte Schraubenarthrodese [1, 14]. Die Plattenosteosynthese führt in der Regel zu einer vollständigen knöchernen Durchbauung [5, 7]. Bei isolierten Schraubenarthrodesen hingegen mußten Cofield u. Briggs [1] 4% Pseudarthrosen, 14% Refrakturen und eine Reoperationsrate von insgesamt 35% hinnehmen, so daß eine Kompressionsosteosynthese mit 1 oder 2 Platte(n) sicherer erscheint. Eine Fixateur-externe-Montage, wie sie Kocialkowski u. Wallace [6] angeben, ist eher die Ausnahme.

Die Stellung des Armes nach Schulterarthrodesen soll insbesondere ein Heranführen der Hand an den Mund ermöglichen. Es soll aber auch der Unterleib zur Sicherung der persönlichen Hygiene erreicht werden [5]. Als ideale Stellung wird heute eine Abduktion von 25–45°, eine Anteflexion von 20–30° und eine Innenrotation von 20–35° angesehen [3]. Nach Untersuchungen von Cofield u. Briggs [1] und Crenshaw [2] sowie Hawkins u. Neer [3] muß v. a. eine zu starke Innenrotation vermieden werden. Auch bei einer extremen Abduktionsstellung von über 80% kann ein funktionell ungünstiges Ergebnis erwartet werden [11].

Die Arthrodese des Schultergelenkes ist zweifellos ein Eingriff, der zu deutlichen Funktionseinbußen führt, insbesondere wenn die führende Extremität betroffen ist. Dennoch können Patienten mit chronischen posttraumatischen Schmerzzuständen im Schultergelenk davon profitieren. Aber auch bei Ausfall der schultergelenkstabilisierenden Muskeln oder einer massiven Weichteilschrumpfung, die einen endoprothetischen Ersatz unmöglich machen, kann die glenohumerale Arthrodese die Gebrauchsfähigkeit des Armes verbessern. Sie ist damit ein operatives Verfahren, das in der Behandlung posttraumatischer Schulterinfektionen und bei chronischen Schmerzzuständen durchaus indiziert sein kann.

Literatur

1. Cofield RH, Briggs BT (1979) Glenohumeral arthrodesis. J Bone Joint Surg [Am] 61:668
2. Crenshaw AH (1971) Arthrodesis. In: Crenshaw AH (ed) Campbell's operative orthopaedics. Mosby, St. Louis
3. Hawkins RJ, Neer CS (1987) A functional analysis of shoulder fusions. Clin Orthop 223:65
4. Jaberg H, Jakob RP (1987) Trümmerfrakturen des proximalen Humerus. Orthopäde 16:320
5. Justis EJ (1987) Arthrodesis of shoulder, elbow, and wrist. In: Crenshaw AH (ed) Campbells operative Orthopaedics. Mosby, St. Louis
6. Kocialkowski A, Wallace WA (1991) Shoulder arthrodesis using an external fixator. J Bone Joint Surg [Br] 73:180
7. Kostuik JP, Schatzker J (1984) Shoulder arthrodesis – A.O. technique. In: Bateman JE, Welsh RP (eds) Surgery of the shoulder. Mosby, St. Louis
8. Müller ME, Allgöwer M, Willenegger H, Schneider R (1977) Manual der Osteosynthese. Springer, Berlin Heidelberg New York
9. Neer CS (1970) Displaced proximal humeral fractures. J Bone Joint Surg [Am] 52:1077
10. Neumann K, Muhr G, Breitfuß H (1988) Die Endoprothese bei Oberarmschaftbrüchen. Eine ermutigende Alternative. Unfallchirurg 91:451
11. Pfeil J, Martini AK (1985) Indikationen und Ergebnisse der Schulterarthrodese und begleitender myoplastischer Eingriffe. Z Orthop 123:872
12. Richards RR, Sherman RMP, Hudson AR, Waddell JP (1988) Shoulder arthrodesis using a pelvic-reconstructive plate. J Bone Joint Surg [Am] 70:416
13. Richards RR, Waddell JP, Hudson AR (1985) Shoulder arthrodesis for the treatment of brachial plexus palsy. Clin Orthop 198:250
14. Rowe CR (1983) Arthrodesis of the shoulder used in treating painful conditions. Clin Orthop 173:92
15. Wilde AH, Brems JJ, Boumphrey FRS (1987) Current indications and operative technique. Orthop Clin North Am 18 3:463

Funktionelle Ergebnisse nach Alloarthroplastik des Schultergelenkes

J. Rödig, A. Meißner und R. Rahmanzadeh

Die Lebensqualität wird durch den Verlust der Funktionsfähigkeit des Schultergelenkes deutlich reduziert. Die Indikation zur Schultergelenkendoprothese wird heute gesehen bei Trümmerfrakturen mit Beteiligung der Gelenkfläche, schweren arthrotischen Veränderungen, Pseudarthrosen oder auch pathologischen Frakturen [1, 8]. Da das Schultergelenk im Gegensatz zu anderen großen Gelenken nicht ligamentär oder knöchern, sondern im wesentlichen muskulär geführt wird, sind Therapiemaßnahmen mit Ruhigstellung zu vermeiden, da dies rasch zur Einsteifung und Beschwerden führen kann. Nach McLaughlin [3] muß die Therapie dazu führen, daß der Patient möglichst rasch und so gut wie möglich alltägliche Aktivitäten wieder aufnehmen kann. Nach Neer et al. [5] bedeuten Resektionsinterpositionsarthroplastiken nicht immer postoperative Schmerzfreiheit und führen häufig zur Einsteifung im Schultergelenk sowie zur Schwächung der Muskelmanschette. Die funktionellen Ergebnisse nach Alloarthroplastik sollen zeigen, ob der Gelenkersatz eine günstigere Alternative dazu darstellt.

Material und Methode

Von 1978–1991 wurden bei 50 Patienten 57 Schultergelenkprothesen, davon 51 isoelastische Prothesen (Mathys) und 6 Neer-II-(M3-)Prothesen implantiert. Der Altersdurchschnitt der 15 Männer und 35 Frauen betrug 68 Jahre (von 28–91 Jahren). 20 Patienten waren zum Zeitpunkt der Nachuntersuchung 1991 bereits verstorben. Von den verbliebenen 30 Patienten konnten im Durchschnitt nach 5 Jahren 17 Patienten klinisch und radiologisch nachuntersucht werden. Die Indikationen zum Schultergelenkersatz bei unseren Patienten sind in Tabelle 1 dargestellt.

Die Frakturen wurden nach dem AO-Schema [4] aufgeschlüsselt. Am häufigsten wurden Frakturen der Gruppe C3, d. h. Frakturen im Humeruskopf bis zum Collum anatomicum, mittels Prothese versorgt, da diese eine ungünstige

---

Abt. für Unfall- und Wiederherstellungschirurgie, Klinikum Steglitz der FU Berlin, Hindenburgdamm 30, W-1000 Berlin 45, Bundesrepublik Deutschland

Tabelle 1. Indikationen zum Schultergelenkersatz

	Primär		Sekundär
Frakturen	17	Retraumatisierung	2
Arthrose	2	Prothesenlockerung	4
Chronische Polyarthritis	6	Luxation	1
Neoplasien	16	Pseudarthrose	2
Metastasen 14		Lockerung der Osteosynthese	7
Rhabdomyosarkom 1		T-Platte 4	
Plasmozytom 1		Spickung 3	

Prognose bezüglich Restitution der Gelenkfläche und Gefäßversorgung aufweisen. Abhängig von der Frakturform und dem Zustand des Glenoids kamen sowohl Humeruskopfprothesen (52mal) als auch totale Endoprothesen (5mal) zum Einsatz.

Ergebnisse

Die Auswertung der Nachuntersuchungsergebnisse zeigte bei den Patienten mit chronischer Polyarthritis eine deutliche Bewegungszunahme bei der Elevation, Adduktion sowie Außen- und Innenrotation. Wichtiger als die Bewegungszunahme bewerteten die Patienten die postoperative Schmerzfreiheit. Die funktionellen Ergebnisse nach Frakturen zeigten einen deutlichen Bewegungsverlust im Vergleich zur gesunden Seite, v. a. bei älteren Patienten, der aber bei Resektionsarthroplastiken ebenfalls in noch stärkerem Ausmaß zu erwarten ist. Die minimalen und maximalen Funktionseinbußen bei Abduktion, Elevation und Außenrotation im Schultergelenk sind in Abb. 1 und 2 dargestellt.

Die subjektive und objektive Beurteilung des Behandlungsergebnisses erfolgte nach einem modifizierten Neer-Score, da der eigentliche Neer-Score das Bewegungsausmaß in bezug auf die Indikation und das Therapieziel überbewertet. Wesentlicher für die Patienten ist der Einsatz des Armes im Alltagsleben sowie eine weitestgehende Schmerzfreiheit. Im Durchschnitt konnten die meisten Patienten die Mehrzahl der täglichen Verrichtungen, wie Hosentasche benutzen, gegenüberliegende Achselhöhle erreichen, Genitale erreichen, oberhalb des Kopfes arbeiten, auf betroffener Schulter schlafen, Hand in Schulterhöhe einsetzen usw., durchführen [1]. Nur 2 Patienten konnten nicht einmal mehr leichte Arbeiten erledigen. Ein Patient war 85 Jahre alt und im reduzierten Allgemeinzustand. Der andere Patient hatte bereits mehrere Traumatisierungen mit einer daraus resultierenden Pseudarthrose am betroffenen Gelenk.

Es wurden 13 Komplikationen bei 10 Patienten beobachtet: Wundheilungsstörungen in 4 Fällen – davon 2 Lymphfisteln, 1 tiefer Gelenkinfekt, der zur Explantation der Prothese führte und 1 Wundhämatom –, 1 Schraubenlocke-

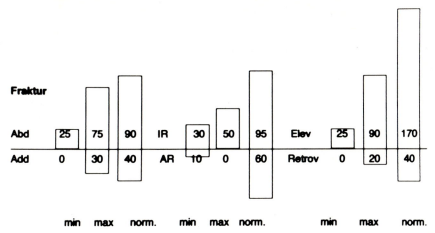

Abb. 1. Minimale und maximale Funktionseinbußen nach Alloarthroplastik im Vergleich zur gesunden Seite

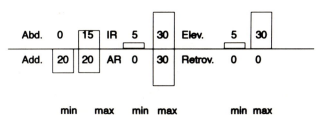

Abb. 2. Minimaler und maximaler Funktionsgewinn nach Alloarthroplastik bei chronischer Polyarthritis

rung, 1 Prothesenluxation, 4 Prothesenlockerungen, 1 Prothesenbruch und 1 Schaftbruch an der Prothesenspitze in 2 Fällen.

Das Zeitintervall zwischen Osteosynthese einer Humeruskopffraktur und nachfolgender Implantation bzw. primärer Prothese hatte keinen Einfluß auf das funktionelle Gesamtergebnis. Frustrane Osteosyntheseversuche bei schwer dislozierten Frakturen bzw. fragmentierter Gelenkfläche sind jedoch sehr zeitaufwendig, erhöhen das Risiko eines Gelenkinfektes und sind für die Patienten psychisch belastend. Nach Tanner u. Cofield [9] kommt es zum Qualitätsverlust der Rotatorenmanschette durch Ausdünnung, Elastizitätsverlust durch Narbenbildung und Einsteifung.

Diskussion

Der Ersatz des Schultergelenkes ist technisch schwierig. Dennoch gibt es Indikationen, bei denen nur der Ersatz des Gelenkes ein gutes Ergebnis hinsichtlich

Schmerzfreiheit, Bewegungsausmaß und Funktion erwarten läßt [2, 9]. Aufwendige Osteosynthesen bei Trümmerfrakturen ohne Chance auf Rekonstruktionsmöglichkeiten sind risikobehaftet und den Patienten nicht zuzumuten [6]. Auch ausgeprägte Involutionsosteoporosen oder pathologische Frakturen, die kein Widerlager für Osteosynthesematerial darstellen, sind osteosynthetisch schwer zu versorgen. Bei erhaltenem Gelenkkopf ohne pathologisch veränderte Knochensubstanz ist eine übungsstabile Osteosynthese anzustreben. Der intraoperative Umstieg auf eine Alloarthroplastik steht jederzeit als Sekundärmaßnahme offen. Vor allem die Resektion im Collum anatomicum mit dem Erhalt der Muskelmanschette verspricht nach prothetischer Versorgung ein gutes funktionelles Ergebnis.

Schlußfolgerungen

Aufgrund der Bedeutung des M. deltoideus sowie der Rotatorenmanschette für die muskuläre Schultergelenkführung sollte die Indikation zur Prothese rechtzeitig gestellt werden, um muskuläre Strukturen im bestmöglichen Funktionszustand zu erhalten [10]. Besonders geeignet erscheinen Prothesentypen, die den Erhalt der Muskelansätze der Rotatorenmanschette durch geringe Resektionsflächen ermöglichen. Entscheidend ist neben der intraoperativ korrekten Plazierung zur Aufrechterhaltung eines ausreichenden Muskeltonus die direkt anschließende intensive Weiterbehandlung, um aktiv und passiv das intraoperativ gewonnene Bewegungsausmaß zu konservieren. Die Weiterbehandlung muß nach Neer sicher, effektiv und einfach zu verstehen sein, damit die Patienten hochmotiviert nach der Entlassung aus stationärer Behandlung die krankengymnastischen Übungen fortführen. Die Angaben in der Literatur [2, 6, 10], bestätigt durch die eigenen Ergebnisse, zeigen, daß mit dem Schultergelenkersatz eine gute Funktion und v. a. Schmerzfreiheit erreicht werden kann.

Literatur

1. Cofield RH (1989) Total shoulder arthroplasty with the Neer prothesis. J Bone Joint Surg [Am] 66:899–906
2. Kuner EH, Siebler G (1987) Luxationsfrakturen des proximalen Humerus – Ergebnisse nach operativer Behandlung. Unfallchirurg 13:64–71
3. McLaughlin HL (1952) Posterior dislocation of the shoulder. J Bone Joint Surg [Am] 34:584
4. Müller ME, Nazarian S, Koch P, Schatzker J (1990) The comprehensive classification of fractures of long bones. Springer, Berlin Heidelberg New York Tokyo
5. Neer CS II, Watson KC, Stanton FJ (1982) Recent experience in total shoulder replacement. J Bone Joint Surg [Am] 64:319–337
6. Neumann K, Muler G, Breitfuß H (1988) Die Endoprothese bei Oberarmkopftrümmerbrüchen. Unfallchirurg 91:451–458

7. Norris TR (1988) Fractures and dislocations of the glenohumeral complex. In: Chapman MW, Madison M (eds) Operative orthopaedics, vol I. Lippincott, Philadelphia
8. Thabe H (1989) Schultergelenksarthroplastik – Gelenkersatz. Aktuel Probl Chir Orthop 37:84–88
9. Tanner MW, Cofield RM (1983) Prothetic arthroplasty for fractures and fracture-dislocations of the e proximal humerus. Clin Orthop Relat Res 179:116–128
10. Weiss A-PC, Adams MA, Moore JR, Weiland AJ (1990) Unconstrained shoulder arthroplasty. Clin Orthop Relat Res 257:86–90

Die Schulterendoprothese – Indikation und Ergebnisse

Th. Pfeifer und Th. Tiling

Verletzungen im Glenohumeralgelenk lassen sich durch Hilfsgelenke, die Beweglichkeit der Skapula sowie ausgleichende Körperbewegungen weitestgehend kompensieren. Dies mag der Hauptgrund für die seltene Anwendung des endoprothetischen Schultergelenkersatzes sein. An Hand des Krankengutes der Unfallchirurgischen Abteilung Köln-Merheim stellen wir unsere Indikation zur operativen Verwendung von Schulterprothesen dar. Wir versorgten von 1986–1991 12 Patienten mit einer Schulterendoprothese, von denen 9 nachuntersucht werden konnten. Dabei stellte sich für uns die Frage, wann der Patient mit dem operativ erreichten Ergebnis zufrieden und was für ihn ausschlaggebend ist.

Mehrfragmentfrakturen des Humeruskopfes gehen mit einer hohen Rate an Kopfnekrosen einher. In der Literatur werden bis zu 50% aseptische Nekrosen nach operativer Versorgung beschrieben [6]. Der limitierende Faktor jeglicher Osteosynthese am Oberarmkopf ist die Durchblutungsstörung mit nachfolgender Bewegungseinschränkung des Schultergelenkes.

So sehen wir die Indikation zum operativen Ersatz des Schultergelenkes bei Patienten im höheren Lebensalter mit 3- oder 4-Fragmentfrakturen des Humeruskopfes. Andere Indikationen sind Luxationsmehrfragmentfrakturen, Humeruskopfnekrosen, posttraumatische Arthrosen mit erheblichen Beschwerden, Tumoren und Metastasen. Ebenfalls können verbliebene Luxationen und Pseudarthrosen beim älteren Menschen Grund für den Schultergelenkersatz sein [4, 5, 7, 8, 11].

Neer [15] berichtet über 804 von ihm operierte Patienten, bei denen in 30% der Fälle die Indikation aufgrund einer frischen oder alten Humeruskopffraktur gestellt wurde. An zweiter Stelle rangierten Arthrosen und Polyarthritiden.

Kontraindikationen zur Arthroplastik sind neben einer Infektion die Lähmung bzw. der Verlust des M. deltoideus und der Rotatorenmanschette. Die fehlende Zustimmung des Patienten und seine mangelnde Kooperation ist ebenfalls ein Grund, auf die Prothese zu verzichten [4, 5, 15].

Für eine Prothese spricht also die problematische Reposition bei der osteosynthetischen Versorgung [4] mit schlechter Fixierung der osteoporotischen

---

Chirurgische Klinik Köln-Merheim, II. Chirurgischer Lehrstuhl der Universität Köln, Ostmerheimer Str. 200, W-5000 Köln 91, Bundesrepublik Deutschland

Kopffragmente. Die meist ausgeprägte Entkalkung, eine Weichteilschädigung durch das notwendige Repositionstrauma sowie die oft fehlende sofortige Belastbarkeit favorisieren die Schulterprothese. Gegen die Prothese sprechen technische Probleme der Prothetik wie Rotatorenfixierung, eine mögliche postoperative Einsteifung, das Alter sowie die evtl. nicht vorhandene Akzeptanz von seiten des Patienten. Die Implantation bei einem jüngeren Patienten stellt die Ausnahme dar, wir sehen die untere Altersbegrenzung bei 65 Jahren, schätzen aber jeden Fall individuell ein.

Der jeweilige Destruktionszustand des Schultergelenkes bestimmt die Auswahl der zur Verwendung anstehenden Prothesentypen. Es konkurrieren kraft- und formschlüssige Modelle [12, 13]. Wir verwendeten stets die Neer-Prothese, die es erlaubt, die meisten der unter der Operation anstehenden Probleme zu kompensieren. So kann durch den relativ kleinen Kopf meist ein guter Verschluß der Gelenkkapsel erreicht werden, die Finnen bieten eine problemlose Refixation der Rotatoren. Verschiedene Schaftdurchmesser erlauben es, mit einem Minimum an Zement auszukommen [9, 10].

Unsere Patienten bewerteten wir bei der Nachkontrolle nach dem bekannten Score nach Neer [14] und nach Constant [1, 2]. Der Neer-Score [14] ist einer der geläufigsten, aber für Humeruskopffrakturen entwickelt. So kann bei der prothetischen Versorgung die anatomische Korrektur nicht bewertet werden. Praktikabler erschien uns für die Klinik der Score nach Constant [1, 2], mißt er doch das erreichte Ergebnis an der gesunden Gegenseite. Gewertet wurden Schmerzfreiheit, Kraft, Beweglichkeit und Stabilität.

Im Untersuchungszeitraum war die Indikation in 8 Fällen eine Mehrfragmentfraktur des Humeruskopfes. In einem Fall erfolgte die prothetische Versorgung bei einem 46jährigen Gleisbauer aufgrund einer Schultersteife nach einer in Fehlstellung verheilten 4-Fragmentfraktur. Das Durchschnittsalter betrug 69 Jahre (46–84 Jahre). Überwiegend operierten wir jedoch den älteren Patienten.

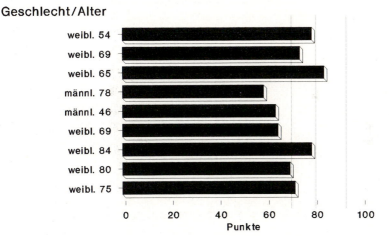

Abb. 1. Schulterprothesen (n = 9), Score nach Neer

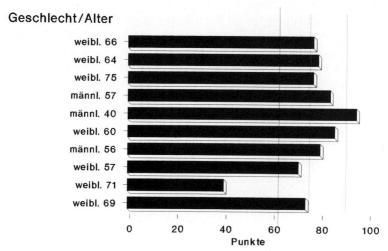

Abb. 2. Neer-Schulterprothese (n = 10, 4-Fragmentfrakturen) [17]

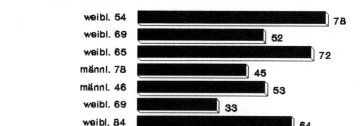

Abb. 3. Schulterprothesen (n = 9), Score nach Constant. Werte in %

Global hatten wir in der Bewertung nach dem Neer-Score [14] (Abb. 1) schlechtere Werte als z. B. Willems u. Lim [17] in einer vergleichbaren Gruppe (Abb. 2). Während sie in 70% zufriedenstellende Ergebnisse erzielten, lag unser erreichtes Ergebnis deutlich darunter. Nur etwa 30% unserer Patienten hatten nach dem Neer-Score [14] ein zufriedenstellendes Ergebnis. Subjektiv schätzten die einzelnen Patienten für sich das Ergebnis besser ein. Wichtig für sie war, den verletzten Arm wieder einsetzen zu können. So äußerten die Patienten sich ganz individuell, dies zeigt aber auch die Problematik eines zahlenangebenden Scores auf [16].

Unseres Erachtens stellt der Score nach Constant [1, 2] das erreichte Ergebnis übersichtlicher dar (Abb. 3). Hier zeigt sich, daß in 3/4 der Fälle ein zufriedenstellendes Ergebnis erzielt worden ist, gemessen an der Gegenseite.

Geschlecht/Alter

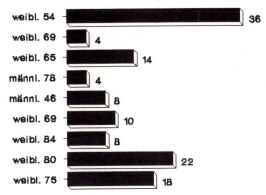

Abb. 4. Beweglichkeit nach Schulterprothese (n = 9). Max. Punktzahl 40

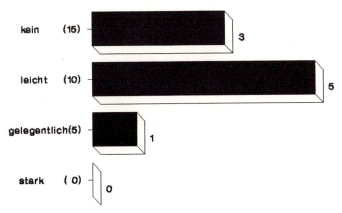

Abb. 5. Schmerzen nach Schulterprothesen (n = 9)

Als Hauptursache für die niedrigen Neer-Scores [14] fand sich die postoperative Einschränkung der Beweglichkeit in unserem Krankengut. In 7 der 9 nachuntersuchten Fälle fand sich eine deutliche Bewegungseinschränkung (Abb. 4). Als Ursache dafür kommen neben technischen Problemen hauptsächlich das relativ hohe Alter der Patienten in Betracht. Gerade Schultereingriffe verlangen eine lange, intensive Nachbetreuung; diese ist nicht immer gewährleistet und fordert vom Patienten eine erhebliche Kooperation.

Ein anderer Grund liegt im Zeitpunkt des Eingriffes. Neumann et al. [7] fanden, daß sich Frakturalter und Ergebnis direkt proportional verhalten, d.h. je älter die Fraktur, um so schlechter das Ergebnis.

Wesentlich gewichtiger für den Patienten war die erreichte Schmerzfreiheit. In 5 Fällen gaben die Patienten leichte, gelegentliche Schmerzen an, 3 Patienten waren völlig beschwerdefrei (Abb. 5).

Einen Schürzengriff konnten 8 Patienten wieder ausführen, 7 Patienten einen Nackengriff. Die Bewegungseinschränkung klinisch fand sich vorwiegend in der Außenrotation und Abduktion. Auf die Frage, ob sich durch die Operation ihre Lebensgewohnheiten geändert hätten, antwortete 1/3 der Patienten mit ja. Nur 1 Patient befand sich noch im erwerbsfähigen Alter. 4 Monate nach der Operation kehrte er in seinen alten Beruf zurück.

Zusammenfassend können wir sagen, daß eine Indikation zur Implantation einer Schulterprothese vorwiegend im höheren Lebensalter bei 3- oder 4-Fragmentfrakturen des Humeruskopfes gegeben ist. Das Hauptbewertungskriterium stellt die erreichte Schmerzfreiheit dar, gefolgt von der Beweglichkeit. Das Verfahren ist insgesamt als relativ einfach anzusehen und von einer geringen Komplikationsrate geprägt.

Wenn auch die Schulterendoprothese nur einem kleinen Teil der Patienten zugute kommen kann, bringt sie bei korrekter Indikation und exakter technischer Durchführung zufriedenstellende Resultate.

Literatur

1. Constant CR, Murley AHG (1987) A clinical method of functional assessment of the shoulder. Clin Orthop Relat Res 214:160–164
2. Constant CR (1991) Schulterfunktionsbeurteilung. Orthopäde 20:289–294
3. Engelbrecht E (1988) Unverblockte Schulterendoprothesen-Langzeiterfahrungen. Hefte Unfallheilkd 195:251–257
4. Gerber C (1990) Rekonstruktive Chirurgie nach fehlverheilten Frakturen des proximalen Humerus bei Erwachsenen. Orthopäde 19:316–323
5. Kortmann HR, Wolter D (1988) Indikationsbereiche für den alloarthroplastischen Ersatz des Schultergelenkes. Hefte Unfallheilkd 195:245–250
6. Kuner EH, Siebler SG (1987) Luxationsfrakturen des proximalen Humerus-Ergebnisses nach operativer Behandlung. Unfallchirurgie 13:64–68
7. Neumann K, Muhr G, Breitfuß H (1988) Die Endoprothese bei Oberarmkopftrümmerbrüchen. Unfallchirurg 91:451–458
8. Neumann K, Muhr G, Breitfuß H (1992) Primärer Kopfersatz der dislozierten Oberarmkopffraktur. Orthopäde 21:140–147
9. Ovesen J, Nielsen St (1985) Prosthesis position in shoulder arthroplasty. Acta Orthop Scand 56:330–331
10. Ritschl P, Piza-Katzer H, Pechmann U, Kotz R (1989) Refixation of muscular insertions after endoprosthetic replacement of the proximal humerus. Arch Orthop Trauma Surg 108:386–389
11. Ross AC, Wilson JN, Scales JT (1987) Endoprosthetic replacement of the proximal humerus. J Bone Joint Surg [Br] 63:656–661
12. Ungethüm M, Blömer W (1988) Schultergelenkendoprothesen-Konzeptionsmerkmale und technische Kriterien. Hefte Unfallheilkd 195:239–244
13. Ungethüm M, Blömer W (1986) Endoprothetischer Ersatz des Schultergelenkes. Z Orthop 124:50–56
14. Neer CS (1970) Displaced proximal humeral fractures, part I: Classification and evaluation. J Bone Joint Surg 52:1077–1089
15. Neer CS (1991) Die Schulterarthroplastik heute. Orthopäde 20:320–321
16. Wülker N, Kohn D, Grimm C (1991) Bewertung der Schulterfunktion mit unterschiedlichen Scores. Orthop Praxis 12:750–754
17. Willems WJ, Lim TEA (1985) Neer arthroplasty for humeral fracture. Acta Orthop Scand 56:394–395

Traumatische Schultergürtelzerreißung (Forequarter Lesion)

E. Scola, M. Holch und P. Schandelmaier

Einleitung

Die Stabilität des Schultergürtels erfolgt einerseits über die knöcherne Verbindung von Sternum, Klavikula und Skapula (Akromion), andererseits über Muskelzüge, die diesen knöchernen „Gürtel" mit dem Thorax bzw. Arm verbinden. Unter diesen Strukturen liegt die neurovaskuläre Versorgung des gesamten Armes (Plexus brachialis, A. und V. subclavia bzw. axillaris). Die Skapula ist am Korakoid nur über den M. pectoralis minor mit der ventralen Thoraxwand verbunden (Abb. 1). Der ventrale Schultergürtel bedingt eine posterolaterale Stellung der Skapula an der Thoraxwand mit unterschiedlicher Kippung zur Frontalebene.

Kommt es zu ausgedehnten Verletzungen der knöchernen und muskulären Komponenten, steigt das Risiko einer begleitenden neurovaskulären Läsion insbesondere dann, wenn z. B. eine Überdehnung dieser Strukturen stattfindet. Wird das Ausmaß der Verletzung primär verkannt, besteht sowohl für den betroffenen Arm eine vitale Gefährdung als auch für den Patienten, da es zu einer letalen Blutung aus den verletzten Gefäßen kommen kann.

Material und Methode (Tabelle 1 und 2)

Im Krankengut der Unfallchirurgischen Klinik der Medizinischen Hochschule Hannover war das Verletzungsmuster einer Forequarter lesion in den Jahren 1974–1991 25mal zu beobachten. Betroffen waren überwiegend junge Motorradfahrer, die bei hoher Geschwindigkeit mit der Schulter gegen ein Hindernis geprallt bzw. an der Schulter getroffen worden waren.

In der Regel war die Haut intakt geblieben, als äußere Verletzungszeichen waren Prellmarken bzw. massive Schwellungen zu erkennen. Die Schwere der Verletzungen wurde in 2 Fällen verkannt, so daß der Patient zu spät zu uns ver-

---

Medizinische Hochschule Hannover, Unfallchirurgische Klinik, Konstanty-Gutschow-Str. 8, W-3000 Hannover 61, Bundesrepublik Deutschland

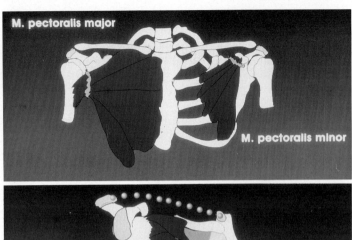

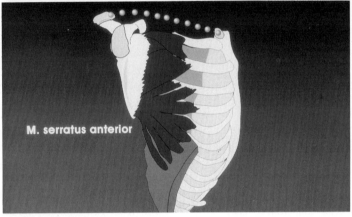

Abb. 1a, b. Strukturen des ventralen Schultergürtels. **a** Oberarm und Skapula sind mit der vorderen Thoraxwand über die Mm. pectoralis major et minor verbunden. **b** Nach Zerreißung des ventralen Schultergürtels läßt sich die Skapula mit Arm nach dorsal abkippen, so daß eine Zerreißung der neurovaskulären Strukturen unter der Klavikula erfolgen kann (forequarter lesion)

Tabelle 1. Forequarter lesion, MHH 1974–1991 (n = 25)

Geschlechtsverteilung	Männlich 22
	Weiblich 3
Durchschnittsalter	23 Jahre
Mit Polytrauma	15
Amputationen	2 (sekundär wegen Weichteilschäden)
Todesfälle	2 durch Verbluten
	1 ARDS
	1 Multiorganversagen

Tabelle 2. Forequarter lesion, MHH 1974–1991 (n = 25); Ätiologie und Verletzungsart

Unfallart	Verkehr 23 (21 Krad- und 2 Pkw-Unfälle), sonstige 2	
Gewalteinwirkung	Von vorne	21
	Von hinten	4
Schultergürtelverletzung	SC-Gelenk	3
	Klavikula	14
	AC-Gelenk	4
	Skapula	4
Arterienläsion	A. subclavia	15
	A. axillaris	10

legt wurde. In 15 Fällen handelte es sich um Polytraumen. In 2 Fällen mußte wegen der Schwere der Begleitverletzungen der Arm amputiert werden trotz Arterienrekonstruktion und Fasziotomie (1 Motorradfahrer, 1 Walzwerkarbeiter). 2 Patienten starben an den Folgen eines ARDS bzw. Multiorganversagen. Bei den restlichen 19 Patienten konnte ein kompletter Plexusausfall in 15 Fällen, ein partieller Plexusausfall in 4 Fällen festgestellt werden.

Die Versorgung der Arterienverletzung erfolgte in 11 Fällen durch Veneninterponat bzw. End-zu-End-Anastomose, in 8 Fällen durch Kunststoffprothese bzw. Kunststoffpatch. In 3 Fällen erfolgte sekundär eine Plexusrevision.

Nachuntersuchungsergebnisse

Entsprechend der Definition einer Forequarter lesion als Schultergürtelzerreißung mit Unterbrechung der neurovaskulären Versorgung des Armes zeigten sich die Nachuntersuchungsergebnisse (Follow up 1–15 Jahre, n = 13): Alle Patienten zeigten eine gute Durchblutung, neurologisch fanden sich bei 12 Patienten verbliebene Plexusschäden, nur bei 1 Patienten kam es zur spontanen Remission der primären neurologischen Symptomatik.

Diskussion

Eine Schultergürtelzerreißung beinhaltet stets die Gefahr einer gleichzeitigen Schädigung neurovaskulärer Strukturen und damit eine Unterbrechung der Blutversorgung und Innervation des Armes. Insbesondere wenn eine Schulterverletzung von vorne mit hoher Gewalteinwirkung (wie z. B. Rasanztrauma bei Motorradfahrern) eintritt, muß mit einer solchen Komplexverletzung gerechnet werden. Das Verletzungsausmaß kommt zwar einem gedeckten Armabriß nahe, erfüllt aber nicht die Kriterien einer Amputation [5], da in der Regel nur der vordere bzw. hintere Schultergürtel mit seinen Weichteilen betroffen ist. Der Bezeichnung „Forequarter amputation" [2] kann aus diesem Grunde nicht zugestimmt werden. Nachdem die Vitalität und Funktion der gesamten oberen Gliedmaße bedroht ist, erscheint es sinnvoller, von einer „forequarter lesion" zu sprechen, gerade wenn ein Erhalt der oberen Gliedmaßen möglich ist. Der Begriff „forequarter" umfaßt den gesamten Arm, so daß Oberarmfrakturen mit Gefäß- und Plexusläsionen nicht unter dieser Bezeichnung geführt werden sollten.

Die Zerreißung des Schultergürtels zusammen mit arterieller und nervaler Versorgung des Armes setzt voraus, daß die muskuläre Verbindung zwischen Thoraxwand und Klavikula bzw. Skapula unterbrochen wird. Daher findet sich bei einer Gewalteinwirkung von vorne stets eine Zerreißung der Mm. pectoralis major et minor. Der fehlende muskuläre Halt des lateralen Schultergürtels bewirkt eine Diastase der verletzten Skelettabschnitte und damit ein Abkippen der Skapula nach hinten (Abb. 1). Röntgenologisch erscheint daher im Thoraxbild die Skapula nicht in gewohnter anterolateraler Stellung, sondern wird nahezu orthograd in a.-p.-Position projiziert (Abb. 2 und 3). Neben der Diastase im Bereich des knöchernen Schultergürtels ist deshalb die abgeklappte Skapula ein typisches Röntgenzeichen für diese schwere Verletzung.

Das Verletzungsbild einer Forequarter lesion ist zwar nicht häufig (an unserer Klinik wurde es in 18 Jahren 25mal beobachtet), führte aber in 2 Fällen durch Verkennung der Verletzungsschwere zur inneren Verblutung, so daß die Zuweisung zu spät erfolgte. Die klinischen Zeichen beschränken sich bei den gewöhnlich schwer schockierten Patienten auf Prellmarken im Schulterbereich mit Schwellung und fehlenden peripheren Pulsen (Abb. 3). Eine deletäre Blutung ist dabei eher aus den Venen zu erwarten, da die Arterien bei Überdehnungsverletzungen an der Rupturstelle thrombosieren können [4]. Die Erstversorgung besteht deswegen im Gegensatz zu Schuß- bzw. Stichverletzungen in diesem Bereich [3] immer in der Revision der verletzten Gefäßabschnitte nach entsprechender Diagnostik. Aufwendige primäre Plexusrevisionen sollten bei den häufig schwer verletzten Patienten unterbleiben.

Bei 2 Patienten erfolgte aufgrund weiterer Schäden des betroffenen Armes sekundär eine Amputation. Auch wenn eine erfolgreiche Gefäßrekonstruktion (13/13 Nachuntersuchungen) in der Regel möglich ist, resultiert bei fehlender Nervenfunktion ein sog. „Schmuckarm". Keiner der nachuntersuchten Patienten (13/19) wollte aber auf den funktionslosen Arm verzichten, teils aus kosmetischen Gründen, teils weil der Arm für Ausgleichsbewegungen beim Gehen verwendet werden konnte [1]. Ein primärer Erhaltungsversuch erscheint damit gerechtfertigt, wenn auch die Prognose hinsichtlich der neurologischen Funktion durch Plexusrevisionen nicht wesentlich verbessert werden kann (1/13 spontane Remission, 12/13 Funktionsdefizite trotz 3 sekundärer Plexusrevisionen).

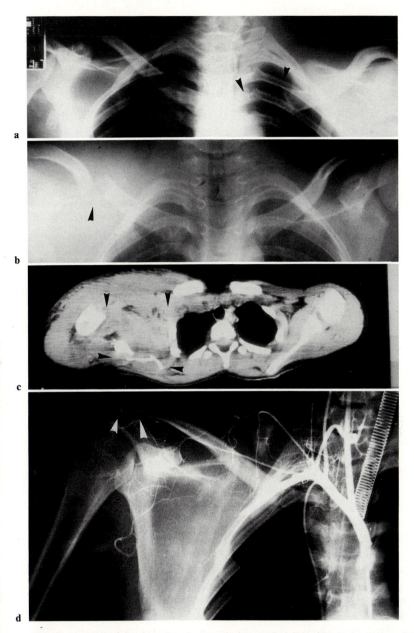

Abb. 2a–d. Beispiele einer Forequarter lesion. **a** Bei Zerreißung des linken SC-Gelenkes (*Pfeile*). **b** Bei Klavikulafraktur (*Pfeil*). **c** CT (zu **b**) mit massivem Hämatom und deutlicher Distanz des Armes zur Thoraxwand (*Pfeile*), nahezu flach liegende frakturierte Skapula im Vergleich zur Gegenseite. **d** Bei AC-Gelenk-Sprengung (*Pfeile*) mit Abriß der A. subclavia an typischer Stelle nach dem Abgang eines großen Astes [4] und abgekippte, nahezu orthograd a.-p. dargestellte Skapula

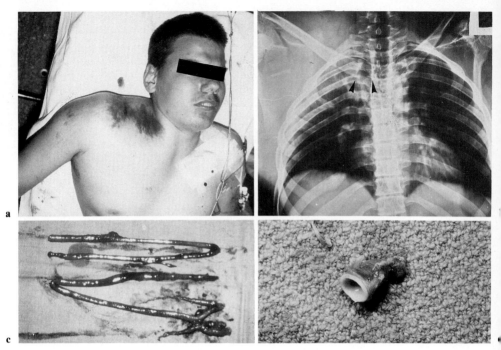

Abb. 3a–d. Typischer Schulteranprall bei Motorradsturz. **a** Prellmarke und Schwellung des rechten Schultergürtels. **b** Thoraxübersicht mit SC-Diastase (*Pfeile*) rechts und Skapulafraktur, abgekippte Skapula. **c** Anteile des Armplexus rechts, die intraoperativ entfernt werden konnten. **d** Spontaner Verschluß des proximalen Rupturendes der A. subclavia durch fingerfängerartige Abscherung der Adventitia und nachfolgende Thrombose [4]

Zusammenfassung

Die Forequarter lesion ist eine lebensbedrohliche Verletzung mit Zerreißung des Schultergürtels und Unterbrechung der vaskulären und nervalen Versorgung der dazugehörigen oberen Extremität. Man sollte stets an diese Komplexverletzung denken, wenn ein Schultertrauma bei hohen Geschwindigkeiten stattgefunden hat. Neben den klassischen Zeichen einer neurovaskulären Läsion finden sich in der Thoraxübersicht bereits typische Hinweise dafür in Form einer Diastase des Schultergürtels und einer nach dorsal abgekippten Skapula. Trotz schlechter neurologischer Prognose sollte primär ein Extremitätenerhalt durch Gefäßrekonstruktion angestrebt werden, wenn es der Allgemeinzustand des Patienten erlaubt.

Literatur

1. Batey NR, Makin GS (1982) Neurovascular traction injuries of the upper limb root. Br J Surg 69:35–37
2. Ebraheim NA, Pearlstein SR, Savolaine ER, Gordon SL, Jackson WT, Corray T (1987) Scapulothoracic dissociation (closed avulsion of the scapula, subclavian artery, and brachial plexus): A newly recognized variant, a new classification, and a review of the literature and treatment options. J Orthop Trauma 1:18–23
3. Schaff HV, Brawley RK (1977) Operative management of penetrating vascular injuries of the thoracic outlet. Surgery 82:182–191
4. Scola E (1992) Stumpfe Arterienverletzungen: Biomechanik und Pathophysiologie. Springer, Berlin Heidelberg New York Tokyo (Hefte zur Unfallheilkunde 224)
5. Südkamp NP, Haas NP, Flory PJ, Tscherne H, Berger A (1989) Kriterien der Amputation, Rekonstruktion und Replantation von Extremitäten bei Mehrfachverletzten. Chirurg 60:774–781

Behandlungskonzept der Gefäßplexusläsion des Schultergürtels

M. Potulski, Ch. Braun, I. Marzi und V. Bühren

Kombinierte neurovaskuläre Verletzungen im exponierten Schultergürtelbereich betreffen überwiegend das Unfallkollektiv motorisierter Zweiradfahrer [2]. Mit wenigen Ausnahmen ist dabei eine Dominanz der stumpfen Verletzungsformen zu beobachten. Penetrierende Verletzungen sind im Gegensatz zu amerikanischen Studien [5, 11] eher die Ausnahme.

Biomechanik und Verletzungsmuster

Als zugrundeliegender Mechanismus der Gefäßplexusläsion werden 3 Abläufe gesehen:

1. die direkte Verletzung, penetrierend durch einen scharfen Fremdkörper oder stumpf durch Anprall [1],
2. die indirekte Verletzung durch abrupte Abstandsvergrößerung von Schulter und Halsregion mit extrem forcierter Traktion des Gefäß-Nerven-Bündels [12],
3. die indirekte Verletzung durch plötzliche Elevation mit Dorsaldislokation des Armes [4].

Führt die direkte Gewalteinwirkung zu einer konsekutiven Quetschung des Gefäß-Nerven-Bündels, so resultieren bei den indirekten Verletzungsformen überwiegend Wurzelrupturen. Ist es zu einem Wurzelausriß gekommen, besteht keine Möglichkeit, die Kontinuität wiederherzustellen. Liegt dagegen ein Wurzelabriß mit unversehrtem proximalem Stumpf vor, kann eine Wiederherstellung versucht werden.

Welche Plexusanteile vorrangig geschädigt werden, scheint von der Armstellung zum Zeitpunkt des Traumas abhängig zu sein [9]. Die Adduktion schädigt eher den oberen Plexus mit Läsionen von C5/C6, bei Abduktion und Elevation sind mehr die unteren Anteile C7 bis Th1 betroffen [8, 14].

Abt. Unfallchirurgie, Chirurgische Universitätsklinik, W-6650 Homburg/Saar, Bundesrepublik Deutschland

Die Gefäßverletzung kann sowohl die A. subclavia als auch die A. axillaris betreffen. Abhängig von Gewalt und Ausmaß der Weichteildeckung werden Ab- und Einrißverletzungen sowie Intimaläsionen beobachtet. Die Verletzungsstellen der A. subclavia liegen typischerweise am Abgang des Truncus thyreocervicalis, Läsionen der A. axillaris sind meist am Abgang der A. circumflexa humeri zu finden. Diese Gefäßabgänge wirken als fixe Gefäßanker und verhindern die Retraktion.

Eigenes Patientenkollektiv

Im eigenen Krankengut der vergangenen 15 Jahre wurden 25 Gefäßplexusläsionen beobachtet. Mit einem Verhältnis von 20:4 dominierten die stumpfen Verletzungen. 18 der 21 Verkehrsunfallopfer betrafen Motorradfahrer mit einem Durchschnittsalter von 23 Jahren.

Lokale Begleitverletzungen im Schultergürtelbereich wurden bei den stumpfen Verletzungen in jedem Fall gefunden. Erschwerend kommen in dieser Gruppe noch weitere Verletzungen an Kopf, Rumpf und Extremitäten hinzu. Die Gesamtverletzungsschwere entsprach im Mittel Grad II des Hannover-Polytrauma-Schlüssels [10].

Gefäßverletzungen betrafen mehr als doppelt so häufig die A. axillaris im Vergleich zur A. subclavia. Komplette Rupturen wurden 9mal beobachtet; die übrigen Fälle wiesen Stretchverletzungen mit entsprechender Intimaschädigung auf. Komplette Durchtrennungen der begleitenden Venen lagen 8mal vor.

Die fünftgradigen Komplettläsionen im Plexusbereich hatten jeweils primär einen vollständigen Sensibilitäts- und Funktionsausfall zur Folge. Bei 18 Patienten wurden Wurzelausrisse, davon 3mal den gesamten Plexus betreffend, diagnostiziert. Mitverletzt wurden regelmäßig Plexusanteile im Faszikelbereich entsprechend Schweregrad III bis V. Ein Horner-Syndrom wurde 13mal, eine Zwerchfellähmung 2mal beobachtet.

Im Verlauf der Primärdiagnostik wurde bei 14 Patienten mit stabilen Vitalparametern eine Angiographie durchgeführt. Bei 5 schockierten Patienten wurde sofort operiert. Fehlten angiographisch Rupturzeichen, konnte in 11 Fällen erfolgreich durch ein Fogarty-Manöver von distal ein guter Einstrom erhalten werden. Bei 11 Patienten wurde die Gefäßruptur mittels autologem Veneninterponat bzw. -patch versorgt. Protrahierter Schock und eine Ischämiezeit über 4 h zwangen bei 2 polytraumatisierten Patienten zu einer primären Amputation.

Begleitende Venenrupturen wurden 2mal mit Ligatur, 4mal mit Interponat und 2mal durch direkte Naht versorgt. Bei supraklavikulärem, bei Bedarf zum Sulcus bicipitalis zu verlängerndem operativen Zugang erfolgte 2mal eine Klavikulaosteotomie [3]. 3 Klavikulafrakturen und alle Humerusfrakturen wurden primär osteosynthetisch versorgt. 6mal wurde eine Faszienspaltung am betroffenen Arm durchgeführt.

Die Plexusversorgung erfolgte ausschließlich sekundär. Der zunächst gewählte Zeitpunkt des Elektiveingriffs nach 4–7 Monaten [6] erwies sich wegen der dann bestehenden starken Vernarbung und der schlechten Remissionen als ungünstig, so daß 11 Patienten frühzeitig nach 1–2 Monaten revidiert wurden [12]. Als Interponate fanden jeweils Suralistransplantate Verwendung. Ausgerissene Wurzeln wurden durch Überleitung auf Interkostalnerven – direkt oder mittels Interponat – ersetzt.

Bei 24 Patienten konnte 21mal die Extremität erhalten werden. Wegen heftiger Phantomschmerzen entschloß sich 1 Patient 5 Jahre nach Revision zur Oberarmamputation, die eine teilweise Beschwerdelinderung brachte.

Die Behandlungsvorgabe mit Erreichen einer Schutzsensibilität der Hand und Teilfunktion im Schulter- und Ellbogengelenk konnte nur bei 6 Patienten erreicht werden. Bei 2 weiteren Patienten verläuft die noch anhaltende Remission jedoch ebenfalls günstig. Der Übergang zur frühsekundären Plexusrekonstruktion scheint sich hier positiv auszuwirken.

Behandlungskonzept

Im Behandlungsregime der neurovaskulären Kombinationsverletzung ergeben sich 2 prinzipielle Schwerpunkte. In der Akutphase stehen aus vitaler Indikation die Gefäßrekonstruktion und die Therapie der Begleitverletzungen im Vordergrund. Die Wiederherstellungsphase beinhaltet die Plexusrekonstruktion und Rehabilitation des Patienten.

Beim Management der Gefäßverletzung ist die Angiographie zur diagnostischen Präzisierung sicherlich wünschenswert, jedoch nicht zwingend erforderlich [2]. Keinesfalls dürfen vital indizierte Maßnahmen, wie Schädelbinnendiagnostik oder explorative Laparotomie dadurch verzögert werden. Die konservative Therapie ist bei relativ guter Kollateralisation theoretisch denkbar [7], jedoch problematisch, da die bevorzugten Rupturstellen insbesondere der A. axillaris im Abschnitt mit schwach entwickeltem Umgehungskreislauf liegen.

Begleitverletzungen der Kollateralgefäße, Hämatombildung oder schockbedingte Hypovolämie bedeuten eine weitere Durchblutungsdrosselung, die durch eine dann verzögerte Gefäßrekonstruktion und die ihr eigenen Reperfusionskomplikationen kaum noch korrigiert werden kann. In der Praxis ist daher ein sofortiges operatives Vorgehen unumgänglich.

Ist angiographisch eine Ruptur eher unwahrscheinlich, kann bei einem thrombotischen Verschluß eine Embolektomie mittels Fogarty-Manöver versucht werden. Dieses bei peripherer Gefäßfreilegung schnelle und atraumatische Verfahren hat sich in der eigenen Klinik als durchaus brauchbar erwiesen.

Bei den häufig langstreckigen Gefäßwanddefekten hat sich das Saphenainterponat bewährt [11]. Andere Autoren sehen auch die Indikation zur Verwendung von Kunststoffimplantaten [5].

Nach diagnostischer Präzisierung mittels Myelo-CT und NMR sollte die Plexusrevision möglichst frühzeitig etwa 4–8 Wochen nach Trauma vorgenommen werden. Intraoperativ kann durch Auslösung evozierter Potentiale die Funktionsfähigkeit der Wurzel- und Nervenstümpfe überprüft werden [13]; eigene Erfahrungen bestehen mit diesem Verfahren nicht. Die früher empfohlene mehrmonatige Beobachtungsphase [6] hat sich bei fortlaufender Fibrosierung der denervierten Muskulatur nicht bewährt.

Limitierender Faktor bei der Plexusrevision ist die Anzahl der verwertbaren Nerventransplantate. Daher kann nur für einige wichtige Armfunktionen der Versuch der Wiederherstellung unternommen werden. Nerven mit weit peripher gelegenen Erfolgsorganen sollten wegen der langen Regenerationsstrecke und -dauer nicht rekonstruiert werden. Priorität besteht für den N. musculocutaneus, N. axillaris und N. medianus [12].

Eine langzeitige Physiotherapie ist nach einer Plexusrekonstruktion obligat. Funktionsverbessernde Ersatzoperationen können die Ergebnisse noch wesentlich verbessern [11 a]. Die häufig erheblichen Phantomschmerzen bei ca. 20 % der Patienten können durch Koagulation der Substantia gelatinosa positiv beeinflußt werden [15].

Literatur

1. Bateman JE (1967) Nerve injuries about the shoulder in sports. J Bone Joint Surg [Am] 49:785
2. Batey NR, Makin GS (1982) Neurovascular traction injuries of the upper limb root. Br J Surg 69:35
3. Brennwald J, Nigst H (1985) Klavikula-Osteotomie und Osteosynthese bei Operationen am Plexus brachialis. Handchirurgie 17:277
4. Bühren V, Seiler H, Flory PJ, Potulski M (1986) Die Plexusgefäßläsion des Armes – Eine typische Verletzung des Motorradfahrers. Unfall Sicherheitsforsch Straßenverkehr 56:111
5. Graham JM, Mattox KL, Feliciano DV, De Bakey ME (1982) Vascular injuries of the axilla. Ann Surg 195:232
6. Kretschmer H (1981) Integriertes Therapieprogramm bei traumatischen Schädigungen des Plexus brachialis. Chirurg 52:349
7. Levin PM, Rich NM, Hutton JE (1971) Collateral circulation in arterial injuries. Arch Surg 102:392
8. Millesi H (1980) Trauma involving the brachial plexus. In: Omer GE, Spinner M (eds) Management of peripheral nerve problems. Saunders, Philadelphia London Toronto, p 548
9. Müller-Vahl H (1984) Traumatische Schäden peripherer Nerven im Bereich des Schultergürtels. Hefte Unfallheilkd 170:227
10. Oestern HJ, Tscherne H, Sturm J, Nerlich M (1985) Klassifizierung der Verletzungsschwere. Unfallchirurg 88:465
11. Orcutt MB, Levine BA, Gaskill HV, Sirinek KR (1986) Civilian vascular trauma of the upper extremity. J Trauma 26:63
11 a. Samii M (1992) Die Verletzung des Plexus brachialis – aktuelle Rekonstruktionsmöglichkeiten. Hefte Unfallheilkd 218:149
12. Spier W (1982) Nervenverletzungen an der Schulter. Hefte Unfallheilkd 160:274
13. Stober R (1985) Intraoperative Funktionsdiagnostik bei der Versorgung von Plexusbrachialis-Verletzungen. Handchirurgie 17:31
14. Sunderland S (1978) Nerves and nerve injuries, 2nd edn. Churchill Livingstone, Edinburgh London New York
15. Tomaszek DE (1984) Combined subclavian artery and brachial plexus injuries from blunt upper-extremity trauma. J Trauma 24:161

Der 1320-nm-Neodymium:YAG-Laser bei periarthroskopischen Eingriffen am Schultergelenk

H. Rudolph, V. Studtmann und K.-D. Luitjens

An unserer Klinik werden pro Jahr ca. 2100 Eingriffe an Gelenken durchgeführt, ca. 2/3 davon periarthroskopisch. In ca. 4% aller Gelenkeingriffe ist das Schultergelenk betroffen.

Seit 4 Jahren setzen wir bei den periarthroskopischen Operationen auch einen Laser ein, zunächst seit 1988 einen CO_2-Laser [3]. Den Nd:YAG-Laser mit der konventionellen Wellenlänge von 1060 nm benutzen wir seit 5 Jahren v.a. bei Operationen an der Körperoberfläche und kennen daher die erstaunlich gute Heilungstendenz und hervorragende Narbenbildung nach Laseranwendung.

Unsere experimentellen Untersuchungen mit dem *neuen* Nd:YAG-Laser der *Wellenlänge 1320 nm* haben eine sehr gute Schneidfähigkeit und Ablationsrate bei Meniskus- und Knorpelgewebe sowie an der Synovialis gezeigt. Er ist dabei dem konventionellen 1060-nm-Nd:YAG-Laser deutlich überlegen [2, 5]. Es handelt sich um einen besonders leistungsfähigen Laser von bis zu 100 Watt Leistungsabgabe (Tabelle 1), allerdings noch mit einer Wasserkühlung, da entsprechend leistungsfähige luftgekühlte Geräte für den Dauereinsatz im täglichen Operationsbetrieb noch nicht zur Verfügung stehen. Der im Gegensatz zum CO_2-Laser sehr schmalkalibrige, flexible Lichtleiter mit einem Durchmesser von 0,4 mm läßt sich über einfache, verschieden gebogene Knopfkanülen leicht und sicher im Gelenk plazieren. Er ist gassterilisierbar und damit wiederzuverwenden. Teures Einweginstrumentarium, wie häufig in den USA angeboten, ist nicht erforderlich.

Als Zugangswege dienen lediglich 2–3 Hautinzisionen (bis zu 1 cm lang), über die das Instrumentarium eingeführt wird. Bei der Wahl des Zuganges für den Laser muß darauf geachtet werden, daß der Laser nicht in Richtung auf das Arthroskop arbeitet, da die Optik durch einen Laserschuß zerstört wird.

Gerade in den kleineren Gelenken wie Schulter-, Ellbogen- oder Sprunggelenk ist das schmalkalibrige Applikationsinstrumentarium, einfacher die Knopfkanüle, von großem Vorteil [4, 6]. Ein weiterer Vorteil ist das Arbeiten im flüssigen Medium (Tabelle 2).

II. Chirurgische Klinik für Unfall-, Wiederherstellungs-, Gefäß- und Plastische Chirurgie, Diakoniekrankenhaus, Elise-Auerdieck-Str. 17, W-2720 Rotenburg/Wümme, Bundesrepublik Deutschland

Tabelle 1. Technische Daten des wassergekühlten 100-Watt-Nd:YAG-Lasers der Wellenlänge 1320 nm

Laser „MC 2100 Microcontrole" Typ: Neodym:YAG (Neodymium: Yttrium-Aluminium-Garnet)	
Wellenlängen	1,064 und 1,320 nm
Leistungsstärke	2 – 100 Watt Dauerstrich
	2 – 50 Watt Superpuls
Lichtleiter	200, 400, 600 µm
Wasserkühlung	5 – 10 l/min

Tabelle 2. Vorteile des 1320-nm-Nd:YAG-Lasers in der periarthroskopischen Gelenkchirurgie

Flexibler dünner Lichtleiter
Einfaches schmales Instrumentarium
Flüssiges Arbeitsmedium
Geringe Karbonisationsrückstände
Keine Blutung

Tabelle 3. Anzahl und Art der periarthroskopischen Operationen mit dem 1320-nm-Nd:YAG-Laser (Oktober 1991 – April 1992)

	Anzahl
Meniskus	327
Knorpel	283
Synovialis	123
Gesamt	633

Im Schultergelenk liegt das Hauptanwendungsgebiet des Nd-YAG-Lasers in der Behandlung chronischer Reizungs- und Entzündungszustände der Synovialis [1]. Vom 1. 10. 1990 bis Ende April 1992 wurden an unserer Klinik 633 arthroskopische Eingriffe an Knie-, Schulter-, Ellenbogen- und Sprunggelenk mit dem 1320-nm-Nd-YAG-Laser durchgeführt [4, 5] (Tabelle 3), davon 15 partielle und totale Synovialektomien im Bereich des Schultergelenkes (Tabelle 4).

Beispiel: Besonders stark ausgeprägte Synovialitis im gesamten rechten Schultergelenk eines 80jährigen Patienten mit schwerer chronischer Polyarthritis. Im gepulsten Dauerstrichbetrieb wird mit dem Nd:YAG-Laser eine totale Synovektomie durchgeführt. Unter Dauerspülung werden die hypertrophierten Synovialiszotten im Non-Kontakt-Verfahren koaguliert oder im Kontaktverfahren verdampft. Karbonisationsrückstände verbleiben kaum oder werden sofort herausgespült. Blutungen können nicht auftreten, da der Nd:YAG-Laser Blutgefäße bis zu einem Durchmesser von über 1 mm sicher koaguliert. Noch an

Tabelle 4. Anzahl der periarthroskopischen Operationen mit dem 1320-nm-Nd : YAG-Laser im Schultergelenk (Oktober 1991 – April 1992)

	Anzahl
Knorpel	8
Synovialis	12
Gesamt	20

der Gelenkwand haftende koagulierte Synovialisanteile können stumpf gelöst und aus dem Gelenk gespült werden. Wird mit der Knopfkanüle zu heftig manipuliert, ohne daß der Lichtleiter zurückgezogen wird, kann die feine Lichtleiterspitze brechen. Die abgebrochene Spitze wird vorsichtig aus dem Gelenk entfernt.

Präoperativ war jede Bewegung des rechten Schultergelenkes für den Patienten äußerst schmerzhaft. In den Monaten vor dem Eingriff waren fast wöchentlich Ergüsse zwischen 20 und 40 ml abpunktiert worden. Bereits am Tag nach dem Eingriff konnte der Patient mit aktiven Bewegungsübungen beginnen und sich 1 Woche später wieder die Haare kämmen. Auch ca. 1 Jahr nach dem Eingriff ist der Patient weiterhin erstaunlich beschwerdearm.

Im 2. Fall handelt es sich um eine Reizsynovialitis im Bereich des Schulterdaches mit einem kleinen Knorpelulkus am Humeruskopf. Mit dem sehr feinen Instrumentarium werden auch in sehr engen Gelenkabschnitten periarthroskopische Operationen möglich, die mit mechanischen Instrumenten nicht oder nur unter Inkaufnahme von Druckschäden v. a. im Bereich des Gelenkknorpels durchgeführt werden könnten. Exakt und ohne Blutung können die erkrankten Anteile von Gelenkschleimhaut und Knorpel periarthroskopisch entfernt werden.

Degenerative Knorpelschäden können mit dem Nd : YAG-Laser im Non-Kontakt-Verfahren problemlos geglättet werden, wie in einem Fall mit ausgefransten Knorpelulzera der Schultergelenkpfanne und an entsprechender Stelle des Humeruskopfes beschrieben wird. Ein weiteres Voranschreiten der Knorpelläsionen wird so verhindert.

Eine begleitende Synovialitis am Schulterdach und insbesondere im vorderen Anteil des Schultergelenkes wird auch im 3. Fall zielgenau mit dem Nd : YAG-Laser reseziert.

Literatur

1. Raunest J (1991) Experimental results of synovectomies using a Neodym : YAG-Laser. 3rd International Congress: Lasers in Orthopaedics, Hannover, 19./20. Sept. 1991 (in press)
2. Rudolph H (1991) Anwendungsmöglichkeiten der Laser an Bindegewebe und Knorpel. 29. Jahrestagung der Deutschen Gesellschaft für Plastische und Wiederherstellungschirurgie e. V., 17.–19. Okt. 1991 in Berlin (im Druck)

3. Rudolph H, Herberhold HJ (1989) Indikation und Technik der arthroskopischen Operation sportspezifischer Knieverletzungen unter besonderer Berücksichtigung der Laser-Chirurgie im Kniegelenk. 53. Jahrestagung der Deutschen Gesellschaft für Unfallheilkunde e. V. 22.–25. 11. 1989 in Berlin. Hefte Unfallchir 212:261–267
4. Rudolph H, Studtmann V (1991) Laserchirurgie im Kniegelenk. 147. Tagung der Vereinigung Nordwestdeutscher Chirurgen, 13.–15. Juni in Berlin
5. Rudolph H, Studtmann V, Adolf P (1991) The Neodym: YAG Laser (13420 nm) in percutaneous treatment of the lumbar disc and in arthroscopic surgery. 3rd International Congress: Lasers in Orthopaedics, Hannover, 19./20. Sept. 1991 (in press)
6. Surace A, Mineo G, Pascale W (1991) Our experience with Nd-YAG-Laser in arthroscopy. 3rd International Congress: Lasers in Orthopaedics, Hannover, 19./20. Sept. 1991 (in press)

Ortsständige Muskellappenplastiken zur Sanierung von Weichteildefekten und Knochenweichteilinfekten an der Schulter

J. E. Müller, F. Maurer und S. Weller

Einleitung

Nach operativer Versorgung subkapitaler Humerusfrakturen und Humeruskopffrakturen, ebenso wie nach Akromioplastiken, Rotatorenmanschettennaht und operativer Stabilisierung des Akromiklaviokulargelenkes kommt es zwar relativ selten zu Infekten und noch seltener zu sehr schwerwiegenden Infekten einschließlich Knochen- und Weichteildefekten. Doch wenn ein solches Stadium eingetreten ist, besteht sehr rasch die Gefahr, daß durch die fortschreitende infektbedingte Nekrose das Schulter- oder Akromioklavikulargelenk eröffnet wird, bzw. foudroyant mit Verlust der Gelenkfunktion fortschreitet.

Neben den anerkannten Maßnahmen des Débridements, der Sequestrotomie, passagerer Antibiotikakugelketteneinlage, Drainagen oder fallweise offener Wundbehandlung bieten hier v. a. auch ortsständig mögliche Muskellappenplastiken die Chance, durch beste Vaskularität zur Infektsanierung und Weichteildeckung rasch und effizient beizutragen.

Methode

Als ortsständiges myales oder myokutanes Gewebematerial bieten sich Anteile des M. deltoideus, etwas präparatorisch aufwendiger des M. latissimus dorsi und M. pectoralis major an. Die Technik der Lappenhebung und die Durchführbarkeit für den M. latissimus dorsi als auch für den M. pectoralis sind bekannt und bedürfen keiner weiteren Erläuterung [1]. Hier soll der M. deltoideus in seiner Anatomie und Verwendbarkeit näher betrachtet werden.

Der M. deltoideus mit Ursprung an der Klavikula, am Akromion und Spina scapulae und mit seinem Ansatz am proximalen Humerus wird unter funktionellen Aspekten in 3 Anteile unterteilt, welche auch bei der Verwendung zur Myoplastik Berücksichtigung finden müssen. Der ventrale Anteil unterstützt

Berufsgenossenschaftliche Unfallklinik, Schnarrenbergstr. 95, W-7400 Tübingen, Bundesrepublik Deutschland

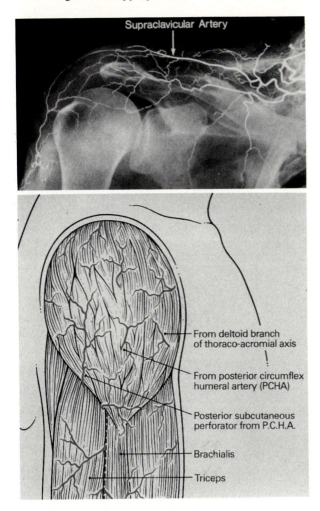

Abb. 1. Versorgende Gefäße für den M. deltoideus, hauptversorgender Ast der A. circumflexa humeri posterior, A. circumflexa humeri brachialis, A. supraclavicularis. Die angiographische Darstellung demonstriert hervorragend die Anastomosenregion. (Mit Genehmigung aus [2])

den M. pectoralis major bei der Vorwärtsbewegung des Armes, der hintere Anteil dient der Rückwärtsführung, wird jedoch durch den M. teres major und den M. latissimus dorsi unterstützt bzw. kann kompensiert werden.

Der mittlere Anteil dient der direkten Seitführung des Armes im Schultergelenk bis zur Horizontalen.

Die Gefäßversorgung des hinteren und mittleren Anteils des M. deltoideus erfolgt aus dem R. deltoideus der A. circumflexa humeri posterior. Dies bedingt jedoch nicht die alleinige Gefäßversorgung des M. deltoideus; in seinem vorderen Anteil wird er u. a. durch einen Seitenast aus der A. axillaris kom-

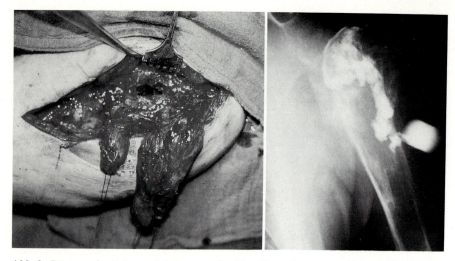

Abb. 2. Röntgenologische und intraoperative Fisteldarstellung des Humeruskopfes nach subkapitaler Humerusfraktur, Spickdrahtosteosynthese und nachfolgendem Infekt. Proximal gestielter ventraler M. deltoideus-Anteil, sowie ein kleinerer Muskelbauch, zur Defekthöhlenauffüllung am Humeruskopf und Sequestrationsulkus distal davon

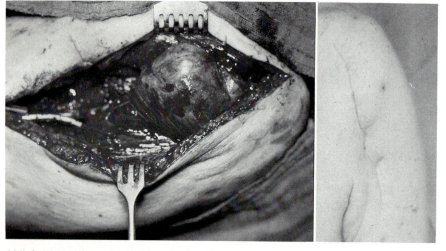

Abb. 3. Muskeleinzug in die Humeruskopffistelhöhle und des kleineren Bauches distal davon gelegen; fistelfreie Ausheilung

mend versorgt. Des weiteren wird er über die Schulterkuppe aus dem Plexus acromialis durch die A. supraclavicularis durch Hautbrückengefäße, welche wiederum mit der A. circumflexa posterior humeri anastomosieren, durchblutet [2].

Dies bedeutet, daß der M. deltoideus letztendlich von proximal als auch von distal/dorsal durch entsprechende Anastomosierung immer gut vaskualisiert ist; den hauptversorgenden Ast stellt die A. circumflexa humeri posterior dar. Über diesen Gefäßstiel ist es möglich, einen auch mikrovaskulär verwendbaren M. deltoideus-Lappen [3] zu präparieren.

Welcher Muskelanteil des M. deltoideus Verwendung finden kann, ist im Einzelfall abhängig von der Lokalisation, von der verbliebenen Funktionalität im Schultergelenk aufgrund der vorausgegangenen Verletzung und von den operativen Eingriffen in Verbindung mit der aufgetretenen Infektion. Wenn es möglich ist, wird man den vorderen oder hinteren Anteil des M. deltoideus verwenden, da dessen Funktionsausfall durch die vorgenannten anderen Muskelgruppen kompensiert werden kann. Der Muskel kann sowohl distal als auch proximal gestielt eingesetzt werden. Bei der proximalen Stielung muß zur Konditionierung des Muskels fallweise auch ein zweizeitiges Vorgehen gewählt werden.

Ergebnisse

Die Indikationen zur Muskellappenplastik an der Schulterregion sind in der Unfallchirurgie selten. Mit den vermehrten Operationsindikationen wurden immerhin in den letzten 2 Jahren bei 8 Patienten myoplastische Eingriffe zur Infekt-Defekt-Sanierung erforderlich: 5mal handelt es sich um ein Infektgeschehen nach osteosynthetischer Versorgung einer subkapitalen Humerus- oder Humeruskopffraktur, teilweise nur durch Spickdrahtosteosynthese, einmal nach Rotatorenmanschettennaht und Akromioplastik, einmal nach Versorgung einer Akromioklavikulargelenksprengung. Diese Fälle wurden jeweils durch Verwendung eines M. deltoideus-Anteils behandelt. In einem Fall, einer primär drittgradig offenen Trümmerfraktur im Übergang vom subkapitalen zum proximalen Humerus mit verbliebenem Knochenweichteildefekt, wurde mit einem gefäßgestielten Latissimus-dorsi-Hautmuskellappen saniert. 3mal mußte aufgrund der Gelenkmitbeteiligung im Infekt eine passagere Ruhigstellung durch Fixateur externe zwischen Skapula und Humerus schultergelenküberbrückend durchgeführt werden.

Bei 3 der insgesamt 8 behandelten Patienten kam es zu einem Fistelrezidiv bei fortschreitendem Infekt im Schultergelenk mit persistierendem, fortschreitendem Übergreifen auf die Knorpelgelenkfläche und konsekutiver Notwendigkeit der Schultergelenkarthrodese in 2 Fällen.

Diskussion

Selbstverständlich erlaubt die geringe Fallzahl keine endgültige Aussage über die dauerhafte Infektsanierung am Schultergelenk. Nachdem der Einsatz von myoplastischen Techniken für andere Körperregionen in der Traumatologie und in der septischen Chirurgie so hervorragende Ergebnisse erzielt [4, 5], muß jedoch der Versuch unternommen werden. Die Besonderheiten der Schultergelenkregion und der intraartikulären Operationen begrenzen allerdings die Erwartungen an die Myoplastik im Hinblick auf die Infektsanierung. Wenn zu spät eingegriffen wird und der Infekt bereits den Knorpel hinreichend getroffen hat, wird auch eine Myoplastik, selbst wenn sie im Sinne eines Rotatorenmanschettenersatzes durch eine Deltoideus- oder M. latissimus-dorsi-Plastik durchgeführt wird, nicht sicher zur Infektsanierung führen können [6, 7]. Man muß deshalb erst größere Fallzahlen mit größeren operativen Erfahrungen, insbesondere für intraartikuläre Infektbeteiligung, abwarten. Die anatomisch gebotenen Möglichkeiten zur Infektsanierung durch ortsständige Myoplastiken sollten jedoch unbedingt genutzt werden.

Zusammenfassung

Die akute wie chronische Osteitis und Infektsanierung der Schultergelenkregion stellt ein Vaskularitätsproblem des Knochens, der Sehnen, der Gelenkkapsel und fallweise des Gelenkknorpels dar. Dieses kann technisch relativ einfach durch die Verwendung ortsständigen Muskelgewebes des Musculus deltoideus, pectoralis major, latissimus dorsi im Sinne der Verbesserung der Vaskularität des Weichteilmantels, auch im Sinne der Muskelplombe, therapiert werden. Problematisch bleibt dabei sicher die Möglichkeit der Infektsanierung bei direkter Betroffenheit des Schulter- und Akromioklavikulargelenkes.

Die relative Einfachheit der Methode und zu jederzeit, d. h. v. a. entsprechend der bisher gemachten Erfahrungen in der septischen Chirurgie, zum frühest möglichen Zeitpunkt erlaubt auch hier eine Verbesserung der Infekttherapie in der Schultergelenkregion zugunsten des Gesamtergebnisses.

Literatur

1. McCraw JB, Arnold PhG (eds) (1986) Atlas of muscle and musculocutaneous flaps. Hampton, Norfolk, Virginia
2. Cormack GC, Lamberty BGH (eds) (1986) The arterial anatomy of skin flaps. Churchill Livingstone, Edinburgh
3. Franklin JD (1984) The deltoid flap: Anatomy and clinical applications. In: Banke L, Furanz C (eds) Symposium clinical frontiers in reconstructive microsurgery, vol 24. Mosby, St. Louis
4. Müller JE, Hansis M (1992) Lokaler Muskeltransfer bei Defekt und Fehlheilung am Unterschenkel. Hefte Unfallheilkd 220:114–115
5. Müller JE, Hansis M, Weller S (1991) Die posttraumatische Osteitis – Therapie durch mikrovaskuläre und ortsständige Gewebetransfers. In: Rahmanzadeh R, Meißner A (Hrsg) Störungen der Frakturheilung. Springer, Berlin Heidelberg New York Tokyo, S 83–86
6. Angereau B (1991) Rekonstruktion massiver Rotatorenmanschettenrupturen mit einem Deltoidlappen. Orthopäde 20:315–319
7. Gerber Ch, Vinh TS, Hertel R, Hess ChW (1988) Latissimus dorsi transfer for the treatment of massive tears of the rotator cuff. Clin Orthop Relat Res 232:51–60

Der bakterielle Schulterinfekt – Ätiologie, Diagnostik und Therapie

G. Giebel, T. Kossmann und O. Trentz

Im Gegensatz zu anderen bakteriellen Gelenkinfekten finden sich in der Literatur nur wenige Berichte über Schultergelenkinfekte. Im folgenden wird über die Ätiologie, klinische Charakteristika, radiologische Manifestationen und Therapie des infizierten Schultergelenks berichtet.

Ätiologie

Die Ursachen von Schultergelenkentzündungen sind vielfältig. Sie können durch penetrierende Verletzungen (Schuß, Stich) verursacht werden. Punktionen und Injektionen, besonders mit Kortikoidzusatz, begünstigen Schulterinfektionen [2]. Kontaminierte Mulientnahmeflaschen können zum gleichen Erregerspektrum bei mehreren Patienten führen [19]. Schultergelenkinfekte treten häufiger postoperativ auf, z. B. nach elektiven offenen Schulteroperationen, Operationen von geschlossenen Oberarm-/Schultereckgelenkfrakturen oder Sehnenrupturen im Schulterbereich. Bei arthroskopischen Eingriffen wird nur von einer geringen Infektrate berichtet [21]. Hämatogen fortgeleitete Schulterinfektionen werden vermehrt bei Kleinkindern gesehen, und zwar aufgrund der anatomischen Besonderheiten in diesem Alter [22]. Bei immungeschwächten Patienten oder bei vorbestehenden systemischen Erkrankungen wie chronisch lymphatische Leukämie und Hodgkin-Lymphom [13], sowie bei Patienten mit Gelenkerkrankungen wie rheumatoide Arthritis und Gicht [30] wurde über eine vermehrte Anzahl von Schulterinfektionen berichtet.

Erreger

Die meisten Schulterinfektionen werden von grampositiven Organismen verursacht. Am häufigsten wird Staphylococcus aureus in den Punktaten diagnosti-

---

Chirurgische Universitätsklinik, Unfallchirurgische Abt., W-6650 Homburg/Saar, Bundesrepublik Deutschland

Tabelle 1. Erreger von Schulterinfektionen und deren Häufigkeit

Erreger	Häufigkeit	Literatur
Grampositive Organismen		
Staphylococcus aureus	Sehr häufig	Kelly et al. [14], Ho u. Su [13], Leslie et al. [16]
Staphylococcus epidermidis	Selten, Einzelbeobachtung	D'Angelo u. Ogilvie-Harris [7]
Streptococcus pneumoniae	Weniger häufig	Master et al. [18]
Streptokokkus der Gruppe B	Selten, Einzelbeobachtung	Small et al. [25]
Streptokokkus der Gruppe C	Selten, Einzelbeobachtung	Davidson u. Sundstrom [9]
Clostridium perfringens	Selten, Einzelbeobachtung	Lluberas-Acosta et al. [15]
Gramnegative Organismen		
Haemophilus influenzae	Sehr häufig (bei Kindern)	Welkon et al. [28]
Pseudomonas aeruginosa	Selten, Einzelbeobachtung	Ho u. Su [13]
Aeromonas hydrophila	Selten, Einzelbeobachtung	Master et al. [18]
E. coli	Selten, Einzelbeobachtung	Master et al. [18]
Serratia liquefasciens	Selten, Einzelbeobachtung	Anderson u. Dorwart [1]
Serratia marcescens	Selten, Einzelbeobachtung	Nakashima et al. [19]
Pasteurella multocida	Selten, Einzelbeobachtung	Tato et al. [26]
Proteus mirabilis	Selten, Einzelbeobachtung	Leslie et al. [16]
Mykoplasmen/Uroplasmen		
Mycoplasma hominis	Selten, Einzelbeobachtung	Burdge et al. [2]
Ureaplasma urealyticum	Selten, Einzelbeobachtung	Burdge et al. [2]
Hefen		
Candida albicans	Selten, Einzelbeobachtung	Darouiche et al. [8]

ziert [13, 14, 16]. Andere Erreger werden nur vereinzelt gefunden. Sie können, je nach Erreger, eine spezifische Therapie notwendig machen. Eine Übersicht der in der Literatur beschriebenen Erreger, die Ursache von Schulterinfektionen sind, wird in Tabelle 1 gegeben. Vereinzelt wurden Mischinfektionen beschrieben. Tuberkulose oder Salmonellen sind in den Nordamerikanischen Staaten und Mitteleuropa für Schulterinfektionen nur selten verantwortlich [22]. Septische Arthritiden verursacht durch Neisseria gonorrhoeae werden in diesem Beitrag nicht berücksichtigt.

Klinische Charakteristika

Die Schulterinfekte lassen verschiedene Erscheinungsformen unterscheiden:
- Synovialitis,
- Empyem,
- Kapselweichteilphlegmone,
- Osteoarthritis,
- Infekte bei vorgeschädigtem Gelenk/Implantat-(Prothesen-)Infekte.

Der anatomische Aufbau des Schultergelenkes bietet ideale Bedingungen für das Angehen einer Infektion. Eingedrungene pathogene Keime finden durch die Zusammensetzung der Synovialflüssigkeit einen optimalen Nährboden vor. Durch die braditrophe Versorgung des Gelenks ist eine sofortige immunologische Abwehr der Keime nur schwer möglich, sie können sich ungehindert über den ganzen Gelenkinnenraum verteilen [27].

Bei der *Synovialitis* ist die Infektion auf die Synovialis übergegangen, die Sekretion nimmt zu, die Gelenkflüssigkeit wird zellreich, Fibrinbeläge blockieren die Knorpelernährung [6]. Der Gelenkknorpel wird durch Enzyme zerstört, die aus Synovialzellen und Leukozyten freigesetzt werden.

Der intraartikuläre Druck steigt durch den zunehmenden zell- und bakterienreichen Gelenkerguß. Der Infekt befindet sich jetzt im Stadium des *Empyems*. Unter zunehmender Zerstörung der Synovialis sowie des fibrinösen Kapsel-Band-Apparates kann bei steigendem Gelenkinnendruck das infizierte Sekret zunächst in die Kapsel und dann paraartikulär transportiert werden.

In diesem Stadium der *Kapselweichteilphlegmone* kann es durch Zerstörung von Kapsel und Bändern zu einer septischen Subluxation oder auch Luxation des Gelenkes kommen. Am Übergang von Synovialis zum Gelenkknorpel, im Bereich der synovialen Umschlagfalte, kann der Infekt auf den Knochen übergreifen. Es bilden sich subchondrale Osteolysen. Mit fortschreitendem ossärem Infekt kommt es zur *Osteoarthritis*, häufig in der chronisch sequestrierenden Verlaufsform.

Vorgeschädigte Gelenke (rheumatoide Arthritis, Gicht) mit Schädigungen des Gelenkinnenraumes begünstigen das Auftreten von Infektionen [13]. Bei osteosynthetisch versorgten Frakturen oder Tumorprothesen fehlen natürliche Barrieren, daher geht der Infekt meistens sofort auf den Knochen über.

Infekthäufigkeit am Schultergelenk

Septische Arthritiden betreffen am häufigsten das Kniegelenk. Hepp et al. [12] berichten in einer multizentrischen Studie über Entzündungen nach intraartikulären Injektionen, daß bei 136 Gelenkinfekten in 98 Fällen das Kniegelenk betroffen ist, in 20 Fällen das Schultergelenk, gefolgt von 10 Hüftgelenken, 6 Ellenbogeninfekten und 2 oberen Sprunggelenkinfekten. Die Endergebnisse nach Entzündungen des Schultergelenkes waren objektiv und subjektiv schlechter als beim Kniegelenk. 2mal kam es zu einer Schulterankylose, 9mal zu einer Einschränkung um 2/3 der Beweglichkeit, 8mal um 1/3 und nur in einem von 20 Fällen war die Beweglichkeit uneingeschränkt. Bei der subjektiven Beurteilung sprachen nur 4 Patienten (20%) dieses Kollektivs von einem sehr guten oder guten Ergebnis, während das Urteil schlecht von 7 Patienten (35%) genannt wurde. Das Resümee aus dieser Untersuchung ist, daß ein entzündetes Schultergelenk eher zur Einsteifung neigt als ein infiziertes Kniegelenk. Dies ist erklärbar durch die Tatsache, daß der Patient durch die Notwendigkeit der Fortbewegung gezwungen wird, das Kniegelenk bei jedem Schritt

Tabelle 2. Postoperative Infekthäufigkeit am Schultergelenk

Verfahren	n	Infekte	Autor
Arthroskopie	>300	0	Rowe [24]
Arthroskopie (Operation)	439	1	Ogilvie-Harris u. Wiley [21]
Bankart	700	1	Rowe [24]
Alloplastik	273	1	Neer et al. [20]
Alloplastik	104	2	Cofield [5]
Alloplastik	44	1	Wilde et al. [29]
Alloplastik	152	2	Engelbrecht u. Heinert [10]
Alloplastik	68	3	Burri [4]
Arthroplastiken	565	6	Rand et al. [23]

zu bewegen, während die verletzte Schulter geschont und durch die Gegenseite kompensiert werden kann.

Nach Schulterarthroskopien werden keine oder nur selten Infektionen gesehen (Tabelle 2). Rowe [24] berichtet bei über 300 Arthroskopien über keinen Infekt, Ogilvie-Harris u. Wiley [21] hatten bei 439 arthroskopisch durchgeführten Schulteroperationen eine Komplikationsrate von 3% (15 Fälle), wobei es nur bei einem Patienten zu einer postoperativen Infektion des Schultergelenkes kam. Bei 700 Bankart-Operationen kam es nach Rowe [24] zu 1 Infekt. Rand et al. [23] berichten aus der Mayoklinik von einer Infektionsrate von 1,06% bei 565 durchgeführten Schulterarthroplastiken. Bei Alloplastiken liegen unterschiedliche Angaben vor, die Infektrate betrug 0,36% bis zu 2,275%. Bei Tumorprothesen berichtet Burri [4] über eine Infektrate von 4,4%.

Diagnostik

Die Diagnose einer Schulterinfektion erfolgt aufgrund der Vorgeschichte, der klinischen Symptomatik, Laboruntersuchungen, Röntgenaufnahmen, Sonographie und Keimnachweis von Punktat oder Wundabstrich. Zusätzliche Computertomographie- oder Kernspinaufnahmen können nützlich sein (Tabelle 3).

Die Diagnose ist bei Patienten mit einer fulminanten Schulterinfektion durch Schmerzlokalisation, Überwärmung des Gelenks, Fieber und Schüttelfrost meist eindeutig zu stellen. Aber auch bei chronischen Schmerzen im Schultergelenk ohne vorausgegangene Verletzung sollte an die Möglichkeit einer Infektion gedacht werden. Die Kenntnis bestehender Vorerkrankungen oder lokaler Gelenkaffektionen ist zur Differentialdiagnose wichtig [13]. Bei Routinelabortests ist meistens zuerst eine gesteigerte Blutsenkungsreaktion, gefolgt von einem Leukozytenanstieg zu sehen. Bei Verdacht auf rheumatische Arthritis sollte eine Rheumadiagnostik erfolgen.

Die Sonographie kann den Umfang von Schwellungen, geschädigte Weichteilstrukturen, Abszesse und früher als die Röntgenaufnahmen Erosionen an

Tabelle 3. Diagnostik bei Schulterinfektionen

Vorgeschichte
Klinische Symptomatik (Lokalbefund, Temperatur)
Laboruntersuchung (BSG, Leukozytenzahl, Blutbild)
Keimnachweis
Sonographie
Röntgenaufnahmen

Zusätzlich möglich: Computer- oder Kernspintomographie

---

ossären Strukturen zeigen. Radiologisch wird bei zunehmendem Erguß zunächst eine Erweiterung des Gelenkspaltes gesehen. Subchondrale Osteolysen sind in der Regel frühestens nach 1–2 Wochen, meist erst nach 4 Wochen nachweisbar.

Durch Punktion sollte der direkte Nachweis von Erregern angestrebt werden. In der Regel erfolgt die Punktion von ventral. Zur Vermeidung mehrfacher Punktionsversuche und um die Nadelspitze sicher im Gelenk zu plazieren, kann ein Sonographiegerät oder ein Bildwandler hilfreich sein. Das Punktat sollte bakteriologisch auf aerobe und anaerobe Keime, Mykosen und bei besonderem Verdacht auf Mykobakterien untersucht werden. Zur Differentialdiagnose rheumatische Arthritis oder Infekt sollte eine rheumatologische Analyse des Punktats erfolgen. Intraoperativ empfiehlt es sich, neben einem Wundabstrich Gewebeproben zur mikrobiologischen und histologischen Untersuchung zu entnehmen.

Zusätzlich können Computertomogramm oder Kernspinaufnahmen des Schultergelenks Informationen liefern [3].

Therapie

Das allgemeine Therapiekonzept des Schultergelenkinfektes besteht in einer Reduktion der Keime und des infektbehafteten Gewebes. Im akuten Stadium muß für wenige Tage ruhiggestellt und eine gezielte antibiotische Behandlung durchgeführt werden. Allgemein sollte nur kurzfristig für maximal 4 Tage ruhiggestellt werden, um eine Gelenkeinsteifung zu verhindern. Es ist immer eine frühzeitige funktionelle Behandlung anzustreben.

Für die einzelnen Stadien des Schulterinfektes werden folgende Therapiekonzepte vorgestellt (Tabelle 4):

1. Synovialitis: Im Stadium des fraglichen oder beginnenden Infektes kann bei der Probepunktion das Gelenk gleichzeitig durchgespült werden, wenn der Befund einen Infekt wahrscheinlich macht.

Nachbehandlung: Der Arm kann für wenige Tage in der Mitella oder einer Schlinge ruhiggestellt werden, es sollten gezielt Antibiotika nach Resistenzbestimmung gegeben werden.

Tabelle 4. Therapievorschläge während der verschiedenen Stadien des Schulterinfekts

Therapie	Synovialitis	Empyem	Kapselphlegmone	Osteoarthritis	Implantatinfekt
Punktion	x	x			
Kurzfristige Immobilisation	x	x	x		
Arthroskopische Spülung		x			
Offenes Débridement			x	x	x
Drainage		x	x	x	x
Second look (evtl.)			x	x	x
PMMA-Ketten			x		
Gelenkresektion				x	
Arthrodese				x	
Antibiose	x	x	x	x	x
Prothese (evtl.)				x	
Krankengymnastik	x	x	x	x	x
Prothesenausbau					x

2. *Empyem:* Durch die klinische Untersuchung, Sonographie und Punktion läßt sich ein Empyem nachweisen. Die wichtigsten Erstmaßnahmen sind Druckentleerung und die Elimination von Fibrin- und Enzym-produzierenden Zellen. Bei jedem gesicherten Schulterinfekt ist eine aggressive Therapie notwendig, die sofort zu beginnen hat und konsequent durchgeführt werden muß. Antibiotika sind besonders effektiv im Initialstadium und auch im akuten Infektschub, weniger bei der Osteitis. In ihrer Wertigkeit kommen die Antibiotika aber deutlich *nach* der chirurgischen Therapie. Beim Empyem hat sich in der letzten Zeit die wiederholte arthroskopische Spülung bewährt (Abb. 1). Der mechanischen Verringerung der eingedrungenen Keime durch die Spülung kommt die entscheidende Bedeutung zu. Deshalb sollte immer mit mehreren Litern Flüssigkeit gespült werden, wobei darauf zu achten ist, daß keine Spülflüssigkeit ins paraartikuläre Gewebe eindringt. Durch paraartikuläre Flüssigkeitsansammlungen wird die Ver- bzw. Entsorgung des Gewebes empfindlich gestört und die Infektresistenz gemindert. Das Arthroskop stellt in der Behandlung der Gelenkinfekte eine wesentliche Verbesserung dar. Mit ihm kann man neben der ausgedehnten Gelenkspülung unter Sicht auch eine Synovektomie mit Débridement des nekrotischen und entzündeten Gewebes zusammen mit einer Biopsie der Synovialis durchführen, ohne daß es zu der durch die Arthrotomie bedingten Narbenbildung kommt [17]. Der Zustand des Gelenks, insbesondere des Knorpels, kann direkt beurteilt und Drainagen können unter Sicht optimal plaziert werden. Adhäsionen können gelöst und eine wirksame Druckentlastung des Gelenks durchgeführt werden. Je nach Infektsituation ist die Arthroskopie als programmierte Lavage täglich oder alle 2 Tage durchzuführen, bis ein sichtbarer Infektrückgang zu verzeichnen ist.

Nachbehandlung: Nach 3- bis 4tägiger Ruhigstellung ist eine funktionelle Therapie notwendig. Am Anfang steht das Pendeln des hängenden Armes, dann kontinuierliche, passive Schulterbewegungen mit der motorisierten Bewe-

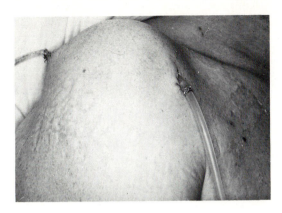

Abb. 1. Spül-Saug-Drainage nach arthroskopischem Débridement

gungsschiene, sowie Übungen am Rollenzug. Abhängig vom klinischen Verlauf wird von passiven auf aktive Bewegungsübungen unter krankengymnastischer Anleitung übergegangen.

3. *Kapselweichteilphlegmone:* Bei der Kapselweichteilphlegmone ist das offene Débridement mit Synovektomie vorzuziehen, da die Gefahr zu groß ist, arthroskopisch die infektbeladene Gelenkflüssigkeit transkapsulär in die Weichteile zu pressen. Sämtliches Gewebe, das einen infizierten Eindruck macht, ist zu entfernen, die Knorpelsituation muß evaluiert werden. PMMA-Ketten können hilfreich sein, sollten wegen möglicher Bewegungseinschränkung oder direkter Schädigung nicht direkt am Knorpel plaziert werden. Ein Second look ist einzuplanen, der hilft, den Infekt schneller zur Ausheilung zu bringen. Instabile Osteosynthesen sollten durch stabile ersetzt werden.

Nachbehandlung: Nach Abklingen der akuten Infektzeichen nach wenigen Tagen ist vorsichtig die funktionelle Behandlung zu beginnen, um Knorpeleutrophie zu erhalten und Verklebungen der Verschiebeschichten zu verhindern.

4. *Osteoarthritis:* Die Therapie bei der Osteoarthritis besteht in einem ausgedehnten Débridement, wie bei der Kapselweichteilphlegmone, und Antibiotikagabe. Knochensequester sind zu entfernen. Ist der Knorpel destruiert, so kann entweder durch Resektion des Gelenkes oder Arthrodese die Ausheilung in der Regel erreicht werden. Günstiger als die Arthrodese ist für den Patienten in den meisten Fällen eine Ausheilung durch Knochendébridement oder Kopfresektion [11], um im zweizeitigen Vorgehen später eine Prothese einsetzen zu können. Durch die Prothese ist eine gewisse Bewegung gestattet. Die Prothese sollte frühestens 6 Monate bis 1 Jahr nach infektfreiem Intervall eingesetzt werden. Liegen große Weichteildefekte vor, können diese in der Regel mit Muskellappen gedeckt werden.

Nachbehandlung: Die Nachbehandlung richtet sich nach dem operativen Vorgehen und dem klinischen postoperativen Verlauf und muß individuell durchgeführt werden.

5. *Implantat-(Prothesen-)Infekt:* Beim Prothesen- oder Implantatinfekt wird debridiert, Antibiotika werden gegeben und die Prothese oder das Implantat

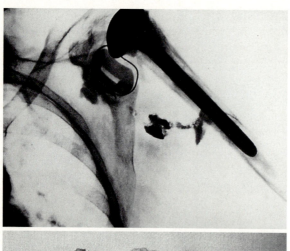

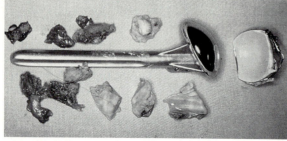

Abb. 2. a Protheseninfekt bei 79jähriger Patientin, **b** entfernte Prothese mit debridiertem Gewebe

herausgenommen. Vor allem bei älteren Patienten besteht bei der Schulter nicht wie beim Hüftgelenk die Notwendigkeit des einzeitigen Prothesenwechsels. Trotz fehlender Prothese im Schultergelenk ist eine Mobilisierung der Patienten möglich (Abb. 2). Nach infektfreiem Intervall kann eine neue Prothese bzw. ein neues Implantat eingesetzt werden.

Nachbehandlung: Nach Entfernen der Drainagen werden am Anfang passive Schulterbewegungen durchgeführt, unterstützt mit der motorisierten Bewegungsschiene. Danach erfolgt ein Wechsel auf Übungen, die eine Kräftigung der Schultermuskulatur bewirken. Wert muß auf Übungen gelegt werden, die Bewegungsabläufe des täglichen Lebens beinhalten (Haare kämmen, Toilettengang).

Prophylaxe

Zur Prophylaxe der Schulterinfekte ist es notwendig, die Indikation zur Punktion oder Injektion von Kortison oder anderen Substanzen streng zu stellen.

Alle Punktionen müssen konsequent unter sterilen Kautelen durchgeführt werden. Die intraartikuläre Verabreichung von Medikamenten sollte aus Einmalampullen erfolgen, um eine mögliche Infektion vieler Patienten durch eine kontaminierte Multientnahmeflasche zu vermeiden. Operationen am Schultergelenk setzen die genaue Kenntnis der anatomischen Verhältnisse voraus, um ein orientierendes Präparieren mit resultierenden großen Wundverhältnissen und Gewebetrauma zu vermeiden.

Die einfache Lagerung auf dem Operationstisch in Rückenlage ist für die meisten Operationen an der Schulter ungünstig. Das Abdecken des dorsalen Schulterbereiches ist durch den Operationstisch behindert. In den meisten Fällen ist die freie Lagerung der Schulter günstiger. Der Patient befindet sich in einer halb sitzenden Position, der Kopf ruht in einer neurochirurgischen Kopfstütze, die Schulter ist frei, der Arm kann beweglich abgedeckt werden. Hüften und Kniegelenke sind gebeugt, beide Oberschenkel sind fixiert. Die zu operierende Schulter ist von allen Seiten frei zugänglich. Eine exakte Abdeckung ohne Sterilitätsrisiko kann erfolgen.

Literatur

1. Anderson RB, Dorwart BB (1983) Pneumarthrosis in a shoulder infected with serratia liquefasciens: Case report and literature review. Arthritis Rheum 26:1166–1168
2. Burdge DR, Reid GD, Reeve CE et al. (1988) Septic arthritis due to dual infection with mycoplasma hominis and ureaplasma urealyticum. Rheumatology 15:366–368
3. Burk DL, Karasick D, Mitchell DG et al. (1990) MR imaging of the shoulder. Correlation with plain radiography. AJR 154:549–553
4. Burri C (1987) Tumor prothesis for the shoulder. In: Kölbel R, Helbig B, Blauth W (eds) Shoulder replacement. Springer, Berlin Heidelberg New York Tokyo, pp 181–186
5. Cofield RH (1979) Total joint arthroplasty: The shoulder. Mayo Clin Proc 54:500–506
6. Curtiss P (1973) The pathophysiology of joint infections. Clin Orthop 96:129–135
7. D'Angelo GL, Ogilvie-Harris DJ (1988) Septic arthritis following arthroscopy with cost/benefit analysis of antibiotic prophylaxis. Arthroscopy 4:10–14
8. Darouiche RO, Hamill RJ, Musher DM et al. (1989) Periprosthetic candidal infections following arthroplasty. Rev Infect Dis 11:89–96
9. Davidson JR, Sundstrom WR (1988) Group C streptococcal arthritis. Wis Med J 87:16–18
10. Engelbrecht E, Heinert K (1987) More than ten years' experience with unconstrained shoulder replacement. In: Kölbel R, Helbig B, Blauth W (eds) Shoulder replacement. Springer, Berlin Heidelberg New York Tokyo, pp 85–91
11. Giebel G, Oestern HJ, Schmidt M (1984) Die infizierte Gelenkfraktur. Chirurg 55:318–325
12. Hepp WR, Giebel G et al. (1987) Entzündungen nach intraartikulären Injektionen und Punktionen. Orthop Praxis 5:355–363
13. Ho G, Su EY (1982) Therapy for septic arthritis. JAMA 247:797–800
14. Kelly PJ, Coventry MB, Martin WJ (1965) Bacterial arthritis of the shoulder. Mayo Clin Proc 40:695–699
15. Lluberas-Acosta G, Elkus R, Schuhmacher HR (1989) Polyarticular clostridium perfringens arthritis. J Rheumatol 16:1509–1512
16. Leslie BM, Harris JM, Driscoll D (1989) Septic arthritis of the shoulder in adults. J Bone Joint Surg [Am] 71:1516–1522

17. Marder RA, Bilko T (1988) The management of common shoulder infections. In: Rowe CR (ed) The shoulder. Churchill Livingstone, New York, pp 551–564
18. Master R, Weismann MH, Armbruster TG et al. (1977) Septic arthritis of the glenohumeral joint. Arthritis Rheum 20:1500–1506
19. Nakashima AK, McCarthey MA, Martone WJ et al. (1987) Epidemic septic arthritis caused by Serratia marescens and associated with benzalkonium chloride antiseptic. J Clin Microbiol 25:1014–1018
20. Neer CS, Watson KC, Stanton FJ (1982) Recent experience in total shoulder replacement. J Bone Joint Surg [Am] 64:319–337
21. Ogilvie-Harris DJ, Wiley AM (1986) Arthroscopic surgery of the shoulder. J Bone Joint Surg [Br] 68:201–207
22. Post M (1978) Orthopedic management of shoulder infections. In: Post M (ed) The shoulder. Lea & Febiger, Philadelphia, pp 116–130
23. Rand JA, Morrey BF, Bryan RS (1984) Management of the infected total joint arthroplasty. Orthop Clin 15:491–504
24. Rowe CR (1988) The shoulder. Churchill Livingstone, New York
25. Small CB, Slater LN, Lowy FD (1984) Group B streptococcal arthritis in adults. Am J Med 76:367–375
26. Tató F, Adam O, Schmid-Wimmer M et al. (1988) Pasteurella multocida als Ursache einer septischen Arthritis bei alten Menschen. Z Rheumatol 47:425–427
27. Tscherne H, Trentz O (1973) Gelenkinfektionen nach perforierenden Wunden, Punktionen und Injektionen. Langenbecks Arch Chir 334:521–527
28. Welkon CJ, Long SS, Fischer MC, Alburger PD (1986) Pyogenic arthritis in infants and children: a review of 95 cases. Pediatr Infect Dis J 5:669–676
29. Wilde AH, Borden LJ, Brums JJ (1981) Experience with the Neer total shoulder replacement. Orthop Trans 5:397
30. Ziminski CM (1985) Treating joint inflammation in the elderly: an update. Geriatrics 40/1:73–81

Sachverzeichnis

A. circumflexa humeri posterior 31
Aalener Rüsselplatte 163
AC-Gelenkplatte nach Rahmanzadeh 35
AC-Sprengung 136, 147
Akromioplastik nach Neer 247
Allmann-Einteilung 37, 127
Angulation 23
Antigleitplatte 27
AO-Klassifikation 62, 81
Arthrographie 245, 300

Balser-Platte 162
Banding, korakoklavikuläre 143
Bandverkalkungen 158
Bankart-Läsion 45, 293, 337, 372
Bizepssehne 43, 387
Bursitis subacromialis 213

Cavitas gelnoidalis 50
Collum chirurgicum 4, 45
Constant-Score 7, 144, 406
CT-Arthrographie 207, 379
Cybex-II-System 237

Desault-Verband 40, 52
Dissoziation, thorakoskapuläre 18
Doppelkontrast-CT 344
Drehosteotomie 314

Einteilung nach Bargren 155
EMG 45

Federnagel 100
floating shoulder 25
Forequarter Lesion 409
Fraktur, pathologische 115

Gefäßverletzung 61, 417
Gelenkinfekt 396
Glenoid-Frakturen 50

Hakenplatte 167
Hill-Sachs-Läsion 288, 293, 315
Humeruskopfgeometrie 87
Humeruskopfluxationsfraktur 80
Humeruskopfnekrose 3

Impingement 44, 55, 58, 216, 221, 224, 247, 258
Incisura scapulae 31, 45
Incisura-scapulae-Syndrom 45

Kapselweichteilphlegmone 431
Kernspintomographie 207
Klavikulafraktur, rettende 45
Kraftmessung, isokinetische 145, 237
Krafttraining 210

Labrum glenoidale 31, 288, 372
Lig. coracoclaviculare 35, 45

Metastasen 116, 117
Minimal-Ostheosynthese 72
Mitek-Titan-Anker 373
Muskellappenplastiken 424

Neer 3, 34, 54, 65, 71, 110, 149, 400, 406
Neurolyse 45

Oberarmkopfprothese 396, 399, 404
OP nach Bosworth 154
Os acromiale 20
Ossifikation 150
Osteitis 428

Panoramaaufnahme 10
PDS-Band, -Cerclage 41, 157, 180
Pinwanderung 41
Plexusläsion 7, 416
Pseudoarthrosen 61
Pseudoluxation 16
Pseudoruptur der Rotatorenmanschette 20

Reluxation 307, 362, 363
Resektionsarthroplastik 179, 399
Rockwood-Einteilung 136
Rotationsosteotomien 335, 362
Rotatorenmanschette 205, 258
Rotatorenmanschettenruptur 195, 214, 217, 218, 224, 229, 236, 244

Row-Score 365, 369
Rucksackverband 12

Saillant-Sturzenegger-Score 76
Schlüssellochoperation 389
Schultergürtelzerreißung 409
Schulterinstabilität 275, 378
Schulterluxation 351
Sonographie 141, 207, 244
Spanplastik 335, 352
Stappaerts-Score 169
Synovektomie 421

Taft-Score 157

Überbrückungsplatte 131

Verriegelungsschraubnagel 5
Versteifungsoperation 393

Wolter-Platte 162
Wurzelausriß 416

Yag-Laser 420

Zuggurtung 40, 41, 131

R. Rahmanzadeh, A. Meißner (Hrsg.)
Fortschritte in der Unfallchirurgie
Prophylaxe und Therapie von Komplikationen und Spätfolgen
10. Steglitzer Unfalltagung

1992. XIV, 504 S. 150 Abb. in 216 Einzeldarst. 138 Tab. Brosch. DM 248,- ISBN 3-540-55325-8

Besondere Schwerpunkte des vorliegenden Buches sind:
- die Vermeidung und Behandlung von Heilungen in nicht anatomischer Stellung,
- Korrekturosteotomien zur Behandlung von Fehlheilungen,
- der knöcherne Segmenttransfer im Sinne der Kallusdistraktion,
- plastische Weichteilmaßnahmen zur Deckung von knöchernen und Weichteildefekten nach Infekt-Defekt-Pseudarthrosen,
- Behandlung und Nachbehandlung von Kniebinnenverletzungen, insbesondere Kreuzbandrupturen,
- der aktuelle Stand der Therapie bei Außenbandrupturen des oberen Sprunggelenkes,
- die primäre Versorgung von Verletzungen und Korrektur von Fehlheilungen nach Wirbelsäulenverletzungen
- sowie die Vorbeugung und Behandlung von Komplikationen und negativen Spätergebnissen nach Verletzungen von Schulter- und Ellenbogengelenken sowie nach Verletzungen der Hand.

R. Rahmanzadeh, A. Meißner (Hrsg.)
Störungen der Frakturheilung
9. Steglitzer Unfalltagung

1992. XIV, 428 S. 215 Abb. in 340 einzeldarst., 81 Tab. Brosch. DM 248,- ISBN 3-540-54146-2

Ziel dieses Buches ist es, einen Überblick über den aktuellen Stand von Prophylaxe und Therapie aller häufigeren Störungen der Frakturheilung zu geben. Dabei handelt es sich um Heilungen in Fehlstellung, um Pseudarthrosen bzw. um Infekte des Knochens, wie Infekt-Defekt-Pseudarthrosen. Diese Heilungsstörungen werden nach Frakturen im Bereich des ganzen Körpers einschließlich des Körperstammes und der Wirbelsäule dargestellt.

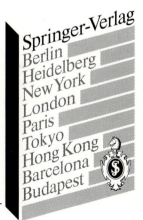

R. Rahmanzadeh, G.-G. Breyer (Hrsg.)

Verletzungen der unteren Extremitäten bei Kindern und Jugendlichen

8. Steglitzer Unfalltagung

1990. XII, 349 S. 150 Abb. in 287 Einzeldarst., 78 Tab.
Brosch. DM 198,– ISBN 3-540-52575-0

Die Autoren dieses Buches beschäftigen sich u. a. mit folgenden Themen:
- Schaftfrakturen von Femur und Tibia
- Epiphysenverletzungen
- Korrektur bei Fehlheilungen
- Kapsel-Band-Verletzungen an Knie- und Sprunggelenk
- Arthroskopie.

R. Rahmanzadeh, H.-G. Breyer (Hrsg.)

Das infizierte Implantat

7. Steglitzer Unfalltagung

1990. XI, 280 S. 114 Abb. 79 Tab.
Brosch. DM 136,– ISBN 3-540-51938-6

Das Buch behandelt Infektionen nach Knochenbrüchen und bei der Endoprothetik. Neben den morphologischen Grundlagen der posttraumatischen Knocheninfektionen werden neue diagnostische Verfahren zur Früherkennung von Knocheninfekten vorgestellt. Bei der Behandlung von Infektionen nach unterschiedlichen Osteosyntheseverfahren wird das Verfahren und insbesondere die Rolle des Fixateur externe ausführlich diskutiert. Weitere Therapieverfahren wie Spülung und Drainagen, adjuvante systematische und lokale Antibiotikatherapie werden abgehandelt. Breiten Raum nimmt die Behandlung der infizierten Alloarthroplastik am Hüft- und Kniegelenk ein.

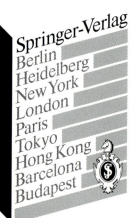

Springer-Verlag
Berlin
Heidelberg
New York
London
Paris
Tokyo
Hong Kong
Barcelona
Budapest

Springer-Verlag und Umwelt

Als internationaler wissenschaftlicher Verlag sind wir uns unserer besonderen Verpflichtung der Umwelt gegenüber bewußt und beziehen umweltorientierte Grundsätze in Unternehmensentscheidungen mit ein.

Von unseren Geschäftspartnern (Druckereien, Papierfabriken, Verpackungsherstellern usw.) verlangen wir, daß sie sowohl beim Herstellungsprozeß selbst als auch beim Einsatz der zur Verwendung kommenden Materialien ökologische Gesichtspunkte berücksichtigen.

Das für dieses Buch verwendete Papier ist aus chlorfrei bzw. chlorarm hergestelltem Zellstoff gefertigt und im ph-Wert neutral.

Druck: Druckerei Zechner, Speyer
Verarbeitung: Buchbinderei Schäffer, Grünstadt